常见病临床护理与健康教育

秦建丽　李　静　潘紫霄　主编

中国纺织出版社有限公司

图书在版编目（CIP）数据

常见病临床护理与健康教育／秦建丽，李静，潘紫霄主编. -- 北京：中国纺织出版社有限公司，2022.9
护理学专业规范化培训教材
ISBN 978-7-5180-9702-9

Ⅰ.①常…　Ⅱ.①秦…②李…③潘…　Ⅲ.①常见病–护理–技术培训–教材②健康教育–技术培训–教材
Ⅳ.①R47②R193

中国版本图书馆CIP数据核字（2022）第127388号

责任编辑：樊雅莉　高文雅　责任校对：高　涵　责任印制：王艳丽

中国纺织出版社有限公司出版发行
地址：北京市朝阳区百子湾东里 A407 号楼　邮政编码：100124
销售电话：010—67004422　传真：010—87155801
http://www.c-textilep.com
中国纺织出版社天猫旗舰店
官方微博 http://weibo.com/2119887771
三河市宏盛印务有限公司印刷　各地新华书店经销
2022年9月第1版第1次印刷
开本：787×1092　1/16　印张：27.5
字数：660千字　定价：138.00元

凡购本书，如有缺页、倒页、脱页，由本社图书营销中心调换

主 编 简 介

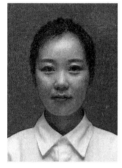

秦建丽，女，1986年出生，本科学历，山西省晋城市人民医院主管护师。

中华护理学会会员，山西省重症监护专科护士。从事临床护理工作10余年，对急危重症、消化内科常见病、多发病的护理有丰富的临床经验，对内镜下相关疾病治疗的护理配合有一定的经验和技巧。

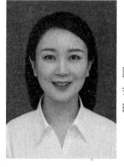

李静，女，1986年出生，本科学历，山西省晋城市人民医院主管护师。

中华护理学会会员，伤口、造口、失禁专科护士，山西省医师协会胃肠外科医师分会伤口造口失禁专家委员会委员，晋城市医学会结直肠肛门外科专业委员会便秘肛门疾病专业组委员。从事临床护理工作10余年，对外科常见病、多发病的护理有丰富经验，尤擅长造口护理。

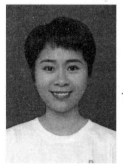

潘紫霄，女，1989年出生，本科学历，山西省晋城市人民医院主管护师。

中华护理学会会员，晋城市血液净化护理专业委员会秘书。从事临床护理工作10余年，对内科常见病、多发病的护理有丰富经验，尤擅长血液净化护理。

编 委 会

秦建丽　山西省晋城市人民医院

李　静　山西省晋城市人民医院

潘紫霄　山西省晋城市人民医院

前　言

护理学是将自然科学与社会科学紧密联系起来的为人类健康服务的综合性应用学科，是医学科学中的一门独立学科。随着科学技术的飞速发展和人民生活水平的提高，人民群众对护理质量和护理水平的需求也越来越高。

本书内容全面，以常见病和多发病的临床护理与技术为主线，主要对呼吸系统疾病护理、心血管系统疾病护理、消化系统疾病护理、内分泌系统疾病护理以及泌尿系统疾病护理进行重点阐述，力求贴近临床护理工作需求。全书内容详实、言简意赅、条理清晰，融科学性、系统性和实用性于一体，为广大基层护理人员及护士生快速提高专业知识提供了有益参考，对提高广大护理人员理论知识和临床技能具有一定的指导价值。

由于编写时间有限，书中难免有遗漏或不足，敬请广大读者提出宝贵的修改意见，使之不断完善，并致谢意。

编　者

2022 年 4 月

目　　录

第一章　呼吸系统疾病护理

第一节　肺炎护理

肺炎是指不同病原体或其他因素所致的肺部炎症,临床特征为发热、咳嗽、气促、呼吸困难和肺部固定湿啰音。肺炎是婴幼儿时期的常见病,占我国住院儿童死亡原因的第 1 位,是儿童保健重点防治的"四病"之一。本病一年四季均可发生,以冬、春寒冷季节及气候骤变时发病率高。

一、分类

(一)根据病理分类
分为支气管肺炎、大叶性肺炎、间质性肺炎、毛细支气管炎等。

(二)根据病因分类
分为感染性肺炎和非感染性肺炎。前者如病毒性肺炎、细菌性肺炎、支原体肺炎、衣原体肺炎、真菌性肺炎等,后者如吸入性肺炎、过敏性肺炎、坠积性肺炎等。

(三)根据病程分类
分为急性肺炎(病程小于 1 个月)、迁延性肺炎(病程为 1～3 个月)和慢性肺炎(病程大于 3 个月)。

(四)根据病情分类
分为轻症肺炎和重症肺炎。

(五)根据临床表现典型与否分类
分为典型肺炎和非典型肺炎。

二、病因

本病最常见的病原体为细菌和病毒,也可为病毒和细菌混合感染。发达国家中儿童肺炎的病原体以病毒为主,如呼吸道合胞病毒、腺病毒、流感病毒等,发展中国家则以细菌为主,如肺炎链球菌、葡萄球菌、链球菌等,以肺炎链球菌多见。近年来肺炎支原体、衣原体和流感嗜血杆菌所致的肺炎有增加趋势。营养缺乏性疾病如营养不良、维生素 D 缺乏性佝偻病、先天性心脏病、免疫缺陷等儿童易患肺炎且病情严重,迁延不愈。

1

三、发病机制

本病病原体常由呼吸道入侵,少数经血行入肺,引起肺组织充血、水肿、炎性浸润。炎症使肺泡壁充血、水肿而增厚,支气管、肺泡、肺间质的炎症引起通气和换气功能障碍,通气不足主要引起PaO_2降低及$PaCO_2$增高;换气障碍则引起低氧血症,PaO_2及$PaCO_2$均降低。由于缺氧,患儿呼吸与心率加快,出现鼻翼翕动和三凹征,严重时可发生呼吸衰竭。由于病原体的作用,重症常伴有毒血症,可引起不同程度的感染中毒症状。缺氧、二氧化碳潴留及毒血症可导致循环系统、神经系统、消化系统的一系列症状及水电解质与酸碱平衡紊乱。

(一)循环系统

缺氧使小动脉反射性收缩,肺循环压力增高,形成肺动脉高压,同时病原体和毒素侵犯心肌,引起中毒性心肌炎,两者均可诱发心力衰竭。严重者出现微循环障碍、休克,甚至弥散性血管内凝血(DIC)。

(二)神经系统

缺氧、高碳酸血症使脑血管扩张、血流速度减慢,血管壁通透性增加,导致颅内压增高。严重缺氧和脑供氧不足使脑细胞无氧代谢增加,造成乳酸堆积,ATP生成减少,钠-钾离子转运功能障碍,引起脑细胞水肿;病原体毒素也可导致脑水肿而发生中毒性脑病。

(三)消化系统

低氧血症和毒血症可致胃黏膜糜烂、出血、上皮细胞坏死脱落,导致黏膜屏障功能破坏,使消化功能紊乱,出现呕吐、腹胀、腹泻,严重者可引起中毒性肠麻痹和消化道出血。

(四)水电解质及酸碱平衡紊乱

缺氧、二氧化碳潴留可致呼吸性酸中毒、呼吸衰竭;低氧血症、高热、进食少可致代谢性酸中毒,所以重症肺炎可出现混合性酸中毒;进食少、利尿剂治疗又可致低钾血症,导致低钾性碱中毒、呼吸性酸中毒;缺氧和二氧化碳潴留还可导致肾小动脉痉挛而致水钠潴留加重心脏负担,重症可造成稀释性低钠血症。

四、临床表现

支气管肺炎最常见,据统计,约占肺炎总住院人数的93.7%,故以下以支气管肺炎为例介绍小儿肺炎的临床表现。

(一)主要症状

以呼吸系统症状为主,大多起病较急,主要表现为发热、咳嗽和气促及全身不同程度的中毒症状。

1.发热

发热多为不规则热,也可为弛张热和稽留热。新生儿、重度营养不良患儿可不发热,甚至体温低于正常。

2.咳嗽

较频繁,初为刺激性干咳,急性期咳嗽反而减轻,恢复期多痰。

3.气促

呼吸频率加快,多在发热、咳嗽后出现,重者出现点头呼吸。

4.全身症状

精神不振,食欲减退,烦躁不安,轻度腹泻或呕吐。

(二)体征

1.呼吸增快

患儿呼吸可达 40～60 次/分,可见鼻翼翕动、三凹征。

2.发绀

发绀多见于口周、鼻唇沟、指趾端,轻症可无发绀。

3.肺部听诊

肺部听诊早期不明显,仅可闻及呼吸音粗糙或减弱,后可闻及较固定的中、细啰音,以两肺底部及脊柱旁较多,吸气末较为明显。新生儿及婴儿症状、体征可不典型。

(三)重症表现

由于严重的缺氧及毒血症,除呼吸系统症状和全身中毒症状加重外,还可出现循环系统、神经系统、消化系统的功能障碍。

1.循环系统

(1)心肌炎:心肌炎表现为面色苍白、心音低钝、心律不齐,心电图显示 ST 段下移和 T 波低平、倒置。

(2)心力衰竭:①呼吸突然加快,安静时大于 60 次/分;②心率增快,安静时婴儿大于 180 次/分,幼儿大于 160 次/分;③心音低钝或出现奔马律;④极度烦躁不安,明显发绀,面色发灰;⑤颈静脉怒张,肝迅速增大,达到肋下 3cm 以上;⑥少尿或无尿,颜面或下肢水肿等。具有前五项可诊断为肺炎合并心力衰竭。

2.神经系统

轻度缺氧表现为烦躁或嗜睡,合并中毒性脑病时出现不同程度的意识障碍、惊厥、昏迷、前囟隆起、瞳孔对光反射迟钝或消失、呼吸节律不齐甚至停止、脑膜刺激征等。在肺炎基础上,除热性惊厥、低血糖、低钙血症及中枢神经系统感染外,还可考虑中毒性脑病。

3.消化系统

消化系统症状表现为食欲减退、呕吐和腹泻,发生中毒性肠麻痹时出现腹胀,因膈肌升高呼吸困难加重,听诊肠鸣音消失。发生消化道出血时可呕吐咖啡样物、出现便血或大便潜血试验呈阳性或排柏油样便。

(四)并发症

发生休克及 DIC 时,表现为血压下降、四肢发凉、脉搏细速以及皮肤、黏膜、胃肠道出血。若诊断延误或病原体致病力强,则可引起脓胸、脓气胸、肺大疱等并发症。

五、实验室检查及辅助检查

(一)血常规检查

病毒感染者白细胞计数正常或偏低;细菌感染者白细胞计数增高,中性粒细胞比例增高,并有核左移。

（二）病原学检查

取鼻咽拭子或气管分泌物做病毒分离；取气管分泌物、胸腔积液及血液等做细菌培养或免疫学方法进行细菌抗原监测可以明确病原体。

（三）X线检查

早期肺纹理增粗，后逐渐出现大小不等的斑片状阴影或融合成片，可伴有肺气肿或肺不张。

六、治疗

治疗要点主要为控制感染，改善肺的通气功能，对症治疗，防治并发症。

（一）一般治疗

保持室内温度、湿度适宜。给予营养丰富的饮食，对进食困难的重症患儿，可给予肠道外营养。经常变换体位，促进炎症吸收。

（二）抗感染治疗

明确细菌感染者选用敏感抗生素，使用原则为"早期、联合、足量、静脉滴注、足疗程"，抗生素一般用至体温正常后5～7天、临床症状基本消失后3天。抗病毒可选用利巴韦林、阿昔洛韦、干扰素等药物。

（三）对症治疗

(1)止咳、平喘，保持呼吸道畅通，必要时可给予吸氧。

(2)及时纠正水电解质与酸碱平衡紊乱。

(3)对于中毒性肠麻痹者，应禁食、胃肠减压、注射新斯的明等。

(4)若出现心力衰竭应积极处理，保持安静，给予吸氧、强心、利尿、血管活性药物等。

(5)若出现严重喘憋或呼吸衰竭、全身中毒症状明显、脑水肿，可短期使用肾上腺糖皮质激素，常用地塞米松静脉滴注。

（四）并发症治疗

脓胸和脓气胸者应及时进行穿刺引流，若脓液黏稠、经反复穿刺抽脓不畅或发生张力性气胸时，宜采用胸腔闭式引流。

七、护理

（一）一般护理

1.护理评估

(1)评估患儿意识与精神状况；生命体征，如体温、呼吸状况、脉搏快慢、节律、有无血压降低或升高等；营养及饮食情况；液体摄入量、尿量、近期体重变化；睡眠情况(有无呼吸困难的发生)。

(2)评估患儿皮肤完整性，有无皮肤黏膜发绀，有无压疮、破溃等；有无静脉通路，并评估穿刺时间、维护情况、是否通畅、有无管路滑脱的可能。

(3)评估患儿的呼吸情况，记录性质、频率、形态、深度，有无鼻翼翕动、三凹征、端坐呼吸等,听诊患儿的呼吸音,监测患儿生命体征。必要时监测、记录患儿的动脉血气分析值。

(4)评估患儿本次发病的诱因、呼吸困难的程度、咳嗽、咳痰的情况;观察患儿有无发绀,监测体位改变对患儿缺氧的影响;有无其他伴随症状,如胸痛、呼吸困难。

(5)询问患儿目前服用药物的名称、剂量及用法,评估患儿有无药物不良反应,询问患儿有无明确药物过敏史。

(6)评估患儿心理、精神因素,有无焦虑、恐惧。评估患儿及其家属心理—社会状况。

(7)评估患儿及其家属对疾病知识的了解程度、对治疗及护理的配合程度、经济状况等。

2.健康教育

(1)保持病房环境安静、整洁、温度适宜,最佳室温为 20～24℃,最佳湿度为 55%～60%,每天定时通风换气,保持室内空气新鲜,每天用消毒液拖地消毒 2 次,并用湿布揩抹室内用具和地板,以保持干燥和清洁,严禁使用具有刺激性的消毒剂进行消毒。

(2)定期用紫外线消毒患儿衣物,为避免出现不安、出汗、呼吸不畅等现象,患儿应着适量且宽松的衣服。

(3)分开急性期和恢复期患儿,以免导致交叉感染。

(4)护理人员应熟练掌握急救药品和医疗物品的性能和使用方法,随时治疗和抢救病情出现变化的患儿。

(5)嘱患儿进食后多饮水,及时清洁口腔,以防口腔炎、鹅口疮等口腔疾病的发生。

(6)保持患儿皮肤清洁干燥,定时翻身并检查皮肤受压情况,以防发生压疮。

(7)病情观察。

1)密切观察患儿病情,及时监测生命体征。

2)患儿若突然出现面色苍白、气喘加剧、呼吸暂停等异常情况,应让其端坐或高枕卧位,进行吸氧治疗,并及时向医师报告。

3)患儿若出现剧烈头痛、呼吸不规则、惊厥、瞳孔变化等异常情况,脑脊液检查显示压力、蛋白轻度增高,但其他指标均正常,应进行中毒性脑病治疗;及时使用甘露醇降低颅内压,同时还需给予镇静、吸氧等处理。

4)患儿若出现不同程度的腹胀、肠鸣音减弱等异常情况,应及时禁食,并进行胃肠减压,情况严重的患儿需给予适量改善胃肠动力的药物。

(二)专科护理

1.气体交换受损

置患儿于半卧位或抬高床头,尽量避免患儿哭闹,减少耗氧量。遵医嘱给氧,给予抗感染药物。及时处理腹胀,可用毛巾热敷腹部、肛管排气等方法。低钾血症者可按医嘱适量补钾。

2.用药护理

(1)雾化吸入时患儿取半卧位,教患儿用嘴吸气鼻呼气,结束后拍背,方法为:五指并拢、稍向内合掌成空心状,由下向上,由外向内地轻拍背部。痰多者可进行体位引流。

(2)防止药物损害肝脏,注意肝功能的检查。

(3)根据患儿情况和所输入药物采用输液泵严格控制输液速度,最佳速度为 8～10 滴/分均匀输入,以免输入过快增加患儿心脏负担。观察输液中的反应,及时观察局部有无渗出、皮疹等。记好出入量,避免诱发心力衰竭。

3.化验及检查护理指导

(1)外周血检查:先与患儿耐心沟通交流,静脉穿刺操作时,动作要轻、准、稳,以免损伤血管。晨起空腹抽血检查。儿童可能会对检查害怕,在检查前与检查时要给予安抚和引导。抽完血后,用棉签或止血工具按压针孔部位3分钟以上,以压迫止血。不要按揉针孔部位,以免造成皮下血肿。抽血后出现晕血症状如头晕、眼花、乏力等,应立即平卧。

(2)病原学检查:教会患儿咳痰方法或指导患儿配合留取标本,保证标本合格并及时送检。

(3)胸部X线检查:必要时及时行胸部X线检查。检查前需脱去较多的衣物,只留单层棉质内衣(不带橡皮筋、印花),务必取下饰物、手机、硬币、金属钮扣、拉链、膏药贴等。青春期女患儿做胸部检查需脱去胸罩,婴幼儿由医师开具镇静药或给予相应的处置,镇静后行X线检查。摄片时听从医师吩咐,积极配合摆好体位完成摄片,并由家属陪伴。

4.并发症护理

心力衰竭:突然心率超过180次/分,呼吸超过60次/分,极度烦躁不安,明显发绀,面色发灰,指(趾)甲微血管再充盈时间延长,心音低钝,奔马律,颈静脉怒张,肝迅速增大,可有尿少或无尿,颜面、眼睑或双下肢水肿。应立即通知医师,并嘱患儿卧床休息,采取半卧位抬高床头15°~30°,减少刺激,必要时应用镇静药物,严格控制输液速度,给予氧气吸入,记录24小时出入量。

5.心理护理

深入了解患儿的心理状态和情绪波动情况。护理人员以微笑服务为先,给患儿营造轻松、愉悦、舒适的治疗环境;护理人员与患儿及其家属建立友好关系,营建护理人员全程陪护、家属全程关注、患儿全程配合的三者一体化的护理氛围。

八、健康教育

(一)饮食

患病期间,患儿应多饮水,补充足够水分,而且由于发热、呕吐、腹胀等,患儿食欲易受影响,在其能进食时,需给予富含维生素、蛋白质的易消化流质、半流质食物,如稀粥、鸡蛋羹、菜泥等,宜少量多次进食,有需要可静脉补充营养。此外,严格控制钠盐摄入量,最佳摄入量为0.5~1.0g/d。

(二)休息与活动

注意加强锻炼,可根据年龄选择适当的锻炼方法。户外活动时,注意适当增加衣服。感冒流行时,不要带小儿到公共场所去。家里有人患感冒时,不要与小儿接触。教育小儿养成良好的卫生习惯,不随地吐痰,让婴幼儿多晒太阳。

(三)用药

遵医嘱按时服药,监测不良反应。

(四)化验与检查讲解

1.胸部X线检查

小儿呼吸系统疾病检测中,最为常用的仪器检测方法就是X线胸片检测。早期示肺纹理增粗,以后出现大小不等的斑片状阴影,可融合成一片,可伴有肺不张或肺气肿。

2.血常规检查

病毒性肺炎白细胞总数大多正常或降低;细菌性肺炎白细胞总数及中性粒细胞数升高,并有核左移。

3.病原学检查

可做病毒分离或细菌培养,以明确病原体。血清冷凝实验 $50\%\sim70\%$ 的支原体肺炎患儿中可呈阳性。

(五)疾病相关知识的治疗原则

治疗原则为改善通气,控制炎症,杀灭病原菌。同时还应对症治疗,如发热时服用退热剂、咳嗽应给予化痰止咳药物,对重症肺炎应及时到医院进行相应的治疗。让患儿家属简单了解小儿呼吸系统特点,普及肺炎基本知识,规范患儿家属对小儿疾病预防、保健、救治过程中的行为。护理人员通过现场的演示及普及资料的发放来解答患儿及其家属的疑问。

(六)告知家属雾化的意义及注意事项

复方异丙托溴铵可使平滑肌松弛并减轻支气管炎症,使支气管平滑肌扩张,并使气道内分泌物减少,松弛气道平滑肌,降低气道阻力,增强纤毛清除黏液的能力,抑制气道神经降低血管通透性减轻气道黏膜水肿,从而缓解喘憋,能迅速有效地解除气道痉挛。普米克对呼吸道有局部抗炎作用,具有抗过敏作用,并可收缩气道血管,减少黏膜水肿及黏液分泌,可以达到平喘、改善通气的效果,缓解喘息的症状。因此先做复方异丙托溴铵雾化扩张支气管,再做普米克对局部抗炎平喘,达到改善通气、消除炎症的效果。应用后用清水漱口,防止咽部真菌感染。

(七)出院指导

(1)室内空气新鲜:要保持室内空气新鲜、安静,让小儿休息好。

(2)饮食及排痰:进食易消化、高热量和富有维生素的食物,以软的食物最好,有利于消化道的吸收。咳嗽时拍小儿的背部,有利于痰液的排出,拍背时从下往上拍,从外向内,房间内不要太干燥,小儿要适当地饮水,以稀释痰液,有利于痰的排出。

(3)加强锻炼,注意适当增加衣服:预防上呼吸道感染,注意加强锻炼,可根据年龄选择适当的锻炼方法。户外活动时,注意适当增加衣服。社会上感冒流行时,不要带小儿到公共场所去。家里有人患感冒时,不要与小儿接触。

(4)增强婴幼儿的抗病能力:坚持锻炼身体,增强抗病能力,同时注意气候的变化,随时给小儿增减衣服,防止伤风感冒。合理喂养,防止营养不良。教育小儿养成良好的卫生习惯,不随地吐痰,让婴幼儿多晒太阳。不断地增强婴幼儿的抗病能力是预防该病的关键。

(秦建丽)

第二节　急性呼吸窘迫综合征护理

急性呼吸窘迫综合征(ARDS)是由不同病因造成具有明显特征的肺损伤,病理上表现为弥散性肺泡损伤,以肺泡上皮和毛细血管内皮损伤、肺泡膜通透性明显增加导致高蛋白肺泡和间质水肿为病理生理特征,以低氧血症与呼吸窘迫为主要表现的临床综合征。

一、病因与发病机制

病因未完全明确。致病因素有两种:肺内因素和肺外因素。前者为对肺的直接损伤,见于吸入毒气、烟尘、胃内容物,过长时间纯氧吸入、肺挫伤、重症肺炎等;后者则见于休克、严重感染、药物中毒、体外循环、大面积烧伤、急性胰腺炎、大量输血等。

发病机制不完全清楚。致病因素以及炎症细胞、炎症介质及细胞因子介导的炎症反应,最终导致肺泡膜上皮损伤,表面活性物质减少或消失,加重肺水肿和肺不张,引起顽固性的低氧血症。

二、临床表现与诊断

(一)临床表现

1.病史

有严重创伤、感染、休克、大手术等病史。

2.症状和体征

ARDS通常发生于原发疾病或损伤起病后24~48小时,表现为突发性、进行性的呼吸窘迫,气促、发绀,常伴有烦躁、焦虑、出汗等。

3.辅助检查

高分辨率CT不仅有助于早期诊断,还可帮助理解各病期的通气治疗策略。早期表现为非重力性分布的全肺水肿(均质肺),随病情进展,呈直立性分布的肺萎陷(压缩性肺不张),阴影密度不一致(非均质肺);在中期和晚期,发生组织增生、机化、重塑和纤维化,气腔扩大伴气囊和气肿样病变形成。

(二)诊断

对ARDS患者及时准确的诊断,是早期认识与积极治疗的前提。1992年ARDS联席会议提出的诊断标准如下。

(1)急性起病。

(2)氧合指数(PaO_2/FiO_2)≤200mmHg。

(3)胸部X线检查表现为双肺斑片状阴影。

(4)肺动脉楔压(PAWP)≤18mmHg或无左心房压力升高的临床证据。

Schuster、Ferguson、Monnet提出,依据特征性的病理与病理生理改变,ARDS的诊断标准应具有以下特征:①弥散性(或双肺)肺泡水肿,或X线胸片具有弥散性(或双侧)肺泡水肿的特征;②肺毛细血管通透性明显增加;③病理上具有弥散性肺泡损伤的表现;④具有低氧血症和呼吸窘迫等临床特征。

这样,ARDS诊断的特异性明显升高,且不再需要排除其他疾病(急性左心衰竭)。

三、治疗

ARDS的出现有很大的危险性,目前尚无特效的治疗方法,其治疗原则为:积极控制原发病,改善氧合功能,纠正缺氧,支持生命,保护重要器官功能,防治并发症。

(一)去除病因

ARDS 一般均有较明确的相关原发病,这些因素在 ARDS 的发生和发展中起着重要作用。尤其是对全身感染的控制和纠正低血容量导致的组织灌注不足,积极处理原发病将有利于 ARDS 的治疗和疾病预后的改善。

(二)氧疗

纠正低氧血症是 ARDS 治疗中最为重要的目的。通常早期轻症患者可先面罩高浓度 ($FiO_2 > 0.6$)给氧,使 $PaO_2 > 60mmHg$ 和 $SaO_2 > 90\%$。如血氧分压不能改善,$< 60mmHg$,则建议行机械通气。

(三)机械通气

可减轻呼吸做功,使呼吸窘迫改善;应用呼气末正压(PEEP)或连续气道正压(CPAP),可使呼气末肺容量增加,闭陷的小气道和肺泡再开放;肺泡内正压可减轻肺泡水肿的形成,从而改善弥散功能和通气/血流比值,减少肺内分流,达到改善氧合功能和肺顺应性的目的。

(四)维持适当的液体平衡

以最低有效血管内血容量来维持有效循环功能,要避免过多的液体输入加重肺水肿,在血压稳定的前提下,出入液体量宜轻度负平衡。

(五)支持治疗

ARDS 时机体处于高代谢状态,营养支持应尽早开始。静脉营养可引起感染和血栓形成等并发症,应提倡全胃肠营养。

(六)体位治疗

由仰卧位改变为俯卧位,可使 75% ARDS 患者的氧合改善。可能与血流重新分布、部分萎陷肺泡再膨胀达到"开放肺"的效果有关。这样可改善肺通气/血流比值,降低肺内分流。

(七)糖皮质激素的应用

有研究表明,糖皮质激素可抑制肺的炎性反应及肺的纤维化,但临床研究并未证明。

(八)其他治疗

如肺血管舒张药的应用,氧化亚氮(N_2O)吸入等。

四、护理

(一)低效型呼吸形态

1.相关因素

(1)肺泡Ⅱ型细胞损伤,表面活性物质缺失导致肺泡萎陷、水肿、肺顺应性降低。

(2)疲乏或无力。

2.临床表现

(1)呼吸困难、发绀(以口唇、舌、口腔黏膜、鼻尖、颊部、耳垂和指、趾末端最为明显)、鼻翼扇动、呼吸浅快。

(2)动脉血气分析值异常。

3.护理措施

(1)严密监测患者生命体征,尤其是呼吸的频率、节律、深度的变化,观察患者有无胸闷、气急、口唇发绀等缺氧症状。

(2)遵医嘱给予高浓度氧气吸入或使用 PEEP,并根据动脉血气分析值变化调节氧浓度。经常检查鼻氧管有无堵塞或脱出,每周更换导管 1 次,每天 2 次消毒导管头端和清洁鼻腔。

(3)给患者提供有利于呼吸的体位,如端坐位或高枕卧位。

(4)动脉血气是反映患者肺、心血管、肾和代谢功能的综合指标,定时监测动脉血气分析值的变化,有助于判断患者的病情变化。

1)物品准备:治疗盘、内含抗凝药的注射空针、橡皮塞、无菌治疗巾、血气分析申请单。

2)部位选择:成年人最常用的穿刺采血样部位有桡动脉、肱动脉、股动脉和足背动脉。桡动脉最适宜于动脉穿刺取血,因在腕部桡侧易于触及,部位表浅,穿刺后易于压迫和防止血栓形成。

3)采血步骤:解释→体位选择(坐位或半卧位)→穿刺部位选择→常规消毒→一手握注射器,一手摸动脉搏动,穿刺→逐渐进针,看到鲜血停止进针→获取足够血量,拔针→穿刺针头刺入橡皮塞→送检。

4)注意事项:抗凝药湿润整个注射器针筒内表面;排尽空气和过多抗凝药;采血完毕,尽快送检,如不能及时送检,放入冰箱,2 小时内有效。

(5)预测患者是否需要气管插管或使用呼吸机辅助呼吸,做好抢救准备工作。

(二)气体交换受损

1.相关因素

肺毛细血管内皮细胞损伤,血管通透性增加,使肺间质及肺泡水肿,导致气体弥散障碍。

2.临床表现

(1)呼吸困难,患者意识状态改变,嗜睡、烦躁不安。

(2)患者动脉血气分析值异常:低氧血症、高碳酸血症。

3.护理措施

(1)保持病室环境清洁,定时进行空气和地面消毒,注意通风换气。

(2)监测患者生命体征和意识状态,每 30 分钟 1 次,判断与急性缺氧有关的症状和体征,尤其是呼吸和发绀状况的变化。

(3)遵医嘱及时采集和送检血气分析与生化检测标本,通过脉搏氧饱和度和血气分析中氧分压来判断患者有无低氧血症和低氧血症的严重程度。

(4)高浓度氧疗可以提高血氧分压,记录吸氧方式、吸氧浓度及时间,观察氧疗的效果和不良反应,在吸氧过程中气体应充分湿化,防止气道黏膜干裂受损。临床上给氧和改善氧合的方法可分为有创伤性和无创伤性两大类。

(5)呼吸机辅助呼吸:PEEP 是最常用的呼吸模式。应用 PEEP 时,应选择"最佳 PEEP",所谓最佳 PEEP,既能防止呼气末肺泡萎陷,又能避免肺泡过度膨胀,即用最小 PEEP 值达到最佳的血氧浓度。但 PEEP 可增加胸内正压,减少回心血量,从而降低心排血量。因此,应用 PEEP 时应注意对血容量不足的患者适当补充血容量,以代偿回心血量的不足;但又不能过量,以免加重肺水肿;PEEP从低水平开始,先用3～5cmH$_2$O开始,逐渐增加至合适的水平。争取维持PaO$_2$>60mmHg而FiO$_2$<0.6。一般PEEP水平为5～15cmH$_2$O或10～18cmH$_2$O;施行肺保护性通气策略,选用压力控制的通气模式,将吸气末气道峰压(PAP)限制在35cmH$_2$O水平以下,防止肺泡过度充气;低潮气量通气(6～8mL/kg),允许性高碳酸血症。

(6)协助翻身拍背,每2小时1次,以促进分泌物的排出。

(7)根据医嘱使用利尿药,以减轻肺间质及肺泡水肿,观察并记录尿量。

(8)加强巡视,及时满足患者的需求,减少机体耗氧。

(三)心排血量减少

1.相关因素

正压通气使上下腔静脉血的回心血量减少。

2.临床表现

(1)血压下降、脉搏细速、尿量减少。

(2)肢端皮肤冷、苍白或发绀。

3.护理措施

(1)使用PEEP时应有足够的有效循环血量,严格掌握好PEEP压力值。

(2)严密监测体温、脉搏、血压、呼吸的变化。

(3)准确记录出入量,密切观察尿量的变化。

(4)遵医嘱给予强心、利尿、扩血管药物,注意观察用药效果与不良反应。

(5)准备好抢救用物和药品。

(四)营养失调:低于机体需要量

1.相关因素

代谢率升高、营养摄入减少。

2.临床表现

皮肤弹性减退,脂肪变薄;消瘦、体重进行性下降;头发枯黄,无光泽。

3.护理措施

(1)给予营养支持,可经胃肠道(EN)或胃肠外(PN)途径实施。尽管临床上多用胃肠外营养,但实验和临床研究证明胃肠内营养远胜于胃肠外营养,胃肠内营养支持有助于恢复肠道黏膜的完整性,减少肠萎缩,保持肠道pH平衡,抑制细菌过度生长,减少胃肠道出血,还可增加胃肠运动,纠正胃肠排空延迟,故应尽早经胃肠内补充营养。

营养支持的原则:采用高蛋白、高脂肪、高糖类的膳食或胃肠外营养液;蛋白质、脂肪、糖类的能量比分别为20%、20%～30%、50%～60%;每天的摄入量,热氮比为(628～753)kJ：1g(1kcal=4.2kJ),危重患者可高达(837～1255)kJ：1g;每天适量补充各种维生素及微量元素,依据临床情况调整电解质用量,特别注意补充钾、镁、磷等元素。

营养支持的护理:包括胃肠内营养的护理和胃肠外营养的护理。

1)胃肠内营养的护理:鼻饲管的选择一般选择稳定性、相容性较好,耐胃酸腐蚀,放置时间长的聚氨酯材料的胃管,螺旋形鼻胃管用于胃肠道功能基本正常或肠道功能基本正常而胃功能受损的患者,能减少食物反流带来的误吸危险。喂养方法有灌注、滴注、泵注3种方法。用于机械通气患者时,其中泵注更能减少反流。喂养中注意"三度",即营养液的温度为37~41℃;浓度按比例调配,如为即用型营养液可直接使用;灌注速度由慢到快,最高速度不超过130mL/h,24小时总量最高为1500~2000mL。

2)胃肠外营养的护理:静脉的选择有周围静脉和中心静脉,选择周围静脉时应选择弹性好、走向清晰、较粗的血管,同时采用静脉留置针;中心静脉常选锁骨下静脉、颈内静脉、颈外静脉,行中心静脉插管术。配制方法必须严格无菌操作,应在无菌层流室或净化室内操作,按医嘱执行各种营养液的成分及比例配制。滴注速度应根据输液量及病情掌握输液速度,最快速度≤60滴/分,要求匀速滴入,以免发生高糖血症,可以使用输液泵进行严格控制。

(2)向患者解释加强营养和合理搭配膳食的重要性,采取良好的均衡饮食,指导患者多食肉类、蛋类、牛奶及水果等高热量、高蛋白质、高维生素的食物,以维持足够的营养,保持和恢复身体健康。

(3)做好口腔护理或漱口,提供色、香、味佳的饮食,刺激食欲,鼓励进食,提供一个整洁、安静、舒适的进餐环境,使患者能在愉快的心境中进食。

(4)大量出汗者,监测患者液体摄入量与排出量,给予足够的液体。

(5)每周监测体重1次并记录。

(6)定时监测白蛋白、血红蛋白水平及皮肤的弹性、厚度。

(五)潜在并发症:气压伤

1.相关因素

(1)呼吸机压力过高和潮气量过大。

(2)特殊的通气模式,如PEEP和PSV。

(3)患者有引起气胸的原发疾病或诱发因素,如先天性肺大疱、后天性肺气肿等。

2.临床表现

(1)气胸:胸痛、烦躁、大汗淋漓、缺氧、发绀、患侧胸廓膨隆、呼吸音消失或减弱,X线胸片显示有气胸。

(2)皮下气肿:皮肤触诊有握雪感,严重时局部皮肤膨隆。

(3)纵隔气肿:主要依据胸部X线检查来诊断。

3.护理措施

(1)气胸是呼吸机引起气压伤的主要临床类型,但并不是所有接受呼吸机治疗的患者都会发生气胸,注意以下方面,是可以预防的。①对于应用呼吸机的患者,在通气压力调节和控制时以维持较好通气和氧合功能的最低水平为最佳水平。②对于有诱发气胸原发病存在的患者,慎用PEEP和PSV,必须使用PEEP时压力从低水平$0.29\sim0.49kPa(3\sim5cmH_2O)$开始,逐渐增加,不宜超过$0.98kPa(10cmH_2O)$。

(2)严密观察患者有无发生气压伤的临床表现,若发现立即通知医师,并协助处理。

(3)如患者气胸诊断明确应立即进行排气减压,不能立即减压时,需停止呼吸机的应用,以免胸膜腔内压越来越高,危及患者生命。

(4)胸腔闭式引流是应用呼吸机患者排气减压的唯一方法。

(5)做好胸腔闭式引流管的护理:①在胸腔引流管下方垫一小毛巾以减轻不适;②妥善固

定引流管,防止引流管受压、扭曲及脱管;③保持水封瓶位置低于引流管;需进行必要检查、治疗而运送患者时应用两把血管钳钳紧引流管,防止空气或瓶内水倒吸入胸腔;④定时做深呼吸及咳嗽动作,加强胸腔内气体排出;⑤观察局部伤口有无红、肿,定时更换敷料。

(六)有皮肤完整性受损的危险

1.相关因素

长期卧床,不能活动;营养状况差;微循环灌注不良,致皮肤缺血、缺氧等。

2.临床表现

患者躯体受压部位、骨隆突处皮肤易出现红肿、破溃。

3.护理措施

原则是以预防为主,防止组织长时间受压,立足整体治疗;改善营养、血液循环状况;重视局部护理;加强观察,对发生压疮危险度高的患者不但要查看受压皮肤的颜色,而且要触摸皮肤的质地,具体措施如下。

(1)采用评分法来评估发生压疮的危险程度,评分值越大,说明器官功能越差,发生压疮的危险性越高。

(2)重视预防:保持床铺的平整、松软、清洁、干燥、无皱褶、无碎屑;对长期卧床的患者,骨隆突处使用衬垫、气垫、棉垫、棉圈等,以减轻局部组织长期受压;间歇性解除压迫是预防压疮的关键。卧床患者每2~3小时翻身1次,有条件的可使用特制的翻身床、气垫床、明胶床垫、波纹床垫、压疮防治装置等专用器具;减少摩擦力和剪切力。半卧位时,可在足底部放一坚实的木垫,并屈髋30°,臀下衬垫软枕,防止身体下滑移动,以免产生摩擦损害皮肤角质层;为患者及时更换床单、内衣;搬动患者时避免拖、拉、推等;平卧位抬高床头一般不高于30°,以防剪切力。

(3)保持皮肤的清洁和完整是预防压疮的重要措施;每天用温水清洁皮肤2次,以保持皮肤清洁及凉爽;擦干皮肤后骨隆突处外涂赛肤润以保护皮肤;对皮肤易出汗部位(腋窝、腘窝、腹股沟部)随时擦拭。当大小便失禁时,每次温水擦拭后涂擦鞣酸软膏或赛肤润,以防肛门周围皮肤糜烂。当小便失禁时,女性患者用吸水性能良好的尿不湿;男性患者用阴茎套外接引流管引流尿液,避免会阴部皮肤长期被尿液浸渍而溃烂,对于男性患者,阴囊处可用爽身粉保持干爽。

(4)正确实施按摩:患者变换体位后,对受压部位辅以按摩,尤其是骶尾部、肩胛区、髂嵴、股骨大转子、内外踝、足跟及肘部;对病情极其严重,翻身可能促进病情恶化、加重损伤时,则暂不翻身,仅对骨隆突受压处按摩,以改善局部血液循环;按摩手法:用大小鱼际肌,力量由轻→重→轻,每个部位按摩5~10分钟,每2~3小时按摩1次。按摩时可使用润肤乳或赛肤润,促进局部血液循环;对因受压而出现反应性充血(局部皮肤变红)、皮肤变硬时则不主张按摩,以免加重损伤,而应使其局部悬空,避免受压。

(七)有口腔黏膜改变的危险

1.相关因素

禁食、机体抵抗力降低。

2.临床表现

患者口腔黏膜发生溃疡、感染。

3.护理措施

(1)检查患者口腔黏膜是否有病灶、溃疡、出血,发现异常及时报告医师。

(2)向患者及其家属讲解引起口腔黏膜改变的危险因素。

(3)在晨起、睡前、餐前、餐后做好口腔护理,以保证最佳的口腔卫生状况和良好的食欲。

(4)提供温度适宜的食物和饮料,避免过热或过冷的食物。

(5)根据病情选择合适的漱口液,如复方硼砂漱口液、生理盐水、3%过氧化氢。

(6)禁食期间,根据医嘱给予鼻饲或静脉高营养,以维持足够的能量供应,增加机体抵抗力。

(7)对应用抗生素时间较长者,应注意口腔有无真菌感染。

(八)潜在并发症:水电解质紊乱及酸碱平衡失调

1.相关因素

禁食;利尿药的应用;晚期多器官功能衰竭。

2.临床表现

(1)等渗性脱水:畏食、恶心、尿少,但不觉得口渴;皮肤黏膜、舌干燥,眼球下陷和周围血管萎陷等。

(2)低渗性脱水:血清钠<135mmol/L,轻度表现为疲乏、头晕、起立性晕倒及直立性低血压;中度表现为恶心、呕吐、脉搏细速、血压不稳定或下降,皮肤弹性差,浅静脉萎陷,眼球凹陷,尿少;重度表现为意识不清,肌肉痉挛性抽搐,肌腱反射减弱或消失,出现木僵状态,甚至昏迷等严重神经系统症状。

(3)高渗性脱水:血清钠>150mmol/L,分为三度。轻度脱水患者主诉口渴,无其他症状;中度脱水患者极度口渴,乏力、烦躁、皮肤黏膜干燥、尿少、尿比重升高;重度脱水患者除上述症状外,可出现幻觉、躁狂、谵妄、精神失常,甚至昏迷等脑功能障碍。

(4)低钠血症:乏力、头痛、恶心、呕吐、食欲缺乏和反应迟钝;严重者可有意识模糊、昏迷等;尿少、水肿;咳嗽无力,痰液黏稠,不易咳出。

(5)低钾血症:软弱无力、口苦、食欲缺乏、烦躁、腹胀、呕吐,特征性的心电图改变(ST段下降,T波低平或倒置,可出现U波)。

(6)低镁血症:面色苍白、嗜睡、全身乏力、恶心、记忆力减退、精神紧张、烦躁、手足徐动样运动。

3.护理措施

(1)详细记录24小时出入水量,水日需量估算应以患者体重为依据,对标准体重的成年人的计算方法如下。

年轻人:年龄16~25岁,40mL/(kg·d)。

成年人:年龄25~55岁,35mL/(kg·d)。

长者:年龄55~65岁,30mL/(kg·d)。

老年人:年龄>65岁,25mL/(kg·d)。

（2）严密观察有无腹胀、意识淡漠、肌肉软弱无力、腱反射减退等表现。

（3）监测血清电解质、动脉血气分析，发现异常立即与医师联系并协助处理。

1）等渗性脱水：根据临床表现估计脱水量，治疗应补充等渗氯化钠溶液或平衡盐溶液，同时注意其他电解质和酸碱平衡失调。其计算公式为：

补等渗氯化钠溶液量(L)＝(血细胞比容上升值/血细胞比容正常值)×体重(kg)×0.25

2）低渗性脱水：采用含盐溶液或高渗盐水静脉给予，纠正体液的低渗状态和补充血容量，首次量可先补给一半。其计算公式为：

补钠量(mmol)＝[血钠正常值(mmol/L)－血钠观测值(mmol/L)]×体重(kg)×0.6(女性 0.5)

3）高渗性脱水：主要补充水分，不能口服者静脉滴注 5％葡萄糖注射液或 0.45％氯化钠溶液，可分 2 天补给，当天给补水量的一半，另一半量在次日给予，以免发生水中毒。其计算公式为：

补水量(mL)＝[血钠观测值(mmol/L)－血钠正常值(mmol/L)]×体重(kg)×4(女性 3,婴儿 5)

4）低钠血症：轻者可静脉输入 5％葡萄糖生理盐水，当血钠＜125mmol/L 时，需限制水的摄入，每天为 500mL，使水分处于负平衡；当低钠血症严重，合并有神经症状时，应立即提高血清渗透压，输入 3％高渗盐水，同时应用袢利尿药如呋塞米等，以去除体内潴留的水。其计算公式为：

补钠量(mmol/L)＝[142(mmol/L)－血钠观测值(mmol/L)]×体重(kg)×0.6

5）低钾血症：治疗时首先明确是急性低钾血症还是慢性低钾血症，在肾功能良好的情况下，成人每天补钾不宜超过 200mmol/L，补钾速度一般不宜超过 20mmol/L，如伴有室性心律失常者按 1 小时补钾 40mmol/L，以控制心律失常。其计算公式为：

补氯化钾(g)＝[5－血钾观测值(mmol/L)]×体重(kg)×0.0149

补 10％氯化钾(mL)＝[5－血钾观测值(mmol/L)]×体重(kg)×0.149

(单位换算:g×13.4＝mmol;mmol×0.0745＝g)

6）低镁血症：低镁血症患者多不能进食，应采取胃肠外途径给药。可用 50％硫酸镁肌内注射或静脉滴注，因镁有直接扩张血管平滑肌的作用，在静脉滴注过程中必须监测血压，缓慢静脉滴注。

（九）焦虑

1.相关因素

状况的改变、适应环境。

2.临床表现

患者紧张不安、忧郁、悲痛、易激动、治疗不合作。

3.护理措施

（1）同情、理解患者的感受，和患者一起分析其焦虑产生的原因及表现，并对其焦虑程度作出评价。

（2）主动向患者介绍环境，解释机械通气、监测及呼吸机的报警系统，消除患者的陌生感和紧张感。

（3）在护理患者时应保持冷静和耐心，表现出自信和镇静。

（4）耐心向患者解释病情,对患者提出的问题要给予明确、有效的回答,消除患者心理紧张和顾虑。

（5）如果患者由于呼吸困难或人工通气不能讲话,可提供纸笔或以手势与患者交流。

（6）限制患者与其他具有焦虑情绪的患者及亲友接触。

（7）加强巡视,了解患者的需要,帮助患者解决问题。

（8）保持环境安静,保证患者的休息。

（9）帮助并指导患者及其家属应用松弛疗法、按摩等。

（十）有感染的危险

1.相关因素

与意识障碍、建立人工气道进行机械通气有关。

2.临床表现

体温高于正常,痰量增多,颜色由白色变为黄色。

3.护理措施

（1）做好人工气道和机械通气的常规护理,如保持气管切开伤口的无菌,气道的湿化、通畅,吸引器及呼吸器的消毒以及密切观察呼吸机的工作状况和详细记录各项数据等。

（2）做好基础疾病治疗的护理配合工作。

（3）进行各项护理操作应严格执行无菌技术。

（4）对昏迷患者,应定时翻身、拍背。

（5）加强口腔护理,防止发生口腔炎和口腔真菌感染。

（6）保持会阴部的清洁,防止泌尿系统感染。

五、健 康 教 育

（一）疾病相关知识宣教

急性呼吸窘迫综合征（ARDS）是一种继发于基础病,以急性呼吸窘迫和低氧血症为特点的综合征。多见于青壮年,在基础病发病后1～3天,出现进行性呼吸窘迫、发绀,而常规氧疗无效,急需机械通气改善呼吸。

（二）心理指导

向患者家属或意识清楚的患者介绍 ARDS 抢救成功的例子,树立其战胜疾病的信心,促进患者与其家属之间的沟通,减轻患者身心负担。并解释使用呼吸机可帮助渡过难关,说明机械通气引起的不适可逐步适应,向意识清醒的患者说明配合的方法。撤机前应向患者说明其病情已好转,具备自主呼吸能力,撤机是逐步的、安全的,精神紧张会增加撤机困难、延长撤机时间。

（三）饮食指导

抢救时予以鼻饲饮食。人工气道拔除 24 小时后可进食流质饮食,如牛奶、稀饭（加肉类）、肉汤等。逐渐过渡到半流质及普食,半流质饮食可选用面条、馄饨、羹类等。第 1 次进食应先试饮水,不出现呛咳者方可进食。

（四）用药指导

急性期主要由医护人员使用药物,缓解期应遵医嘱用药,使用药物后如出现恶心、消化道出血、腹胀、兴奋及睡眠紊乱、手足麻木、皮肤瘙痒、皮疹等应立即告诉医护人员。

（五）休息与活动

急性期绝对卧床休息,可在床上活动四肢,勤翻身,保证充足的睡眠,缓解期可坐起并在床边活动,逐渐增大活动范围。

（六）特殊行为指导

(1)配合医师接受血气分析的动脉血抽取。

(2)必要时配合接受气管插管及呼吸机辅助呼吸。注意人机同步,机器送气时要主动吸气;反之呼气。头部的转动应轻柔及逐步进行,同时调整呼吸机管道于合适位置,注意防止意外拔管和脱管,以免导致窒息。

(3)学会使用手写板或摇铃的方法与医护人员沟通或呼叫医护人员。

(4)学会咳嗽(清醒患者)的方法:患者坐位,双足着地,身体稍前倾,双手环抱一个枕头(有助于膈肌上升),进行数次深而缓慢的腹式呼吸,深吸气末屏气,然后缩唇(噘嘴),缓慢地经过口腔,尽可能呼气(降低肋弓,腹部往下沉);再深吸一口气后屏气 3～5 秒,身体前倾,从胸腔进行 2 次或 3 次短促有力的咳嗽,张口咳出痰液,咳嗽时收缩腹肌,或用自己的手按压上腹部,帮助咳嗽。

（七）出院指导

(1)注意劳逸结合,勿过劳。

(2)注意预防并及时治疗上呼吸道感染。

(3)1 个月后复查 X 线胸片。如出现进行性呼吸困难、发绀应立即就医。

（秦建丽）

第三节　支气管哮喘护理

支气管哮喘简称哮喘,是多种细胞(如嗜酸性粒细胞、肥大细胞、淋巴细胞、中性粒细胞和气道上皮细胞等)和细胞组分参与的气道慢性炎症疾病。这种慢性炎症导致气道高反应性和广泛多变的可逆性气流受限,并引起反复发作性喘息、气急、胸闷或咳嗽等症状,常在夜间和(或)清晨发作、加剧,多数患者可自行缓解或经治疗缓解。

一、病因与发病机制

（一）病因与诱因

病因是导致正常人发生哮喘的因素,诱因是引起哮喘患者的哮喘症状急性发作的因素。目前导致哮喘发病的病因不完全清楚,患者个体过敏性体质及环境因素的影响是发病的危险因素。哮喘与多基因遗传有关,同时受遗传和环境的双重影响。已知的哮喘诱因如表 1-1 所示。

表 1-1　哮喘的常见诱因

常见诱因	举例
吸入性过敏原	尘螨、动物、花粉、真菌、羽毛等
理化刺激因素	烟雾、冷空气、刺激性气体
药物	阿司匹林、普萘洛尔等
呼吸道感染	病毒、细菌、支原体
精神因素	紧张、情绪变化等
内分泌因素	月经、妊娠
运动、气候变化	

（二）发病机制

哮喘的发病机制尚未完全清楚。变态反应、气道炎症、气道反应性增高及神经等因素及其相互作用被认为与哮喘的发病关系密切。

二、临床表现与诊断

（一）临床表现

1.症状

哮喘发作前可有干咳、打喷嚏、流泪等先兆，典型表现为发作性呼气性呼吸困难、喘息、胸闷。患者被迫采取坐位或呈端坐呼吸。

2.体征

发作期间，可表现为胸廓饱满、心率增快，辅助呼吸肌参与呼吸运动，说话困难。肺部听诊可闻及广泛的哮鸣音，尤以呼气相为明显，一般哮鸣音随哮喘的严重度而加重，但当气道极度收缩加上黏痰阻塞时，哮鸣音反而减弱，甚至完全消失，是病情危重的表现，应积极予以抢救。发作缓解后可无任何症状及体征，但常反复发作。

3.辅助检查

（1）痰液检查：部分患者痰涂片显微镜下可见较多嗜酸性粒细胞。

（2）胸部 X 线检查：肺部透亮度升高，并发感染时可见肺纹理增多及炎症阴影。

（3）血常规检查：合并感染时白细胞计数和中性粒细胞数升高。

（4）肺功能检查如下。①通气功能检测，哮喘发作时呈阻塞性通气功能障碍表现，用力肺活量（FVC）正常或下降，第 1 秒用力呼气量（FEV_1）、1 秒率（FEV_1/FVC％）以及最高呼气流量（PEF）均下降；残气量及残气量与肺总量比值增加。其中，以 FEV_1/FVC％＜70％ 或 FEV_1 低于正常预计值的 80％ 为判断气流受限的最重要指标。缓解期上述通气功能指标可逐渐恢复。病变迁延、反复发作者，其通气功能可逐渐下降。②支气管激发试验（BPT），用以测定气道反应性。常用吸入激发剂为乙酰胆碱和组胺，其他激发剂包括过敏原、单磷酸腺苷、甘露醇、高渗盐水等，也有用物理激发因素如运动、冷空气等作为激发剂。观察指标包括 FEV_1、PEF 等。结果判断与采用的激发剂有关，通常以使 FEV_1 下降 20％ 所需吸入乙酰胆碱或组胺累积剂量(PD20-FEV$_1$)或浓度(PC20-FEV$_1$)来表示,如 FEV$_1$ 下降≥20%,判断结果为阳性,提示存在气道高反应性。BPT 适用于非哮喘发作期、FEV$_1$ 在正常预计值 70%以上患者的检查。③支气管舒张试验(BDT):用以测定气道的可逆性改变。常用的吸入支气管舒张药有沙丁胺醇、特布他林。当吸入支气管舒张药 20 分钟后重复测定肺功能,FEV$_1$ 较用药前增加≥12%,且其绝对值增加≥200mL,判断结果为阳性,提示存在可逆性的气道阻塞。④PEF 及其变异率测定:哮喘发作时 PEF 下降。由于哮喘有通气功能昼夜节律变化的特点,监测 PEF 日间、夜间变异率有助于哮喘的诊断和病情评估。若昼夜 PEF 变异率≥20%,提示存在可逆性的气道变化。

(5)动脉血气分析:严重发作时可有 PaO$_2$ 降低,由于过度通气可使 PaCO$_2$ 下降,pH 上升,表现为呼吸性碱中毒;如气道阻塞时,可出现 CO$_2$ 潴留,PaCO$_2$ 上升,表现为呼吸性酸中毒;如缺氧明显可合并代谢性酸中毒。

(6)过敏原测试:①用放射性过敏原吸附法可直接测定特异性血清 IgE,哮喘患者的血清 IgE 常升高 2~6 倍;②在哮喘缓解期用可疑的过敏原做皮肤划痕或皮内试验,可呈阳性反应结果。

(二)诊断标准

(1)反复发作的喘息,呼吸困难,胸闷或咳嗽,多与接触过敏原、病毒感染、运动或某些刺激物有关。

(2)发作时双肺可闻及散在或弥散性、以呼气期为主的哮鸣音,呼气相延长。

(3)上述症状可经治疗缓解或自行缓解。

(4)对症状不典型者(如无明显喘息或体征),应最少具备以下一项试验阳性:①若基础 FEV$_1$(或 PEF)<80%正常值,吸入 β$_2$ 受体激动剂后 FEV$_1$(或 PEF)增加 15%以上;②PEF 变异率(用呼气峰流速仪测定,清晨及入夜各测 1 次)≥20%;③支气管激发试验(或运动激发试验)阳性。

(三)支气管哮喘的临床分类与分期

1.临床分类

(1)按发作时间可分为速发型哮喘和迟发型哮喘。速发型哮喘反应在接触过敏原后哮喘立即发作,迟发型哮喘反应在接触过敏原数小时后哮喘才发作或再次发作加重。

(2)按致病因素可分为外源型哮喘、内源型哮喘和混合型哮喘。外源型哮喘多见于有遗传过敏体质的青少年,患者常有过敏病史和明显的过敏原接触史,一般有明确的致病因素。而对一些无明确致病因素者,则称为内源型哮喘。但近来认为任何哮喘都是外因和内因共同作用的结果。哮喘在长期反复发作过程中,外源性哮喘和内源性哮喘可相互影响而混合存在,使症状复杂或不典型,称为混合型哮喘。

(3)其他类型:咳嗽型哮喘、运动型哮喘、药物型哮喘等。咳嗽型哮喘大多有个人或家族过敏史,春秋季节多发。常以咳嗽为主要症状,多表现为刺激性干咳,听诊无哮鸣音,对止咳药和抗生素治疗无效,而对平喘药有效,可发现气道反应性升高,支气管舒张试验阳性。运动性哮喘一般在运动 6～10 分钟和停止运动 10～15 分钟出现胸闷、气急、喘息和哮鸣音,30 分钟内逐渐缓解,少数持续 2～4 小时。药物性哮喘为无哮喘病史者应用某药物后引起哮喘或哮喘患者应用某药物诱发哮喘或使哮喘加重。常为使用非甾体抗炎药如阿司匹林、吲哚美辛和布洛芬等诱发哮喘发作。

2.临床分期

根据临床表现哮喘可分为急性发作期、慢性持续期和缓解期。

哮喘急性发作是指喘息、气急、咳嗽、胸闷等症状突然发生或原有症状急剧加重,常有呼吸困难,以呼气流量降低为其特征,常因接触过敏原等刺激物或治疗不当等所致。其程度轻重不一。病情加重可在数小时或数天内出现,偶尔可在数分钟内危及生命,故应对病情作出正确评估,以便给予及时有效的紧急治疗(表 1-2)。

慢性持续期是指在相当长的时间内,每周均有不同频度和(或)不同程度地出现症状(喘息、气急、胸闷、咳嗽等),其病情严重程度分级见表 1-3。

表 1-2　哮喘急性发作时病情严重程度的分级

临床特点	轻度	中度	重度	危重
气短	步行、上楼时	稍事活动	休息时	—
体位	可平卧	喜坐位	端坐呼吸	—
讲话方式	连续成句	单词	单字	不能讲话
精神状态	可有焦虑,尚安静	时有焦虑或烦躁	常有焦虑、烦躁	嗜睡或意识模糊
出汗	无	有	大汗淋漓	
呼吸频率	轻度增加	增加	常>30 次/分	
辅助呼吸肌活动及三凹征	常无	可有	常有	胸腹矛盾运动
哮鸣音	散在,呼吸末期	响亮,弥漫	响亮,弥漫	减弱,乃至无
脉率(次/分)	<100	100～120	>120	脉率变慢或不规则
奇脉	无,<10mmHg	可有,10～25mmHg	常有,>25mmHg	无,提示呼吸肌疲劳
使用 β_2 受体激动剂后 PEF 预计或个人最佳值(%)	>80%	60%～80%	<60% 或<100L/min 或作用时间<2 小时	—
PaO_2(吸空气,mmHg)	正常	≥60	<60	—
$PaCO_2$(mmHg)	<45	≤45	>45	—
SaO_2(吸空气,%)	>95	91～95	≤90	—

缓解期是指经过治疗或未经治疗,症状、体征消失,肺功能恢复到急性发作前水平,并维持 4 周以上。

表 1-3　哮喘慢性持续期病情严重程度的分级

分级	临床特点
间歇 （第一级）	症状＜每周 1 次,短期出现,夜间哮喘症状≤每月 2 次,FEV_1≥80％预计值或 PEF≥80％个人最佳值,PEF 或 FEV_1 变异率＜20％
轻度持续 （第二级）	症状≥每周 1 次,但＜每天 1 次,可能影响活动和睡眠夜间哮喘症状＞每月 2 次,但＜每周 1 次,FEV_1≥80％预计值或 PEF≥80％个人最佳值,PEF 或 FEV_1 变异率在 20％～30％
中度持续 （第三级）	每天有症状,影响活动和睡眠,夜间哮喘症状≥每周 1 次,FEV_1 占预计值为 60％～79％或 PEF 为 60％～79％个人最佳值,PEF 或 FEV_1 变异率＞30％
严重持续 （第四级）	每天有症状,频繁出现,经常出现夜间哮喘症状,体力活动受限,FEV_1＜60％或 PEF＜60％个人最佳值,PEF 或 FEV_1 变异率＞30％

危重哮喘一般多指哮喘的急性严重发作,常规的吸入和口服平喘药物,包括静脉滴注氨茶碱等药物,仍不能在 24 小时内缓解者。

三、治疗

治疗原则为消除病因、控制发作及预防复发,同时应加强对患者的教育和管理。对于危重哮喘,应给予氧疗、补液、糖皮质激素、沙丁胺醇（舒喘灵）雾化吸入或注射、异丙托溴铵溶液雾化吸入、氨茶碱静脉滴注或静脉注射,同时应注意电解质平衡、纠正酸中毒和二氧化碳潴留。

（一）脱离过敏原

脱离过敏原是哮喘治疗最有效的方法。如能找出引起哮喘发作的过敏原或其他非特异性刺激因素,应立即使患者脱离过敏原的接触。

（二）药物治疗

1.缓解哮喘发作

此类药物的主要作用是舒张支气管,故又称为支气管舒张药。

(1)β_2 肾上腺素受体激动剂:主要通过舒张支气管平滑肌,改善呼吸道阻塞,是控制哮喘急性发作的首选药物。常用短效 β_2 肾上腺素受体激动剂有沙丁胺醇、特布他林和非诺特罗,作用时间为 4～6 小时。长效 β_2 肾上腺素受体激动剂有丙卡特罗、沙美特罗和福莫特罗,作用时间为 12～24 小时,β_2 肾上腺素受体激动剂的缓释型和控制型制剂疗效维持时间较长,适用于防治反复发作性哮喘和夜间哮喘。

(2)茶碱类:为黄嘌呤类生物碱。可通过抑制磷酸二酯酶,提高平滑肌细胞内 cAMP 浓度,拮抗腺苷受体,刺激肾上腺素分泌,扩张支气管,增强呼吸肌收缩,增强呼吸道纤毛清除功能等。小于呼吸道扩张作用的低血浓度茶碱($5～10\mu g/mL$)具有明显抗炎、免疫调节和降低呼吸道高反应性的作用,是目前治疗哮喘的有效药物。

(3)抗胆碱药:为 M 胆碱受体拮抗剂。异丙托溴铵雾化吸入约 5 分钟起效,维持 4～6 小时。吸入后阻断节后迷走神经通路,降低迷走神经兴奋性而使支气管扩张,并有减少痰液分泌的作用。与 β_2 肾上腺素受体激动剂联合协同作用,尤其适用于夜间哮喘和痰多者。

2.控制哮喘发作

此类药物主要治疗哮喘的呼吸道炎症。

(1)糖皮质激素:主要通过多环节阻止呼吸道炎症的发展及降低呼吸道高反应性,是当前防治哮喘最有效的抗炎药物。其可采用吸入、口服和静脉用药。

(2)色甘酸钠及尼多酸钠:是一种非糖皮质激素抗炎药。其主要通过抑制炎症细胞释放多种炎症介质,能预防过敏原引起的速发和迟发反应,以及过度通气、运动引起的呼吸道收缩。因口服本药胃肠道不易吸收,宜采取干粉吸入或雾化吸入。妊娠妇女慎用。

(3)白三烯(LT)调节剂:通过调节LT的生物活性而发挥抗炎作用。同时,也具有舒张支气管平滑肌的作用。常用半胱氨酰LT受体拮抗剂,如扎鲁司特、孟鲁司特。

(三)急性发作期的治疗

治疗目的:①尽快缓解呼吸道阻塞;②纠正低氧血症;③恢复肺功能;④预防哮喘进一步加重或再次发作;⑤防止并发症。临床根据哮喘分度进行综合性治疗。

1.轻度

每天定时吸入糖皮质激素。出现症状时吸入短效 β_2 受体激动剂,可间断吸入。如症状无改善可加服 β_2 受体激动剂控释片或小剂量茶碱控释片或加用抗胆碱药(如异丙托溴铵)气雾剂吸入。

2.中度

糖皮质激素吸入剂量增大,规则吸入 β_2 受体激动剂或口服其长效药。症状不缓解者加用抗胆碱药气雾剂吸入或加服LT拮抗剂或口服糖皮质激素<60mg/d。必要时可用氨茶碱静脉滴注。

3.重度至危重度

β_2 受体激动剂持续雾化吸入或合用抗胆碱药;或沙丁胺醇或氨茶碱静脉滴注,加用口服LT受体拮抗剂。糖皮质激素(琥珀酸氢化可的松或甲泼尼龙)静脉滴注,病情好转,逐渐减量,改为口服。适当补液,维持水电解质、酸碱平稳。如氧疗不能纠正缺氧,可行机械通气。目前,预防下呼吸道感染等综合治疗是治疗重、危重症哮喘的有效措施。

(四)哮喘非急性发作期的治疗

哮喘经急性发作期治疗症状好转后,其慢性炎症病理生理改变仍存在,必须制订长期的治疗方案,防止哮喘再次急性发作。注意个体差异,以最小量、最简单的联合应用,不良反应最少和最佳控制症状为原则,根据病情评价,按不同程度选择合适的治疗方案。

1.间歇至轻度

根据个体差异,采用 β_2 受体激动剂吸入或口服以控制症状。或小剂量氨茶碱口服或定量吸入糖皮质激素。

2.中度

定量吸入糖皮质激素。按需吸入 β_2 受体激动剂,效果不佳时加用吸入型长效 β_2 受体激动剂,口服 β_2 受体激动剂控释片、小剂量茶碱控释片或LT受体拮抗剂等,也可加用抗胆碱药。

3.重度

吸入糖皮质激素。规则吸入 β_2 受体激动剂或口服 β_2 受体激动剂、茶碱控释片或 β_2 受体激动剂合用抗胆碱药或加用LT受体拮抗剂口服,如症状仍存在,应规律口服泼尼松或泼尼松龙,长期服用者,尽可能使用维持剂量≤10mg/kg。

(五)免疫疗法

1.特异性免疫疗法(又称为脱敏疗法或减敏疗法)

采用特异性过敏原(如尘螨、花粉等制剂)做定期反复皮下注射,剂量由低至高,以产生免疫耐受性,使患者脱敏。

2.非特异性免疫疗法

如注射卡介苗、转移因子等生物制品抑制过敏原的过程有一定辅助疗效。目前,采用基因工程制备的人重组抗 IgE 单克隆抗体治疗中重度过敏性哮喘已取得较好疗效。

四、护理

(一)护理诊断

1.焦虑/恐惧

与哮喘发作时伴濒死感有关。

2.低效性呼吸型态

与支气管平滑肌痉挛、气道炎症和高反应性有关。

3.清理呼吸道无效

与支气管平滑肌痉挛、痰液黏稠、无效咳嗽有关。

4.气体交换受损

与支气管痉挛所致的低氧血症有关。

5.活动无耐力

与发作时呼吸困难有关。

(二)护理措施

1.一般护理

提供安静、舒适的休息环境。保持空气流通,室温维持在 18～22℃,保持病室湿度在50%～70%,定期空气加湿;室内避免放置花草、地毯、皮毛,整理床铺时避免尘埃飞扬等。根据病情提供舒适体位,如为端坐呼吸者提供床旁桌以作支撑,减少体力消耗。提供清淡、易消化、足够热量的饮食,避免进食硬、冷、油煎食物,不宜食用鱼、虾、蟹、蛋类、牛奶等易过敏食物。鼓励患者多饮水,饮水量＞2500mL/d,以补充丢失的水分,稀释痰液,防止便秘。

2.氧疗

急性期给氧,有二氧化碳潴留的,应低流量氧气吸入,保持呼吸道湿化。重症哮喘患者鼻导管、面罩吸氧无效时,尽快给予人工呼吸机辅助呼吸。

3.病情观察

观察患者意识、面容、出汗、发绀、呼吸困难程度、血气分析、血电解质、肺功能等,监测呼吸音、哮鸣音变化,了解病情和治疗效果。加强对急性发作患者的监护,及时发现危重症状或并发症,如自发性气胸、肺不张、酸碱失衡、电解质紊乱、呼吸衰竭、肺性脑病等。

4.协助排痰

使用蒸汽吸入,遵医嘱给予祛痰药物,并定期为患者翻身、拍背,促使痰液排出。

哮喘患者不宜用超声雾化吸入,因雾液刺激可使支气管痉挛,使哮喘症状加重。禁用吗啡和大量镇静剂,以免抑制呼吸。

5.按医嘱使用支气管解痉药物和抗炎药物

(1)β_2 受体激动剂的不良反应是心悸、肌颤,停药或坚持用药一段时间后症状可消失。久用可能会产生耐药性,停药1~2周可恢复敏感性。

(2)静脉滴注氨茶碱时,速度不宜过快,防止出现不良反应,主要有恶心、呕吐、腹泻,药量过大时会出现心律失常和癫痫样发作。

(3)糖皮质激素,静脉用药应注意全身不良反应。激素吸入的主要不良反应是口咽部真菌感染和咽部不适,吸药后漱口可减轻或避免发生。

五、健康指导

(1)发作时指导:告知患者哮喘发作前的先兆,发现有先兆,立即吸入短效、速效 β_2 受体激动剂。应随身携带药物。气雾剂的使用方法如下。

1)移去套口的盖,使用前轻摇贮药罐使之混匀。

2)头略后仰并缓慢地呼气,尽可能呼出肺内空气。

3)将吸入器吸口紧紧含在口中,并屏住呼吸,以示指和拇指紧按吸入器,使药物释出,并同时做与喷药同步的缓慢深吸气,最好大于 5 秒(有的装置带笛声,没有听到笛声则表示未将药物吸入)。

4)尽量屏住呼吸 5~10 秒,使药物充分分布到下气道,以达到良好的治疗效果。若要再次吸入,应至少间隔 1 分钟,使吸入的药物扩张狭窄的气道,有利于再次吸入的药物达到更远的气管。

5)将盖子套回喷口上。

6)用清水漱口,去除上咽部残留的药物。

(2)调整环境,避免接触过敏原和刺激因素,避免吸入花粉、烟尘、异味气体等,必要时采用脱敏疗法或迁移治疗。对日常生活中存在的诱发因素,如情绪紧张、温度突变、煤气、油烟、室内地毯、油漆、家庭中饲养的宠物等,均应尽量避免。不宜摄入能诱发哮喘的食物,如鱼虾、胡椒、生姜等。指导患者摄入营养丰富的清淡饮食,鼓励多饮水,积极参与适当的体育锻炼,增强体质,预防上呼吸道感染。

(3)记录哮喘日记:通过记录哮喘日记,观察每天病情变化、峰流速变化以及服药情况。峰流速通过袖珍式峰速仪来测定,便于携带,适用于患者在家每天客观监测气流受限情况。峰流速仪的使用方法如下。

1)取站立位,手拿峰流速仪,注意不要妨碍游标移动,并确认游标位于标尺的基底部。

2)深吸气后将峰流速仪放入口中,用嘴唇包住吹气口,尽可能快而用力地呼气,注意不要将舌头放在吹气口内。

3)再重复检查两次,选择 3 次的最高数值。如果在 3 周内结果不能达到 PEF 预计值(正常值)的 80%,则需要及时就诊。

(秦建丽)

第四节　慢性阻塞性肺疾病护理

慢性阻塞性肺疾病(COPD)简称慢阻肺,是全世界范围内发病率和死亡率最高的疾病之一,是一种常见的以持续性气流受限为特征的可以预防和治疗的疾病。这种气流受限呈进行性进展,不完全可逆,多与气道和肺对有害颗粒物或有害气体的异常炎症反应增强有关。此病与慢性支气管炎和肺气肿密切相关。当慢性支气管炎、肺气肿患者肺功能检查出现持续气流受限时,则能诊断为慢阻肺,如无气流受限,则不能诊断。

一、病因与发病机制

(一)病因
COPD 有关发病因素包括个体易感因素及环境因素两个方面,这两者相互影响。

1.个体因素

(1)遗传因素:常见遗传危险因素是 α_1 抗胰蛋白酶的缺乏,先天性 α_1 抗胰蛋白酶缺乏多见于北欧血统的个体,我国尚未见正式报道。

(2)气道高反应性:哮喘、特异性以及非特异性气道高反应性可能在 COPD 中起作用。

2.环境因素

(1)吸烟:是引起 COPD 的主要危险因素,吸烟时间越长,烟量越大,患 COPD 的风险越大。烟草中含有焦油、尼古丁等,能损害支气管上皮纤毛,使纤毛运动发生障碍,降低局部抵抗力,削弱肺泡吞噬细胞的吞噬、灭菌作用,易致感染,又能引起支气管痉挛,增加呼吸道阻力。

(2)职业粉尘、烟雾和有害气体接触:接触硅和镉可引起 COPD。接触其他粉尘的工人如煤矿、棉纺、谷物、某些金属冶炼等作业工人,也可认为是 COPD 的高危人群。

(3)感染:呼吸道感染是 COPD 发病和加剧的一个重要因素。目前认为肺炎链球菌和流感嗜血杆菌是 COPD 急性发作的最主要病原菌。病毒也对 COPD 的发生和发展起重要作用,常见病毒为鼻病毒、流感病毒、腺病毒及呼吸道合胞病毒。

(4)气候:冷空气刺激、气候突然变化,使呼吸道黏膜防御能力减弱,易发生继发感染。

(二)发病机制
尚未完全阐明,主要有炎症机制、蛋白酶—抗蛋白酶失衡机制、氧化应激机制以及在自主神经功能失调等共同作用下产生两种重要病变:第一,小气道病变,包括小气道炎症,小气道纤维组织形成,小气道管腔黏液栓等,使肺泡对小气道的正常牵扯拉力减弱,小气道较易塌陷;第二,肺气肿使肺泡弹性回缩力明显降低,这种小气道病变与肺气肿病变共同作用,造成慢阻肺特征性的持续气流受限。

二、临床表现与诊断

(一)临床表现

1.症状

轻度 COPD 患者很少有或没有症状,晨起咳嗽、反复呼吸系统感染、体力劳动时呼吸困难等应引起重视。

(1)慢性咳嗽:常为首发症状,初起咳嗽呈间歇性,早晨较重,以后早、晚或整日均有咳嗽。

(2)咳痰:一般为白色黏液或浆液性泡沫性痰,清晨排痰较多,急性发作期痰量增多,合并感染时咳脓性痰。

(3)气短或呼吸困难:是COPD的标志性症状。早期仅于剧烈活动时出现,后逐渐加重,以致日常活动甚至休息时也感气短。

(4)喘息和胸闷:部分患者特别是重度患者有喘息;胸部紧闷感通常于劳力后发生,与呼吸费力、肋间肌等容性收缩有关。

(5)其他症状:晚期患者常有体重下降,食欲缺乏,精神抑郁和(或)焦虑等。合并感染时可咳血痰或咯血。

2.体征

早期可无任何异常体征。随疾病进展,视诊可多见桶状胸,肋间增宽,呼吸幅度变浅,频率增快,触诊双侧语颤减弱。叩诊呈过清音,心浊音界缩小或不易叩出,肺下界和肝浊音下降;听诊心音遥远,呼吸音普遍减弱,呼气延长,并发感染时,肺部可有湿啰音。

3.辅助检查

(1)肺功能检查:是确诊COPD的必备条件,也是判断持续气流受限的主要客观指标,使用支气管扩张药后,第1秒用力呼气量(FEV_1)/用力肺活量(FVC)$<70\%$可确定为患者存在持续气流受限,即COPD。肺功能检查对COPD的诊断及估计其严重程度、疾病进展和预后有重要意义。

(2)X线检查:早期可无异常,反复发作者可见两肺纹理增粗、紊乱等非特异性改变,以及肺气肿改变,如胸廓扩张,肋间隙增宽,肋骨平行,活动减弱,两肺野透亮度增加,横膈位置低平,心脏悬垂狭长。

(3)血液气体分析:如出现明显缺氧及二氧化碳潴留时,则动脉血氧分压降低,二氧化碳分压升高,并可出现失代偿性呼吸性酸中毒,pH降低。

(4)胸部CT检查:CT检查一般不作为常规检查,CT检查可见慢阻肺小气道病变的表现、肺气肿的表现及并发症的表现,主要临床意义在于当诊断有疑问时,高分辨率CT(HRCT)有助于鉴别诊断。

(二)诊断

1.诊断

主要根据临床症状、体征及肺功能检查结合有无吸烟等高危因素史,并排除其他相关疾病,综合分析确定。肺功能检查见持续气流受限是慢阻肺诊断的必备条件。

2.稳定期病情严重程度评估

COPD评估的目标是明确疾病的严重程度,疾病对患者健康状况的影响,以及某些事件的发生风险(急性加重、住院治疗和死亡),同时指导治疗。

(1)症状评估:见表1-4。

(2)肺功能评估:可使用GOLD分级,慢阻肺患者吸入支气管扩张药后FEV_1/FVC$<$ 70%;再依据其FEV_1下降程度进行气流受限的严重程度分级,见表1-5。

表1-4　症状评估

改良呼吸困难指数(mMRC 分级)	呼吸困难症状
0级	剧烈活动时出现呼吸困难
1级	平地快步行走或爬缓坡时出现呼吸困难
2级	由于呼吸困难,平地行走时比同龄人慢或需要停下来休息
3级	平地行走100m左右或数分钟后即需要停下来喘气
4级	因严重呼吸困难而不能离开家或在穿衣脱衣时即出现呼吸困难

表1-5　慢阻肺患者气流受限严重程度的肺功能分级

肺功能分级	患者肺功能 FEV_1 占预计值的百分比($FEV_1\%$ pred)
GOLD 1级:轻度	$FEV_1\%$ pred≥80%
GOLD 2级:中度	50%≤$FEV_1\%$ pred<80%
GOLD 3级:重度	30%≤$FEV_1\%$ pred<50%
GOLD 4级:极重度	$FEV_1\%$ pred<30%

(3)急性加重风险评估:上一年发生2次或以上急性加重或 $FEV_1\%$ pred(第1秒用力呼气量占预计值百分比)<50%,均提示今后急性加重的风险增加。

三、治疗

(一)稳定期治疗

1.去除病因

教育和劝导患者戒烟;因职业或环境粉尘、刺激性气体所致者,应脱离污染环境。接种流感疫苗和肺炎疫苗可预防流感和呼吸道细菌感染,避免它们引发的急性加重。

2.药物治疗

主要是支气管舒张药,如 β_2 肾上腺素受体激动剂、抗胆碱能药、茶碱类和祛痰药、糖皮质激素,以平喘、祛痰,改善呼吸困难症状,促进痰液排泄。某些中药具有调理机体状况的作用,可予辨证施治。

3.非药物治疗

(1)长期家庭氧疗(LTOT):长期氧疗对 COPD 合并慢性呼吸衰竭患者的血流动力学、呼吸生理、运动耐力和精神状态产生有益影响,可改善患者生活质量,提高生存率。

1)氧疗指征(具有以下任何一项)。①静息时,PaO_2≤55mmHg 或 SaO_2<88%,有或无高碳酸血症。②56mmHg≤PaO_2<60mmHg,SaO_2<89%伴下述之一:继发红细胞增多(血细胞比容>55%);肺动脉高压(平均肺动脉压≥25mmHg);右心功能不全导致水肿。

2)氧疗方法:一般采用鼻导管吸氧,氧流量为1.0~2.0L/min,吸氧时间>15小时/天,使患者在静息状态下,达到 PaO_2≥60mmHg 和(或)使 SaO_2 升至90%以上。

(2)康复治疗:康复治疗适用于中度以上 COPD 患者。其中呼吸生理治疗包括正确咳嗽、排痰方法和缩唇呼吸等;肌肉训练包括全身性运动及呼吸肌锻炼,如步行、踏车、腹式呼吸锻炼等;科学的营养支持与加强健康教育也为康复治疗的重要方面。

(二)急性加重期治疗

最多见的急性加重原因是细菌或病毒感染。根据病情严重程度决定门诊或住院治疗。治疗原则为抗感染、平喘、祛痰、低流量持续吸氧。

四、护理

(一)护理诊断

1.气体交换受损

与呼吸道阻塞、呼吸面积减少引起的通气和换气功能受损有关。

2.清理呼吸道无效

与呼吸道炎症、阻塞、痰液过多有关。

3.营养失调

低于机体需要量与长期咳痰、呼吸困难致食欲下降或感染机体代谢加快有关。

4.焦虑

与日常活动时供氧不足、疲乏有关、经济支持不足有关。

5.活动无耐力

与疲劳、呼吸困难有关。

(二)护理措施

1.气体交换受损

与呼吸道阻塞、呼吸面积减少引起通气和换气功能受损有关。

(1)休息与体位:保持病室内环境安静、舒适,温度20～22℃,湿度50％～60％。卧床休息,协助患者生活需要以减少患者氧耗。明显呼吸困难者摇高床头,协助身体前倾位,以利于辅助呼吸肌参与呼吸。

(2)病情观察:监测患者的血压、呼吸、脉搏、意识状态、血氧饱和度,观察患者咳嗽、咳痰情况,痰液的量、颜色及形状,呼吸困难有无进行性加重等。

(3)有效氧疗:COPD氧疗一般主张低流量低浓度持续吸氧。对患者加强正确的氧疗指导,避免出现氧浓度过高或过低而影响氧疗效果。氧疗装置定期更换、清洁、消毒。急性加重期发生低氧血症者可鼻导管吸氧或通过文丘里(Venturi)面罩吸氧。鼻导管给氧时,吸入的氧浓度与给氧流量有关,估算公式为吸入氧浓度(％)＝21＋4×氧流量(L/min)。一般吸入氧浓度为28％～30％,应避免吸入氧浓度过高引起二氧化碳潴留。

(4)呼吸功能锻炼:在病情允许的情况下指导患者进行,以加强胸、膈呼吸肌肌力和耐力,改善呼吸功能。

1)缩唇呼吸:目的是增加气道阻力,防止细支气管由于失去放射牵引和胸内高压引起的塌陷,以利于肺泡通气。方法:患者取端坐位,双手扶膝,舌尖放在下颌牙齿内底部,舌体略弓起靠近上颌硬腭、软腭交界处,以增加呼气时气流阻力,口唇缩成"吹口哨"的嘴形。吸气时闭嘴用鼻吸气,呼气时缩唇,慢慢轻轻呼出气体,吸气与呼气之比为1：2,慢慢呼气达到1：4。吸气时默数 1、2,呼气时默数 1、2、3、4。缩唇口型大小以能使距嘴唇 15～20cm 处蜡烛火焰随气流倾斜但不熄灭为度。呼气是腹式呼吸的组成部分,应配合腹式呼吸锻炼。每天 3～4 次,每次 15～30 分钟。

2)腹式呼吸:目的为锻炼膈肌,增加肺活量,提高呼吸耐力。方法:根据病情采取合适体位,初学者以半卧位为宜。

仰卧位的腹式呼吸:让患者髋关节、膝关节轻度屈曲,全身处于舒适的肢位。患者一手放在腹部上,另一只手放在上胸部,此时治疗师的手与患者的手重叠放置,进行缩唇呼吸。精神集中,让患者在吸气和呼气时感觉手的变化,吸气时治疗师发出指令让患者放置于腹部的手轻轻上抬,治疗师在呼气结束时,快速地徒手震动并对横膈膜进行伸张,以促进呼吸肌的收缩,此训练是呼吸系统物理治疗的基础,要对患者进行充分的指导,训练的时间每次 5～10 分钟,训练的效果随次数增加显现。训练时注意把握患者的呼吸节律,顺应患者的呼吸节律进行呼吸指导可避免加重患者呼吸困难程度。开始时不要进行深呼吸,腹式呼吸不是腹式深呼吸,在开始时期指导患者进行集中精力的深呼吸,可加重患者的呼吸困难。腹式呼吸的指导应在肺活量 1/3～2/3 通气量的程度上进行练习。应理解腹式深呼吸是充分的腹式呼吸。应了解横膈的活动,横膈在吸气时向下方运动,腹部上升,了解横膈的运动,易理解腹式呼吸。

坐位的腹式呼吸:坐位的腹式呼吸的基础是仰卧位的腹式呼吸。患者采用的体位是坐在床上或椅子上足跟着地,让患者的脊柱伸展并保持尽量前倾坐位。患者一手放在膝外侧支撑体重,另一手放在腹部。治疗师一手放在患者的颈部,触及斜角肌的收缩。另一手放在患者的腹部,感受横膈的收缩。这样能够发现患者突然出现的意外和不应出现的胸式呼吸。正确的腹式呼吸是吸气时横膈膜开始收缩,然后斜角肌等呼吸辅助肌使收缩扩大,呼气时吸气肌放松处于迟缓状态。

立位的腹式呼吸:患者用单手扶床栏或扶手支撑体重,上半身取前倾位,治疗师按照坐位的腹式呼吸指导法指导患者训练。

用药护理:按医嘱给予支气管舒张气雾剂、抗生素等药物,并注意用药后的反应。应用氨茶碱后,患者在 21 天出现心率增快的症状,停用氨茶碱加用倍他乐克减慢心率,治疗后好转。

2.清理呼吸道无效

与呼吸道炎症、阻塞、痰液过多有关。

(1)减少尘埃与烟雾刺激,避免诱因,注意保暖。

(2)补充水分:饮水(保持每天饮水 1.5L 以上)、雾化吸入(每天 2 次,每次 20 分钟)及静脉输液,有利于痰液的稀释,便于咳出。

(3)遵医嘱用药,口服及静脉滴注沐舒坦祛痰,静脉滴注氨茶碱扩张支气管。

(4)注意无菌操作,加强口腔护理。

(5)定时巡视病房,加强翻身、叩背、吸痰。指导患者进行深呼吸和有效的咳嗽咳痰,定期进行随意的深呼吸(腹式呼吸),吸气末屏气片刻,然后进行咳嗽;嘱患者经常变换体位以利于痰液咳出,保证呼吸道的通畅,防止肺不张等并发症。

3.焦虑

与日常活动时供氧不足、疲乏有关、经济支持不足有关。

（1）入院时给予热情接待，注意保持病室的整洁、安静，为患者创造一个舒适的环境。

（2）鼓励家属陪伴，给患者心理上带来慰藉和亲切感，消除患者的焦虑。

（3）随时了解患者的心理状况，多与其沟通，讲解本病有关知识及预后情况，使患者对疾病有一定的了解，说明不良情绪对病情有害无利，积极配合会取得良好的效果。

（4）加强巡视病房，在患者夜间无法入睡时适当给予镇静治疗。

4.营养失调

营养低于机体需要量，与长期咳痰、呼吸困难所致的食欲下降或感染、机体代谢加快有关。

（1）评估营养状况并了解营养失调原因，宣传饮食治疗的意义和原则。

（2）制订适宜的饮食计划，呼吸困难可使热量和蛋白质消耗增加，因此应制订高热量、高蛋白、高维生素的饮食计划，不能进食或输注过多的糖类，以免产生大量 CO_2，加重通气负担。改善患者进食环境，鼓励患者进食。少量多餐，进软食，细嚼慢咽，避免进食易产气的食物。

（3）便秘者给予高纤维素食物和水果，有心力衰竭或水肿者应限制水钠的摄入。

（4）必要时静脉补充营养。

五、健康教育

（1）COPD的预防主要是避免发病的高危因素、急性加重的诱发因素以及增强机体免疫力。戒烟是预防COPD的重要措施，也是最简单易行的措施，在疾病的任何阶段戒烟都有益于防止COPD的发生和发展。

（2）控制职业和环境污染，减少有害气体或有害颗粒的吸入，可减轻气道和肺的异常炎症反应。

（3）积极防治婴幼儿和儿童期的呼吸系统感染，可能有助于减少以后COPD的发生。流感疫苗、肺炎链球菌疫苗、细菌溶解物、卡介菌多糖核酸等对防止COPD患者反复感染可能有益。

（4）指导患者呼吸功能锻炼，防寒保暖，锻炼身体，增强体质，提高机体免疫力。

（5）对于有COPD高危因素的人群，应定期进行肺功能监测，以尽可能早期发现COPD并及时予以干预。

（潘紫霄）

第五节　原发性支气管肺癌护理

原发性支气管肺癌，简称肺癌，起源于支气管黏膜或腺体，常有区域性淋巴转移和血行转移。早期以刺激性咳嗽、痰中带血等呼吸道症状多见，癌肿生长速度和转移扩散的情况，与癌瘤的组织学类型、分化程度等生物学特性有一定关系。根据 2003 年 WHO 公布的资料显示，肺癌无论是发病率还是死亡率均居于全球癌症首位。本病多在 40 岁以上发病，发病年龄高峰在 60～79 岁。男女发病率为 2.3：1。

一、分类

（一）按解剖学分类

可分为中央型肺癌和周围型肺癌。起源于主支气管、肺叶支气管的肺癌，位置靠近肺门者，称为中央型肺癌，以鳞状上皮细胞癌和小细胞未分化癌多见；起源于肺段支气管以下的肺癌，位置在肺的周围部分者称为周围型肺癌。

（二）根据细胞分化程度和形态特征分类

1.鳞状上皮细胞癌（鳞癌）

在各种类型肺癌中最为常见，约占 50%。患病年龄大多在 50 岁以上，男性居多，与吸烟的关系最密切。大多起源于较大的支气管，常为中央型肺癌，易形成息肉或无蒂肿块而阻塞管腔引起阻塞性肺炎。生长缓慢，病程较长，首先经淋巴转移，血行转移发生较晚。

2.小细胞未分化癌（小细胞癌）

占各种类型肺癌的 20%。患病年龄较轻，无明显性别差异。通常发生于大支气管，为中央型肺癌。呈浸润性生长，可造成管腔狭窄。恶性度最高，生长快，转移早，早期即可出现淋巴和血行广泛转移，在诊断时大多已出现肺外转移，在各型肺癌中预后最差。

3.腺癌

发病率比鳞癌和小细胞未分化癌低，发病年龄较轻，女性相对多见。多数腺癌起源于肺边缘较小的支气管，为周围型肺癌。早期一般没有明显的临床症状，往往在胸部 X 线检查时被发现。表现为圆形或椭圆形肿块，一般生长较慢，但有时早期即发生血行转移。淋巴转移则发生较晚。

4.大细胞未分化癌（大细胞癌）

临床相对少见。与鳞癌和腺癌比较，此型缺乏自身特征，由带丰富胞浆的较大的恶性细胞构成，可发生在任何部位，但以周围型多见。生长迅速，恶性度较高，但转移较小细胞癌晚。

从治疗的角度出发，临床又常将肺癌概括为小细胞肺癌（SCLC）和非小细胞肺癌（NSCLC），约 80% 的肺癌患者属于后者，含鳞癌、腺癌和大细胞癌。

二、病因与发病机制

目前尚未完全明确，研究表明其发生与下列因素有关。

（一）吸烟

吸烟，特别是吸纸烟，是肺癌的重要危险因素。与不吸烟者相比，吸烟者肺癌发生的危险性平均高 9～10 倍。吸烟量越多，吸烟年限越长，肺癌的发生率和死亡率越高。被动吸烟也是肺癌的病因之一。烟雾中主要致癌物质为苯并芘，其他还有一氧化碳、尼古丁、亚硝胺、微量的放射性元素钋等。长期吸烟可引致支气管黏膜上皮细胞增生、鳞状上皮化生、核异形变诱发鳞状上皮癌或未分化小细胞癌。

（二）职业因素

从事石棉、砷、烟尘和沥青等职业者肺癌发病率高，从接触到发生肺癌的时间与暴露程度有关,通常超过 10 年,平均为 16~17 年。石棉是公认的致癌物质,可能是肺癌中最常见的职业因素。此外,铀、镭等放射性物质及其衍化物致癌性碳氢化合物暴露与肺癌发生也密切相关。

(三)大气污染

资料表明,环境污染与肺癌有关。汽车废气、工业废气、公路沥青等物质,甚至烹调时的烟雾、室内用煤、装修材料的污染也是肺癌的危险因素。

(四)饮食与营养

调查资料提示,摄入食物中维生素 A 含量低或血清维生素 A 低,患肺癌的危险性高。动物实验证明,维生素 A 及其衍生物 β 胡萝卜素能抑制化学致癌物诱发的肿瘤。

(五)其他

遗传因素、结核瘢痕、肺部慢性炎症、土壤中硒和锌含量的降低等对肺癌的发生可能也有一定的作用。

三、临床表现

近 5% 的患者无症状,仅在胸部 X 线检查时发现。肺癌的临床表现多种多样,取决于肿瘤发生的部位、大小、类型、发展阶段及有无转移。

(一)原发肿瘤引起的症状及体征

1.咳嗽

常为肺癌早期症状,因癌肿长在支气管肺组织上,通常会产生呼吸道刺激症状而发生刺激性干咳,可无痰或有少许白色黏液痰;癌肿增大引起支气管狭窄,咳嗽可呈高调金属音,伴有局限性固定性喘鸣。继发阻塞性肺炎或肺脓肿时痰量增多,呈脓性。弥漫性肺癌导致大面积肺泡受累时,患者除咳嗽外还有明显呼吸困难。

2.咯血

部分患者以咯血为首发症状,多为间断或持续性血痰。如癌肿糜烂侵犯大血管可引起大咯血,但少见。

3.发热

肿瘤坏死可引起发热,但多数发热是由于肿瘤向腔内生长阻塞支气管后引起的阻塞性肺炎所致。程度不一,轻者仅有低热,重者可有高热。因其用抗生素药物治疗可获暂时缓解,易导致误诊。

4.体重下降

可表现为进行性体重下降、消瘦,晚期患者极度消瘦呈恶病质。

(二)肿瘤肺外胸内扩展表现

肿瘤向肺外生长进入胸腔、胸壁、纵隔或侵犯附近结构和神经而引起相应症状,约 15% 患者可见。

1.胸痛

病变累及胸膜时,可出现胸痛,是肺癌晚期患者经常表现出来的症状,多为钝痛或刺痛,部位较固定,逐渐加剧呈持续性,常伴癌性胸腔积液。

2.声音嘶哑

控制左侧发音功能的喉返神经由颈部下行至胸部,绕过心脏的大血管返行向上至喉,从而支配发音器官的左侧。因此,若肿瘤侵及纵隔左侧,使喉返神经受到压迫,患者可出现声音嘶哑,但却无咽痛及上呼吸道感染的其他症状。

3.上腔静脉阻塞综合征

因肿瘤侵及纵隔右侧压迫上腔静脉,致上腔静脉回流受阻。患者表现为头面部和上半身淤血水肿,颈部肿胀、颈静脉怒张、前胸壁静脉曲张,可有头痛、头昏或眩晕。

4.霍纳综合征

肺尖癌压迫或侵犯颈交感神经节时,出现患侧眼球凹陷、上睑下垂、瞳孔缩小、眼裂狭窄,患侧上半胸部皮肤温度升高、无汗等,称为霍纳综合征。

肺尖癌压迫或侵犯臂丛神经时,出现该侧肩部及上肢放射状灼热疼痛、上肢无力及感觉障碍。膈神经受侵时可到膈肌麻痹,出现气急、胸闷。纵隔淋巴结肿大压迫食管可致吞咽困难。心包受侵时出现心包积液、气急等。

(三)肿瘤胸外转移表现

以小细胞肺癌居多,其次依次为大细胞癌、腺癌、鳞癌。血行转移常见部位依次是骨、肝、脑等。临床随转移部位不同而有相应的症状、体征。骨转移,常见肋骨、骨盆、脊椎等,表现为局部疼痛和压痛。肝转移有黄疸、食欲减退、肝肿大、肝区疼痛、腹水等。脑转移表现为头痛、眩晕、呕吐、共济失调、复视、精神状态异常等。体表淋巴结转移可有锁骨上及腋下淋巴结肿大。

(四)非转移性胸外表现

非转移性胸外表现也称为副癌综合征,指与肺癌有关,但与肿瘤的压迫、转移均无关的一组内分泌、神经肌肉或代谢异常的综合征。临床表现多样且缺乏特异性,近2%的患者可见,以小细胞肺癌最多见。这类表现可出现在癌肿本身所引起的症状之前,而且随着原发灶的演变而变化,因此可作为早期肺癌诊断的线索和监测肿瘤的复发。主要表现在以下方面。

1.神经肌肉综合征

癌性神经肌肉病变是肺癌最常见的非转移性胸外表现,发生率近15%,主要异常有小脑退行性变、运动神经病变、多神经炎合并运动和感觉障碍、多发性肌炎、肌病、肥大性骨关节病、杵状指(趾)等。

2.异位内分泌综合征

突出的表现为皮肤色素沉着、血压高、水肿、多毛和痤疮,但典型库欣综合征的多血质、向心性肥胖和皮肤紫纹则少见。在癌组织和循环血中可测到促肾上腺皮质激素(ACTH)增高,大剂量地塞米松试验不能抑制皮质醇的分泌。

3.抗利尿激素(ADH)分泌

异位ADH具有同精氨酸升压素相同的生物作用,刺激肾小管回吸收水分,因此患者主要表现为水中毒和稀释性低钠血症、低渗透压的症状,可见倦怠无力、头痛、厌食、恶心呕吐,严重者可出现精神症状,乃至惊厥昏迷。

4.类癌综合征

典型特征是阵发性皮肤、心血管、胃肠道和呼吸功能的异常。表现为面部或上肢皮肤潮红、水样腹泻、阵发性心动过速、喘息等。这些表现与癌细胞产生的多种血管活性物质，如5-羟色胺、缓激肽、组胺及前列腺素等有关。

还可见异位甲状旁腺激素分泌引起高钙血症、胰岛素样活动而致低血糖、异位促性腺激素分泌而致男性乳房轻度发育等。

四、辅助检查

（一）影像学检查

发现肺癌的重要方法之一，包括透视、X线胸片、胸部CT、磁共振成像（MRI）等检查。X线胸片中央型肺癌多表现为单侧性不规则的肺门肿块；周围型肺癌表现为边界毛糙的结节状或团块状阴影。

（二）痰液脱落细胞检查

简单有效的早期诊断肺癌的方法之一，但阳性率要受肿瘤的类型、标本是否符合要求及送检次数和病理医生的水平高低等因素影响。为此，送检标本应为深部咳出的新鲜痰，并连续送检3～4次为宜。

（三）纤维支气管镜检查

可直接观察并配合刷检、活检等手段诊断肺癌。

（四）其他检查

尚有肺活检、胸腔积液癌细胞检查、淋巴结活检、肿瘤标志物检查等。

五、诊断要点

早期肺癌诊断与肺癌的治疗效果密切相关。应具有高度警惕性，详细采集病史、体格检查和相关辅助检查进行综合判断，可使80%以上患者得到确诊。对于有下列临床特征，特别是年龄在40岁以上的吸烟者，应立即采取相关检查，以明确病情：无明显诱因的刺激性咳嗽持续2～3周，治疗无效；或原有慢性呼吸道疾病，咳嗽性质改变者；持续或反复在短期内痰中带血而无其他原因可解释者；反复发作的同一部位的肺炎，特别是节段性肺炎；原因不明的肺脓肿，无中毒症状及异物吸入史，抗炎治疗效果不显著者；原因不明的四肢关节疼痛及杵状指（趾）；X线胸片表现为局限性肺气肿或段、叶性肺不张，孤立性圆形病灶和单侧性肺门阴影增大者，或原有肺结核、病灶已稳定，而形态或性质发生改变者；无中毒症状的胸腔积液，尤其是血性，进行性增加者；尚有一些上述的肺外表现的症状者。

六、治疗

肺癌治疗方案主要根据肿瘤的组织学类型、临床分期和患者对治疗的耐受程度决定。化疗对小细胞未分化癌最敏感，鳞癌次之，腺癌治疗效果最差。通常小细胞肺癌发现时已转移，难以通过手术根除，主要依赖化疗或放化疗综合治疗。非小细胞肺癌可为局限性，对化疗反应较小细胞肺癌差,部分外科手术或放疗可获根治。对可耐受手术的ⅠA、ⅠB、ⅡA、ⅡB非小细胞肺癌患者首选手术治疗。生物免疫治疗是继手术、放疗、化疗之后第四大新型治疗方法,生物缓解调节剂(BRM)如小剂量干扰素、集落刺激因子和中医药等能增强机体对化疗、放疗的耐受性,提高疗效。其他局部治疗方法,如经支气管动脉灌注加梗死治疗,经纤维支气管引导腔内置入治疗源做近距离照射,以及经纤维支气管镜电刀切割癌体或行激光治疗等,近期疗效较好,尤其对多血管型明显,对缓解患者的症状和控制肿瘤的发展也有较好疗效。

七、护理

(一)生活护理

维持良好的进食环境及口腔清洁以增进食欲。提供高蛋白、高热量、高维生素食物,鼓励患者摄取足够的水分,必要时遵医嘱给予白蛋白等静脉输入。

(二)治疗配合及病情观察

1.术前护理

(1)改善肺功能,预防术后感染:鼓励患者戒烟,指导患者有效咳嗽、深呼吸,必要时采用支气管镜吸痰。鼓励患者摄取足够的水分以稀释痰液。肺部感染者遵医嘱使用抗生素。注意口腔卫生,若有龋齿或上呼吸道感染应先治疗。

(2)术前指导。

1)指导患者练习腹式深呼吸、有效咳嗽。

2)指导患者练习床上大、小便。

3)教会患者使用深吸气训练器。

4)指导患者进行腿部运动避免血栓形成。

5)介绍胸腔闭式引流的相关知识。

6)告知患者术后第1~2天要经常被叫醒做各种运动,尽量利用短暂时间间隔休息。

2.术后护理

(1)术后即刻护理。

1)评估患者麻醉恢复情况:开胸手术患者采用全麻,术后回到病房后注意患者的意识状态,未清醒的患者采取去枕平卧或头偏向一侧,以防止呕吐、误吸。

2)密切观察生命体征:监测患者的体温、血压、脉搏、呼吸情况。胸部手术后常会引起呼吸功能及循环功能不良的情况。观察有无收缩压降低、脉搏增快、呼吸困难、发绀等情况。术后2~3小时,每15分钟测量生命体征1次,脉搏和血压稳定后改为30分钟至1小时测量1次。

3)评估伤口及引流情况:检查伤口敷料,注意有无出血现象。敷料保持完整与密闭,检查有无出血现象,检查伤口附近皮肤有无皮下气肿现象。正确固定胸腔闭式引流装置,观察引流是否通畅。

4)给氧,观察患者的血氧饱和度及血气分析。

(2)术后一般护理。

1)维持生命体征平稳:术后24~36小时会有血压的波动,密切注意血压变化,注意有无呼吸困难征象。

2)保持呼吸道通畅,防止肺不张及肺部感染。气管插管拔除前,及时吸痰,保持呼吸道通畅。术后第 1 天每 1～2 小时鼓励患者深呼吸、吹气球、深吸气训练,促使肺膨胀。鼓励患者咳嗽咳痰,促进痰液排出。拔除胸腔闭式引流管后,鼓励患者尽早下床活动。

3)合适体位:麻醉未清醒予去枕平卧位,头侧向一边。生命体征平稳予半卧位。肺叶切除者,取侧卧位或仰卧位,但病情较重者或呼吸功能较差者,避免健侧卧位。全肺切除者,仰卧位或 1/4 侧卧位,避免完全侧卧位。若有血痰或支气管瘘者,取患侧卧位并通知医师。避免垂头仰卧位。每 1～2 小时更换体位 1 次,加强皮肤护理。

4)减轻疼痛,增进舒适:倾听患者诉说,评估疼痛。协助患者采取舒适的卧位。妥善固定引流管。遵医嘱使用镇痛药。使用镇痛泵者注意观察效果及不良反应,观察呼吸、血压的变化。非药物措施减轻疼痛。

5)维持体液平衡,补充营养:严格控制输液的量及速度。全肺切除者记录出入液量。术后 6 小时可试饮水。术后第 1 天予清淡流食、半流食;第 2 天给予普食,高蛋白、高热量、丰富维生素、易消化饮食。

6)活动与休息:鼓励患者早期下床活动。促进手臂和肩膀的运动。

7)做好胸膜腔闭式引流的护理。按照胸腔闭式引流常规进行护理。定时挤压胸管,维持引流管通畅。全肺切除术后胸管一般处于钳闭状态。可酌情放出适量的气体和液体。术后 24～72 小时无气体引流出、引流液<50mL/24h,拍胸片肺复张良好,可拔管。

8)术后并发症的观察:肺癌术后常见的并发症有肺不张及肺炎、张力性气胸、支气管胸膜瘘、肺水肿等。术后密切观察患者有无呼吸困难、发热等情况。较大范围肺不张时,气管及心脏向患侧移位,张力性气胸移向对侧。支气管胸膜瘘常发生于术后 7 天以后,患者有发热、刺激性咳嗽、脓性痰。全肺切除术后静脉输液速度不宜过快,以每分钟 2mL 为宜,以免引起肺水肿。

3.化疗患者的护理

(1)护士应了解药物的作用与不良反应,并对患者做详细的说明。

(2)安全用药,选择合适的静脉,注射过程中严禁药物外渗。

(3)密切观察和发现药物的不良反应,及时给予处理。

1)评估患者应用化疗药物后机体是否发生不良反应,严重程度如何。

2)恶心呕吐的护理:患者出现恶心呕吐时,嘱家属不要紧张,以免增加患者的心理负担,减慢药物滴注速度,并遵医嘱给予止吐药物,以减轻药物反应;化疗期间进食较清淡的饮食,少食多餐,避免过热、粗糙的刺激性食物,化疗前后 2 小时内避免进食;患者感恶心时,嘱患者做深呼吸,或饮少量略带酸性的饮料,有助于抑制恶心反射;如化疗明显影响进食,出现口干、皮肤干燥等脱水表现,应静脉补充水电解质及营养。

3)骨髓抑制的护理:检测患者的白细胞,当白细胞总数降至 3.5×10^9/L 或以下时应及时通知医师;当白细胞总数降至 1.0×10^9/L 时,遵医嘱使用抗生素预防感染,并嘱患者注意预防感冒,做好保护性隔离。

4)口腔护理:应用化疗药物后患者唾液腺分泌减少,易致牙周病和口腔真菌感染,嘱患者不要进食较硬的食物,用软毛牙刷刷牙,并用盐水漱口。

5)其他不良反应:对患者化疗后产生脱发,向患者解释,停药后毛发可以再生,消除患者的顾虑;色素沉着等反应影响患者做好解释和安慰工作。

(三)心理护理

加强与患者的沟通,耐心倾听患者诉说。向其介绍手术医师及护理的技术力量,介绍手术的相关知识,讲解术后可能出现的不适、并发症及应对方法。动员家属给予患者心理和经济上的支持。介绍成功病例鼓励其与之交谈。

八、健康教育

(1)给予患者及其家属心理上的支持,使之正确认识肺癌,增强治疗的信心,维持生命质量。

(2)督促患者坚持化疗,告知患者出现呼吸困难、疼痛加重时及时就医。

(3)指导患者加强营养,合理安排活动,避免呼吸道感染以调整机体抵抗力,增强抗病能力。

(李　静)

第六节　胸部损伤护理

一、肋骨骨折

肋骨骨折是指肋骨的完整性和连续性中断,是最常见的胸部损伤。肋骨骨折可分为单根或多根骨折,同一肋骨也可有一处或多处骨折。肋骨骨折多见于第4～7肋,因其长而薄,最易折断;第1～3肋因较粗短,且有锁骨、肩胛骨及胸肌保护而较少发生骨折,但一旦骨折,常提示致伤暴力巨大;第8～10肋虽然长,但其前端肋软骨形成肋弓,与胸骨相连,弹性大,不易骨折;第11～12肋前端不固定而且游离,弹性也较大,故也较少发生骨折。

(一)病因

1.外来暴力

多数肋骨骨折为外来暴力所致。外来暴力又分为直接暴力和间接暴力两种。直接暴力是打击力直接作用于骨折部位,间接暴力则是胸部前后受挤压。

2.病理因素

多见于恶性肿瘤发生肋骨转移的患者或严重骨质疏松者。此类患者可因咳嗽、打喷嚏或病灶肋骨处轻度受力而发生骨折。

(二)病理生理

单根或数根肋骨单处骨折时,其上、下仍有完整肋骨支撑胸廓,对呼吸影响不大;但若尖锐的肋骨断端内移刺破壁胸膜和肺组织时,可导致气胸、血胸、皮下气肿、咯痰、咯血等;若刺破肋间血管,尤其撕破动脉,可引起大量出血,致病情迅速恶化。

多根、多处肋骨骨折,尤其是前侧胸的肋骨骨折时,局部胸壁因失去完整肋骨的支撑而软化,可出现反常呼吸运动,又称为连枷胸,表现为吸气时软化区胸壁内陷,呼气时外凸。若软化区范围大,呼吸时双侧胸腔内压力不均衡,则可致纵隔左右扑动,影响换气和静脉血回流,导致体内缺氧和二氧化碳滞留,重者发生呼吸和循环衰竭。

(三)临床表现

1.症状

骨折部位疼痛,深呼吸、咳嗽或体位改变时加重;部分患者可有咯血。多根、多处肋骨骨折者可出现气促、呼吸困难、发绀或休克等。

2.体征

受伤胸壁肿胀,可有畸形;局部压痛;有时可触及骨折断端和骨摩擦感;多根、多处肋骨骨折者,伤处可有反常呼吸运动;部分患者可有皮下气肿。

(四)辅助检查

1.实验室检查

肋骨骨折伴血管损伤致大量出血者的血常规检查可示血红蛋白容量和血细胞比容下降。

2.影像学检查

胸部 X 线检查可显示肋骨骨折的断裂线或断端错位、血气胸等,但不能显示前胸肋软骨折断征象。

(五)治疗

1.闭合性肋骨骨折

(1)固定胸廓:目的是限制肋骨断端活动,减轻疼痛。可用多条胸带、弹性胸带或宽胶布条叠瓦式固定。

(2)止痛:必要时给予口服吲哚美辛、布洛芬、地西泮、可待因、曲马朵、吗啡等镇痛镇静药或中药三七片、云南白药等;也可用 1% 普鲁卡因做肋间神经阻滞或封闭骨折部位。

(3)处理合并症:处理反常呼吸。主要是牵引固定,即在伤侧胸壁放置牵引支架或用厚棉垫加压包扎以减轻或消除胸壁的反常呼吸运动,促进患侧肺复张。

(4)建立人工气道:对有闭合性多根、多处肋骨骨折、咳嗽无力、不能有效排痰或呼吸衰竭者,应实施气管插管或切开、呼吸机辅助呼吸。

(5)应用抗生素,预防感染。

2.开放性肋骨骨折

此类患者除经上述相关处理外,还需及时处理伤口。

(1)清创与固定:彻底清洁胸壁骨折处的伤口,缝合后包扎固定。多根、多处肋骨骨折者,清创后可用不锈钢丝对肋骨断端行内固定术。

(2)胸膜腔闭式引流术:用于胸膜穿破者。

(3)预防感染:应用敏感的抗生素。

(六)护理

1.护理评估

(1)健康史。

1)一般情况:患者的性别、年龄、职业、文化背景等。

2)受伤史:了解患者受伤部位、时间、经过,暴力大小、方向,受伤后意识状况,是否接受过处理等。

3）既往史：包括手术史、过敏史、用药史等。

（2）身体状况。

1）局部：评估受伤部位及性质；有无开放性伤口；有无活动性出血，有无肿胀淤血；骨折端是否外露；有无反常呼吸运动和纵隔扑动。

2）全身：评估生命体征是否平稳，有无呼吸困难或发绀，有无意识障碍；有无咳嗽、咳痰，痰量和性质；有无咯血，咯血次数和量等。

3）辅助检查：根据胸部 X 线等检查结果，评估骨折的部位、类型、数量；评估有无气胸、血胸或胸腔内其他脏器损伤。

2.护理诊断

（1）气体交换受损：与肋骨骨折导致的疼痛、胸廓运动受限、反常呼吸运动有关。

（2）疼痛：与胸部组织损伤有关。

（3）潜在并发症：肺部和胸腔感染。

3.护理措施

（1）维持有效气体交换。

1）现场急救：采取紧急措施对危及生命的患者给予急救。对于出现反常呼吸的患者，可用厚棉垫加压包扎以减轻或消除胸壁的反常呼吸运动，促进患侧肺复张。

2）清理呼吸道分泌物，鼓励患者咳出分泌物和血性痰，对气管插管或切开者，应用呼吸机辅助呼吸者，加强呼吸道护理，包括吸痰和湿化。

3）密切观察生命体征、意识、胸腹部活动以及气促、发绀、呼吸困难等情况，若有异常，及时报告医师并协助处理。

（2）减轻疼痛：遵医嘱行胸带或宽胶布条固定，后者固定时必须由下向上叠瓦式固定，后起健侧脊柱旁，前方越过胸骨；遵医嘱应用镇痛、镇静剂或用 1% 普鲁卡因做肋间神经封闭；患者咳痰时，协助或指导其用双手按压患侧胸壁。

（3）预防感染。

1）密切观察体温，若体温超过 38.5℃，应通知医师及时处理。

2）鼓励并协助患者有效咳痰。

3）对开放性损伤者，及时更换创面敷料，保持敷料洁净、干燥和引流管通畅。

4）遵医嘱合理使用抗生素。

二、损伤性气胸

（一）概述

胸膜腔内积气，称为气胸。根据胸膜腔的压力情况把气胸分为闭合性气胸、开放性气胸和张力性气胸 3 类。

1.闭合性气胸

多并发于肋骨骨折，为骨折断端刺破肺组织，空气进入胸膜腔所致。胸膜腔内负压被抵消,但胸膜腔内压仍低于大气压,患侧肺部分萎陷,影响肺的通气和换气。

2.开放性气胸

多见于锐器、火器等导致的胸壁穿通伤。胸膜腔与外界大气相通,外界空气随呼吸自由出入胸膜腔。胸膜腔内压几乎等于大气压,伤侧肺被压缩导致呼吸功能障碍;同时双侧胸膜腔内压力不平衡,患侧压力高于健侧可使纵隔向健侧移位,使健侧肺受压、扩张受限。吸气时,健侧负压增大,纵隔进一步向健侧移位;呼气时,两侧胸膜腔内压力减少,纵隔又移向患侧,导致其位置随呼吸而左右摆动,称为纵隔扑动。其可影响静脉回心血流,造成严重的循环功能障碍。

3.张力性气胸

见于较大肺泡的破裂或较大较深的肺的裂伤或支气管破裂,其裂口和胸膜腔相通,且形成活瓣,吸气时空气从裂口进入胸膜腔,呼气时活瓣关闭,气体只能进入不能排出,使得胸膜腔内压力不断升高,最终超过大气压,又称为高压性气胸。胸膜腔内的高压使患侧肺严重萎陷,纵隔向健侧明显移位,并挤压健侧肺脏,影响腔静脉回流,导致严重的呼吸和循环功能障碍。有时胸膜腔内的高压气体被挤入纵隔并扩散到皮下组织,形成纵隔气肿或皮下气肿。

(二)护理

1.护理评估

(1)健康史:有胸部损伤史,可见钝器、锐器、火器等所致的胸壁组织损伤。

(2)身体状况。

1)闭合性气胸。①症状:肺萎陷小于30%称为小量气胸,多无明显症状。肺萎陷30%~50%为中量气胸,50%以上为大量气胸。中、大量气胸,患者会出现胸闷、胸痛、气促和呼吸困难。②体征:患侧胸部饱满,气管向健侧移位,叩诊呈鼓音,听诊呼吸音减弱或消失。

2)开放性气胸。①症状:明显的呼吸困难、鼻翼扇动、口唇发绀,严重者可伴有休克症状。②体征:患侧胸壁有伤道,呼吸时可闻及空气进出胸壁伤口的吸吮样声音;气管向健侧移位,患侧胸部叩诊呈鼓音,听诊呼吸音减弱或消失。

3)张力性气胸。①症状:极度呼吸困难、发绀、烦躁、意识障碍、大汗淋漓、昏迷、休克,甚至窒息。②体征:伤侧胸部饱满,气管明显移向健侧。肋间隙增宽,呼吸幅度降低;患侧叩诊高度鼓音,听诊呼吸音消失;多有颈、胸部皮下气肿,触及捻发音。

(3)心理—社会状况:患者不仅遭受躯体伤残,往往还面临生命威胁,尤其是张力性气胸患者出现极度呼吸困难,患者常感到绝望。患者及其家属对创伤及预后的认知不足,这些都会加重患者的焦虑、恐惧。

(4)辅助检查。

1)胸部 X 线检查:胸部 X 线片可显示肺的萎陷程度和胸膜腔内积气情况,同时可观察气管、心脏的移位情况。

2)胸膜腔穿刺:可抽出气体,同时还可对抽出的液体进行化验以明确性质。

(5)治疗。

1)闭合性气胸:小量气胸无须特殊处理,1~2 周可自行吸收。大量气胸需行胸膜腔穿刺抽气或行胸膜腔闭式引流。

2)开放性气胸:立刻封闭伤口,把开放性气胸转为闭合性气胸,再按闭合性气胸处理。

3)张力性气胸:应立即穿刺排气,然后行胸膜腔闭式引流,必要时剖胸探查。

2.护理诊断

(1)气体交换受损:与疼痛、反常呼吸有关。

(2)疼痛:与损伤有关。

(3)焦虑:与突然的外伤打击、害怕手术有关。

(4)潜在并发症:肺不张、肺内感染、休克。

3.护理措施

(1)急救。

1)开放性气胸:立即用无菌敷料如凡士林纱布加棉垫封盖伤口,再用绷带包扎固定,把开放性气胸变为闭合性气胸,然后行胸腔穿刺减压,缓解呼吸困难。

2)张力性气胸:立即穿刺排气,降低胸膜腔内压力。可用粗针头在伤侧锁骨中线第2肋间刺入胸膜腔,有高压气体排出,即能起到排气减压的作用。在转运患者过程中,可缚扎一橡胶手指套于针栓处,将指套顶端剪一1cm的开口,可起到活瓣作用。

(2)病情观察:密切观察患者生命体征;注意有无气促、发绀、气管移位、皮下气肿征象;注意呼吸的频率、节律和幅度;注意有无多发性损伤,尤其是胸腹联合伤。

(3)预防肺部或胸腔感染。

1)定时测量体温,及时发现异常情况并报告给上级医师。

2)及时更换引流瓶并保持引流通畅;及时更换伤口敷料,保证敷料清洁干净,无感染。

3)协助患者翻身、坐起,指导做深呼吸运动、训练有效咳嗽,促进肺扩张,减少肺不张和肺部感染。

4)遵医嘱使用抗生素防治感染。

(4)维持正常的呼吸功能。

1)对开放性、张力性气胸采取有效的急救措施,改善呼吸困难。

2)患者生命体征稳定后取半卧位,有利于肺的扩张。

3)及时给予吸氧,缓解缺氧情况。

4)必要时使用人工呼吸机辅助呼吸。

(5)心理护理:与患者积极沟通,及时做好解释和安慰工作,讲解治疗的注意事项,减轻患者的焦虑,争取患者及其家属积极配合治疗及护理。

(三)健康教育

(1)指导患者学会胸部损伤的急救知识,如变开放性气胸为闭合性气胸。

(2)向患者解释深呼吸、有效咳嗽的意义,鼓励患者积极配合训练。

(3)胸部损伤后出现肺通气功能下降,活动后可能出现气短、气促症状,嘱患者戒烟或避免吸入刺激性物质。

(4)患者出院时嘱患者合理休息,加强营养;有肋骨骨折的患者,3个月后来院复查。

三、血胸患者

血胸指胸部损伤导致的胸膜腔积血。血胸可与气胸同时存在,称为血气胸。

(一)病因

多数因胸部损伤所致。肋骨断端或利器损伤胸部均可能刺破肺、心脏、血管而导致胸膜腔积血。大量持续出血所导致的胸膜腔积血称为进行性血胸。

(二)病理生理

随损伤部位、程度和范围而有不同的病理生理变化。肺裂伤出血时,常因循环压力低,出血量少而缓慢,多能自行停止;肋间血管、胸廓内血管或压力较高的动脉损伤出血时,常不易自行停止;心脏和大血管受损破裂,出血量多且急,易造成有效循环血量减少而致循环障碍或衰竭,甚至短期内死于失血性休克。

随着胸膜腔内血液积聚和压力的增高,使伤侧肺受压萎陷,纵隔被推向健侧,致健侧肺也受压,从而阻碍腔静脉血回流,严重影响呼吸和循环。由于心包、肺和膈肌的运动具有去纤维蛋白作用,故积血不易凝固。但短期内胸腔内迅速积聚大量血液时,去纤维蛋白作用不完善,即可凝固成血块,形成凝固性血胸。凝血块机化后形成的纤维组织束缚肺和胸廓,并影响呼吸运动和功能。由于血液是良好的培养基,细菌可通过伤口或肺破裂口进入,在积血中迅速滋生繁殖,并发感染,引起感染性血胸,最终形成脓胸。

(三)临床表现

血胸的临床表现与出血速度和出血量有关。

(1)小量血胸胸腔内积血量≤500mL,症状不明显。

(2)中量血胸(胸腔内积血量500～1000mL)和大量血胸(胸腔内积血量＞1000mL),特别是急性出血时,可出现以下两种症状。

1)低血容量性休克表现,表现为面色苍白、脉搏快弱、血压下降、四肢湿冷、末梢血管充盈不良等。

2)伴有胸腔积液表现,如呼吸急促、肋间隙饱满、气管移向健侧、患侧胸部叩诊呈浊音、心界向健侧移位、呼吸音减低或消失等。

(3)感染症状:血胸患者多可并发感染,表现为高热、寒战、出汗和疲乏。

(四)辅助检查

1.实验室检查

血常规检查显示血红蛋白含量和血细胞比容下降。继发感染者,血白细胞计数和中性粒细胞比例增高。

2.影像学检查

(1)胸部X线检查:小量血胸者,胸部X线检查仅显示肋膈角消失;大量血胸时,显示胸膜腔内大片阴影,纵隔移向健侧;合并气胸者可见液平面。

(2)胸部B型超声检查:可明确胸腔积液的位置和量。

3.胸膜腔穿刺

抽得血性液体时即可确诊。

(五)治疗

包括非手术和手术处理。

1.非进行性血胸

小量积血可自行吸收;积血量多者,应早期行胸腹腔穿刺抽除积血,必要时行胸腹腔闭式引流,以促进肺膨胀,改善呼吸。

2.进行性血胸

及时补充血容量,防治低血容量性休克;立即开胸探查、止血。

3.凝固性血胸

为预防感染或血块机化,于出血停止后数日内经手术清除积血和血块;对于已机化的血块,于病情稳定后早期行血块和胸膜表面纤维组织剥除术;血胸已感染应按脓胸处理,及时做胸腔引流。

4.抗感染

合理有效应用抗生素防治感染。

(六)护理

1.护理诊断

(1)组织灌注量改变:与失血引起的血容量不足有关。

(2)气体交换受损:与肺组织受压有关。

(3)潜在并发症:感染。

2.护理措施

(1)维持有效的心排血量和组织灌注量。

1)建立静脉通路并保持其通畅,积极补充血容量和抗休克;遵医嘱合理安排和输注晶体和胶体溶液,根据血压和心肺功能状态等控制补液速度。

2)密切监测生命体征:重点监测生命体征和观察胸腹腔引流液的量、色和性质,若每小时引流量超过 200mL 并持续 3 小时及以上,引流出的血液很快凝固,胸部 X 线显示胸腔大片阴影,说明有活动性出血的可能,应积极做好开胸手术的术前准备。

(2)促进气体交换,维持呼吸功能。

1)观察:密切观察呼吸形态、频率、呼吸音变化和有无反常呼吸运动。

2)吸氧:根据病情给予鼻导管或面罩吸氧,观察血氧饱和度。

3)体位:若生命体征平稳,可取半坐卧位,以利于呼吸。

4)排痰:协助患者拍背、咳痰,有效清除呼吸道分泌物;指导患者有效呼吸和深呼吸。

5)镇痛:对因胸部伤口疼痛影响呼吸者,按医嘱予以镇痛。

(3)预防并发症。

1)合理足量使用抗生素,并保持药物的有效浓度。

2)指导和协助患者咳嗽、咳痰,排除呼吸道分泌物,保持呼吸道通畅,预防肺部并发症。

3)密切观察体温、局部伤口和全身情况的变化。

4)在进行胸腹腔闭式引流护理过程中,严格无菌操作,保持引流通畅,以防胸部继发感染。

(李　静)

第七节　肺脓肿护理

肺脓肿是肺部的局限性化脓性病变,早期为化脓性肺炎,继而组织坏死、液化,形成脓肿。主要临床特征为急骤起病的高热、咳嗽、咳大量脓臭痰,X 线显示一个或数个含气液平的空洞。

多为混合感染,其中厌氧菌感染占重要地位。多发生于壮年,男多于女。自抗生素广泛应用以来,本病的发生率已大为减少。

一、病因与发病机制

病原体常为上呼吸道、口腔的定植菌,包括需氧、厌氧和兼性厌氧菌。约90%肺脓肿患者合并有厌氧菌感染,毒力较强的厌氧菌在部分患者可单独致病。常见的其他病原体包括金黄色葡萄球菌、化脓性链球菌、肺炎克雷伯菌和铜绿假单胞菌。大肠埃希菌和流感嗜血杆菌也可引起坏死性肺炎。根据感染途径,肺脓肿可分为以下类型。

(一)吸入性肺脓肿

这是最常见的一种肺脓肿,又称为原发性肺脓肿。因口鼻咽腔寄居菌经口咽吸入致病,是急性肺脓肿的最主要原因。病原体多为厌氧菌。正常情况下,吸入物经气道黏液—纤毛运载系统、咳嗽反射和肺巨噬细胞可迅速清除。但当有意识障碍如麻醉、醉酒、药物过量、癫痫、脑血管意外时或存在受寒、极度疲劳等诱因,全身免疫力与气道防御清除功能降低,由于扁桃体炎、鼻窦炎、牙槽脓肿等脓性分泌物、口鼻咽部手术后的血块、齿垢或呕吐物等被吸入肺内,造成细支气管阻塞,病原菌在局部繁殖致病。病灶常为单发性,其部位与支气管解剖和体位有关,右肺居多,仰卧位时,好发于上叶后段或下叶背段;坐位时好发于下叶后基底段,右侧卧位时,则好发于右上叶前段或后段。

(二)继发性肺脓肿

多继发于其他肺部疾病。支气管扩张、支气管囊肿、支气管肺癌、空洞型肺结核等继发感染,可导致肺脓肿。肺部邻近器官化脓性病变,如膈下脓肿、肾周围脓肿、脊柱脓肿或食管穿孔等波及肺也可引起肺脓肿。阿米巴肝脓肿好发于右肝顶部,易穿破膈肌至右肺下叶,形成阿米巴肺脓肿。支气管异物阻塞,也是导致肺脓肿特别是小儿肺脓肿的重要因素。

(三)血源性肺脓肿

皮肤外伤感染、疖痈、中耳炎或骨髓炎、腹腔感染、盆腔感染、右心细菌性心内膜炎等所致的菌血症,菌栓经血行播散到肺,引起小血管栓塞,进而肺组织出现炎症、坏死,形成脓肿。此型病变常为多发性,叶段分布无一定规律,但常为两肺边缘部的多发性中小脓肿。致病菌以金黄色葡萄球菌和链球菌常见。

二、病理

肺脓肿发生的必备条件是有细支气管阻塞及足够量的致病菌。早期吸入部位细支气管阻塞,细菌在局部快速繁殖,肺组织发生炎症,小血管炎性栓塞,肺组织化脓、坏死,1周后液化成脓肿,脓肿破溃到支气管内,出现咳大量脓痰。若空气进入脓腔,则形成气液平面。炎症病变可向周围肺组织扩展,形成一个至数个脓腔。若脓肿靠近胸膜,可发生局限性纤维蛋白性胸膜炎,发生胸膜粘连;如为张力性脓肿,破溃到胸膜腔,则可形成脓胸、脓气胸或支气管胸膜瘘。在急性期如引流通畅,脓顺利排出,加上药物治疗,病变可完全吸收或仅剩少量纤维瘢痕。若支气管引流不畅,导致大量坏死组织残留在脓腔内,炎症持续存在3个月以上,则转为慢性肺脓肿。此时脓腔周围纤维组织增生,脓腔壁增厚,周围细支气管受累而致变形或扩张。

三、临床表现

(一)症状

急性吸入性肺脓肿以高热、胸痛、咳大量脓臭痰为突出表现。起病急骤,患者畏寒、高热,体温达 39～40℃,伴有咳嗽、咳黏液痰或黏液脓性痰。炎症累及胸膜可引起胸痛,且与呼吸有关。病变范围大时可出现气促。此外,还有精神不振、全身乏力、食欲减退等全身中毒症状。10～14 天后,咳嗽加剧,脓肿破溃于支气管,咳出大量脓痰,每天可达 300～500mL,痰静置后分为 3 层,由上而下为泡沫、黏液及脓渣。由于病原菌多为厌氧菌,故痰带腥臭味。有时痰中带血或中等量咯血。脓排出后,全身症状好转,体温下降,如能及时应用有效抗生素,则病变可在数周内渐好转,体温趋于正常,痰量减少,一般情况恢复正常。血源性肺脓肿多先有原发病灶引起的畏寒、高热等感染中毒症的表现,数天或数周后才出现咳嗽、咳痰,通常痰量不多,极少咯血。慢性肺脓肿患者有慢性咳嗽、咳脓痰、反复咯血、继发感染和不规则发热等,常有贫血、消瘦等消耗状态。

(二)体征

肺部体征与肺脓肿的大小和部位有关。早期病灶较小或位于肺脏深部,常无异常体征;脓肿形成后病变部位叩诊浊音或实音,听诊呼吸音减低,数天后可闻及支气管呼吸音、湿啰音;随着肺脓肿增大,可出现空瓮音;病变累及胸膜可闻及胸膜摩擦音或呈现胸腔积液体征。血源性肺脓肿肺部多无阳性体征。慢性肺脓肿因肺组织纤维化而收缩,患侧胸廓略塌陷,叩诊浊音,呼吸音减低,常有杵状指(趾)。

四、辅助检查

(一)血常规

急性肺脓肿血白细胞总数可达(20～30)×10⁹/L,中性粒细胞百分比在 90% 以上。核明显左移,常有中毒颗粒。慢性患者的血白细胞计数可稍升高或正常,红细胞和血红蛋白减少。

(二)病原学检查

对病情的诊断和治疗极有意义。由于口腔内存在大量厌氧菌,因此普通痰培养的可靠性差,较理想的方法是避开上呼吸道直接在肺脓肿部位或引流支气管内采样。怀疑血源性肺脓肿者血培养可发现病原菌。伴有脓胸或胸腔积液时进行胸腔积液检查可有效确定病原体。

(三)胸部 X 线检查

早期炎症表现为大片浓密模糊浸润阴影,边缘不清或为团片状浓密阴影,分布在一个或数个肺段。肺脓肿形成后,大量脓痰经支气管排出,胸片上可见带有含气液平面的圆形空洞,内壁光滑或略有不规则。痊愈后可残留纤维条索影。慢性肺脓肿,空洞壁厚,脓腔不规则,大小不一,可呈蜂窝状,周围有纤维组织增生及邻近胸膜增厚。血源性肺脓肿表现为肺周边有散在小片状阴影或呈边缘较整齐的球形病灶,其中可见空腔及液平面或液化灶。

(四)胸部 CT 检查

对于临床上不易明确诊断的患者应进一步做此项检查。可用于区别肺脓肿和有气液平面的局限性脓胸、发现体积较小的脓肿和葡萄球菌肺炎引起的肺气囊腔。

(五)纤维支气管镜检查

有助于明确病因和病原学诊断,并可用于治疗。如有气道内异物,可取出异物使气道引流通畅。如疑为肿瘤阻塞,则可取病理标本。

五、诊断

根据典型临床表现,如起病急骤、恶寒、高热、胸痛和咳大量脓臭痰。结合血常规白细胞和中性粒细胞计数显著增高、胸部 X 线含有液平面的空腔以及有相关诱因,如吸入性肺脓肿常有意识障碍史,血源性者易有疖痈、创伤感染史。可确立临床诊断。

六、治疗

抗生素治疗和脓液引流是主要的治疗原则。

(一)抗生素治疗

1.吸入性肺脓肿

吸入性肺脓肿多为厌氧菌感染,治疗可选用青霉素、克林霉素和甲硝唑。青霉素 G 最常用,可根据病情严重程度每天 640 万～1000 万 U 静脉滴注,分 4 次给予。有效治疗下 3～10 天体温可下降至正常,此时可将静脉给药转为口服。如青霉素疗效不佳,可予林可霉素或克林霉素治疗。

2.血源性肺脓肿

血源性肺脓肿多为葡萄球菌和链球菌感染,可选用青霉素或头孢菌素。如为耐甲氧西林的葡萄球菌,应选用万古霉素、替考拉宁或利奈唑胺。

3.其他

如为阿米巴原虫感染,则用甲硝唑治疗。如为革兰阴性杆菌,则可选用第二代或第三代头孢菌素、氟喹诺酮类(如莫西沙星),可联用氨基糖苷类抗生素。

抗生素疗程为 8～12 周,直至 X 线胸片示脓腔和炎症消失或仅有少量的残留纤维化。

(二)脓液引流

脓液引流为提高疗效的有效措施。患者一般情况较好且热度不高时应采取体位引流排痰。痰液稠不易咳出者可用祛痰药或雾化吸入生理盐水、祛痰药或支气管舒张剂以利于痰液引流。但对脓液甚多而身体虚弱者则应慎用体位引流,以免大量脓痰涌出而来不及咳出,造成窒息。有明显痰液阻塞征象时可经纤维支气管镜冲洗及吸引。合并脓胸时尽早胸腔抽液、引流。

(三)手术治疗

广泛应用抗生素后,肺脓肿绝大多数可在内科治愈。手术指征为:肺脓肿病程超过 3 个月,经内科治疗脓腔不缩小或脓腔过大(5cm 以上)估计不易闭合者,或存在大咯血、恶性肿瘤、脓胸伴支气管胸膜瘘及不愿经胸腔引流者。

七、护理

(一)一般护理

急性期高热等毒血症状明显者应安静卧床休息,以减少体力和能力消耗,毒血症状消退后,可适当下床活动,以利于炎症吸收和组织修复。注意室内温湿度的调节,保持室内空气流通,祛除痰液臭味。做好口腔护理,协助患者使用碳酸氢钠溶液和生理盐水漱口,清洁口腔,减轻口臭。加强营养,提高机体免疫力,宜给予高热量、高蛋白、多维生素饮食,以流食或半流食为主,鼓励患者多饮水。

(二)病情观察

细心观察痰液的颜色、性质、量及气味,准确记录24小时排痰量并了解痰液静置后有无分层。出现血痰应立即告知医生,若痰中血量增多且新鲜时则提示大咯血即至,要特别加强监护,床旁准备纤维支气管镜,以便气道被血块阻塞时及时进行插管抽吸血液,防止窒息。

(三)促进排痰

鼓励患者有效咳嗽,经常翻身,变换体位,以利于痰液咳出。痰液黏稠者可遵医嘱予以雾化吸入稀释痰液治疗。对支气管通畅、咳痰顺利者,可根据脓肿位置采取适当体位进行脓液引流,但对脓液甚多且身体虚弱者应加强监护,有大咯血、明显呼吸困难、高热和极度衰弱者则不宜进行体位引流,以免造成窒息。

(四)用药护理

早期充分、敏感抗生素治疗是肺脓肿痊愈的关键。护士应严格遵医嘱按时按量予以静脉抗生素治疗,并观察药物疗效及不良反应。告知患者坚持抗生素治疗的重要性,使患者遵从治疗计划,避免病情反复转为慢性肺脓肿。

(五)预防护理

凡因各种病因导致意识障碍,如有意识恍惚或昏迷患者,应防止胃内容物误吸入气管。对口腔和胸腹手术病例,要认真细致做好术前准备,术中注意麻醉深度,及时清除口腔、呼吸道血块和分泌物。加强术后口腔呼吸道护理,如慎用镇静、镇痛止咳药物,重视呼吸道湿化、稀释分泌物、鼓励患者咳嗽,保持呼吸道的引流通畅,从而有效防止呼吸道吸入性感染。

八、健康教育

向患者及其家属讲解本病的发病原因及感染途径,预防疾病的发生。有口腔、上呼吸道感染灶及早治疗,平素注意口腔卫生,以杜绝污染分泌物误吸入下呼吸道的机会。积极治疗皮肤痈疖或肺外化脓性病灶,不挤压痈疖,可以防止血源性肺脓肿的发病。加强营养,养成良好的生活习惯,不酗酒,防止过度疲劳。

(李　静)

第二章 心血管系统疾病护理

第一节 原发性高血压护理

原发性高血压是以体循环动脉压升高为主要临床表现的心血管综合征,通常简称为高血压。高血压常与其他心血管病危险因素共存,是重要的心脑血管疾病危险因素,可损伤重要脏器,如心、脑、肾的结构和功能,最终导致这些器官功能衰竭。迄今仍是心血管疾病死亡的主要原因之一。

目前,高血压定义为未使用降压药的情况下,诊室收缩压(SBP)≥140mmHg 和(或)舒张压(DBP)≥90mmHg。根据血压升高水平,进一步将高血压分为1~3级,我国采用的血压分类和标准见表2-1。

表2-1 血压水平分类和定义 单位:mmHg

分类	收缩压		舒张压
正常血压	<120	和	<80
正常高值血压	120~139	和(或)	80~89
高血压	≥140	和(或)	≥90
1级高血压(轻度)	140~159	和(或)	90~99
2级高血压(中度)	160~179	和(或)	100~109
3级高血压(重度)	≥180	和(或)	≥110
单纯收缩期高血压	≥140	和	<90

注 当收缩压和舒张压分别属于不同分级时,以较高的级别作为标准。以上标准适用于任何年龄的成年男性和女性。

一、病因

原发性高血压病因为多因素,尤其是遗传和环境等因素交互作用的结果。

(一)遗传因素

高血压具有明显的家族聚集性,父母均有高血压的子女发病率高达46%;约60%的高血压患者有高血压家族史。

（二）环境因素

1.饮食

流行病学和临床观察均显示食盐摄入量与高血压发生和血压水平呈正相关。另外,有学者认为饮食低钙、低钾、高蛋白摄入、饮食中饱和脂肪酸或饱和脂肪酸/不饱和脂肪酸的比值较高也属于升压因素。饮酒量与血压水平线性相关,尤其与收缩压相关性更强。

2.精神应激

人在长期精神紧张、压力、焦虑或长期环境噪声、视觉刺激下也可发生高血压,因此,城市脑力劳动者高血压患病率超过体力劳动者,从事精神紧张度高的职业和长期噪声环境中的工作者患高血压较多。

3.吸烟

吸烟可使交感神经末梢释放去甲肾上腺素增加而使血压升高,同时可以通过氧化应激损害一氧化氮(NO)介导的血管舒张引起血压升高。

（三）其他因素

1.体重

超重或肥胖是血压升高的重要危险因素,肥胖的类型与高血压发生关系密切,腹型肥胖者容易发生高血压。

2.药物

服避孕药妇女血压升高发生率及程度与服药时间长短有关。其他如麻黄碱、肾上腺皮质激素等也可使血压升高。

3.睡眠呼吸暂停低通气综合征(SAHS)

SAHS患者50%有高血压,血压升高程度与SAHS病程和严重程度有关。

二、发病机制及病理

（一）发病机制

目前认为原发性高血压是在一定的遗传背景下,由多种后天因素相互作用使正常血压调节机制失代偿所致。

1.神经机制

各种原因使大脑皮质下神经中枢功能发生改变,各种神经递质浓度与活性异常,最终使交感神经系统活性亢进,血浆中儿茶酚胺浓度升高,阻力小动脉收缩增强而导致血压升高。

2.肾脏机制

各种原因引起肾性水钠潴留,增加心排血量,通过全身血流自身调节使外周血管阻力和血压升高,启动压力—利尿钠机制再将潴留的水钠排泄出去。

3.激素机制

即肾素—血管紧张素—醛固酮系统(RAAS)激活。肾小球入球小动脉的球旁细胞分泌的肾素,激活肝产生的血管紧张素原(AGT)生成血管紧张素Ⅰ(ATⅠ),再经肺循环的血管紧张素酶(ACE)的作用转变为血管紧张素Ⅱ(ATⅡ)。ATⅡ作用于血管紧张素Ⅱ受体,使小动脉平滑肌收缩,外周血管阻力增加;并可刺激肾上腺皮质球状带分泌醛固酮,使水钠潴留,血容量增加,以上机制均可使血压升高。

4.血管机制

大动脉和小动脉结构和功能的变化在高血压发病中发挥着重要作用。覆盖在血管壁内表面的内皮细胞能生成、激活和释放各种血管活性物质,如一氧化氮、内皮素、前列环素等,调节心血管功能。年龄增长及各种心血管危险因素,如血脂异常、血糖异常、吸烟等,导致血管内皮细胞功能异常,影响动脉弹性功能和结构。

5.胰岛素抵抗

胰岛素抵抗(IR)是指必须高于正常的血胰岛素释放水平来维持正常的糖耐量,表示机体组织对胰岛素处理葡萄糖的能力减退。约50%的原发性高血压患者存在不同程度的 IR。近年来认为胰岛素抵抗是 2 型糖尿病和高血压的共同病理生理基础。多数认为是胰岛素抵抗(IR)造成继发性高胰岛素血症,继发性高胰岛素血症使肾水钠重吸收增强,交感神经系统活性亢进,动脉弹性减退,从而使血压升高。

(二)病理

1.心脏

左心室肥厚和扩大。

2.脑

脑血管缺血与变性、粥样硬化,形成微动脉瘤或闭塞性病变,从而发生脑出血、脑血栓、腔隙性脑梗死。

3.肾

肾小球纤维化、萎缩,肾动脉硬化,引起肾实质缺血和肾单位不断减少,从而导致肾衰竭。

4.视网膜

视网膜小动脉痉挛、硬化,甚至可能出现视网膜渗出和出血。

三、诊断要点

(一)症状

大多数起病缓慢,缺乏特殊的临床表现,常见症状有头晕、头痛、颈项板紧、疲劳、心悸等。也可出现视物模糊、鼻出血等较重症状。

(二)体征

高血压体征一般较少。周围血管搏动、血管杂音、心脏杂音等是重点检查的项目。

(三)实验室检查

1.基本项目

血液生化(钾、空腹血糖、总胆固醇、三酰甘油、高密度脂蛋白胆固醇、低密度脂蛋白胆固醇和尿酸、肌酐);全血细胞计数、血红蛋白和血细胞比容;尿液分析(蛋白、糖、尿沉渣镜检);心电图。

2.推荐项目

24 小时动态血压监测、超声心动图、颈动脉超声等。

3.选择项目

针对怀疑继发性高血压者,根据需要可选择以下检查项目:血浆肾素活性、血和尿醛固酮、血和尿皮质醇、血和尿儿茶酚胺、肾和肾上腺超声、CT或MRI、呼吸睡眠监测等项目。

(四)诊断要点

高血压诊断主要根据诊室测量的血压值,采用经核准的水银柱或电子血压计,测量安静休息坐位时上臂肱动脉部位血压,一般非同日测量3次血压值收缩压均≥140mmHg和(或)舒张压均≥90mmHg可诊断高血压。

四、治疗

(一)治疗目标

尽可能地降低心、脑血管病的发生率和病死率。一般认为应降低并维持收缩压＜140mmHg、舒张压＜90mmHg(目标血压)。

(二)治疗原则

1.治疗性生活方式干预

增加运动,控制体重(体重指数＜24);减少钠盐摄入(每天＜6g);减少脂肪摄入;多食含钾丰富食物;戒烟限酒(男性:每天＜25mL白酒,女性:每天＜15mL白酒);减轻精神压力,保持心态平衡。

2.降压药物治疗

(1)利尿剂。

(2)β受体阻滞剂。

(3)钙通道阻滞剂(CCB)。

(4)血管紧张素转换酶抑制剂(ACEI)。

(5)血管紧张素Ⅱ受体阻滞剂(ARB)。

(6)α受体阻滞剂。

3.降压药应用原则

(1)小剂量:初始治疗时应采用较小的有效治疗剂量,根据需要逐步增加剂量。

(2)优先选择长效制剂:尽可能使用每日给药1次而持续24小时降压作用的长效药物。

(3)联合用药:联合治疗应采用不同降压机制的药物,我国临床主要推荐应用优化联合治疗方案是血管紧张素转换酶抑制剂/血管紧张素Ⅱ受体阻滞剂＋二氢吡啶类钙通道阻滞剂;血管紧张素转换酶抑制剂/血管紧张素Ⅱ受体阻滞剂＋噻嗪类利尿剂;二氢吡啶类钙通道阻滞剂＋噻嗪类利尿剂;二氢吡啶类钙通道阻滞剂＋β受体阻滞剂。3种降压药联合治疗一般必须包含利尿剂。

(4)个体化:根据患者具体情况、药物有效性和耐受性,兼顾经济条件及个人意愿,选择适合患者的降压药物。

4.提高治疗依从性的措施

医护人员和患者之间良好的沟通;让患者及其家属参与治疗方案的制订和血压的监测;鼓

励患者坚持生活方式的改良;合理选择适宜的长效制剂。

五、护理

(一)护理评估

1.身体评估

评估患者意识状态,有无注意力不集中、倦怠等表现;评估心率、双侧肢体血压变化;评估体重、腹围、腰围、BMI、膳食结构、有无水肿;评估有无留置针及留置针是否通畅、有无静脉炎、有无药物渗出等;评估患者排泄物形态、睡眠形态是否改变。

2.病史评估

测量基础血压值及血压波动范围,评估患者高血压分级;评估患者此次发病的经过,有无头晕、搏动性头痛、耳鸣等症状,有无靶器官损害的表现;了解目前服药种类及剂量;评估患者有无心血管危险因素、既往高血压病史、家族史、过敏史;采用高血压患者生活方式调查表评估患者生活方式;了解患者有无烟酒嗜好、性格特征、自我保健知识掌握程度;了解家属对高血压病的认识及对患者给予的理解和支持情况。

3.相关辅助检查评估

评估患者在测量血压前是否做到静息 30 分钟,询问患者是否规律测量血压,采用何种血压计,测量血压时是否做到四定,方法是否正确。

(二)护理措施

1.一般护理

(1)患者出现症状时应立即卧床休息,监测血压变化;遵医嘱给氧,开通静脉通路,及时准确给药。

(2)皮肤护理:出现水肿的患者,密切观察其水肿出现的部位、严重程度及消退情况。双下肢水肿患者可抬高双下肢以促进静脉回流。保持皮肤清洁、床单平整,避免皮肤破溃引发感染。

(3)合理膳食:优化膳食结构,控制能量摄入,遵医嘱给予低盐(<3g/d)、低脂等治疗饮食。

(4)生活护理:如患者头晕严重,协助患者床上大小便。呼叫器置于患者床边可触及处,实施预防跌倒护理措施。如患者呕吐后应协助漱口,保持口腔清洁,及时清理呕吐物,更换清洁病号服及床单。对于卧床的患者,嘱其头偏向一侧,以免误吸。若恶心、呕吐症状严重,遵医嘱应用药物治疗。告知患者待血压稳定后恶心、呕吐症状会好转。

2.病情观察

密切监测血压变化;严密观察患者意识状态,有无头痛、头晕、恶心、呕吐等症状。

3.用药护理

高血压需要长期、终身服药治疗,向患者讲解服用药物的种类、方法、剂量、服药时间、药物的不良反应等。告知患者在服用降压药物期间,定时测量血压、脉搏,做好自我监测,当血压有变化时应及时就医,降压药物不可擅自增减或停药。

(1)利尿剂:通过利钠排水、降低细胞外高血容量、减轻外周血管阻力,从而达到降低血压的目的。常用药物有呋塞米、螺内酯、托拉塞米、双氢克尿噻。

1)适应证:主要用于轻中度高血压,尤其是老年人高血压或并发心力衰竭时、肥胖者、有肾衰竭或心力衰竭的高血压患者。

2)不良反应:低钾血症、胰岛素抵抗和脂代谢异常等。

(2)β受体阻滞剂:通过抑制过度激活的交感神经活性、抑制心肌收缩力、减慢心率发挥降压作用。常用药物有美托洛尔、比索洛尔等。

1)适应证:主要用于轻中度高血压,尤其是静息心率较快的中青年患者或合并心绞痛者。

2)不良反应:心动过缓、心肌收缩抑制、糖脂代谢异常等。

(3)CCB:通过血管扩张以达到降压目的。在具有良好降压效果的同时,能明显降低心脑血管并发症的发生率和病死率,延缓动脉硬化进程。常用药物有氨氯地平、硝苯地平控释片、硝苯地平缓释片、地尔硫草等。

1)适应证:老年高血压、单纯收缩期高血压、稳定型心绞痛、脑卒中患者。

2)不良反应:血管扩张性头痛、颜面潮红、踝部水肿等。

(4)ACEI:通过抑制血管紧张素转换酶阻断肾素血管紧张素系统发挥降低血压的作用。可有效降低高血压患者心力衰竭发生率及病死率。常用药物有贝那普利、福辛普利钠等。

1)适应证:适用于伴有糖尿病、慢性肾衰竭、心力衰竭、心肌梗死后伴心功能不全、心房颤动的预防、肥胖以及脑卒中的患者。

2)不良反应:干咳、高钾血症、血管神经性水肿等。

(5)ARB:通过阻断血管紧张素Ⅱ受体发挥降压作用。常用药物有氯沙坦、缬沙坦、厄贝沙坦、替米沙坦。作用机制与 ACEI 相似,但更加直接。患者很少有干咳、血管神经性水肿等。

4.并发症护理

(1)高血压危象护理:患者应绝对卧床休息,根据病情选择合适卧位,遵医嘱立即给予吸氧、开通静脉通路、使用降压药物。在使用药物降压过程中密切观察患者意识、心率、呼吸、血压及尿量的变化,发现异常时立即通知医生调整用药。硝普钠是治疗高血压危象的首选药物。静脉滴注硝普钠过程中注意药物配伍禁忌,注意避光,现用现配,配制后 24 小时内使用;滴注时使用微量泵控制滴注速度,硝普钠对血管作用较强烈,可引起血压下降过快,要密切监测患者的血压变化。

(2)高血压脑病护理:严密观察患者脉搏、心率、呼吸、血压、瞳孔、意识、尿量变化,观察患者是否出现头晕、头痛、恶心、呕吐等症状。在用药过程中血压不宜降得过低、过快,对意识不清、烦躁的患者应加床挡,防止发生坠床。抽搐的患者应于上下齿之间垫牙垫,以防咬伤舌头,并注意保持患者呼吸道通畅。

(3)主动脉夹层动脉瘤护理:密切观察患者血压、心率、呼吸、血氧饱和度变化,对疑似病例的患者应密切观察患者有无疼痛发作及部位、注意双侧肢体血压有无差异,发现异常及时协助患者卧床休息、给氧并遵医嘱给予处理。

5.心理护理

高血压患者常表现为紧张、易怒、情绪不稳,这些又都是使血压升高的诱因。嘱咐患者改变自己的行为方式,培养对自然环境和社会的良好适应能力,避免情绪激动及过度紧张、焦虑,遇事要冷静、沉着,当有较大的精神压力时设法释放,向朋友、亲人倾诉或参加轻松愉快的业余活动,从而达到维持、稳定血压的目的。

6.健康宣教

(1)分层目标教育:健康教育计划的总目标可分为不同层次的小目标,每个层次目标设定为患者可以接受,并通过努力能达到,前一层次目标达到后再设定下一层次目标。对不同人群、不同阶段进行健康教育也应分层、分内容进行。

(2)健康教育方法。

1)门诊教育:门诊可采取口头讲解,发放宣传手册、宣传单,设立宣传栏等形式开展健康教育。

2)开展社区调查:利用各种渠道宣传、普及高血压病相关健康知识,提高社区人群对高血压及其危险因素的认识,提高健康意识。

3)社会性宣传教育:利用节假日或专题宣传日(全国高血压日等),积极参加或组织社会性宣传教育、咨询活动,免费发放防治高血压的自我检测工具(盐勺、油壶、计步器等)。

(3)活动指导:嘱患者要劳逸结合,保证充足的睡眠。为了防止直立性低血压的发生,指导患者做到"下床3步曲":第一步将病床摇起,在床上坐半分钟;第二步将下肢垂在床旁,坐于床缘休息半分钟;第三步站立于床旁,扶稳,活动下肢半分钟,再缓慢移步。告知患者运动可降低安静时的血压,一次10分钟以上、中低强度运动的降压效果可以维持10~22小时,长期坚持规律运动,可以增强运动带来的降压效果。嘱患者应根据血压情况合理安排休息和活动,每天应进行适当的、30分钟以上中等强度的有氧活动,每周至少进行3次。应避免短跑、举重等短时间内剧烈使用肌肉和需要屏气的无氧运动,以免血压瞬间剧烈上升引发危险。安静时血压未能很好控制或超过180/110mmHg的患者暂时禁止中度及以上的运动。

(4)饮食指导:饮食以低盐(<3g/d)、低脂、低糖、清淡食物为原则。减少动物油和胆固醇的摄入,减少反式脂肪酸摄入,适量选用橄榄油,每日烹调油用量<25g(相当于2.5汤匙)。适量补充蛋白质,高血压患者每天蛋白质的量为每千克体重1g为宜,如高血压合并肾功能不全时,应限制蛋白质的摄入。主张每天食用400~500g新鲜蔬菜,1~2个水果,对伴有糖尿病的高血压患者,在血糖控制平稳的前提下,可选择低糖或中等含糖的水果,包括苹果、猕猴桃等。增加膳食钙摄入,补钙最有效及安全的方法是选择适宜的高钙食物,保证奶类及其制品的摄入,即250~500mL/d脱脂或低脂牛奶。多吃含钾、钙丰富,而含钠低的食品。

(5)用药指导:高血压患者需长期坚持服药,不能自己随意加减药物种类及剂量,避免血压出现较大幅度的波动。

(6)戒烟限酒:告诫患者应做到绝对戒烟;每天酒精摄入量男性不应超过25g,女性减半。

(7)控制体重:成年人正常体重指数为18.5~23.9kg/m²,患者应适当降低体重,减少体内脂肪含量,最有效的减重措施是控制能量摄入和增加体力活动。减肥有益于高血压的治疗,可明显降低患者的心血管危险,每减少1kg体重,收缩压可降低2mmHg。

(8)血压监测:告知患者及其家属做好血压自我监测,让患者出院后定期测量血压,1~

2周应至少测量1次。条件允许，可自备血压计，做到定时间、定部位、定体位、定血压计进行测量，并做好记录。

（9）延续护理：告知患者定期门诊复查。血压升高或过低、血压波动大时或出现眼花、头晕、头痛、恶心呕吐、视物模糊、偏瘫、失语、意识障碍、呼吸困难、肢体乏力等异常情况随时就医。

（潘紫霄）

第二节　心力衰竭护理

一、概述

在致病因素作用下，心功能必将受到不同程度的影响，即为心功能不全。在疾病的早期，机体能够通过心脏本身的代偿机制以及心外的代偿措施，使机体的生命活动处于相对恒定状态，患者无明显的临床症状和体征，此为心功能不全的代偿阶段。心力衰竭，简称心衰，属于心功能不全的晚期，失代偿阶段，是指由于各种心脏结构或功能异常导致心室充盈和（或）射血能力低下而引起的一组临床综合征，其主要临床表现为呼吸困难、疲乏和液体潴留。

（一）临床类型

1.发展速度分类

按其发展速度可分为急性心力衰竭和慢性心力衰竭两种，以慢性心力衰竭居多。急性心力衰竭常因急性的严重心肌损害或突然心脏负荷加重，使心排血量在短时间内急剧下降，甚至丧失排血功能。临床以急性左心衰竭为常见，表现为急性肺水肿、心源性休克。

慢性心力衰竭病程中常有代偿性心脏扩大、心肌肥厚和其他代偿机制参与的缓慢的发展过程。

2.发生部位分类

按其发生的部位可分为左心衰竭、右心衰竭和全心衰竭。左心衰竭临床上较常见，是指左心室代偿功能不全而发生的，以肺循环淤血为特征的心力衰竭。

右心衰竭是以体循环淤血为主要特征的心力衰竭，临床上多见于肺源性心脏病、先天性心脏病、高血压、冠心病等。

全心衰竭常是左心衰竭使肺动脉压力增高，加重右心负荷，长此以往，右心功能下降、衰竭，即表现出全心功能衰竭症状。

3.功能障碍分类

按有无舒张功能障碍又可分为收缩性心力衰竭和舒张性心力衰竭。收缩性心力衰竭是指心肌收缩力下降，心排血量不能满足机体代谢的需要，器官、组织血液灌注不足，同时出现肺循环和（或）体循环淤血表现。

舒张性心力衰竭见于心肌收缩力没有明显降低，可使心排血量正常维持，心室舒张功能障碍以致左心室充盈压增高，使肺静脉回流受阻，而导致肺循环淤血。

（二）心力衰竭分期

心力衰竭的分期可以从临床上判断心力衰竭的不同时期，从预防着手，在疾病源头上给予干预，减少和延缓心力衰竭的发生，减少心力衰竭的发展和死亡。心力衰竭分期为4期。

A期：心力衰竭高危期，无器质性心脏病或心力衰竭症状，如患者有高血压、代谢综合征、心绞痛，服用心肌毒性药物等，均可发展为心力衰竭的高危因素。

B期：有器质性心脏病如心脏扩大、心肌肥厚、射血分数降低，但无心力衰竭症状。

C期：有器质性心脏病，病程中有过心力衰竭的症状。

D期：需要特殊干预治疗的难治性心力衰竭。

心力衰竭的分期在病程中是不能逆转的，只能停留在某一期或向前发展，只有在A期对高危因素进行有效治疗，才能减少发生心力衰竭，在B期进行有效干预，可以延缓发展到有临床症状的心力衰竭。

（三）心功能分级

（1）根据患者主观症状和活动能力，心功能分为4级。

Ⅰ级：患者表现为体力活动不受限制，一般活动不出现疲乏、心悸、心绞痛或呼吸困难等症状。

Ⅱ级：患者表现为体力活动轻度受限制，休息时无自觉症状，但日常活动可引起气急、心悸、心绞痛或呼吸困难等症状。

Ⅲ级：患者表现为体力活动明显受限制，稍事活动可有气急、心悸等症状，有脏器轻度淤血体征。

Ⅳ级：患者表现为体力活动重度受限制，休息状态也有气急、心悸等症状，体力活动后加重，有脏器重度淤血体征。

此分级方法多年来在临床应用，优点是简便易行，缺点是仅凭患者主观感觉，常有患者症状与客观检查有差距，患者个体之间差异比较大。

（2）根据客观评价指标，心功能分为A级、B级、C级、D级。

A级：无心血管疾病的客观依据。

B级：有轻度心血管疾病的客观依据。

C级：有中度心血管疾病的客观依据。

D级：有重度心血管疾病的客观依据。

此分级方法对于轻度、中度、重度的标准没有具体的规定，需要临床医师主观判断。但结合第一个根据患者主观症状和活动能力进行分级的方案，是能弥补第一分级方案的主观症状与客观指标分离情况的。如患者心脏超声检查提示轻度主动脉瓣狭窄，但没有体力活动受限制的情况，联合分级定为ⅠB级。又如患者体力活动时有心悸、气急症状，但休息症状缓解，心脏超声检查提示左室射血分数（LVEF）为<35%，联合分级定为ⅡC级。

（3）6分钟步行试验：要求患者6分钟之内在平直走廊尽可能地快走，测定其所步行的距离，若6分钟步行距离<150m，表明为重度心功能不全，150~425m为中度心功能不全，426~550m为轻度心功能不全。

此试验简单易行、安全、方便，用于评定慢性心力衰竭患者的运动耐力，评价心脏储备能力,也常用于评价心力衰竭治疗的效果。

二、慢性心力衰竭

慢性心力衰竭是多数心血管疾病的终末阶段,也是主要的死亡原因。心力衰竭是一种复杂的临床综合征,特定的症状是呼吸困难和乏力,特定的体征是水肿,这些情况可造成器官功能障碍,影响生活质量。主要表现为心脏收缩功能障碍的主要指标是左心室射血分数下降,一般<40%;而心脏舒张功能障碍的患者左心室射血分数相对正常,通常心脏无明显扩大,但有心室充盈指标受损。

我国引起慢性心力衰竭的基础心脏病的构成比与过去有所不同,过去我国以风湿性心脏病为主,近年来其所占比例趋于下降,而冠心病、高血压的所占比例明显上升。

(一)病因与发病机制

1.病因

各种原因引起的心肌、心瓣膜、心包或冠状动脉、大血管的结构损害,导致心脏容量负荷或压力负荷过重均可造成慢性心力衰竭。

冠心病、高血压、瓣膜病和扩张性心肌病是主要的病因;心肌炎、肾炎、先天性心脏病是较常见的病因;而心包疾病、贫血、甲状腺功能亢进与减退症、脚气病、心房黏液瘤、动静脉瘘、心脏肿瘤和结缔组织病、高原病及少见的内分泌病等,是比较少见、易被忽视的病因。

2.诱因

(1)感染:感染是最主要的诱因,最常见的是呼吸道感染,其次是风湿热,在幼儿患者中风湿热则占首位。女性患者泌尿系统感染的诱发也常见,感染性心内膜炎、全身感染均是诱发因素。

(2)心律失常:特别是快速心律失常,如房颤等。

(3)生理、心理压力过大:如劳累过度、情绪激动、精神紧张。

(4)血容量增加:液体摄入过多过快、高钠饮食。

(5)妊娠与分娩。

(6)其他:大量失血、贫血;各种原因引起的水电解质、酸碱平衡紊乱;某些药物应用不当等。

3.发病机制

慢性心力衰竭的发病机制是很复杂的过程,心脏功能大致经过代偿期和失代偿期。

(1)心力衰竭代偿期:心脏受损初始引起机体短期的适应性和代偿性反应,启动了Frank-Starling机制,增加心脏的前负荷,使心回血量增加,心室舒张末容积增加,心室扩大,心肌收缩力增强,而维持心排血量的基本正常或相对正常。

机体的适应性和代偿性反应,激活交感神经体液系统,交感神经兴奋性增强,增强心肌收缩力并提高心率,以增加心排血量,但同时机体周围血管收缩,增加了心脏后负荷,心肌增厚,心率加快,心肌耗氧量加大。

心脏功能下降,心排血量降低、肾素—血管紧张素—醛固酮系统也被激活,代偿性增加血管阻力和水钠潴留,以维持灌注压;交感神经兴奋性增加,同时激活神经内分泌细胞因子如心房钠尿肽、血管升压素、缓激肽等,参与调节血管舒缩,排钠利尿,对抗由于交感神经兴奋和肾素—血管紧张素—醛固酮系统激活造成的水钠潴留效应。在多因素作用下共同维持机体血压稳定、保证了重要脏器的灌注。

(2)心力衰竭失代偿期:长期、持续的交感神经和肾素—血管紧张素—醛固酮系统高兴奋性,多种内源性的神经激素和细胞因子的激活与失衡,又造成继发心肌损害,持续性心脏扩大、心肌肥厚,使心肌耗氧量增加,加重心肌的损伤。神经内分泌系统活性增加不断,加重血流动力学紊乱,损伤心肌细胞,导致心排血量不足,出现心力衰竭症状。

(3)心室重构:所谓的心室重构,就是在心脏扩大、心肌肥厚的过程中,心肌细胞、胞外基质、胶原纤维网等均有相应变化,左心室结构、形态、容积和功能发生一系列变化。研究表明,心力衰竭的发生发展的基本机制就是心室重构。由于基础病的不同,进展情况不同和各种代偿机制的复杂作用,有些患者心脏扩大、肥厚已很明显,但临床可无心力衰竭表现。但如基础病病因不能除,随着时间的推移,心室重构的病理变化,和自身不断发展,心力衰竭必然会出现。

从代偿到失代偿,除了因为代偿能力限度、代偿机制中的负面作用外,心肌细胞的能量供应和利用障碍,导致心肌细胞坏死、纤维化也是重要因素。

心肌细胞的减少使心肌收缩力下降,又因纤维化的增加使心室的顺应性下降,心室重构更趋明显,最终导致不可逆的心肌损害和心力衰竭。

(二)临床表现

慢性心力衰竭早期可以无症状或仅出现心动过速、面色苍白、出汗、疲乏和活动耐力减低症状等。

1.左心衰竭

(1)症状。

1)呼吸困难:劳力性呼吸困难是最早出现的呼吸困难症状,因为体力活动会使回心血量增加,左心房压力升高,肺淤血加重。开始仅剧烈活动或体力劳动后出现症状,休息后缓解,随肺淤血加重,逐渐发展到更轻活动后,甚至休息时,也出现呼吸困难。

夜间阵发性呼吸困难是左心衰竭早期最典型的表现,又称为"心源性哮喘"。是由于平卧血液重新分布使肺血量增加,夜间迷走神经张力增加,小支气管收缩,膈肌位高,肺活量减少所致。典型表现是患者熟睡1～2小时,突然憋气而惊醒,被迫坐起,同时伴有咳嗽、咳泡沫痰和(或)哮鸣性呼吸音。多数患者端坐休息后可自行缓解,次日白天无异常感觉。严重者可持续发作,甚至发生急性肺水肿。

端坐呼吸多在病程晚期出现,是肺淤血达到一定程度,平卧回心血量增多、膈肌上抬,呼吸更困难,必须采用高枕卧位、半卧位,甚至坐位,才可减轻呼吸困难。最严重的患者即使端坐床边,下肢下垂,上身前倾,仍不能缓解呼吸困难。

2)咳嗽、咳痰、咯血:咳嗽、咳痰早期即可出现,是肺泡和支气管黏膜淤血所致,多发生在夜间,直立或坐位症状减轻。咳白色浆液性泡沫样痰为其特点,偶见痰中带有血丝。如发生急性肺水肿,则咳大量粉红色泡沫痰。

3)其他症状:倦怠、乏力、心悸、头晕、失眠、嗜睡、烦躁等症状,重者可有少尿,是与心排血量低下,组织、器官灌注不足有关的表现。

(2)体征。

1)慢性左心衰竭可有心脏扩大,心尖冲动向左下移位。心率加快、第一心音减弱、心尖区舒张期奔马律,最有诊断价值。部分患者可出现交替脉,是左心衰竭的特征性体征。

2)肺部可闻及湿啰音,急性肺水肿时可出现哮鸣音。

2.右心衰竭

(1)症状:主要表现为体循环静脉淤血。消化道症状如食欲缺乏、恶心、呕吐、水肿、腹胀、肝区胀痛等为右心衰竭的最常见症状。

劳力性呼吸困难也是右心衰竭的常见症状。

(2)体征。

1)水肿:早期在身体的下垂部位和组织疏松部位,出现凹陷性水肿,为对称性。重者可出现全身水肿,并伴有胸腔积液、腹水和阴囊水肿。胸腔积液是因体静脉压力增高所致,胸腔静脉有一部分回流到肺静脉,所以胸腔积液更多见于全心衰竭时,以双侧为多见。

2)颈静脉征:颈静脉怒张是右心衰竭的主要体征,其程度与静脉压升高的程度呈正相关;压迫患者的腹部或肝,回心血量增加而使颈静脉怒张更明显,称为肝颈静脉回流征阳性,肝颈静脉回流征阳性则更是具有特征性。

3)肝肿大和压痛:可出现肝肿大和压痛;持续慢性右心衰竭可发展为心源性肝硬化,晚期肝脏压痛不明显,但伴有黄疸、肝功能损害和腹水。

4)发绀:发绀是由供血不足,组织摄取血氧相对增加,静脉血氧降低所致。表现为面部毛细血管扩张、发绀、色素沉着。

3.全心衰竭

右心衰竭继发于左心衰竭而形成全心衰竭,但当右心衰竭后,肺淤血的临床表现减轻。扩张型心肌病等表现左、右心同时衰竭者,肺淤血症状都不严重,左心衰竭的表现主要是心排血量减少的相关症状和体征。

(三)辅助检查

1.X线检查

(1)心影的大小、形态可为病因诊断提供重要依据,根据心脏扩大的程度和动态改变,间接反映心功能状态。

(2)肺门血管影增强是早期肺静脉压增高的主要表现;肺动脉压力增高可见右下肺动脉增宽;肺间质水肿可使肺野模糊;Kerley B 线是在肺野外侧清晰可见的水平线状影,是肺小叶间隔内积液的表现,是慢性肺淤血的特征性表现。

2.超声心动图

超声心动图比X线检查更能准确地提供各心腔大小变化及心瓣膜结构情况。左心室射血分数(LVEF)可反映心脏收缩功能,正常左心室射血分数>50%,左心室射血分数≤40%为收缩期心力衰竭诊断标准。

多普勒超声是临床上最实用的判断心室舒张功能的方法,E 峰是心动周期的心室舒张早期心室充盈速度的最大值,A 峰是心室舒张末期心室充盈的最大值,正常人 E/A 的比值不小于 1.2,中青年应更大。

3.有创性血流动力学检查

此检查常用于重症心力衰竭患者,可直接反映左心功能。

4.放射性核素检查

帮助判断心室腔大小,反映左心室射血分数和左心室最大充盈速率。

(四)治疗

1.病因治疗

(1)基本病因治疗:对有损心肌的疾病应早期进行有效治疗,如高血压、冠心病、糖尿病、代谢综合征等;心血管畸形、心瓣膜病力争在发生心力衰竭之前进行介入或外科手术治疗;对于一些病因不明的疾病也应早期干预如原发性扩张型心肌病,以延缓心室重构。

(2)诱因治疗:积极消除诱因,最常见的诱因是感染,特别是呼吸道感染,积极应用有针对性的抗生素控制感染。心律失常特别是房颤是引起心力衰竭的常见诱因,对于快速房颤要积极控制心室率,及时复律。纠正贫血、控制高血压等均可防止心力衰竭发生和(或)加重。

2.一般治疗

减轻心脏负担,限制体力活动,避免劳累和精神紧张。低钠饮食,少食多餐,限制饮水量。给予持续氧气吸入,流量 2～4L/min。

3.利尿剂

利尿剂是治疗心力衰竭的常用药物,通过排钠排水减轻水肿、减轻心脏负荷、缓解淤血症状。原则上应长期应用,但在水肿消失后应以最小剂量维持,如氢氯噻嗪 25mg,隔天 1 次。常用利尿剂有排钾利尿剂如氢氯噻嗪等;袢利尿剂如呋塞米、布美他尼(丁脲胺)等;保钾利尿剂如螺内酯、氨苯蝶啶等。排钾利尿剂主要不良反应是可引起低钾血症,应补充氯化钾或与保钾利尿剂同用。噻嗪类利尿剂可抑制尿酸排泄,引起高尿酸血症,大剂量长期应用可影响胆固醇及糖的代谢,应严密监测。

4.肾素—血管紧张素—醛固酮系统抑制剂

(1)血管紧张素转化酶抑制剂(ACEI)的应用:ACEI 扩张血管,改善淤血症状,更重要的是降低心力衰竭患者代偿性神经—体液的不利影响,限制心肌、血管重构,维护心肌功能,推迟心力衰竭的进展,降低远期病死率。

1)用法:常用 ACEI 如卡托普利 12.5～25mg,2 次/天,培哚普利 2～4mg,1 次/天,贝那普利对有早期肾功能损害患者较适用,使用量是 5～10mg,1 次/天。临床应用一定要从小剂量开始,逐渐加量。

2)ACEI 的不良反应:有低血压、肾功能一过性恶化、高钾血症、干咳等。

3)ACEI 的禁忌证:无尿性肾衰竭、肾动脉狭窄、血肌酐升高 $\geqslant 225\mu mol/L$、高血压、低血压、妊娠、哺乳期妇女及对此药过敏者。

(2)血管紧张素受体阻滞剂(ARB)的应用:ARB 在阻断肾素—血管紧张素系统作用与 ACEI 作用相同,但缺少对缓激肽降解抑制作用。当患者应用 ACEI 出现干咳不能耐受,可应用 ARB 类药,常用 ARB 如坎地沙坦、氯沙坦、缬沙坦等。

ARB 类药的用药注意事项、不良反应除干咳以外,其他均与 ACEI 相同。

(3)醛固酮拮抗剂的应用:研究证明螺内酯 20mg,1～2 次/天小剂量应用,可以阻断醛固酮效应,延缓心肌、血管的重构,改善慢性心力衰竭的远期效果。

注意事项:中重度心力衰竭患者应用时,需注意血钾的监测;肾功能不全、血肌酐异常、高钾血症及应用胰岛素的糖尿病患者不宜使用。

5.β 受体阻滞剂

β 受体阻滞剂可对抗交感神经激活,阻断交感神经激活后各种有害影响。临床应用其疗效常在用药后 2～3 个月才出现,但可明显提高运动耐力,改善心力衰竭预后,降低病死率。

β 受体阻滞剂具有负性肌力作用,临床中应慎重应用,应用药物应从小剂量开始,如美托洛尔 12.5mg,1 次/天;比索洛尔 1.25mg,1 次/天;卡维地洛 6.25mg,1 次/天,逐渐加量,适量维持。

注意事项:用药应在心力衰竭稳定、无体液潴留情况下,小剂量开始应用。

患有支气管痉挛性疾病、心动过缓、二度以上包括二度的房室传导阻滞的患者禁用。

6.正性肌力药物

是治疗心力衰竭的主要药物,适于治疗以收缩功能异常为特征的心力衰竭,尤其对心腔扩大引起的低心排血量心力衰竭,伴快速心律失常的患者作用最佳。

(1)洋地黄类药物:是临床最常用的强心药物,具有正性肌力和减慢心率作用,在增加心肌收缩力的同时,不增加心肌耗氧量。

1)适应证:充血性心力衰竭,尤其伴有心房颤动和心室率增快的心力衰竭是最好指征,对心房颤动、心房扑动和室上性心动过速均有效。

2)禁忌证:严重房室传导阻滞、肥厚性梗阻型心肌病、急性心肌梗死 24 小时内不宜使用。洋地黄中毒或过量者为绝对禁忌证。

3)用法:地高辛为口服制剂,维持量法,0.25mg,1 次/天。此药口服后 2～3 小时血浓度达高峰,4～8 小时获最大效应,半衰期为 1.6 天,连续口服 7 天后血浆浓度可达稳态。适用于中度心力衰竭的维持治疗。

毛花苷 C 为静脉注射制剂,注射后 10 分钟起效,1～2 小时达高峰,每次 0.2～0.4mg,稀释后静脉注射,24 小时总量 0.8～1.2mg。适用于急性心力衰竭或慢性心力衰竭加重时,尤其适用于心力衰竭伴快速心房颤动者。

4)毒性反应:药物的治疗剂量和中毒剂量接近,易发生中毒。易导致洋地黄中毒的情况主要有急性心肌梗死、急性心肌炎引起的心肌损害、低钾血症、严重缺氧、肾衰竭等情况。

常见不良反应有:胃肠道表现如恶心、呕吐;神经系统表现如视物模糊、黄视、绿视;心血管系统表现多为各种心律失常,也是洋地黄中毒最重要的表现,最常见的心律失常是室性期前收缩,多呈二联律。快速房性心律失常伴有传导阻滞是洋地黄中毒特征性的表现。

(2)β 受体激动剂:临床通常短期应用治疗重症心力衰竭,常用静脉滴注多巴酚丁胺、多巴胺。适用于急性心肌梗死伴心力衰竭的患者;小剂量多巴胺 2～5μg/(kg·min)能扩张肾动脉,增加肾血流量和排钠利尿,从而用于充血性心力衰竭的治疗。

(五)护理

1.环境与心理护理

保持环境安静、舒适,空气流通;限制探视,减少精神刺激;注意患者情绪变化,做好心理护理,要求患者家属要积极给予患者心理支持和治疗的协助,使患者心情放松情绪稳定,减少机体耗氧量。

2.休息与活动

心功能Ⅰ级:不限制一般的体力活动,但避免剧烈运动和重体力劳动。心功能Ⅱ级:可适当进行轻体力工作和家务劳动,强调下午多休息。心功能Ⅲ级:日常生活可以自理或在他人协助下自理,严格限制一般的体力活动。心功能Ⅳ级:绝对卧床休息,生活需要他人照顾,可在床上做肢体被动运动和翻身,逐步过渡到坐床边或下床活动。当病情好转后,鼓励患者尽早做适量的活动,防止因长期卧床导致的静脉血栓、肺栓塞、便秘和压疮的发生。在活动中要监测有无呼吸困难、胸痛、心悸、疲劳等症状,如有不适应停止活动,并以此作为限制最大活动量的指征。

3.病情观察

(1)观察水肿情况:注意观察水肿的消长情况,每天测量并记录体重,准确记录液体出入量。

(2)保持呼吸道通畅:监测患者呼吸困难的程度、发绀情况、肺部啰音的变化以及血气分析和血氧饱和度等变化,根据缺氧的轻重程度调节氧流量和吸氧方式。

(3)注意水电解质变化及酸碱平衡情况:低钾血症可出现乏力、腹胀、心悸、心电图出现 u 波增高及心律失常,并可诱发洋地黄中毒。少数因肾功能减退,补钾过多而致高钾血症,严重者可引起心搏骤停。低钠血症表现为乏力、食欲缺乏、恶心、呕吐、嗜睡等症状。如出现上述症状,要及时通报医师及时给予检查、纠正。

4.保持排便通畅

患者常因精神因素使规律性排便活动受抑制,排便习惯改变,加之胃肠道淤血、进食减少、卧床过久影响肠蠕动,易致便秘。应帮助患者训练床上排便习惯,同时饮食中增加膳食纤维,如发生便秘,应用小剂量缓泻剂和润肠剂,病情许可时扶患者坐起使用便器,并注意观察患者的心率、反应,以防发生意外。

5.输液的护理

根据患者液体出入情况及用药要求,控制输液量和速度,以防诱发急性肺水肿。

6.饮食护理

给予高蛋白、高维生素的易消化清淡饮食,注意补充营养。少量多餐,避免过饱;限制水、钠摄入,每天食盐摄入量少于 5g,服利尿剂者可适当放宽。

7.用药护理

(1)使用利尿剂的护理:遵医嘱正确使用利尿剂,并注意有关不良反应的观察和预防。监测血钾及有无乏力、腹胀、肠鸣音减弱等低钾血症的表现,同时多补充含钾丰富的食物,必要时遵医嘱补充钾盐。口服补钾宜在饭后或将水剂与果汁同饮;静脉补钾时每 500mL 液体中氯化钾含量不宜超过 1.5g。

应用保钾利尿剂需注意有无胃肠道反应、嗜睡、乏力、皮疹、高钾血症等不良反应。

利尿剂的应用时间选择早晨或日间为宜,避免夜间排尿过频而影响患者的休息。

(2)使用洋地黄的护理。

1)给药要求:严格遵医嘱给药,发药前要测量患者脉搏 1 分钟,当脉搏<60 次/分或节律不规则时,应暂停服药并通知医生。静脉给药时务必稀释后缓慢静脉注射,并同时监测心率、心律及心电图变化。

2)遵守禁忌:注意不与奎尼丁、普罗帕酮、维拉帕米、钙剂、胺碘酮等药物合用,以免降低洋地黄类药物肾排泄率,增加药物不良反应。

3)用药后观察:应严密观察患者用药后不良反应,监测血清地高辛浓度。

4)不良反应的处理:立即停用洋地黄类药;停用排钾利尿剂;积极补充钾盐;快速纠正心律失常,血钾低者快速补钾,不低的可应用力多卡因等治疗,但一般禁用电复律,防止发生室颤;对缓慢心律失常,可使用阿托品 0.5～1mg 皮下注射或静脉注射治疗,一般不用安置临时起搏器。

(3)肾素—血管紧张素—醛固酮系统抑制剂使用的护理:应用 ACEI 时需预防直立性低血压、皮炎、蛋白尿、咳嗽、间质性肺炎等不良反应的发生。应用 ACEI 和(或)ARB 期间要注意观察血压、血钾的变化,同时注意要小剂量开始,逐渐加量。

8.并发症的预防与护理

(1)感染:室内空气流通,每天开窗通风 2 次,寒冷天气注意保暖,长期卧床者鼓励翻身,协助拍背,以防发生呼吸道感染和坠积性肺炎;加强口腔护理,以防发生由于药物治疗引起菌群失调导致的口腔黏膜感染。

(2)血栓形成:长期卧床和使用利尿剂引起的血流动力学改变,下肢静脉易形成血栓。应鼓励患者在床上活动下肢和做下肢肌肉收缩运动,协助患者做下肢肌肉按摩。每天用温水浸泡足以加速血液循环,减少静脉血栓形成。当患者肢体远端出现局部肿胀时,提示有发生静脉血栓可能,应及早与医师联系。

(3)皮肤损伤:应保持床褥柔软、清洁、干燥,患者衣服柔软、宽松。对于长期卧床患者应加强皮肤护理,保持皮肤清洁、干燥,定时协助患者更换体位,按摩骨突出处,防止推、拉、扯强硬动作,以免皮肤完整性受损。如需使用热水袋取暖,水温不宜过高,40～50℃为宜,以免烫伤。

对于有阴囊水肿的男患者可用托带支托阴囊,保持会阴部皮肤清洁、干燥;水肿局部有液体外渗情况,要防止继发感染;注意观察皮肤有无发红、破溃等压疮发生,一旦发生压疮要积极给予减少受压、预防感染、促进愈合的护理措施。

(六)健康教育

(1)治疗病因、预防诱因:指导患者积极治疗原发心血管疾病,注意避免各种诱发心力衰竭的因素,如呼吸道感染、过度劳累和情绪激动、钠盐摄入过多、输液过多过快等。育龄妇女注意避孕,要在医师的指导下妊娠和分娩。

(2)饮食要求:饮食要清淡、易消化、富营养,避免饮食过饱,少食多餐。戒烟、酒,多食蔬菜、水果,防止便秘。

（3）合理安排活动与休息：根据心功能的情况，安排适当体力活动，以利于提高心脏储备力，提高活动耐力，同时也帮助改善心理状态和生活质量。但避免重体力劳动，建议患者进行散步、练气功、打太极拳等运动，掌握活动量，以不出现心悸、气促为度，保证充分睡眠。

（4）服药要求：指导患者遵照医嘱按时服药，不要随意增减药物，帮助患者认识所服药物的注意事项，如出现不良反应及时就医。

（5）坚持诊治：慢性心力衰竭治疗过程是终身治疗，应嘱患者定期门诊复诊，防止病情发展。

（6）家属教育：帮助家属认识疾病和目前治疗方法、帮助患者的护理措施和心理支持的技巧，教育其要给予患者积极心理支持和生活帮助，使患者树立战胜疾病的信心，保持情绪稳定。

三、急性心力衰竭

急性心力衰竭是指心肌遭受急性损害或心脏负荷突然增加，使心排血量急剧下降，导致组织灌注不足和急性淤血的综合征。以急性左心衰竭最常见，多表现为急性肺水肿或心源性休克。

（一）病因与发病机制

急性广泛心肌梗死、高血压急症、严重心律失常、输液过多过快等原因。使心脏收缩力突然严重减弱，心排血量急剧减少或左心室瓣膜性急性反流，左心室舒张末压迅速升高，肺静脉回流不畅，导致肺静脉压快速升高，肺毛细血管压随之升高，使血管内液体渗入到肺间质和肺泡内，形成急性肺水肿。

（二）临床表现

突发严重呼吸困难为特征性表现，呼吸频率达 30～40 次/分，患者被迫采取坐位，两腿下垂，双臂支撑以助呼吸，极度烦躁不安、大汗淋漓、口唇发绀、面色苍白。同时频繁咳嗽、咳大量粉红色泡沫痰。病情极重者可以出现意识模糊。

早期血压可以升高，随病情不缓解血压可降低直至休克；听诊可见心音较弱，心率增快，心尖部可闻及舒张期奔马律；两肺满布湿啰音和哮鸣音。

（三）治疗

1.体位

置患者于两腿下垂坐位或半卧位。

2.吸氧

吸入高流量（6～8L/min）氧气，加入 30％～50％乙醇湿化。对病情严重患者可采用呼吸机持续加压面罩吸氧或双水平气道加压吸氧，以增加肺泡内的压力，促进气体交换，对抗组织液向肺泡内渗透。

3.镇静

吗啡 3～10mg 皮下注射或静脉注射，必要时每 15 分钟重复 1 次，可重复 2～3 次。老年患者须酌情减量或肌内注射。伴颅内出血、神志障碍、慢性肺部疾病时禁用。

4.快速利尿

呋塞米 20～40mg 静脉注射，在 2 分钟内推注完，每 4 小时可重复 1 次。呋塞米不仅有利尿作用,还有静脉扩张的作用,有利于肺水肿的缓解。

5.血管扩张药

血管扩张药应用过程中,要严密监测血压,用量要根据血压进行调整,收缩压一般维持在100mmHg 左右,对原有高血压的患者血压降低幅度不超过 80mmHg 为度。

(1)硝普钠应用:硝普钠缓慢静脉滴注,扩张小动脉和小静脉,初始用药剂量为 $0.3\mu g/$ (kg·min),根据血压变化逐渐调整剂量,最大剂量为 $5\mu g/$(kg·min),一般维持量为 $50\sim$ $100\mu g/min$。因本药含有氰化物,用药时间不宜连续超过 24 小时。

(2)硝酸甘油应用:硝酸甘油可扩张小静脉,降低回心血量。初始用药剂量为 $10\mu g/min$,然后每 10 分钟调整 1 次,每次增加初始用药剂量为 $5\sim10\mu g$。

(3)酚妥拉明应用:酚妥拉明可扩张小动脉及毛细血管。静脉用药以 $0.1mg/min$ 开始,每 $5\sim10$ 分钟调整 1 次,增至最大用药剂量为 $1.5\sim2.0mg/min$。

6.洋地黄类药物

可应用毛花苷 C $0.4\sim0.8mg$ 缓慢静脉注射,2 小时后可酌情再给 $0.2\sim0.4mg$。近期使用过洋地黄药物的患者,应注意洋地黄中毒。对于急性心肌梗死在 24 小时内不宜使用,重度二尖瓣狭窄患者禁用。

7.平喘

氨茶碱可以解除支气管痉挛,并有一定的正性肌力及扩血管利尿作用。氨茶碱 0.25mg 加入 100mL 液体内静脉滴注,但应警惕氨茶碱过量,肝肾功能减退患者、老年人应减量。

(四)护理

1.保证休息

立即协助患者取半卧位或坐位休息,双腿下垂,以减少回心血量,减轻心脏前负荷。注意加强皮肤护理,防止因被迫体位而发生的皮肤损伤。

2.吸氧

一般吸氧流量为 $6\sim8L/min$,加入 $30\%\sim50\%$ 乙醇湿化,使肺泡内的泡沫表面张力降低破裂,增加气体交换的面积,改善通气。要观察呼吸情况,随时评估呼吸困难改善的程度。

3.饮食

给予高营养、高热量、少盐、易消化清淡饮食,少量多餐,避免食用产气食物。

4.病情观察

(1)病情早期观察:注意早期心力衰竭表现,一旦出现劳力性呼吸困难或夜间阵发性呼吸困难,心率增快、失眠、烦躁、尿量减少等症状,应及时与医师联系,并加强观察。如迅速发生极度烦躁不安、大汗淋漓、口唇发绀等表现,同时胸闷、咳嗽、呼吸困难、发绀、咳大量白色或粉红色泡沫痰,应警惕急性肺水肿发生,立即配合抢救。

(2)保持呼吸道通畅:严密观察患者呼吸频率、深度,观察患者的咳嗽情况,痰液的性质和量,协助患者咳嗽、排痰,保持呼吸道通畅。

(3)防止心源性休克:观察患者意识、精神状态,观察患者血压、心率的变化及皮肤颜色、温度变化。

(4)防止病情发展:观察肺部啰音的变化,监测血气分析结果。控制静脉输液速度,一般为每分钟 20～30 滴。准确记录液体出入量。

(5)心理护理:患者常伴有濒死感,焦虑和恐惧,应加强床旁监护,给予安慰及心理支持,以增加战胜疾病的信心。医护人员抢救时要保持镇静,表现出忙而不乱,操作熟练,以增加患者的信任和安全感。避免在患者面前议论病情,以免引起误会,加剧患者的恐惧。必要时可留亲属陪伴患者。

(6)用药护理:应用吗啡时注意有无呼吸抑制、心动过缓;用利尿剂要准确记录尿量,注意水电解质和酸碱平衡情况;用血管扩张药要注意输液速度、监测血压变化;用硝普钠应现用现配,避光滴注,有条件者可用输液泵控制滴速;洋地黄制剂静脉使用时要稀释,推注速度宜缓慢,同时观察心电图变化。

(潘紫霄)

第三节　心律失常护理

一、窦性心律失常

心脏的正常起搏点位于窦房结,其冲动产生的频率是 60～100 次/分,产生的心律称为窦性心律。心电图特征 P 波在Ⅰ、Ⅱ、aVF 导联直立,aVR 导联倒置,P-R 间期为 0.12～0.20 秒。窦性心律的频率因年龄、性别、体力活动等不同有显著的差异。

(一)窦性心动过速

成人窦性心律为 100～150 次/分,偶有高达 200 次/分,称为窦性心动过速。窦性心动过速通常逐渐开始与终止。刺激迷走神经可以使其频率减慢,但刺激停止又加速原来的水平。

1.病因

多数属生理现象,健康人常在吸烟,饮茶、咖啡、酒,剧烈运动或情绪激动等情况下发生。在某些病时也可发生,如发热、甲状腺功能亢进、贫血、心肌缺血、心力衰竭、休克等。应用肾上腺素、阿托品等药物也常引起窦性心动过速。

2.心电图特征

窦性 P 波规律出现,频率>100 次/分,P-P 间期<0.6 秒。

3.治疗原则

一般不需特殊治疗。去除诱发因素和针对原发病做相应处理。必要时可应用β受体阻滞剂如美托洛尔,减慢心率。

(二)窦性心动过缓

成人窦性心律频率<60 次/分,称为窦性心动过缓。常同时伴发窦性心律不齐(不同 P-P 间期的差异>0.12 秒)。

1.病因

多见于健康的青年人、运动员、睡眠状态,为迷走神经张力增高所致。也可见于颅内压增高、器质性心脏病、严重缺氧、甲状腺功能减退、阻塞性黄疸等。服用抗心律失常药物如β受体阻滞剂、胺碘酮、钙通道阻滞剂和洋地黄过量等也可发生。

2.心电图特征

窦性 P 波规律出现,频率<60 次/分,P-P 间期>1 秒。

3.临床表现

一般无自觉症状,当心率过分缓慢,出现心排血量不足,可出现胸闷、头晕,甚至晕厥等症状。

4.治疗原则

窦性心动过缓一般无症状,也不需治疗;病理性心动过缓应针对病因采取相应治疗措施。如因心率过慢而出现症状者则可用阿托品、异丙肾上腺素等药物,但不宜长期使用。症状不能缓解者可考虑心脏起搏治疗。

(三)病态窦房结功能综合征

病态窦房结功能综合征,简称病窦综合征,是由于窦房结的病变导致功能减退,出现多种心律失常的表现。病窦综合征常合并心房自律性异常,部分患者可有房室传导功能障碍。

1.病因

某些疾病如甲状腺功能亢进、伤寒、布氏杆菌病、淀粉样变、硬化与退行性变等,在病程中损害了窦房结,导致窦房结起搏和传导功能障碍;窦房结周围神经和心房肌的病变,减少窦房结的血液供应,影响其功能;迷走神经张力增高、某些抗心律失常药物抑制窦房结功能,也可导致窦房结功能障碍。

2.心电图特征

(1)主要表现为:①非药物引起的持续的窦性心动过缓,心率<50 次/分;②窦性停搏与窦房传导阻滞;③窦房传导阻滞与房室传导阻滞同时并存;④心动过缓与房性快速心律失常交替发作。

(2)其他表现还可为:①心房颤动患者自行心室率减慢或发作前后有心动过缓和(或)一度房室传导阻滞;②房室交界区性逸搏心律。

3.临床表现

发作性头晕、黑矇、乏力,严重者可出现晕厥等,与心动过缓有关的心、脑血管供血不足的症状。有心动过速症状者,还可有心悸、心绞痛等症状。

4.治疗原则

对于无心动过缓有关供血不足的症状患者,不必治疗,定期随访,对于有症状的患者,应用起搏治疗。心动过缓—心动过速综合征患者应用起搏器后,仍有心动过速症状,可应用抗心律失常药物,但避免单独使用抗心律失常药物,以免加重心动过缓症状。

(四)护理

1.护理评估

(1)身体评估:评估患者意识状态,观察脉搏、呼吸、血压有无异常。询问患者饮食习惯与嗜好、饮食量和种类。评估患者有无水肿,水肿部位、程度;评估患者皮肤有无破溃、压疮、手术伤口及外伤等。

（2）病史评估。

1）评估患者窦性心律失常的类型、发作频率、持续时间等；询问患者有无心悸、胸闷、乏力、头晕、晕厥等伴随症状。

2）评估患者此次发病有无明显诱因：体力活动、情绪激动、饮茶、喝咖啡、饮酒、吸烟，应用肾上腺素、阿托品等药物。

3）评估患者有无引起窦性心律失常的基础疾病。甲状腺功能亢进症、贫血、心肌缺血、心力衰竭等可引起窦性心动过速；甲状腺功能减退症、严重缺氧、颅内疾患等可引起窦性心动过缓；窦房结周围神经和心房肌的病变、窦房结动脉供血减少、迷走神经张力增高等可导致窦房结功能障碍。

4）查看患者当前实验室检查结果以及心电图、24小时动态心电图。

5）询问患者目前服用药物的名称、剂量及用法，评估患者有无药物不良反应，询问患者有无明确药物过敏史。

6）评估患者既往史及家族史。

7）询问患者有无跌倒史。

8）心理—社会状况：评估患者对疾病知识的了解程度、对治疗及护理的配合程度、经济状况等，采用综合医院焦虑抑郁量表（HADS）评估患者焦虑、抑郁程度。

2.护理措施

（1）一般护理。

1）保证休息：嘱患者心律失常发作时卧床休息，采取舒适体位，尽量避免左侧卧位，因左侧卧位时患者常能感觉到心脏的搏动而使不适感加重，注意保证充足的休息与睡眠。

2）给氧：遵医嘱给予患者氧气吸入，将安全用氧温馨提示牌挂于患者床头，告知患者不可自行调节氧气流量。

3）预防跌倒：病态窦房结综合征的患者可出现与心动过缓有关的心、脑等脏器供血不足的症状，严重者可发生晕厥，属于跌倒高危患者。对跌倒高危患者悬挂跌倒高危标识，每周两次评估患者跌倒的危险程度，调低病床高度。定时巡视患者，将呼叫器置于患者随手可及之处，协助完成生活护理。嘱患者避免剧烈运动、情绪激动、快速变换体位等，患者外出检查时应有专人（家属、护工）陪伴。

（2）病情观察：严密监测患者的心律、心率、脉搏及血压的变化。测量心率、脉搏时应连续测定1分钟。对于患者心率小于60次/分或者大于100次/分或出现胸闷、心悸、头晕、乏力等症状时应及时通知医生，配合处理。

（3）用药护理：严格遵医嘱按时按量给予抗心律失常药物，静脉给药时应严格控制输液速度。观察患者意识和生命体征，必要时监测心电图变化，注意用药前、用药过程中及用药后的心率、心律、P-R间期、Q-T间期等的变化，以判断疗效和有无不良反应。窦性心律失常常用药物分类及不良反应见表2-2。

（4）辅助检查护理。

1）心电图检查：心电监护发现心律失常或患者有不适主诉时，遵医嘱进行心电图检查。告知患者检查时的注意事项，检查过程中注意保暖及隐私保护。

2)24 小时动态心电图检查:告知患者在行此项检查期间不要淋浴,向患者强调如出现不适症状需记录发生的时间、活动内容及不适症状。

表 2-2 窦性心律失常常用药物的分类及不良反应

分类	代表药物	不良反应
β受体阻滞剂	美托洛尔	心率减慢、血压下降、心力衰竭加重
钙通道阻滞剂	维拉帕米	低血压、心动过缓、诱发或加重心力衰竭
β肾上腺素能受体激动剂	肾上腺素	心悸、胸痛、血压升高、心律失常
M 受体阻滞剂	阿托品	口干、视物模糊、排尿困难

(5)心理护理:采用综合医院焦虑抑郁量表(HADS)评估患者焦虑、抑郁状况。指导患者避免引起或加重窦性心律失常的因素,保持良好心态。情绪激动时交感神经兴奋可使心率增快,激发各种类型的心律失常;反之,情绪重度低迷时,迷走神经兴奋可使心率减慢,出现心动过缓或停搏。

(6)行起搏器植入术患者的护理:有症状的病态窦房结综合征的患者应接受起搏器治疗。

(7)健康宣教。

1)饮食指导:告知患者应少食多餐,避免过饱。饮食过饱会加重心脏负担,加重原有的心律失常。告知患者禁烟酒、浓茶,少食咖啡及辛辣食物。

2)活动指导:存在明显症状的患者,应卧床休息,尽量减少机体耗氧;偶发、无器质性心脏病的心律失常者,不需卧床休息,可做适当活动,注意劳逸结合;有血流动力学改变的心律失常患者应适当休息,避免劳累;严重心律失常患者应绝对卧床休息;至病情好转后再逐渐起床活动。

3)用药指导:告知患者服药方法、时间及剂量,嘱患者按时服药。告知患者用药后可能出现的不良反应,一旦发生,应及时就诊。

4)教会患者及其家属自测脉搏的方法,嘱患者出院后如有不适及时就诊。

二、房性心律失常

房性心律失常包括房性期前收缩(房早)、房性心动过速(房速)、心房扑动(房扑)、心房颤动(房颤)。房颤是成人最常见的持续性心律失常,在此将主要介绍。房颤是指规律有序的心房电活动丧失,代之以快速且无序的颤动波,是最严重的心房电活动紊乱。患病率随年龄的增长而增多,60 岁以上的人群中,房颤的发生率占 6% 以上,因此,房颤是老年人最常见的心律失常之一。

(一)病因

房颤主要见于器质性心脏病患者,如风湿性心瓣膜病、冠心病、高血压心脏病、甲状腺功能亢进等,正常人情绪激动、运动或大量饮酒时后也可发生。有不到 1/3 的患者无明确心脏病依据,称为特发性(孤立性、良性)房颤。

(二)心电图特征

(1)P 波消失,代之以小而不规则的 f 波,频率为 350~600 次/分,扑动波间的等电位线消失。

（2）心室率极不规则，一般在 100～160 次/分，交感神经兴奋、甲状腺功能亢进等可加快心室率，洋地黄可延长房室结不应期而减慢心室率。

（3）QRS 波形态基本正常，伴有室内差异性传导可增宽变形。

（三）临床表现

临床表现取决于心室率。房颤不伴快心室率时，患者可无症状；伴快心室率（＞150 次/分）时可诱发心绞痛、心力衰竭。血栓栓塞和心力衰竭是房颤最主要的并发症。房颤时心房丧失收缩功能，血液容易在心房内淤滞而形成血栓，栓子脱落可导致体循环栓塞，其中以脑动脉栓塞发生率最高。二尖瓣狭窄或脱垂伴房颤时脑栓塞的发生率更高。房颤时心房收缩功能丧失和长期心率增快可导致心力衰竭，增加死亡率。

房颤时心脏听诊示第一心音强弱不等，心律极不规则，心室率快时可出现脉搏短绌。一旦房颤患者的心室率变得规则，应考虑以下几种可能：①恢复窦性心律；②转变为房速或房扑；③发生房室交界性心动过速或室性心动过速；④如心室律变得慢而规则（30～60 次/分），提示可能出现完全性房室传导阻滞。

（四）治疗

1.积极治疗原发病

对于某些疾病如甲亢、急性酒精中毒、药物所致的房颤，在去除病因之后，房颤可能自行消失，也可能持续存在。

2.恢复窦性心律

这是房颤治疗的最佳结果。只有恢复窦性心律（正常心律），才能达到完全治疗房颤的目的；所以对于任何房颤患者均应该尝试恢复窦性心律的治疗方法。可采取直流电复律或药物复律，常用和证实有效的药物有胺碘酮、伊布利特、多非利特等。射频消融可根治房颤。

3.控制快速心室率

对于不能恢复窦性心律的房颤患者，可以应用药物减慢较快的心室率。常用药物如下。①β 受体阻滞剂：是最有效、最常用的药物，可单独应用。②钙通道阻滞剂：如维拉帕米和地尔硫䓬也可有效用于房颤时的心室率控制，尤其对于运动状态下的心室率的控制优于地高辛，和地高辛合用的效果也优于单独使用。尤其多用于无器质性心脏病或左室收缩功能正常以及伴有慢性阻塞性肺疾病的患者。③洋地黄：一直被认为是在紧急情况下控制房颤心室率的一线用药，目前临床上多用于伴有左心衰竭时的心室率控制。④胺碘酮：在其他药物控制无效或禁忌时，在房颤合并心力衰竭需紧急控制心室率时可首选胺碘酮与洋地黄合用。

4.抗凝治疗

慢性房颤患者不能恢复窦性心律，有较高的栓塞发生率。过去有栓塞史、瓣膜病、高血压、糖尿病、老年患者、左心房扩大及冠心病者发生栓塞的危险性更大。存在上述任何一种情况者均应接受抗凝治疗。口服华法令使凝血酶原时间国际标准化比例（INR）维持在 2.0～3.0，能有效预防脑卒中的发生。不宜用华法令及无以上危险因素者，可用阿司匹林 100～300mg/d；抗凝治疗时应严密监测有无出血倾向。

（五）护理

1.护理评估

（1）身体评估：评估患者意识状态,有无嗜睡、意识不清、谵妄、昏睡及昏迷;观察脉搏、呼吸、血压有无异常及其异常程度;心房颤动患者评估有无脉搏短绌的发生;询问患者饮食习惯与嗜好、饮食量和种类;评估患者皮肤色泽,有无皮下出血、瘀紫、瘀斑及皮疹等;评估患者有无牙龈出血、鼻出血等;评估患者皮肤有无破溃、压疮、手术伤口及外伤等;评估患者出凝血时间。

（2）病史评估。

1）评估患者房性心律失常的类型、发作频率、心室率、心房率及持续时间等;询问患者有无心悸、胸闷等伴随症状;评估患者有无心绞痛及心力衰竭的临床表现。

2）评估患者此次发病有无明显诱因,如情绪激动、运动或酒精中毒等。

3）评估患者有无引起房性心律失常的基础疾病,如各种器质性心脏病患者均可发生房性期前收缩;心肌梗死、慢性阻塞性肺疾病、代谢障碍、洋地黄中毒特别是在低钾血症发生时易发生房性心动过速;风湿性心脏病、冠心病、高血压心脏病、心肌病等可发生心房扑动及心房颤动。

4）实验室及其他检查结果:查看患者当前实验室检查结果;查看心电图、24 小时动态心电图检查结果。

5）目前服药情况:询问患者目前服用药物的名称、剂量及用法,评估患者服药依从性及有无药物不良反应发生,询问患者有无明确药物过敏史。

6）出血及栓塞风险评估:采用 HAS-BLED 出血风险评分评估心房颤动患者出血风险,采用 CHA2DS2-VASc 积分评估心房颤动患者卒中及血栓栓塞风险。

7）评估患者既往史、家族史。

8）心理—社会状况评估:评估患者对疾病知识的了解程度（治疗、护理、预防与预后等）、对治疗及护理的配合程度、经济状况等,评估患者心理状态（有无焦虑、恐惧、悲观等表现）,可采用综合医院焦虑抑郁量表（HADS）评估患者焦虑、抑郁程度。

2.护理措施

（1）一般护理。

1）休息:嘱患者心律失常发作时卧床休息,采取舒适体位,尽量避免左侧卧位,因左侧卧位时患者常能感觉到心脏的搏动而使不适感加重,注意保证充足的休息与睡眠。

2）给氧:遵医嘱给予患者氧气吸入,将安全用氧温馨提示牌挂于患者床头,告知患者不可自行调节氧气流量。

（2）病情观察:每天应由两人同时分别测量心率及脉率 1 分钟,并随时监测患者血压及心律的变化。出现胸闷、心悸等症状时应及时通知医生,进行心电图检查,必要时连接心电监护监测患者心律及心率的变化。

（3）用药护理。

1）抗凝药物。①应用华法林的护理:慢性房颤患者若既往有栓塞病史、瓣膜病、高血压、糖尿病等,或是老年患者均应接受长期抗凝治疗。华法林存在治疗窗窄、个体反应差异大、受食物、药物影响、容易发生出血或栓塞等缺点,因此在使用华法林过程中要做到定时服用药物;定期监测凝血酶原时间国际标准化比值(INR),并根据结果来调节药物剂量;告知患者药物的不良反应及食物、药物对华法林抗凝效果的影响。患者如出现华法林的漏服,应及时通知医生,如漏服时间在 4 小时之内,可遵医嘱即刻补服,如漏服时间超过 4 小时,应复查 INR,根据结果调整药物剂量。②应用达比加群酯的护理:达比加群酯是新一代口服抗凝药物,可提供有效的、可预测的、稳定的抗凝效果,同时较少发生药物相互作用,无须常规进行凝血功能监测或剂量调整。如患者发生漏服,不建议剂量加倍,对于每天一次给药的患者如发现漏服距下次服药时间长于 12 小时,补服一次剂量。如果发现漏服时间距下次服药时间短于 12 小时,按下次服药时间服用;对于每天两次给药的患者发现漏服距下次服药时间长于 6 小时,补服一次,发现漏服距下次服药时间短于 6 小时,按下次服药时间服用。如患者不确定是否服药:对于每天一次给药的患者,服用当日剂量,次日按原计划服用;对于每天两次给药的患者,按下次服药时间给药。药物过量可导致患者出血风险增加,首先评估患者是否有出血,并监测凝血指标。

2)转复药物。①胺碘酮:为Ⅲ类抗心律失常药物,具有钠通道、钙通道、钾通道阻滞及非竞争性 α 和 β 受体阻滞作用。对心脏的不良反应最小,是目前常用的维持窦性心律的药物。适应证:室性心律失常(血流动力学稳定的单形性室性心动过速、不伴 QT 间期延长的多形性室性心动过速);心房颤动/心房扑动、房性心动过速;心肺复苏。不良反应:低血压、心动过缓、静脉炎、肝功能损害等。注意事项:如患者无入量限制,配制维持液时尽量稀释,选择上肢粗大血管穿刺,用药后立即给予水胶体透明敷料保护穿刺血管预防静脉炎的发生。每小时观察患者穿刺部位有无红肿,询问患者有无穿刺部位疼痛,一旦发生静脉炎立即更换穿刺部位并给予硫酸镁湿敷帖外敷。②伊布利特:为Ⅲ类抗心律失常药物,具有抑制延迟性整流钾电流,促进平台期钠及钙内流的作用。适应证:近期发作的心房颤动/心房扑动。不良反应:室性心律失常,特别是致 Q-T 延长的尖端扭转性室性心动过速。注意事项:用药前连接心电监护,监测患者心律。静脉注射时应稀释,推注时间>10 分钟,心房颤动终止立即遵医嘱停止用药。发生尖端扭转性室性心动过速的风险随着 Q-T 间期延长而逐渐增加,并且低血钾可加大这种风险,遵医嘱进行心电图检查,注意患者有无 Q-T 间期延长;监测电解质,注意有无低钾血症表现。

3)控制心室率药物:常用药物为 β 受体阻滞剂,主要包括美托洛尔及艾司洛尔。①β 受体阻滞剂为Ⅱ类抗心律失常药物,可降低心率、房室结传导速度和血压,有负性肌力作用。②适应证:窄 QRS 心动过速;控制心房颤动/心房扑动心室率;多形性室性心动过速、反复发作单形性室性心动过速。③不良反应:低血压、心动过缓、诱发或加重心力衰竭。④注意事项:严格遵医嘱用药,高浓度给药(>10mg/mL)会造成严重的静脉反应,如血栓性静脉炎。给药前选择粗大血管穿刺,并注意观察有无静脉炎表现。用药期间注意监测患者心率及血压变化,发现异常及时通知医生并配合处理。

(4)电复律护理:最有效的终止心房扑动方法为同步直流电复律,房颤患者也可通过电复律恢复窦性心律。

(5)行射频消融术患者的护理。

（6）辅助检查护理。

1）心电图检查：心电监护发现心律失常及患者自觉不适时，遵医嘱进行心电图检查。告知患者检查时的注意事项，检查过程中注意保暖及保护隐私。

2）24小时动态心电图检查：告知患者在行此项检查期间不要淋浴，向患者强调如出现不适需记录发生的时间、活动内容及不适症状。

（7）并发症的护理。

1）血栓栓塞：房颤合并体循环栓塞的危险性甚大，二尖瓣狭窄或二尖瓣脱垂合并房颤时，脑栓塞的发生率更高。对于非瓣膜性房颤采用CHA2DS2-VASC积分评估心房颤动患者卒中及血栓栓塞风险，对于积分≥2分，表明患者卒中及血栓栓塞风险较高，密切观察患者意识、肢体活动、语言功能，发现异常及时通知医生，做好脑部CT准备。指导患者按时服用抗凝药，及时复查INR。

2）心力衰竭：心房扑动与心房颤动伴极快的心室率（>150次/分）时可诱发心力衰竭。责任护士应密切观察患者有无胸闷、憋气、呼吸困难等症状，记录24小时出入量，监测患者体重，警惕心力衰竭的发生。

3）心室颤动：预激综合征并发快速性房性心律失常，尤其是房扑或房颤，心室率极快，可诱发心功能不全、心源性晕厥，甚至发展为心室颤动而危及患者的生命。责任护士应注意监测患者心率、心律、血压变化，当发现患者出现心房扑动与心房颤动时，警惕心室颤动的发生，立即通知医生，同时将除颤器推至患者床旁，如患者伴有晕厥或低血压时，应立即配合医生电复律。

（8）心理护理：采用综合医院焦虑抑郁量表（HADS）评估患者焦虑、抑郁状况，指导患者避免引起或加重室性心律失常的因素，保持良好心态。情绪激动时交感神经兴奋可使心率增快，激发各种类型的心律失常；反之，情绪重度忧虑，迷走神经兴奋可使心率减慢，出现心动过缓或停搏。

（9）健康教育。

1）向患者及其家属讲解房性心律失常的常见病因、诱因及防治知识，说明遵医嘱服药的重要性，嘱患者不可自行减量、停药或擅自改用其他药物。告诉患者药物可能出现的不良反应，并嘱其有异常时及时就诊。

2）嘱患者劳逸结合、生活规律，保证充足的休息与睡眠；保持乐观、稳定的情绪，戒烟酒，避免摄入刺激性食物如咖啡、浓茶等，避免饱餐，避免劳累、感染，防止诱发心力衰竭。

3）嘱患者多食纤维素丰富的食物，保持大便通畅。指导患者保持稳定的膳食结构，某些富含维生素K的食物，虽能降低抗凝药效果，但只要平衡饮食，不必特意偏食或禁食此类食物。

4）教会患者自测脉搏的方法以便自我监测病情。

5）若需随访，告知患者随访的具体时间。

三、房室交界性心律失常

房室交界性心律失常包括房室交界区性期前收缩（交界早）、房室交界区性逸搏与逸搏心律、非阵发性房室交界区性心动过速、与房室交界区相关的折返性心动过速、预激综合征。与房室交界区相关的折返性心动过速或称为阵发性室上性心动过速(PSVT),简称室上速。室上速由折返机制引起者多见,以房室结内折返性心动过速最常见。室上速常无器质性心脏病表现,不同性别及年龄均可发病。

(一)心电图特征

(1)心率为 150～250 次/分,节律规则。

(2)QRS 波形态与时限正常,如发生室内差异性传导,QRS 波时间与形态异常。

(3)P 波为逆行性,常埋于 QRS 波内或位于其终末部分,且两者保持固定关系。

(4)起始突然,通常由一个房性期前收缩触发,其下传的 P-R 间期显著延长,随之出现心动过速发作。

(二)临床表现

心动过速发作呈突然发生与终止,持续时间长短不一。患者可有心悸、胸闷、焦虑、头晕,少数有晕厥、心绞痛等,症状轻重取决于发作时心室率的快速程度及持续时间,也与原发病严重程度有关。体检心尖区第一心音强度恒定,心律绝对规则。

(三)治疗

1.急性发作期

根据患者的基础心脏情况,既往发作史,对心动过速耐受程度进行适当处理以终止发作。

(1)刺激迷走神经:如患者心功能正常,可先尝试刺激迷走神经的方法:①诱导恶心,冰水敷面;②Valsalva 动作(深吸气后屏气,再用力呼气的动作);③按摩一侧颈动脉窦或压迫一侧眼球(青光眼或高度近视者禁用)5～10 秒,可终止心动过速的发作,但停止刺激后有时又恢复原来的心率。

(2)药物治疗。

1)腺苷及钙通道阻滞剂:首选腺苷 6～12mg 快速静脉推注,起效迅速。无效者可改用维拉帕米治疗,低血压或心力衰竭者不应选用钙通道阻滞剂。

2)洋地黄与β受体阻滞剂:房室结折返性心动过速伴心功能不全时首选洋地黄,其他患者已少用此药。β受体阻滞剂也能终止发作,但应注意禁忌证,如避免用于失代偿的心力衰竭、支气管哮喘患者。

3)其他:可选用普罗帕酮 1～2mg/kg 静脉注射。

(3)非药物治疗:食管心房调搏术也可有效终止发作。直流电复律可用于患者发作时伴有严重心绞痛、低血压、充血性心力衰竭表现。

2.预防复发

(1)射频消融术可有效根治心动过速,应优先考虑使用。

(2)药物可选用洋地黄、钙通道阻滞剂及β受体阻滞剂。

(四)护理

1.护理评估

(1)身体评估:评估患者意识状态,观察生命体征有无异常及异常程度;询问患者饮食习惯与嗜好。

(2)病史评估:评估患者心律失常发作频率、心室率、持续时间,是否突发突止,有无阵发性心悸、胸闷、头晕、恶心、呼吸困难等症状;评估患者本次发病有无明显诱因;评估患者既往心律失常发作情况以及对心动过速的耐受程度;评估患者是否知晓迷走神经刺激方法终止心动过速;询问患者目前服用药物的名称、剂量及用法,评估患者服药依从性及有无药物不良反应发生;询问患者有无明确药物过敏史;采用综合医院焦虑抑郁量表(HADS)评估患者焦虑、抑郁程度。

2.护理措施

(1)一般护理:患者心率增快时,嘱其立即卧床休息,减少活动,降低心肌耗氧量。连接心电监护,行心电图检查,开放静脉通路,并遵医嘱给氧、应用抗心律失常药物,准备好除颤器、急救车等抢救用物。

(2)病情观察:观察患者有无胸闷、头晕、心悸等症状。对房室结折返性心动过速的患者行心电监护,密切观察患者的神志、面色、心率、心律、血氧饱和度、血压变化。心率及心律变化时,遵医嘱进行心电图检查。如患者出现面色苍白、皮肤湿冷、晕厥、血压下降,应立即报告医生并做好抢救准备。

(3)刺激迷走神经的护理:对心功能和血压正常的房室结折返性心动过速患者,协助医生指导患者尝试应用刺激迷走神经的方法来终止心动过速的发作。目前临床多采用两种方法,一种是嘱患者深吸气后屏气同时用力呼气(Valsalva 动作),另一种是用压舌板等刺激患者咽喉部使其产生恶心感,压迫眼球法及按摩颈动脉窦法现已少用。刺激迷走神经过程中,连接心电监护,监测患者心律及心率变化。

(4)用药护理:血流动力学稳定的房室结折返性心动过速患者可选用静脉抗心律失常药。严格遵医嘱用药,注意观察患者的意识及用药过程中和用药后的心率、心律、P-R 间期、Q-T 间期、血压等的变化,以观察疗效和有无不良反应。临床常用维拉帕米及盐酸普罗帕酮终止心动过速,腺苷也可用于终止室上性心动过速。终止心动过速的治疗,有可能会出现窦性停搏、房室传导阻滞、窦性心动过缓等严重心律失常现象,责任护士给药前连接好心电监护,给药的同时观察患者心率、心律、血压变化,并备好抢救药物及器械。恢复窦性心律后,立即遵医嘱改用其他药物,并复查心电图。

1)盐酸普罗帕酮:为钠通道阻滞剂,属于Ⅰc类抗心律失常药物。①适应证:室上性心动过速。②不良反应:室内传导障碍加重,QRS波增宽;诱发或使原有心力衰竭加重;口干,舌唇麻木;头痛、头晕、恶心等。③注意事项:盐酸普罗帕酮 70mg 稀释后缓慢静脉推注,若无效,10～15 分钟后重复。在静脉注射过程中,注意监测患者血压、心率及心律变化,一旦转为窦性心律,立即停止注射。

2)维拉帕米:为非二氢吡啶类钙通道阻滞剂,属于Ⅳ类抗心律失常药物。①适应证:控制心房颤动/心房扑动心室率;室上性心动过速;特发性室性心动过速。②不良反应:低血压、心动过缓、诱发或加重心力衰竭。③注意事项:维拉帕米 2.5～5.0mg 稀释后缓慢静脉注射(注射时间不少于 2 分钟),密切监测患者血压、心率及心律变化,心动过速停止后即刻停止注射。

3)腺苷:可短暂抑制窦房结频率、抑制房室结传导。①适应证:室上性心动过速;稳定的单形性宽 ORS 心动过速的鉴别诊断及治疗。②不良反应:颜面潮红、头痛、恶心、呕吐、咳嗽、胸闷等,但均在数分钟内消失,不影响反复用药;窦性停搏、房室传导阻滞等;支气管痉挛。③注意事项:给药前备好除颤器及急救药物;告知患者腺苷起效快,半衰期短(小于 6 秒),用药过程中出现的药物不良反应很快会消失;腺苷稀释后应快速静脉注射,如无效,遵医嘱间隔2分钟可再次注射;用药过程中观察患者心率及心律变化,尤其注意患者有无窦性停搏的发生。

(5)电转复护理:患者一旦出现明显低血压和严重心功能不全,应立即给予同步电转复。

(6)射频消融术护理:射频消融术为根治心动过速的安全、有效的方法。

(7)经食管心房调搏术的护理:食管心房调搏可用于所有房室结折返性心动过速患者,特别适用于因各种原因无法用药物转复者,如有心动过缓病史的患者。

1)术前护理:告知患者术前保持情绪稳定,避免紧张、焦虑等不良情绪引起交感神经系统兴奋,使心脏窦房结及异位节律点自律性增高。告知患者经食管心房调搏术的过程、术中可能出现的不适及配合方法,取得患者理解与配合。

2)术中护理:如患者在床旁行经食管心房调搏术,术前备好急救药物及仪器,开放静脉通路。协助患者平卧,连接心电监护。备好消毒石蜡油,便于医生润滑电极导管。当导管尖端抵达会厌时,嘱其做吞咽动作。如患者发生恶心、呛咳,协助其头偏向一侧,以防窒息。起搏刺激时因患者的敏感度不同,部分患者有胸骨下端烧灼不适感及胸闷、气促等。告知患者一旦发生,应及时通知医护人员,嘱患者平静呼吸,予以安慰分散其注意力。密切观察患者意识、心率、心律、血压变化,发现异常及时通知医生并配合处理。

3)术后护理:协助患者取舒适卧位,继续心电监护24小时。

(8)并发症护理:房室结折返性心动过速发作时,因心率增快,可致心排血量减少,极易出现低血压。责任护士应密切监测患者血压变化,预防跌倒、坠床的发生。患者一旦发生低血压,应协助患者卧床休息,立即通知医生,遵医嘱给药。在使用血管活性药物升压时,注意观察患者有无药物渗出及静脉炎的发生,并注意监测血压变化,遵医嘱及时调整药物剂量并记录。

(9)心理护理:耐心向患者或其家属讲解病情,讲解发生心律失常的诱因、常见病因及预防知识,使患者对疾病有正确认识,并给予患者安慰和鼓励,使患者精神上得到支持,树立战胜疾病的信心,以积极的态度去面对疾病。

(10)健康教育:嘱患者注意劳逸结合、生活规律,保证充足的休息与睡眠,保持乐观、稳定的情绪。教会患者几种兴奋迷走神经而终止心动过速的方法,如Valsaval动作、咽喉刺激诱发恶心、冷水浸面等。指导患者自测脉搏的方法以利于自我监测病情,心律失常突发时要保持冷静,绝对就地休息,及时拨打急救电话。

(潘紫霄)

第四节　心肌病护理

一、扩张型心肌病

扩张型心肌病是一类常见的心肌病,其主要特征是单侧或双侧心腔扩大,心肌收缩功能减退,伴或不伴有充血性心力衰竭。本病常伴有心律失常、血栓栓塞和猝死,病死率较高,男性多于女性,也是导致心力衰竭的最常见的病因。

（一）病因与发病机制

病因目前尚不明确。扩张型心肌病常表现出家族性发病趋势,目前研究在扩张型心肌病的家系中已定位了 26 个染色体位点与本病相关,并从中找出 22 个致病基因。不同的基因产生突变和相同基因不同的突变都可引起扩张型心肌病,并伴有不同的临床症状。病毒感染、环境等因素也可能与其发病有关。

研究认为,扩张型心肌病的发病与持续病毒感染和自身免疫反应有关,尤其以柯萨奇病毒 B 感染最为密切。持续病毒感染对心肌组织的损伤,引发自身免疫反应,包括细胞免疫、自身抗体或细胞因子介导,致使心肌损伤,是导致或诱发扩张型心肌病重要原因和发病机制。另外围生期、酒精中毒、抗癌药物、心肌能量代谢紊乱和神经激素受体异常等因素也可引起本病。

心肌损害表现为非特异性心肌细胞肥大、变性,出现不同程度的纤维化,心腔扩张,室壁多变薄,纤维瘢痕形成,常伴有附壁血栓。

（二）临床表现

1.症状

起病缓慢,常出现充血性心力衰竭的症状和体征时方就诊,如极度乏力、心悸、气急,甚至端坐呼吸、水肿、肝大等。部分患者可发生栓塞或猝死。部分病毒性心肌炎发展到扩张型心肌病,早期可无充血性心力衰竭表现而仅有左心室增大表现。

2.体征

心脏扩大为主要体征。常可听到第三心音或第四心音,心率快时呈奔马律,常合并各种类型的心律失常。

（三）实验室检查

1.X 线检查

心影明显增大、心胸比＞0.5,肺淤血。

2.心电图检查

可见心房颤动、传导阻滞等各种心律失常。可有 ST-T 改变,低电压,R 波减低,少数可见病理性 Q 波,多由心肌广泛纤维化所致,须与心肌梗死相鉴别。

3.超声心动图检查

本病早期即可有心腔轻度扩大,以左心室扩大显著,后期各心腔均扩大,室壁运动减弱,提示心肌收缩力下降。以致无病变的二尖瓣、三尖瓣,在收缩期不能退至瓣环水平,而彩色血流多普勒显示二尖瓣、三尖瓣反流。

4.心脏放射性核素检查

可见舒张末期和收缩末期左心室容积增大,左心室射血分数降低;核素心肌显影表现为局灶性、散在性放射性减低。

5.心导管检查

早期可正常,有心力衰竭时可见左、右心室舒张末压、左心房压和肺毛细血管楔压增高。心室造影可见心腔扩大,室壁运动减弱,射血分数低下。

6.心内膜心肌活检

可见心肌细胞肥大、变性、间质纤维化等。活检标本可进行病毒学检查。

（四）治疗

尚无特殊的治疗方法。目前治疗原则是针对充血性心力衰竭和各种心律失常，预防栓塞和猝死，提高生活质量和生存率。

1.病因治疗

对于原因不明的扩张型心肌病，要寻找病因，任何可引起心肌病的可能病因要逐一排除，并给予积极治疗。如控制感染，在病毒感染时密切注意心脏情况，积极抗病毒治疗；戒烟限酒、改变不良生活方式等。

2.症状治疗

（1）充血性心力衰竭治疗：限制体力活动；低钠饮食；应用洋地黄和利尿剂，但本病较易发生洋地黄中毒，故应慎用。常用血管扩张药物、血管紧张素转换酶抑制剂等药物。在病情稳定，射血分数＜40％时，可选用β受体阻滞剂，注意从小剂量开始。必要时可安装双腔起搏器，改善严重心力衰竭症状，提高生活质量。

（2）预防栓塞：对于有血栓形成风险或是有房颤的患者，可给予阿司匹林 $75\sim100mg/d$，口服。对于有附壁血栓形成或发生栓塞的患者，可进行抗凝治疗。

（3）改善心肌代谢：对于家族性扩张型心肌病，可应用能量代谢药物改善心肌代谢紊乱，常用辅酶 Q_{10}，每次 10mg，每天 3 次。

（4）预防猝死：室性心律失常和猝死是扩张型心肌病的常见症状，预防猝死主要是控制室性心律失常的诱发因素，如纠正心力衰竭、维持电解质平衡、避免某些药物的不良反应、积极纠正心律失常等。必要时可置入心脏电复律除颤器，以防猝死发生。

3.外科治疗

内科治疗无效的病例，可考虑进行心脏移植。

4.治疗新思想

（1）免疫学治疗：根据抗心肌抗体介导致使心肌细胞损害的机制，可对早期扩张型心肌病患者进行免疫学治疗，如阻止抗体效应、免疫吸附抗体、免疫调节、抑制抗心肌抗体的产生，改善心功能，早期阻止扩张型心肌病进展。

（2）中医治疗：临床应用发现生脉饮、牛磺酸、黄芪等，有抗病毒作用，调节免疫改善心脏功能。

（五）护理

1.护理评估

（1）身体评估：评估患者意识、面色、心率、血压、呼吸节律状况；评估患者的营养状况，询问患者的饮食习惯与嗜好、饮食量和种类；评估患者液体摄入量、尿量，测量体重、BMI；评估患者有无水肿及皮肤完整性；评估睡眠情况（睡眠时是否有呼吸困难发作）。

（2）病史评估：评估患者有无心力衰竭表现，如咳嗽、咳白色或粉红色泡沫痰、鼻翼扇动、双下肢水肿等。评估患者有无心律失常、血流动力学紊乱、血栓栓塞症状。询问患者此次发病时间、病因、症状特点；评估患者发病前的诱因，有无感染、心律失常、过度劳累或情绪激动等。评估患者心功能的分级，心肌受累情况；了解既往有无高血压、冠心病、糖尿病及慢性支气管炎等，有无家族史及相关疾病病史。了解患者目前用药种类、剂量及用法，有无明确药物过敏史；

评估当前的实验室检查结果、心电图和超声心动图结果;评估患者对疾病知识的了解程度(治疗、护理、预防与预后等)、合作程度、经济状况等。

(3)其他:评估患者日常生活能力,评估患者有无压疮,跌倒、坠床等高危因素。

2.护理措施

(1)一般护理。

1)休息与活动:根据患者心功能状况,限制或避免体力活动,但并不主张完全休息。有心力衰竭及心脏明显扩大者,需卧床休息,避免激烈运动、突然屏气或站立、持重、情绪激动等。以左心衰呼吸困难为主的患者,协助其取半坐卧位,以减轻肺淤血、缓解呼吸困难;以右心衰、组织水肿为主的患者,应避免下肢长期下垂和某种固定姿势的卧位,以免加重下肢和局部组织的水肿,协助患者间歇性抬高下肢,侧卧位、平卧位、半坐卧位交替进行。待患者病情稳定,鼓励患者做轻、中度的活动,以等长运动为佳。

2)吸氧:患者有呼吸困难、发绀、严重心律失常时,遵医嘱给予低流量吸氧,并根据患者缺氧程度选择适宜的给氧方式。

3)皮肤护理:长期卧床患者应每1~2小时翻身1次,保持床单位干燥、平整,必要时应用防压疮气垫床及透明敷料,预防压疮的发生。

4)饮食:给予高蛋白、高维生素、富含纤维素的清淡饮食。心力衰竭时应给予低盐饮食,限制含钠高的食物。

5)开通静脉通道,遵医嘱给药,注意药物的疗效和不良反应。观察穿刺部位皮肤情况,避免发生静脉炎和药物渗出。

6)注意保持环境安静、整洁和舒适,避免不良刺激。

7)养成定时排便的习惯,病情许可时可协助患者使用便器,同时注意观察患者的心率、血压,以免发生意外。嘱患者大便时不可用力,必要时遵医嘱应用开塞露或甘油灌肠剂通便。若患者排尿困难,遵医嘱留置尿管,并保持尿管通畅,定时更换引流袋。

(2)病情观察。

1)观察生命体征:观察体温、脉搏、呼吸、血压的变化,对危重患者给予心电监护。

2)观察心力衰竭的表现:有无咳嗽、咳痰,有无咳粉红色泡沫痰;有无呼吸困难、食欲缺乏、进食减少、腹胀、恶心、呕吐等;有无发绀、脉搏和心率增快、心律不齐、呼吸增快、颈静脉怒张、双下肢水肿等。

3)监测体重和24小时出入量:准确记录出入量,每天晨监测体重,并向患者说明监测的意义和重要性。

(3)用药护理:在静脉用药的时候需注意控制滴速,避免损伤血管或加重心脏负担。洋地黄类药物可能诱发中毒,应做好用药反应观察,发现异常及时报告医生并协助处理。应用血管扩张类药物的同时要做好血压监测,避免血压过低引发虚脱、头晕等症状。应用抗心律失常类药物时要注意生命体征监护,避免负性肌力作用加重心力衰竭。应用利尿剂的患者注意监测电解质,尤其是血钾,必要时遵医嘱给予口服或者静脉补钾治疗或与保钾利尿剂合用。对失眠者酌情给予镇静药物。

（4）并发症的预防及护理。

1）心力衰竭：密切观察患者的表现，有无呼吸困难、食欲缺乏、呕吐、水肿等，准确记录患者的出入量和体重，如有异常及时通知医生。应用洋地黄制剂的患者注意有无中毒表现。

2）心律失常：扩张型心肌病患者易出现各种类型心律失常，以室性心律失常的发生率最高，其次为室内传导阻滞、左束支传导阻滞、双支阻滞，且电轴左偏，QRS 增宽。对扩张型心肌病（DCM）患者进行持续心电监护，做到随时观察心律、心率、血压变化，遵医嘱定期监测电解质的变化，避免药物不良反应。当发现异常时及时通知医生，根据医嘱给予相应处理，同时准备好除颤器、临时心脏起搏器等，一旦出现室速、室颤、心脏骤停，及时协助抢救。

3）血栓栓塞：DCM 患者晚期因心肌明显扩张、心肌收缩力下降、心室内残存的血液增多，易出现心室的附壁血栓。血栓如果脱落，可致心、脑、肾、肺等器官的栓塞。遵医嘱给予阿司匹林、华法林等抗凝、抗血小板药物治疗。应仔细观察患者有无栓塞症状，如偏瘫、失语；腰痛、肉眼血尿；突然胸痛、气促、发绀或咳暗红色黏稠血痰；肢端苍白、皮肤温度降低、脉搏消失等。若发现有栓塞现象，应及时报告医生，给予相应处理。

（5）心理护理：心肌病患者多较年轻，病程长、病情复杂，预后差，故常产生紧张、焦虑和恐惧心理，甚至对治疗悲观失望，导致心肌氧耗量增加，加重病情。所以，在护理过程中对患者应多关心体贴，帮助其消除悲观情绪，增强治疗信心；详细讲解药物的作用及在治疗过程中的注意事项，使患者能够正确认知自己的病情，更好地配合治疗护理。

（6）健康教育。

1）合理饮食，宜低盐、高维生素、富营养饮食，少食多餐，增加粗纤维食物，避免高热量和刺激性食物。

2）避免劳累、病毒感染、酒精中毒及其他毒素对心肌的损害。避免剧烈活动、情绪激动、突然用力或提取重物，以免增加心肌收缩力突发猝死。

3）注意保暖，预防呼吸道感染。

4）嘱患者坚持服用抗心力衰竭、纠正心律失常的药物，定期复查，以便调整药物剂量。教会患者及其家属观察药物疗效及不良反应。

5）保持二便通畅，避免用力排便加重心脏负荷。

（7）运动指导。

1）不同年龄、性别的患者需根据个人情况制订不同的运动计划。

2）运动要循序渐进，首先从提高生活自理能力开始，在此基础上逐渐恢复运动及工作，切忌盲目求快，以免发生意外。

3）告知患者训练要持之以恒，不可半途中断。

4）要注意康复训练的全面性，不能只注重某一肢体的活动，那样易产生单个肢体的疲劳，多样化的运动还可促进肢体协调。训练种类：步行、慢跑、踏固定自行车，有氧健身操。训练前进行 5～10 分钟的热身运动，运动持续 20～60 分钟，每周 3～5 次。

二、肥厚型心肌病

肥厚型心肌病（HCM）是以心室肌肥厚为特征，以室间隔为甚，常呈非对称性肥厚。根据左心室流出道有无梗阻又可分为梗阻性肥厚型和非梗阻性肥厚型心肌病。本病常为青年猝死的原因。后期可出现心力衰竭。

（一）病因

病因不完全清楚。目前认为是常染色体显性遗传疾病,依据是本病常有明显家族史(约占1/3),肌节收缩蛋白基因如心脏肌球蛋白重链及心脏肌钙蛋白 T 基因突变是主要的致病因素。儿茶酚胺代谢异常、细胞内钙调节异常、高血压、高强度运动等均可做为本病发病的促进因子。

（二）病理

主要病理变化为心肌肥厚,以左心室流出道处尤为明显,室腔变窄,常伴有二尖瓣叶增厚。显微镜下可见心肌纤维粗大、交错排列。

（三）临床表现

部分患者可无自觉症状,而因猝死或在体检中被发现。多数患者有心悸、胸痛、劳力性呼吸困难。伴有流出道梗阻的患者可在突然起立、运动时出现眩晕,甚至晕厥、猝死,主要是由于左心室舒张期充盈不足,心排血量减低所致。33％患者出现频发的一过性晕厥,可以是患者的唯一主诉。严重心律失常是肥厚型心肌病患者猝死的主要原因。长期左心室过度压力负荷,晚期可见心力衰竭。

梗阻性肥厚型心肌病患者心尖部内侧或胸骨左缘中下段可闻及收缩中期或晚期喷射性杂音。心脏杂音的特点:增加心肌收缩力因素(运动、Valsava 动作、异丙肾上腺素、取站立位、含服硝酸甘油片、应用强心药)可使杂音增强;降低心肌收缩力因素(如使用 β 受体阻滞剂、取下蹲位、Mueller 动作)可使杂音减弱。非梗阻性肥厚型心肌病的体征不明显。

（四）辅助检查

1.X 线检查

心影增大多不明显,如有心力衰竭则呈现心影明显增大。

2.心电图检查

最常见的表现为左心室肥大,ST-T 改变。部分导联可出现深而不宽的病理性 Q 波,室内传导阻滞和期前收缩也常见。心尖部肥厚型患者可在心前区导联出现巨大的倒置 T 波。

3.超声心动图检查

对本病诊断具有重要意义,可显示室间隔的非对称性肥厚,舒张期室间隔的厚度与左心室后壁之比≥1.3,间隔运动低下。

4.心导管检查

左心室舒张末期压上升。有梗阻者在左心室腔与流出道间有收缩期压差。

5.心血管造影

心室造影显示左心室腔变形,呈香蕉状、犬舌状、纺锤状。冠状动脉造影多无异常。

6.心内膜心肌活检

心肌细胞畸形肥大,排列紊乱有助于诊断。

（五）诊断

患者有明显家族史,出现劳力性胸痛和呼吸困难,晕厥等症状时,如果胸骨左缘中下段闻及喷射性收缩期杂音可考虑本病,用生理性动作或药物影响血流动力学而观察杂音改变有助于诊断。确诊有赖于心电图、超声心动图和心导管检查。

(六)治疗

本病的治疗目标为减轻左心室流出道梗阻,缓解症状,控制心律失常。治疗以β受体阻滞剂和钙通道阻滞剂为主。β受体阻滞剂可减慢心率,降低左心室收缩力和室壁张力,降低心肌需氧量,从而减轻流出道梗阻。如普萘洛尔、美托洛尔等,可从小剂量开始逐渐加量。钙通道阻滞剂可降低左心室收缩力,改善左心室顺应性,常用药物维拉帕米、地尔硫䓬。胺碘酮对防治肥厚型心肌病合并室性心律失常有效,还能减轻症状和改善运动耐量。

重症梗阻性肥厚型心肌病可试行双腔心脏起搏治疗或室间隔化学消融术。也可寻求外科进行室间隔部分心肌切除术和室间隔心肌剥离扩大术。

(七)护理

1.护理评估

(1)身体评估:评估患者意识、面色、生命体征的变化;询问患者饮食习惯与嗜好;观察有无水肿发生及皮肤状况;测量体重、BMI;评估排泄情况及睡眠情况。

(2)病史评估:询问患者此次发病病因、诱因,突出的临床症状及其特点;呼吸困难表现及程度;胸痛的患者注意评估胸痛的部位、性质、程度、持续时间及伴随症状;有无晕厥发作。评估患者是否伴随心律失常以及心律失常的形态,有无家族史及相关疾病病史;当前的辅助检查结果;目前用药种类、剂量、用法及不良反应;有无明确药物过敏史;心功能分级及心肌受累情况;患者对疾病的了解程度(治疗、护理、预防与预后等)、合作程度、经济状况、心理状态等。

(3)HCM猝死高危因素评估。

1)主要危险因素:①心脏骤停存活者;②自发性持续性室速;③有未成年猝死家族史;④有晕厥史;⑤运动后血压反应异常,收缩压不升高反而下降,运动前至运动最大负荷点血压峰值差<20mmHg;⑥左心室壁或室间隔厚度≥30mm,流出道压力阶差>50mmHg。

2)次要危险因素:非持续性室速、心房颤动;家族性肥厚型心肌病恶性基因型。

2.护理措施

(1)一般护理。

1)休息与活动:对于心衰症状明显、伴有严重心律失常、反复发作头晕甚至晕厥的患者,应绝对卧床休息,避免一切加重心脏负荷的因素,如用力排便、情绪激动、饱餐等。限制探视时间和人数,预防感染。指导患者正确的活动方法及方式,防止肌肉萎缩。

2)生活护理:协助患者床上进食和床上排便,保持大便通畅,必要时遵医嘱给予缓泻剂。

3)皮肤护理:注意预防卧床期间的并发症,做好皮肤护理。明显水肿时,组织缺氧,皮肤抵抗力差,容易破损而继发感染,应嘱咐患者穿棉质柔软的衣服,保持床单干燥、平整,给予便器时应注意防止划破皮肤,每1~2小时指导并协助患者翻身,避免长时间局部受压。

4)饮食护理:给予高蛋白、高维生素、富含纤维素的清淡、易消化食物,少食多餐,避免生硬、辛辣、油炸等刺激性食物,避免进食引起患者肠胀气的产气食物(如红薯、牛奶),心力衰竭时给予低盐饮食,限制含钠量高的食物。

(2)病情观察。

1)观察生命体征:观察患者心率、血压、呼吸变化,必要时持续心电监护,及时发现心律失常。

2)观察临床表现:有无胸痛、心绞痛的发作;有无头晕、黑矇、晕厥等表现。尤其在患者突然站立、运动或应用硝酸酯类药物时,因外周阻力降低,加重左心室流出道梗阻,可导致上述症状加重。

3)每天准确记录24小时出入量和体重。

(3)用药护理:遵医嘱用药,肥厚型心肌病患者应用钙通道阻滞剂时,注意观察血压,防止血压降得过低。应用β受体阻滞剂时注意有无头晕、嗜睡等不良反应,并监测心率,观察有无心动过缓、房室传导阻滞等不良反应。当患者出现心绞痛时不宜用硝酸酯类药物,以免加重左心室流出道梗阻。

(4)并发症的预防及护理。

1)猝死:注意评估患者有无猝死的危险因素,对有危险因素的患者,嘱患者限制做对抗性强的运动,慎用或禁用正性肌力药物、血管扩张药等。给予持续心电监护,密切观察患者的心电波形。如有异常及时通知医生,并备好抢救仪器和药物。

2)心源性晕厥:有头晕、晕厥发作或曾有跌倒病史者应卧床休息,加强生活护理,嘱患者避免单独外出,注意安全。嘱患者避免剧烈活动,保持情绪稳定。如改变体位时,一旦有头晕、黑矇等先兆应立即平卧,避免发生受伤的危险。

3)心律失常:部分患者可伴有心房颤动,注意观察患者的心率、心律变化,必要时及时通知医生并遵医嘱用药。

(5)心理护理:心肌病尚无特殊治疗方法,只能对症治疗,且患者多正值青壮年,担心疾病影响将来的学习、工作和家庭生活,思想负担大,可产生明显的焦虑或恐惧心理,家属也有较大的心理压力和经济负担。护理人员应经常与患者及其家属沟通、交流,做好解释、安慰工作,解除其思想顾虑,使其树立战胜疾病的信心。

(八)健康教育

(1)合理饮食,宜低盐、高维生素、富营养饮食,宜少食多餐,增加粗纤维食物,避免高热量和刺激性食物。

(2)避免病毒感染、酒精中毒及其他毒素对心肌的损害,预防呼吸道感染。

(3)坚持药物治疗,定期复查,以便随时调整药物剂量。

(4)保持二便通畅,避免用力排便,必要时遵医嘱使用缓泻剂。

(5)劳逸结合,适当活动。症状轻者可参加轻体力工作,避免劳累、剧烈活动如球类比赛等。避免突然持重或屏气用力,保持情绪稳定。

(6)有晕厥病史或猝死家族史者应避免独自外出活动,以免发生意外。

三、应激性心肌病

应激性心肌病(SC)指严重精神或躯体应激下出现一过性左心室功能障碍的疾病。其主要特征为一过性心尖部室壁运动异常,呈气球样变,故也称为心尖气球样变综合征。由于大部分患者发病前均经受严重的精神或躯体应激,且发病时患者血浆儿茶酚胺等应激性物质水平明显增高,故又称该病为应激性心肌病。应激性心肌病在急性冠状动脉综合征(ACS)患者中所占比例介于 0.7%~2.0%,但在拟诊 ACS 的女性,发生率可高达 7.5%~12.0%,绝经后的中老年女性多见,发病率约为男性的 6~9 倍。很多患者可找到明显的诱发因素,发病季节似乎以夏季为多,且常在白天发病。尽管患者存在严重左心室功能障碍但无严重冠状动脉病变,左心室功能障碍可逆,在几天或几周内恢复,预后好。少部分患者可以复发,且大多有诱发因素,室壁运动异常的部位不一定与首次发病时一致。

(一)病因与发病机制

1.病因

(1)精神应激因素:指某种突然的严重情绪激动,如遭受亲属死亡、亲人虐待、巨大经济损失、被公司解雇及获悉灾难性医学诊断、承受有创医疗诊疗、驾车迷路、赌场失意、遇到抢劫、与人激烈争吵等情况。

(2)躯体应激因素:指各种严重内、外科疾病,如脑血管意外、支气管哮喘严重发作、胃肠道出血后急性血容量减少致血流动力学紊乱以及严重外伤等。

2.发病机制

(1)冠状动脉结构异常:前降支从心尖至其终末点的一段称为前降支"旋段",旋段占整个前降支长度的比例称为旋段指数。应激性心肌病患者的前降支往往绕过心尖,在心脏的膈面走行一段较长的距离,当旋段指数>0.16 时,应激性心肌病的发生概率大为增加。

(2)心脏肾上腺素受体的激活:精神刺激作为应激性心肌病的一个重要诱发因素已获公认。应激状态下交感神经过度兴奋,肾上腺素受体的激活容易引起心尖部心肌的暂时性缺血,而心底部由于有多支冠脉供血表现为心肌收缩力增强。缺血引起心脏交感神经进一步兴奋,释放大量去甲肾上腺素,当超过机体的降解能力时,便产生肾上腺素,后者消耗线粒体内高能磷酸键的储备,同时减弱肌球蛋白三磷腺苷酶的活性,从而影响心肌的收缩力。

(3)交感神经功能紊乱:观察放射性碘标记的间碘苄胍(MBG)心肌成像发现在应激性心肌病的急性期,左心室心尖部 MBG 摄取明显减少,并可持续数月,而在后期又出现洗脱率增加。心肌对 MBG 摄取减少提示节后交感神经元受损及功能障碍;MBG 洗脱加快提示交感神经活性增强。这说明应激性心肌病患者的心脏交感神经经历了一个持续性功能紊乱到逐渐恢复正常的过程。

(4)冠状动脉多血管痉挛:儿茶酚胺可以引起冠状动脉多支血管的痉挛,而与去甲肾上腺素共存于交感神经末梢的神经肽 Y,因交感神经受刺激释放增多,也可引起冠状动脉痉挛。

(5)脂肪酸代谢障碍:心肌缺血、缺氧时,脂肪酸的 β 氧化受到抑制,心肌的能量代谢转向糖利用。脂肪酸的 β 氧化被抑制必然造成对心肌供能的不足,直接影响心肌的收缩功能。

(6)雌激素水平:雌激素水平的降低可能导致应激性心肌病发生概率增加。

(7)区域性病毒性心肌炎:近年研究表明,炎症尤其是病毒感染可能是应激性心肌病的发病机制之一,但仍需更进一步的研究。

（二）临床表现

1.临床表现

发病较急,所有患者在症状发作前的数分钟或数小时,均经历过心理上或是躯体上强烈的应激事件或由于原有的疾病加重,多在应激后 2～4 小时发病。

（1）心绞痛样的胸痛和呼吸困难:突然出现的胸骨后疼痛、胸闷、喘憋、气短甚至端坐呼吸,疼痛持续数分钟至数小时不等,可伴有面色苍白、大汗、心悸等交感神经过度兴奋的表现,也可表现为背部疼痛、恶心、呕吐等。

（2）晕厥或心脏骤停:常并存轻、中度充血性心力衰竭的表现,部分患者可发生血压下降,偶可发生晕厥或心脏骤停,严重者可发生心源性休克和室颤,发生率分别为 4.2％和 1.5％。

2.体征

患者常表现为精神紧张、表情痛苦、面色苍白,严重时呼吸困难、端坐呼吸、口唇发绀、四肢湿冷、心率加快、心音低钝乃至奔马律,严重时可有急性肺水肿、心源性休克、呼吸衰竭、心律失常等体征。

（三）辅助检查

1.心电图

主要表现有 ST 段抬高、ST 段压低、T 波倒置、异常 Q 波和左束支阻滞等。在急性期多数患者出现 ST 段抬高、Q-T 间期延长,部分可出现病理性 Q 波,恢复期常有 T 波倒置。心电图的 ST 段抬高可维持数小时,病理性 Q 波可完全恢复,T 波倒置常持续数月之久,数月后心电图可以完全恢复正常。

2.心肌损伤标志物

血浆肌酸激酶（CK）、CK-MB 和肌钙蛋白可以是正常或轻度升高。以肌钙蛋白升高最为多见,其次为 CK-MB,CK 水平仅轻、中度升高,明显低于心肌梗死患者的水平。且升高的峰值水平多在入院时,不随病情的好转或恶化而改变。少数患者心肌损伤标志物可以不高。

3.超声心动图

发病早期,左心室平均射血分数为 15％～30％,突出特征是左心室中部及心尖部节段运动减弱或消失,基底段收缩功能保存良好。发病的 3～7 天,左心室射血分数逐渐恢复,平均恢复至 45％,心尖部运动明显恢复但仍然较弱。发病 21 天后,左心室射血分数恢复至 60％,室壁运动恢复至正常。

4.冠脉造影

冠脉造影正常或管壁轻度不规整或者管腔阻塞＜50％。

5.左心室造影

左心室造影显示心尖部不运动并呈球样扩张,心底部代偿性收缩增强,这是最特征性的表现。

6.神经体液因素测定

主要针对血浆中儿茶酚胺和神经肽的测定。

（四）诊断

（1）发病前常经历精神或躯体应激事件,特别是绝经后女性。

（2）临床表现类似急性心肌梗死（AMI），伴有心电图 ST-T 改变及心肌生化标志物阳性。应激性心肌病与急性心肌梗死的鉴别诊断见表 2-3。

表 2-3　应激性心肌病与急性心肌梗死的鉴别

鉴别点	SC	AMI
好发人群	绝经后女性	中老年男性
应激史	有	不一定
心肌酶	轻中度升高	升高明显
冠脉造影	冠脉血流通畅	冠脉急性闭塞
心脏改变	心尖部球样扩张一般在 4 周内恢复正常	室壁运动异常和心室扩张难以恢复
预后	良好	较差

（3）心电图上往往无对应性 ST 改变、无异常 Q 波及 $V_4 \sim V_6 / V_1 \sim V_3$ 导联 ST 段抬高比率＞1。

（4）心肌损伤标志物仅轻度升高，且没有表现为 AMI 时典型的上升—下降模式。

（5）超声心动图检查可见左心室收缩功能受损，伴节段性室壁运动异常，典型患者呈特征心尖球形样变。

（6）冠脉造影未提示阻塞性病变或急性斑块破裂。

（7）心室造影见心尖部收缩期收缩活动明显减弱，呈球形。

（8）近期没有严重头部外伤、脑出血、嗜铬细胞瘤、心肌炎、肥厚型心肌病病史。

（五）治疗

治疗通常参考专家经验性意见。因多数患者首先表现为心电图 ST 段抬高和急性心源性胸痛，因此在未明确诊断前按经典的急性前壁 ST 段抬高型心肌梗死处理，避免使用儿茶酚胺类药物和 β 受体激动剂，此外硝酸酯类药物也应避免使用。严重血流动力学障碍者可使用机械循环辅助装置。

（六）护理

1.护理评估

（1）身体评估：评估患者的一般状况，有无面色苍白、大汗、端坐呼吸等；评估患者的生命体征，心率、心律的变化；评估患者有无水肿，有无静脉留置针，管路是否畅通；评估患者的睡眠及排泄形态。

（2）病史评估。

1）评估此次发病过程及病情：评估发病的诱因，特别注意有无精神或躯体应激因素；评估胸痛的部位、性质、持续时间及伴随症状，有无呼吸困难、恶心、呕吐，有无心力衰竭、晕厥等表现；评估患者心电图改变、心肌酶变化及冠脉造影和左心室造影情况。

2）评估有无冠心病的危险因素：研究显示，应激性心肌病患者中常见的冠心病危险因素的发生率较高。

3）心理—社会评估：评估患者的心理状况，有无焦虑、抑郁等。

（3）评估患者自理能力及日常生活能力、跌倒/坠床的风险。

2.护理措施

（1）一般护理。

1）休息：发病急性期绝对卧床休息，避免强光、噪声。尽量避免搬动患者，减少患者的移动。

2）给氧：应激性心肌病患者急性期心肌受损，心肌收缩力减弱，心脏搏出量降低，心肌缺氧加重，应给予高流量持续吸氧，改善心肌供氧，减轻心肌缺血损伤。如果患者经鼻导管给氧仍无法明显改善缺氧情况，可改用面罩给氧，严重者也可采用 BiPAP 无创呼吸机辅助通气。

3）开放静脉通道：保证静脉通道通畅，避免药物渗出。

（2）病情观察。

1）立即给予持续心电监护，密切观察心电图，注意有无室性期前收缩、室性心动过速、心室颤动及房室传导阻滞的发生。保证相关急救药品、物品以及仪器设备时刻处于备用状态。

2）密切观察心率、血压、意识、面色、出汗、尿量、末梢循环等情况。警惕有无休克的发生，如有休克，应及时配合医生抢救。协助患者保持平卧位，注意保暖。观察心率、呼吸及肺部呼吸音的变化，如有心力衰竭应协助患者取坐位，安慰患者，使其保持安静，并积极协助抢救工作。

（3）用药护理：遵医嘱用药，使用 β 受体阻滞剂的患者，注意监测心率、血压的变化；应用利尿剂的患者，注意观察尿量和电解质变化；胸痛患者给予吗啡镇痛时，注意观察有无呼吸抑制、疼痛有无好转。

（4）并发症的护理：临床发现约 1/3 患者于发病时出现肺水肿、心源性休克及室性心律失常等严重心脏综合征。出现急性心力衰竭时，应保持室内环境安静，减少不良刺激，严密观察患者呼吸频率、深度、意识、皮肤色泽及温度，注意有无肺部啰音并监测血气分析。协助患者取端坐位，使其双腿下垂以减少静脉回流，给予高流量鼻导管吸氧 6～8L/min，重症患者应用面罩呼吸机加压给氧。应用血管扩张药时要注意输液速度，监测血压变化，防止低血压的发生。严重左心功能不全导致低血压，并进展为心源性休克者，应尽早配合医生实施主动脉球囊反搏治疗。

（5）冠脉造影和左心室造影护理：应激性心肌病的患者临床症状、心电图、心肌酶等改变类似于急性心肌梗死，应尽快行冠状动脉造影术检查协助诊治。造影前，充分做好术前准备，完善术前各项检查，如凝血功能、血常规、肾功能等。

（6）心理护理：应激性心肌病的患者认为自己病情严重，易产生焦虑、恐惧、紧张、悲观心理等，应先向患者及其家属做好解释工作，讲明病情与情绪的利害关系。安慰患者，帮助解除思想顾虑和紧张情绪，使其树立战胜疾病的信心，充分配合治疗。

（七）健康教育

本病预后较好，心功能及左心室运动异常一般在数周内迅速恢复，部分患者有可能再次发作。本病的预防主要是避免各种应激因素，避免精神情绪的过度激动，避免过度劳累，遵医嘱服药；其次是做好冠心病各项危险因素的预防。嘱患者定期复诊，症状加重时立即就诊，防止病情进展、恶化。

（秦建丽）

第五节　冠状动脉粥样硬化性心脏病护理

一、心绞痛

(一)概述

心绞痛是指冠状动脉供血不足导致心肌急剧的、暂时的缺血与缺氧的临床综合征。其典型特点为阵发性的前胸压榨性疼痛,主要位于胸骨后部,可放射至心前区和左上肢尺侧,常发生于劳力负荷增加时,持续数分钟,休息或用硝酸酯制剂后症状消失。心绞痛是冠心病中一个常见类型。

分型:心绞痛可分为若干类型。目前多采用 WHO 分型和 Braunwald 分型。前者是按心绞痛的发作性质进行分型,后者则按心绞痛的发作状况进行分型,分型是为了便于理解心绞痛的不同发病机制以指导治疗和方便临床使用。

1.WHO 心绞痛分型

(1)劳力性心绞痛:是由运动或其他心肌需氧量增加情况所诱发的心绞痛。包括 3 种类型:①稳定型劳力性心绞痛;②初发型劳力性心绞痛;③恶化型劳力性心绞痛。

(2)自发性心绞痛:与劳力性心绞痛相比,疼痛持续时间一般较长,程度较重,且不易为硝酸甘油所缓解。包括 4 种类型:①卧位型心绞痛;②变异型心绞痛;③中间综合征;④梗死后心绞痛。

(3)混合性心绞痛:劳力性和自发性心绞痛同时并存。

2.Braunwald 心绞痛分型

(1)稳定型心绞痛。

(2)不稳定型心绞痛。

(3)变异型心绞痛。

这两种分型表面上看是有区别的,但实际上又是相容的。WHO 分型中除了稳定型劳力性心绞痛外均为不稳定型心绞痛,此广义不稳定型心绞痛除去变异型心绞痛即为 Braunwald 分型的不稳定型心绞痛。

(二)稳定型心绞痛

稳定型心绞痛即稳定型劳力性心绞痛,又称为普通型心绞痛,是最常见的心绞痛。指由心肌缺血缺氧引起的典型心绞痛发作,其临床表现在 1～3 个月内相对稳定,即每天和每周疼痛发作次数大致相同,诱发疼痛的劳力和情绪激动程度相同,每次发作疼痛的性质和疼痛部位无改变,疼痛时限相仿,用硝酸甘油后也在相近时间内发生疗效。

1.病因与发病机制

本病的基本病因是冠状动脉粥样硬化。

心脏的营养和氧几乎全部由冠状循环供应,正常情况下,冠状循环具有很大的储备能力,在剧烈体力活动、情绪激动等对氧的需求增加时,冠状动脉可适当扩张,以增加血流量(可增加

6~7倍)来保证供求平衡,因此正常人在上述情况下不出现心绞痛。

冠状动脉粥样硬化后,导致管腔狭窄、扩张性减弱,一旦劳累、激动、心力衰竭等因素使心脏负荷增加,心肌耗氧量增加时,对血液的需求相应增多,而狭窄或痉挛的冠脉则不能明显增加血流量,以致心肌供血不足而引起心绞痛。

在心肌缺氧的情况下,心肌内积聚过多的酸性代谢产物,如乳酸、磷酸、丙酮酸等,或类似激肽物质,刺激心脏内自主神经的传入纤维末梢,经1~5胸交感神经节和相应的脊髓段,传到大脑,产生疼痛感觉。这种感觉常投射到与自主神经进入水平相同脊髓段的脊神经所分布的皮肤区域,产生牵涉痛,故心绞痛常表现为胸骨后疼痛并放射至左肩、臂和手指,而多不在心脏解剖位置处。

2.临床表现

(1)症状:以发作性胸痛为主要临床表现,典型的疼痛特点如下。

1)部位:典型稳定型心绞痛疼痛主要在胸骨体中段或上段之后,可波及心前区,疼痛有手掌大小范围,界限不很清楚,常放射至左肩、左臂内侧达小指和无名指,或至颈、咽及下颌部。不典型的心绞痛,疼痛可位于胸骨体下段,左心前区或上腹部,放射至颈、下颌、左肩胛部或右前胸,疼痛可很轻或仅有左前胸不适或发闷感。

2)性质:常为紧缩、发闷、烧灼或压迫窒息性疼痛,而非"绞痛"或刀割样、针刺样,偶伴濒死感,常迫使患者立即停止活动,直至症状缓解。

3)持续时间:发作时,疼痛逐渐加重,然后逐渐缓解,历时1~5分钟,很少超过15分钟,可数天或数周发作1次,也可1天内多次发作。

4)缓解方式:休息或含服硝酸甘油片在2分钟内(很少超过5分钟)可缓解。

5)诱因:以体力劳累为主,其次是情绪激动。饱餐、寒冷刺激、吸烟、贫血、心动过速、休克等也可诱发。疼痛发生在劳力或激动的当时,而不是其后。晨间痛阈低,轻微劳力如刷牙、剃须、步行、排便即可引起发作;上午及下午痛阈提高,则较重的劳力也可不诱发。

(2)体征:不发作时,无特殊表现。心绞痛发作时,患者表情焦虑、面色苍白、皮肤冷或出汗,常见心率增快、血压可略增高或降低。心尖部听诊有时出现第四心音或第三心音奔马律。可有暂时性心尖部收缩期杂音,是乳头肌缺血以致功能失调引起二尖瓣关闭不全所致。

3.辅助检查

(1)心电图检查:心绞痛发作时,可出现暂时性心肌缺血引起的ST段移位。因心内膜下心肌更容易缺血,故常见以R波为主的导联中ST段压低(≥0.1mV),T波低平或倒置,发作缓解后恢复。约半数病患者静息时心电图在正常范围,可考虑进行心电图运动负荷试验和心电图连续动态监测,以提高缺血性心电图改变的检出率。心电图运动负荷试验时心电图出现ST段水平或下斜型压低≥0.1mv,持续2分钟为运动试验阳性标准。记录患者在正常活动状态下的24小时心电图,可从中发现心电图ST-T波改变及各种心律失常,将其出现时间与患者的活动和症状相对照。

(2)冠状动脉造影:可显示冠状动脉狭窄病变的部位、范围、程度,具有确诊价值。

(3)放射性核素检查:利用放射性铊心肌显像所示灌注缺损提示心肌供血不足或血供消失,对心肌缺血诊断较有价值。

（4）MDCT：MDCT即多排螺旋计算机体层摄影，进行冠状动脉三维重建，有助于冠状动脉病变的诊断。

4.诊断

根据典型的发作性胸痛，结合年龄和存在的冠心病危险因素，一般即可建立心绞痛诊断。症状不典型者可考虑做心电图运动负荷试验。选择性冠状动脉造影可确诊。对已确诊为心绞痛的患者尚须进一步作出临床分型以利于判断病情轻重、选择合适的治疗手段和正确估计疗效及预后。

5.治疗

（1）发作时的治疗。

1）休息：发作时应立即休息，一般患者停止活动后症状可消失。

2）药物治疗：宜选用作用较快的硝酸酯制剂，这类药物除可扩张冠状动脉增加冠状动脉血流量外，还可扩张外周血管，减轻心脏负荷，从而缓解心绞痛。①硝酸甘油0.3～0.6mg舌下含化，1～2分钟内显效，约30分钟后作用消失。②硝酸异山梨酯5～10mg，舌下含化，2～5分钟显效，作用维持2～3小时。

（2）缓解期的治疗。

1）一般治疗：避免诱因，调节饮食，调节日常生活及工作量，减轻精神负担，合理运动。治疗相关疾病，如高血压、糖尿病、高脂血症、贫血等。

2）药物治疗。

抗心绞痛药物：选用作用持久、不良反应小的抗心绞痛药物，可单独或交替联合使用。①硝酸酯制剂：主要作用为扩张静脉减少回心血量，减轻心脏前负荷，心肌耗氧量减少；扩张冠状动脉，改善缺血区心肌血供。常用药物有硝酸异山梨酯及其缓释制剂、5-单硝酸异山梨酯、长效硝酸甘油制剂等口服制剂。2％硝酸甘油油膏或橡皮膏贴片用于胸前、上臂皮肤而缓慢吸收，可用于预防夜间心绞痛发作。②β受体阻滞剂：抗心绞痛的作用主要通过减慢心率，降低血压，降低心肌的收缩力，降低心肌耗氧量。常用药物有美托洛尔、普萘洛尔（心得安）、阿替洛尔（氨酰心安）等口服。对低血压、支气管哮喘、心动过缓、二度或以上房室传导阻滞的患者不宜应用。③钙通道阻滞剂：抑制钙离子进入细胞内，抑制心肌收缩，减少氧耗；并通过扩张冠状动脉，扩张外周血管、减轻心脏负荷，从而缓解心绞痛，还可以降低血黏度、抗血小板聚集，改善心肌的微循环。对变异型心绞痛效果较好。常用药物有维拉帕米、硝苯地平缓释制剂、地尔硫䓬。

抗血小板聚集药物：阿司匹林可以抑制血小板在粥样斑块上的聚集，防止血栓形成。每天75～100mg的阿司匹林可降低稳定型心绞痛患者发生心肌梗死等的危险，无禁忌证的患者均应服用。其他抗血小板药如氯吡格雷或噻氯匹定可用于阿司匹林过敏或不能使用者。双嘧达莫（潘生丁）可引起"冠状动脉窃血"，反而使心肌缺血加重，目前不推荐使用。

调整血脂药物：可选用他汀类、贝特类等药物，治疗目标水平应达到总胆固醇（TC）＜4.68mmol/L（180mg/dL）、三酰甘油（TG）＜1.69mmol/L（150mg/dL）、低密度脂蛋白胆固醇（LDL-C）＜2.60mmol/L（100mg/dL）。

中医药治疗：如活血化瘀法、芳香温通法、祛痰通络法、针刺或穴位按摩等。

(3)外科治疗:可行主动脉—冠状动脉旁路移植术。

(三)不稳定型心绞痛

不稳定型心绞痛(UAP)指介于稳定型心绞痛与心肌梗死之间的临床状态,包括了除稳定型心绞痛以外的初发型、恶化型劳力性心绞痛和各种自发性心绞痛。由于不稳定型心绞痛的病情变化多端,可逆转为稳定型心绞痛,也可能迅速进展为急性心肌梗死甚至猝死,因此,对其正确认识与处理,具有重要的临床意义。

1.病因与发病机制

本型是由于冠状动脉内不稳定的粥样斑块发生了内膜下出血、斑块纤维帽出现裂隙、表面有血小板聚集和(或)刺激冠状动脉痉挛,引起的急性或亚急性心肌供血供氧减少,导致缺血性心绞痛。

2.临床表现

不稳定型心绞痛的胸痛部位、性质与稳定型心绞痛相似,表现如下。

(1)静息状态下或夜间发作心绞痛,常持续 20 分钟以上。

(2)原有稳定型心绞痛在 1 个月内疼痛发作的频率增加、程度加重、时限延长、疼痛放射至新的部位。

(3)1 个月之内新发生的由较轻负荷所诱发的心绞痛且程度严重。

发作时有出汗、面色苍白湿冷、恶心呕吐、心动过速、呼吸困难、出现第三心音或第四心音。原来可以缓解心绞痛的措施无效或不完全有效。

在一些患者中,缺血性不稳定型心绞痛发作与明显的诱发因素有关,例如贫血、感染、甲状腺功能亢进或心律失常。因此这种情况称为继发性不稳定型心绞痛。

临床上根据不稳定型心绞痛的严重程度不同,分为低危组、中危组和高危组。低危组是指新发生的或是原有劳力性心绞痛恶化加重,发作时 ST 段下移≤1mm,持续时间<20 分钟;中危组指就诊前 1 个月内(但近 48 小时内未发)发作 1 次或数次,静息心绞痛及梗死后心绞痛,发作时 ST 段下移>1mm,持续时间<20 分钟;高危组指就诊前 48 小时内反复发作,静息心电图 ST 段下移>1mm,持续时间>20 分钟。

3.辅助检查

(1)心电图:应在症状出现 10 分钟内进行。UAP 发作时有一过性 ST 段偏移和(或)T 波倒置。若心电图变化持续 12 小时以上,则提示发生非 ST 段抬高心肌梗死。

(2)心肌损伤标志物:用以区分 UAP 与非 ST 段抬高心肌梗死。UAP 时,心肌损伤标志物一般无异常增高。

4.治疗要点

急性期治疗目标是迅速缓解胸痛,改善心肌缺血,稳定粥样斑块。

(1)一般治疗:患者入住监护病室,卧床休息至少 12 小时,给予持续心电监护。有明确低氧血症(动脉血氧饱和度低于 92%)或存在左室功能衰竭时可给予吸氧。缓解焦虑情绪,必要时给予小剂量镇静剂或抗焦虑药物,常用苯二氮草类。

(2)止痛:立即舌下含化硝酸甘油 0.3～0.6mg,继以硝酸甘油持续静脉滴注,直至症状缓解或平均压降低 10%但收缩压不低于 90mmHg,疼痛症状消失 24 小时后改用口服制剂或皮肤贴剂。若经过上述处理后胸痛仍不缓解,可用吗啡 10mg 稀释成 10mL,每次 2～3mL 静脉注射。有使用吗啡禁忌证(低血压或吗啡过敏)的患者可用哌替啶来代替。根据患者有无并发症等具体情况,选用钙通道阻滞剂或 β 受体阻滞剂等。

(3)抗栓治疗:若无禁忌证,及时应用阿司匹林,起始负荷剂量为 160～325mg(非肠溶剂),首剂嚼服,以加快其吸收,迅速抑制血小板激活状态,以后改用小剂量长期维持。

(4)抗凝治疗:应用肝素或低分子肝素以防止血栓形成,阻止病情进展为心肌梗死。

(5)急诊冠状动脉介入治疗:不稳定型心绞痛经治疗病情稳定,出院后应继续强调抗栓和降脂治疗以促使斑块稳定。缓解期的进一步检查及长期治疗方案与稳定型劳力性心绞痛相同。

(四)护理

1.护理诊断

(1)疼痛:胸痛与心肌缺血、缺氧有关。

(2)活动无耐力:与心肌氧的供需失调有关。

(3)焦虑:与心绞痛反复频繁发作有关。

(4)知识缺乏:缺乏控制诱发因素及预防心绞痛发作的知识。

(5)潜在并发症:心肌梗死。

2.护理措施

(1)一般护理:发作时应立即休息,同时舌下含服硝酸甘油。缓解期可适当活动,避免剧烈运动,保持情绪稳定。秋、冬季外出应注意保暖。对吸烟患者应鼓励戒烟,以免加重心肌缺氧。

(2)病情观察:了解患者发生心绞痛的诱因,发作时疼痛的部位、性质、持续时间、缓解方式、伴随症状等。发作时应尽可能描记心电图,以明确心肌供血情况。如症状变化应警惕急性心肌梗死的发生。

(3)用药护理:应用硝酸甘油时,嘱咐患者舌下含服,或嚼碎后含服,应在舌下保留一些唾液,以利于药物迅速溶解而吸收。含药后应平卧,以防低血压的发生。服用硝酸酯类药物后常有头胀、面红、头晕、心悸等血管扩张的表现,一般持续用药数天后可自行好转。对于心绞痛发作频繁或含服硝酸甘油效果不好的患者,可静脉滴注硝酸甘油,但注意滴速,需监测血压、心率变化,以免造成血压降低。青光眼、低血压者禁忌。

(4)饮食护理:给予低热量、低脂肪、低胆固醇、少糖、少盐、适量蛋白质、丰富的维生素饮食,宜少食多餐,不饮浓茶、咖啡,避免辛辣刺激性食物。

(5)健康教育。

1)饮食指导:告诉患者宜摄入低热量、低动物脂肪、低胆固醇、少糖、少盐、适量蛋白质食物,饮食中应有适量的纤维素和丰富的维生素,宜少食多餐,不宜过饱,不饮浓茶,咖啡,避免辛辣刺激性食物。肥胖者控制体重。

2)预防疼痛:寒冷可使冠状动脉收缩,加重心肌缺血,故冬季外出应注意保暖。告知患者洗澡不要在饱餐或饥饿时进行,洗澡水温不要过冷或过热,时间不宜过长,不要锁门,以防意外。有吸烟习惯的患者应戒烟,因为吸烟产生的一氧化碳影响氧合,加重心肌缺氧,引发心绞痛。

3)活动与休息：合理安排活动和休息缓解期可适当活动,但应避免剧烈运动(如快速登楼、追赶汽车),保持情绪稳定,避免过劳。

4)定期复查：定期检查心电图、血脂、血糖情况,积极治疗高血压、控制血糖和血脂。如出现不适疼痛加重,用药效果不好,应到医院就诊。

5)按医嘱服药：平时要随身携带保健药盒(内有保存在深色瓶中的硝酸甘油等药物)以备急用,并注意定期更换。学会自我监测药物的不良反应,自测脉率、血压,密切观察心率、血压变化,如发现心动过缓应到医院调整药物。

二、心肌梗死

心肌梗死(MI)是心肌的缺血性坏死,指在冠状动脉粥样硬化基础上,冠状动脉内继发血栓形成,导致冠状动脉供血急剧减少或中断,使相应部位的心肌严重而持久地缺血,导致心肌坏死。临床表现为剧烈而持久的胸骨后疼痛、发热、白细胞计数和血清心肌损伤标志物增高,特征性心电图改变,并可出现严重心律失常、心源性休克和心力衰竭等。它是急性冠脉综合征(ACS)的严重类型。

(一)病因与发病机制

心肌梗死的基本病因是冠状动脉粥样硬化。当冠脉动脉管腔严重狭窄＞75％,而侧支循环尚未充分建立时,一旦因继发血栓形成,血液供应急剧减少或中断,使心肌严重而持久地急性缺血20分钟以上,即可发生心肌梗死。

(二)临床表现

1.先兆症状

有半数以上的患者在发病前数天至数周出现乏力、胸部不适以及活动时心悸、气促、心绞痛等症状。其中以新发心绞痛或恶化型心绞痛最突出。此时心电图呈明显缺血性改变。如发现不稳定心绞痛先兆并及时住院处理,可使部分患者避免发生心肌梗死。

2.症状

(1)疼痛：这是最早、最为突出的表现。其部位、性质及放射大多与心绞痛相似,但程度更重,患者常有濒死感、烦躁不安、大汗淋漓。时间长达数小时或数天,服用硝酸甘油及休息后,疼痛不能缓解。常发生于清晨或安静时,多数诱因不明显。少数患者疼痛可向颈部、上腹部、背部等处放射。个别心肌梗死患者可无疼痛,开始即表现为心功能衰竭或休克。

(2)全身表现：有发热、心动过速、白细胞增多和红细胞沉降率增快等,一般在疼痛发生后24～48小时出现,由心肌坏死组织吸收所致。

(3)胃肠道症状：疼痛剧烈时有恶心、呕吐和上腹部胀痛感,与迷走神经受坏死心肌刺激和心排血量降低使组织缺氧有关。

(4)早期严重并发症。

1)心律失常：绝大多数患者并发有心律失常,多发生在发病48小时内,尤以24小时内发生率最高。前壁心肌梗死易发生室性心律失常,以室性期前收缩最多见,特别是成对的、频发的、多源的或呈 R on T 现象的室早及短暂的、阵发性室速,多为心室颤动的先兆。下壁心肌梗死易发生房室传导阻滞。

2）低血压和休克：因心肌广泛性坏死，心排血量急剧下降所致。疼痛时血压下降，若疼痛缓解而收缩压仍低于80mmHg，患者表现为面色苍白、血压下降、脉搏细速、大汗淋漓、烦躁不安、皮肤湿冷、尿量减少、反应迟钝，则为休克表现。如无其他原因，应考虑心源性休克。

3）心力衰竭：绝大多数为急性左心衰竭，重者出现急性肺水肿。右心室心肌梗死者可能出现右心衰竭的表现，伴血压下降。

3.体征

（1）血压：除极早期血压可升高外，几乎所有患者都有血压降低表现。

（2）患者可出现心律失常、休克、心功能不全的相应体征。

（3）心脏体征：心率多增快，少数患者可减慢，心律不齐，第一心音减弱，可闻及第四心音或第三心音奔马律，部分患者在心前区可闻及收缩期杂音或收缩中晚期喀喇音（二尖瓣乳头肌功能失调或断裂）。也有部分患者可在第2～3天出现心包摩擦音（反应性纤维性心包炎）。

4.其他并发症

（1）乳头肌功能失调或断裂：总发生率为50%，二尖瓣乳头肌因缺血、坏死导致二尖瓣脱垂或关闭不全。轻者可恢复，重者迅速出现左心衰竭、急性肺水肿，常于数天内死亡。

（2）心脏破裂：这是严重而致命的并发症，发生率极少，常在起病1周内出现。患者多因心室游离壁或室间隔穿孔造成心包积血，引起急性心脏压塞而死。

（3）心室壁瘤：其主要见于左心室，发生率为5%～20%。它是由于心肌梗死愈合过程中，坏死的心肌由纤维组织代替而丧失收缩功能，心室收缩时局部膨胀而形成。超声心动图提示局部反常运动。

（4）心肌梗死后综合征：心梗后数周至数月出现，可反复发生，表现为心包炎、胸膜炎或肺炎等，主要表现有发热、胸痛、心包摩擦音。可能为机体对坏死物质的过敏反应。

（三）辅助检查

1.心电图

急性心肌梗死患者做系列心电图检查时，可记录到典型的心电图动态变化，是临床上进行急性心肌梗死检出和定位的重要检查。

2.血清心肌损伤标志物检查

肌酸磷酸激酶同工酶（CK-MB）增高是反映急性坏死的指标。肌钙蛋白T（cTnT）或肌钙蛋白I（cTnI）诊断心肌梗死的敏感性和特异性均极高。血肌红蛋白增高，其出现最早而恢复也快，但特异性差。

3.放射性核素检查

可显示心肌梗死的部位和范围，判断是否有存活心肌。

4.超声心动图

了解心室壁运动及左心室功能，帮助除外主动脉夹层，诊断室壁瘤和乳头肌功能失调等。

5.磁共振成像

可评价心肌梗死的范围以及评估左心室功能。

6.选择性冠状动脉造影

可明确冠状动脉闭塞的部位,为决定下一步血运重建策略提供依据。

(四)诊断

世界卫生组织(WHO)的急性心肌梗死诊断标准:依据典型的临床表现、特征性的心电图表现、血清心肌损伤标志物水平动态改变,3 项中具备 2 项,特别是后 2 项即可确诊。

2012 年召开的欧洲心脏病学会(ESC)年会上公布了第三版更新的心肌梗死全球统一诊断标准:检测到心肌损伤标志物,尤其是肌钙蛋白(cTn)升高和(或)下降,至少有一次超出正常参考值上限,并且至少伴有下列一项证据:①心肌缺血的症状;②新发的或推测新发的显著 ST-T 改变或新出现的左束支传导阻滞(LBBB);③心电图出现病理性 Q 波;④影像学检查发现新发的心肌丢失或新发的节段性室壁运动异常;⑤冠脉造影或尸检发现冠脉内存在新鲜血栓。

(五)治疗

早发现、早入院治疗,缩短因就诊、检查、处置、转运等延误的治疗时间。原则是尽早使心肌血液再灌注,挽救濒死心肌,保护和维持心脏功能;及时处理严重心律失常、泵衰竭和各种并发症,防止猝死,注重二级预防。

1.一般治疗

(1)休息:应绝对卧床休息,保持环境安静,防止不良刺激,解除患者焦虑。

(2)给氧。

(3)监测:急性期应常规给予心电监测 3～5 天,除颤器处于备用状态。严重心力衰竭者应监测肺毛细血管压和静脉压。

(4)抗血小板药物治疗。

2.解除疼痛

根据疼痛程度选择不同药物尽快解除疼痛,并注意观察用药后反应。

3.再灌注心肌

及早再通闭塞的冠状动脉使心肌得到再灌注,是 ST 段抬高心肌梗死(STEMI)治疗最为关键的措施,可挽救濒死心肌,缩小心肌梗死的范围,从而显著改善患者预后。包括溶栓治疗、介入治疗、冠状动脉搭桥术(CABG)。

4.其他药物治疗

(1)β受体阻滞剂、ACEI、CCB:有助于改善恢复期心肌重构,减少 AMI 病死率。

(2)他汀类调脂药物:宜尽早应用,除了对低密度脂蛋白胆固醇(LDL-C)降低带来的益处外,他汀类药物还通过抗炎、改善内皮功能和稳定斑块等作用达到二级预防作用。

5.抗心律失常治疗

心律失常必须及时消除,以免演变为严重心律失常甚至导致猝死。

6.抗低血压和心源性休克治疗

包括维持血容量、应用升压药、应用血管扩张药、纠正酸中毒及电解质紊乱等。上述治疗无效时,可用主动脉内球囊反搏(IABP)增加冠状动脉灌流,降低左心室收缩期负荷。

7.治疗心力衰竭

主要是治疗急性左心衰竭,以应用利尿剂为主,也可选用血管扩张药减轻左心室的前、后负荷。

8.抗凝疗法

无论是否采用再灌注治疗,均应给予抗凝治疗,药物的选择视再灌注治疗方案而定。

(六)护理

1.专科护理评估

(1)身体评估。

1)一般状态:评估患者的意识状况,尤其注意有无面色苍白、表情痛苦、大汗或意识模糊、反应迟钝甚至晕厥等表现。评估患者BMI、腰围、腹围以及睡眠、排泄物形态有无异常。

2)生命体征:评估患者体温、心率、心律、呼吸、血压、血氧饱和度有无异常。

(2)病史评估。

1)评估患者年龄、性别、职业、饮食习惯、有无烟酒嗜好、家族史及锻炼习惯。

2)评估患者此次发病有无明显的诱因、胸痛发作的特征,尤其是起病的时间、疼痛程度、是否进行性加重,有无恶心、呕吐、乏力、头晕、呼吸困难等伴随症状,是否有心律失常、休克、心力衰竭的表现。了解患病后的诊治过程,是否规律服药、服药种类以及服药后反应。评估患者对疾病知识及诱因相关知识的掌握程度、合作程度、心理状况(如患者有无焦虑、抑郁等表现)。

3)评估患者心电图变化。

ST段抬高性心肌梗死的特征性改变:①面向坏死区的导联ST段抬高呈弓背向上型,面向透壁心肌坏死区的导联出现宽而深的Q波,面向损伤区的导联上出现T波倒置;②在背向心肌坏死区的导联出现相反的改变,即R波增高、ST段压低和T波直立并增高。

非ST段抬高性心肌梗死的特征性改变:①无病理性Q波,有普遍性ST段压低≥0.1mV,但aVR导联(有时还有V_1导联)ST段抬高,或对称性T波倒置;②无病理性Q波,也无ST段变化,仅有T波倒置变化。

ST段抬高性心肌梗死的心电图演变:①急性期起病数小时内可无异常或出现异常高大两支不对称的T波;②急性期起病数小时后,ST段明显抬高呈弓背向上型,与直立的T波连接,形成单相曲线;数小时至2天内出现病理性Q波,同时R波减低;③亚急性期改变若早期不进行干预,抬高的ST段可在数天至2周内逐渐回到基线水平,T波逐渐平坦或倒置;④慢性期改变数周至数月后,T波呈V形倒置,两支对称,T波倒置可永久存在,也可在数月至数年内逐渐恢复。

ST段抬高性心肌梗死的定位:ST段抬高性心肌梗死的定位和范围可根据出现特征性改变的导联来判断。

4)评估心肌损伤标志物变化。①心肌肌钙蛋白I(cTnI)或T(cTnT):是诊断心肌坏死最特异和敏感的首选指标,起病2小时后升高。cTnI于10~24小时达峰值,7~10天降至正常;cTnT于24~48小时达峰值,10~14天降至正常。②CK-MB:对判断心肌坏死的临床特异性较高,在起病后4小时内增高,16~24小时达峰值,3~4天恢复正常。适用于早期诊断和再发心肌梗死的诊断,还可用于判断溶栓效果。③肌红蛋白:有助于早期诊断,但特异性差,起病后

2 小时内即升高,12 小时内达峰值,24～48 小时内恢复正常。

　　5)评估患者管路的情况,判断有无管路滑脱的可能。

　　(3)评估患者的活动能力,判断患者发生跌倒、坠床、压疮的危险程度。

　　2.护理措施

　　(1)急性期的护理。

　　1)入院后遵医嘱给氧,氧流量为 3～5L/min,可减轻气短、疼痛或焦虑症状,有利于心肌氧合。

　　2)心肌梗死早期易发生心律失常、心率和血压的波动,立即给予心电监护,同时注意观察患者神志、呼吸、出入量、末梢循环情况等。

　　3)立即进行 22 导联心电图检查,初步判断梗死位置并采取相应护理措施:前壁心肌梗死患者应警惕发生心功能不全,注意补液速度,观察有无呼吸困难、咳嗽、咳痰等症状。如前壁梗死面积较大影响传导系统血供者,也会发生心动过缓,应注意心率变化;下壁、右室心梗患者易发生低血压、心动过缓、呕吐等,密切观察心率、血压变化,遵医嘱调整用药,指导患者恶心时将头偏向一侧,防止误吸。

　　4)遵医嘱立即建立静脉通路,及时给予药物治疗并注意用药后反应。

　　5)遵医嘱采血,做床旁心肌损伤标志物检查,一般先做肌红蛋白和 cTnI 检测。

　　6)遵医嘱给予药物负荷剂量,观察用药后反应,如有呕吐,观察呕吐物性质、颜色,观察呕吐物内有无之前已服药物,并通知医生。

　　7)如患者疼痛剧烈,遵医嘱给予镇痛药物,如吗啡、硝酸酯类药物,同时观察患者血压变化及有无呼吸抑制的发生。

　　8)拟行冠状动脉介入治疗的患者给予双侧腕部及腹股沟区备皮准备,备皮范围为双上肢腕关节上 10cm、从脐下到大腿中上 1/3,两侧至腋中线,包括会阴部。

　　9)在患者病情允许的情况下简明扼要地向患者说明手术目的、穿刺麻醉方法、术中出现不适如何告知医生等,避免患者因手术引起进一步紧张、焦虑。

　　10)接到导管室通知后,立即将患者转运至导管室,用过床易将患者移至检查床上,避免患者自行挪动加重心肌氧耗。

　　11)介入治疗后如患者使用血小板糖蛋白 GPⅡb/Ⅲa 受体阻滞剂(如替罗非班)药物治疗,注射低分子肝素者应注意用量减半,同时应观察患者的皮肤、牙龈、鼻腔黏膜等是否有出血、瘀斑,穿刺点是否不易止血等,必要时通知医生,遵医嘱处理。

　　12)遵医嘱根据发病时间定期复查心电图及心肌酶,观察动态变化。

　　(2)一般护理。

　　1)休息:发病 12 小时内绝对卧床休息、避免活动,并保持环境安静。告知患者及其家属,休息可以降低心肌氧耗量,有利于缓解疼痛,以取得合作。

　　2)给氧:遵医嘱鼻导管给氧,2～5L/min,以增加心肌氧供。吸氧过程中避免患者自行摘除吸氧管。

　　3)饮食:起病后 4～12 小时内给予流食,以减轻胃扩张。随后遵医嘱过渡到低脂、低胆固醇、高维生素、清淡、易消化的治疗饮食,少量多餐,患者病情允许时告知其治疗饮食的目的和作用。

4)准备好急救用物。

5)排泄的护理:及时增加富含纤维素的水果、蔬菜的摄入,按摩腹部以促进肠蠕动;必要时遵医嘱使用缓泻剂;告知患者不要用力排便。

(3)病情观察。

1)遵医嘱每天检查心电图,标记胸前导联位置观察心电图的动态变化。患者出现症状时及时行心电图检查。

2)给予持续心电监护,密切观察患者心率、心律、血压、氧饱和度的情况。24小时更换电极片及粘贴位置,避免影响监护效果,减少粘胶过敏发生。按照护理级别要求定时记录各项指标数值,如有变化及时通知医生。

3)保证输液通路通畅,观察输液速度,定时观察输液泵工作状态,确保药液准确输注,观察穿刺部位,预防静脉炎及药物渗出。

4)严格记录患者出入量,防止患者体液过多增加心脏负荷。

5)嘱患者呕吐时将头偏向一侧,防止发生误吸。

(4)用药护理。

1)应用硝酸甘油时,应注意用法是否正确、胸痛症状是否改善;使用静脉制剂时,遵医嘱严格控制输液速度,观察用药后反应,同时告知患者由于药物扩张血管会导致面部潮红、头部胀痛、心悸等不适,以解除患者顾虑。

2)应用他汀类药物时,定期监测血清氨基转移酶及肌酸激酶等生化指标。

3)应用阿司匹林时,建议饭后服用,以减轻恶心、呕吐、上腹部不适或疼痛等胃肠道症状。观察患者是否出现皮疹、皮肤黏膜出血等不良反应,如发生及时通知医生。

4)应用β受体阻滞剂时,监测患者心率、心律、血压变化,同时嘱患者在改变体位时动作应缓慢。

5)应用低分子肝素等抗凝药物时,注意观察口腔黏膜、皮肤、消化道等部位出血情况。

6)应用吗啡的患者,应观察患者有无呼吸抑制,以及使用后疼痛程度改善的情况。

(5)并发症护理。

1)猝死急性期:严密进行心电监护,以及时发现心率及心律变化。发现频发室性期前收缩、室性心动过速、多源性或R on T现象的室性期前收缩及严重的房室传导阻滞时,应警惕发生室颤或心脏骤停、心源性猝死,需立即通知医生并协助处理,同时遵医嘱监测电解质及酸碱平衡状况,备好急救药物及抢救设备。

2)心力衰竭:AMI患者在急性期由于心肌梗死对心功能的影响可发生心力衰竭,特别是急性左心衰竭。应严密观察患者有无呼吸困难、咳嗽、咳痰、少尿、低血压、心率加快等,严格记录出入量。嘱患者避免情绪激动、饱餐、用力排便。发生心力衰竭时,需立即通知医生并协助处理。

3)心律失常:心肌梗死后室性异位搏动较常见,一般不需要做特殊处理。应密切观察心电监护变化,如患者有心力衰竭、低血压、胸痛伴有多形性室速、持续性单形室速,应及时通知医生,并监测电解质变化。如发生室颤,应立即协助医生除颤。

4)心源性休克:密切观察患者心电监护及血流动力学(如中心静脉压、动脉压)监测指标,定时记录数值,遵医嘱给予补液治疗及血管活性药物,并观察给药后效果、患者尿量、血气指标等变化。

（6）心理护理：急性心肌梗死患者胸痛程度异常剧烈，有时可有濒死感，患者常表现出紧张不安、焦虑、惊恐心理，应耐心倾听患者主诉，向患者解释各种仪器、监测设备的使用及治疗方法、需要患者配合的注意事项等，以减轻患者的心理压力。

（七）健康教育

发生心肌梗死后必须做好二级预防，以预防心肌梗死再发。嘱患者合理膳食、戒烟、限酒，适度运动，保持心态平和，坚持服用抗血小板药物、β受体阻滞剂、他汀类调脂药及 ACEI，控制高血压及糖尿病等危险因素，并定期复查。

除上述二级预防所述各项内容外，在日常生活中还要注意以下几点。

（1）避免过度劳累，逐步恢复日常活动，生活规律。

（2）放松精神，愉快生活，对任何事情要能泰然处之。

（3）不要在饱餐或饥饿的情况下洗澡。洗澡时水温最好与体温相当，时间不宜过长。冠心病程度较严重的患者洗澡时，应在他人帮助下进行。

（4）在严寒或强冷空气影响下，冠状动脉可发生痉挛而诱发急性心肌梗死。所以每遇气候恶劣时，冠心病患者要注意保暖或适当防护。

（5）急性心肌梗死患者在排便时，因屏气用力可使心肌耗氧量增加、加重心脏负担，易诱发心搏骤停或室颤甚至致死，因此要保持大便通畅，防止便秘。

（6）要学会识别心肌梗死的先兆症状并能正确处理。心肌梗死患者约 70％有先兆症状，主要表现为：①既往无心绞痛的患者突然发生心绞痛，或原有心绞痛的患者无诱因性发作、发作后症状突然明显加重；②心绞痛性质较以往发生改变、时间延长，使用硝酸甘油不易缓解；③疼痛伴有恶心、呕吐、大汗或明显心动过缓或过速；④心绞痛发作时伴气短、呼吸困难；⑤冠心病患者或老年人突然出现不明原因的心律失常、心力衰竭、休克或晕厥等情况时都应想到心肌梗死的可能性。一旦发生，必须认真对待，患者首先应原地休息，保持安静，避免精神过度紧张，同时舌下含服硝酸甘油或吸入硝酸甘油喷雾剂，若 20 分钟胸痛不缓解或出现严重胸痛伴恶心、呕吐、呼吸困难、晕厥时，应拨打 120。

（秦建丽）

第六节　先天性心脏病护理

一、房间隔缺损

房间隔缺损（ASD）是最常见的先天性心脏病之一，在先天性心脏病中占第 5 位，为总发病率的 17.7％。约每 13 500 名小于 14 岁的儿童中占 1 例。女性多见，女性与男性之比约为 1.6：1。房间隔缺损的形成是由于原始心房间隔在发生、吸收和融合时出现异常，左右心房之间仍残留未闭的房间孔。房间隔缺损可单独存在，也可与其他心血管畸形合并存在。

（一）病因

房间隔缺损的确切病因还不十分清楚，研究表明，遗传性疾病、孕妇在妊娠 3 个月内患风疹或服用药物反应等,均可能导致房间隔缺损。

(二)病理及分类

在胚胎发育的第 4 周末,原始心腔开始分隔为 4 个房室腔。心房间隔自后上壁中线开始,对向心内膜垫生长,下缘呈新月形,与心内膜垫融合后形成原始房间隔。如在发育过程中受某种因素影响,原始房间隔在与心内膜垫融合前停止生长,即成为原发孔缺损。在原始房间隔与心内膜垫融合前,其上部逐渐吸收,构成两侧心房新的通道,称为继发孔。同时,在原始房间隔右侧出现继发房间隔,向下腔静脉入口生长,与原始房间隔上缘接触形成卵圆窝,如果继发房间隔发育障碍或原始房间隔吸收过多,则上、边缘不能接触,遗留的缺口称为继发孔缺损。房间隔缺损致使左、右心房间隔留存通道,于心房水平发生左向右血液分流。最基本的血流动力学改变是心房水平的左向右分流,早期因肺循环能容纳大量血液,能维持正常的肺动脉压。但长期大量的左向右分流,肺小动脉产生内膜增生和中层肥厚,形成肺动脉高压。如果仍未及时矫治缺损,肺动脉高压不断加重,最后发展为艾森门格综合征。

临床上根据房间隔缺损在右心房的部位不同,将其分为 4 型。

1.卵圆窝型缺损或中央型缺损

最常见,占总数的 5% 以上。与原发孔缺损的重要区别是,前者位于冠状窦口后上方,而后者则位于前下方。

2.低位缺损或下腔型缺损

仅占 10%,其下缘即为下腔静脉口,伴有较大的下腔静脉瓣;手术中易将此瓣误做缺损下缘缝合,导致下腔静脉血液直接回流入左心房。

3.高位缺损或称上腔型缺损、静脉窦型缺损

约占 4%,其上缘为上腔静脉开口,下缘为房间隔,几乎均伴有右上肺静脉异位引流,并使上腔静脉血液同时回流入左、右心房。

4.混合型缺损

缺损巨大,兼有上述两种类型的特点,临床上较为少见。

(三)诊断

1.临床表现

(1)病史、症状:早期无症状,或仅易患呼吸道感染。后可有活动后心悸气短、易疲劳、咳嗽等症状。疾病晚期可出现活动后晕厥、右心衰竭、咯血、发绀。

(2)体征:胸骨左缘第 2、第 3 肋间可闻及Ⅱ～Ⅲ级吹风样收缩期杂音,无震颤。肺动脉区第二心音亢进,伴固定分裂。

2.特殊检查

(1)X 线检查:肺血增多,右心房室增大,肺动脉段突出,主动脉结缩小。大量分流者透视下见"肺门舞蹈"征。

(2)心电图检查:电轴右偏,P 波高。大部分伴有不完全性右束支传导阻滞。

(3)超声心动图:可查出房间隔回声中断的征象,并可确定缺损的类型。

(4)心导管检查:了解心腔各部压力和肺血管阻力,部分病例心导管可通过缺损进入左心房和肺静脉。

（四）鉴别诊断

对临床不十分典型的病例常需与以下疾病鉴别。

1.部分型心内膜垫缺损

心前区能听到二尖瓣反流的收缩期杂音,心电轴左偏,PR 间期延长和 QVF 主波向下的心电图改变,以及超声心动图示原发孔处房间隔回声脱失,常伴有二尖瓣前叶中间裂隙。

2.肺静脉异位引流

部分型肺静脉异位引流常合并房间隔缺损,临床症状较重,因左向右分流量较大容易合并肺动脉高压,右心导管检查时,心导管从右心房进入右肺上或下静脉。

（五）治疗

小缺损在出生后 1 年内有可能自行闭合,1 岁以后自行闭合的可能性很小。房间隔缺损可通过手术完全矫正,手术适宜年龄随缺损大小而异,手术年龄以 5 岁左右最为理想,但缺损大的幼儿期即有充血性心力衰竭者不应受年龄限制及早手术,避免引起肺动脉高压和心内膜炎。病情进入晚期,肺动脉高压和阻力重度增高,甚至造成右向左分流,则属手术禁忌证。

手术方法已取得比较一致的意见,主张在体外循环下直视修补缺损,以获得充裕的时间和良好的显露,使修补更为精细、完全。心外探查注意是否合并左上腔静脉和部分型肺静脉畸形引流。切开右心房后检查冠状静脉窦开口位置,并通过缺损检查二尖瓣及 4 个肺静脉开口,排除原发孔房间隔缺损、三房心和肺静脉畸形引流等畸形。

缺损小,左心房发育好,可直接缝合;缺损大则应补片修补。对下腔型缺损,应看清下腔静脉心房入口,以避免误将下腔静脉缝至左心房。对上腔型缺损或伴有右上肺静脉异位引流者,直接缝合缺损常会造成肺静脉入口处狭窄,故宜用补片修补。冠状静脉窦至三尖瓣之间的科赫三角区为传导系统所在部位,不宜用吸引器刺激或用器械钳夹。缝合缺损左缘应避免进针过远,以防损伤或牵拉传导束。

（六）护理

1.术前护理要点

(1)积极控制感染。

(2)纠正心力衰竭改善循环。

(3)预防和治疗低氧血症。

(4)控制肺动脉高压。

(5)纠正水电平衡紊乱。

(6)加强呼吸道管理。

(7)改善营养。

2.术前准备

(1)入院宣教,帮助患者及其家属熟悉病区环境,以降低患者的恐惧和焦虑情绪。

(2)术前宣教工作。

1)介绍手术前后注意事项,指导患者练习深呼吸、有效咳嗽、床上排尿、排便,要求患者戒烟 2 周以上。

2)介入封堵手术,术前介绍手术的方法、必要性、优点,手术前后注意事项。

（3）仔细了解病情，注意皮肤、口腔有无感染病灶，女患者妇科病史及月经来潮日期，发现异常及时向医师报告。

（4）术前1天，按医嘱准备。

1）抽血化验、备血，药物过敏试验，备皮，测量体重。

2）理发，修剪指（趾）甲、胡须，沐浴并更换衣裤。

3）胃肠道准备：术前1天给予药物排便，晚餐清淡饮食，成人术前8小时禁食，小儿4～6小时禁饮食，2～4小时禁水。术前按医嘱可行静脉补液。

（5）手术当天去手术室前工作。

1）术晨测体温、脉搏、呼吸并记录。

2）术前30分钟按医嘱使用安定、阿托品等。

3）备齐病历等手术需要资料送患者入手术室。

3.术后常规护理

（1）ICU准备工作。

1）床单位准备：常规铺好麻醉床、备无菌吸痰盘、准确填写床头牌放到规定位置。

2）仪器准备：根据患者情况选择合适的呼吸机及所用管道，预先调试好各种仪器，如呼吸机、心电监护仪、除颤仪、微量注射泵、负压吸引装置、吸氧装置、体外起搏器、简易呼吸器、ACT监测仪、血气分析仪等。

3）药品、液体准备：备好各种血管活性药物、抗心律失常药物、镇静药物及各种液体。

4）其他准备：精密集尿器、中心静脉及动脉测压传感器及管路、固定各种管道胶布及绷带等。

（2）ICU接收术后患者工作。

1）接患者前再检查一遍床位的准备情况，患者入室前30分钟打开呼吸机。

2）连接呼吸机、心电监护仪等仪器并观察各仪器运作过程有无报警或异常情况。

3）与麻醉科、外科医师和手术室护士进行交接：了解麻醉和体外循环情况、术中情况，出血量、血容量情况，手术方式和名称、手术矫正是否满意、术中有无意外及护理中应注意的特殊情况，了解各静脉通道用药名称、剂量及速度。

4）抽取各种血标本送检，有异常指标及时遵医嘱处理。

5）密切观察病情变化及指标变化主要有心率、心律、经皮脉搏血氧饱和度、体温、有创动脉压、中心静脉压、意识、瞳孔的变化、引流液量和性质、血气分析等各项化验指标检测，准确记录每小时尿量和24小时出入量并做好记录。

6）预防急性左心衰竭，术后早期限制液体入量和速度。左心房缺损者，应用药物降低心脏后负荷，改善心功能。伴肺动脉高压者按肺动脉高压术后处理。

7）做好基础护理，防止并发症的发生。

8）保持各输液管、测压管、尿管、气管插管及引流管固定通畅。密切观察引流液的量及性质、切口有无渗血现象。

9）一般清醒、有自主呼吸、病情稳定者拔除气管插管后4～6小时开始进流食，术后2～3天开始床上活动，活动后无心悸、气促、呼吸困难者可鼓励逐渐下地活动。

10)做好心理护理,鼓励患者,增强其战胜疾病的信心。与患者多交流使其产生信任感,建立融洽的护患关系。

（3）心包纵隔引流管的观察与护理。

1)定时、准确记录引流液的量、颜色、性质,有无血凝块,渗出血液较多时应 30 分钟观察记录一次,并及时补充血容量。

2)若引流量成人＞200mL/h,小儿＞4mL/(kg·h),颜色为鲜红色或暗红色、性质较黏稠,持续观察 3 小时未见减少,应根据检测 ACT 结果补充鱼精蛋白并给予止血药。效果不佳时应及时准备行二次开胸止血术。

3)如果引流液偏多以后突然减少或引流不畅,经挤捏引流管仍不通畅,且伴有心率增快、脉压小、血压低、中心静脉压(CVP)升高、尿量少、末梢凉,精神差,听诊心音遥远,考虑心脏压塞,可行床边 B 超协助诊断。明确后及时行二次开胸止血、清除血块。

4)引流管的管理。

5)保持密闭、引流通畅。引流管长度以患者能够翻身活动为宜,避免管道脱落、受压、扭曲或打折。引流瓶应低于胸壁引流口平面 60～100cm,水封瓶长管没入无菌生理盐水中 3～4cm,并保持直立。定时挤捏引流管,持续低负压吸引,保持通畅。术后抬高床头 30°,循环稳定后取半卧位以利于呼吸和引流。

6)保持无菌。严格无菌操作,防止逆行感染。搬动患者或更换水封瓶时,需双重夹闭引流管;挤捏引流管时要防止引流液自引流管内逆流入胸腔或心包,切口有渗出及时更换敷料。

7)拔管。胸腔无积气、积液,引流液逐渐转为淡红色,每天量＜50mL,X 线显示肺膨胀良好即可拔管。拔管后注意患者是否有不适症状,敷料有无渗液。

（4）房间隔缺损手术后并发症的观察与护理。

1)急性左心衰竭缺损较大或左心发育不良者,术后可能发生左心衰竭,术后早期限制液体入量和速度;如发生左心衰竭应及时应用镇静剂、强心利尿剂、血管扩张药,以及及时吸除气管内分泌物、增加吸入氧浓度、应用 PEEP 延长呼吸机辅助时间等。

2)心律失常常见的有心房颤动、房性或室性期前收缩、结性心律,房室传导阻滞等。一般经对症处理可恢复正常,如果发生三度房室传导阻滞需安装心脏永久起搏器。

3)低心排综合征多见于术前心功能差,年龄大或伴有中度肺动脉高压患者,为预防其发生,术前应积极控制心力衰竭,改善心功能。

4)残余分流小的残余分流无血流动力学意义,术后临床症状仍可得到改善,可不予处理。如果修补下腔型缺损失误造成下腔静脉开口被隔到左心房,则必须再次行手术矫正。

（5）房间隔缺损封堵术后并发症的观察与护理。

1)封堵器移位或脱落密切观察患者病情,若术后突然出现胸闷、气短、呼吸困难或心律失常,应注意有无封堵器脱落或移位,及时汇报医师。一般脱入左心房、左心室、右心房、右心室和肺动脉。确诊后须行再次手术的准备。

2)封堵器血栓形成术后应密切观察患者意识、瞳孔、足背动脉搏动情况及下肢皮肤温度、颜色的改变,注意患者有无咳嗽、气喘、发绀等表现。为防止血栓形成,术中、术后 12 小时遵医嘱静脉注射肝素后改口服肠溶阿司匹林,连服 3～4 个月,抗凝治疗期间,注意检查患者的凝血酶原时间(PT),观察皮肤伤口、皮肤黏膜及吐泻物中有无出血征兆。

3)穿刺部位出血术后患者卧床休息24小时,保持穿刺肢体制动6~8小时。拔管后按压穿刺点20分钟,用纱布垫加压包扎,沙袋压迫4小时。观察局部有无出血及血肿形成。

(6)房间隔缺损手术后的疼痛管理。

1)充分止痛是有必要的,可使患者舒适,防止有害的机体反应,如呼吸急促、心动过速、肺膨胀不全、活动减弱及组织缺血等。因此要做好时疼痛的管理,对患者进行疼痛程度的评估。

2)患者胸壁切口范围大,加上进行呼吸功能锻炼时疼痛会加重,因此咳嗽时可用双手扶住伤口位置,减轻疼痛。必要时可给予胸带固定胸部。

3)评估患者疼痛承受能力,告知患者一些非药物止痛的方法,如幼儿可用抚慰、抱、低调声音和母亲的心跳声音等,大儿或成人可进行合适的活动、游戏、听音乐、看电视等。

4)必要时遵医嘱予药物止痛。

(七)健康教育

(1)养成良好的生活作息、适当活动,避免过度劳累。如患者出现气促、心悸、无力等症状,请停止活动,卧床休息。

(2)手术后会有很多不适,为了顺利恢复,患者需配合医护人员。可采取听音乐、看电视、玩玩具等分散注意力的方法来缓解疼痛等不适。保持心情舒畅,根据医嘱给予少量止痛药等。

(3)发热的患者,家属应配合医护人员做好物理降温,如冰敷、温水擦浴。冰袋请放在患儿额部、颈部、腋下或双侧股动脉处。体温下降时出汗较多,应及时更换衣服。

(4)采取半卧位,床头摇高30°~45°,这样有利于患者的呼吸及管道的引流。半卧一段时间后可更换为平卧位或侧卧位,也可以在臀下放置水垫,每2小时更换。翻身或活动时注意管道,防止脱落、打折或堵塞。

(5)术后家长要经常给患儿翻身、拍背,鼓励患儿多咳嗽。预防肺部感染及肺不张。咳嗽时可用双手扶住伤口位置,减轻患儿疼痛。

(6)告知患儿家长保持引流管通畅。不要折叠、抓脱、扭曲。注意观察引流物的颜色和量。如有异常变化及时通知医护人员。

(7)切口护理。指导家属注意观察切口有无出血、渗血,伤口敷料有无脱落。切口局部有无红、肿、热、压痛等症状。告知患者不要自行抓脱敷料,必要时指导家属做好四肢约束。

(8)术后家长每天要准确记录患者的尿量,有助于医务人员观察病情。若是婴儿每次更换尿布前后需对尿布进行称重。以便记录患儿的尿量。

(9)饮食。拔除气管插管6小时后无呛咳、呕吐,可进流食,注意少量多餐,避免进食过饱加重心脏负担,适当添加清淡、易消化、高蛋白、高能量的食物,如乳类、粥、瘦肉、鱼虾等食品。可适当食些水果、蔬菜,尚不可进食补气活血等中药材。

(八)出院指导

(1)术后患儿体质虚弱,应少食多餐。指导家长给予高维生素、高蛋白、清淡易消化的乳类、瘦肉、鱼虾等食品。可适当摄入水果、蔬菜。病症复杂、心功能低下及术后持续有充血性心力衰竭者,应少食盐。

(2)术后半年内根据心功能恢复情况逐渐增加活动量,避免剧烈运动。活动原则是先户内再户外,活动量由小到大,循序渐进。

(3)术后患者应减少去公共场合,外出时戴好口罩,并随天气变化增减衣物。休养环境应安静舒适,室内保持适宜的温湿度。勤通风,保持清洁。

(4)术后注意患者体温的变化,如有感眩晕、腹泻、牙龈炎、扁桃体炎、不明原因发热等,应及时就医。避免情绪激动,保证充足睡眠。前胸正中切口者为防止术后胸骨形成"鸡胸",睡眠时尽量仰卧,避免侧卧。

(5)遵医嘱服药,每次服用强心药物前测量脉搏数,心率低于60次/分者应停服。术后定期称体重,短期内体重增加明显者可咨询医师是否加用利尿剂。

(6)交代患者定期回医院复诊,以了解其恢复情况。发现异常情况及时给予干预,包括药物的调整,甚至需要再次行手术或介入治疗。

1)一般时间安排为出院后2周、1个月、3个月回院复查,其中第3个月为全面检查,如恢复较好建议每1~2年复查1次,直到成年。

2)建议到接受手术的医院进行复查,以便对手术前后的资料及每次复查的资料进行对比。

3)复查时需告知医师自出院或上次复查以来的精神、饮食、活动、大小便情况、身高体重增长情况及患者的服药情况等。

4)需要复查的内容有心电图、胸部X线摄片、心脏彩超等。

二、室间隔缺损

室间隔缺损(VSD)是指左右心室间隔上单发或多发的缺损,为最常见的先天性心脏病之一,男与女发病率大致相等,存活新生儿中发病率约为0.2%。VSD可作为单独疾病发生,也可能是其他复杂畸形的一部分,如法洛四联症、大动脉转位、三尖瓣闭锁等。

(一)病理生理

室间隔缺损是胚胎期心室间隔组成部分发育不良形成的异常交通,属左向右分流型先心病,分流量大小与缺损直径大小、部位、肺循环阻力和两心腔间压力阶差有关,而血流动力学的变化与分流量的大小直接相关。小型缺损心脏和肺动脉基本正常。中大型缺损致使左心房、左心室肥大,由于肺循环血流增大,肺血管早期发生痉挛现象,随后出现内膜和中层增厚,管腔部分阻塞等器质性病变,导致肺动脉高压和右心室肥大,左向右分流减少或产生双向分流,最后形成右向左分流的逆向分流,形成艾森门格综合征,而失去手术治疗机会。临床上较常见的室间隔缺损可分为以下4型。

1.漏斗部缺损

又分成干下型和嵴上型两型。

2.膜部缺损

又可分成嵴下型和隔瓣下型两型。

(二)诊断

1.临床表现

(1)症状:小的缺损一般无明显症状。缺损较大伴有大量分流者,活动后可出现心悸、气促、反复呼吸道感染,严重者可有充血性心力衰竭。

(2)体征:典型病例可在胸骨左缘第3、第4肋间闻及响亮、粗糙的全收缩期杂音,伴有震颤。分流量较大的缺损于肺动脉瓣听诊区可闻及第二心音增强或亢进。

2.特殊检查

(1)X线检查:小型缺损的胸部平片示心肺基本正常,肺纹理正常或稍增粗、增多。中大型缺损有大量分流者肺纹理明显增粗增多,肺动脉段突出,肺门动脉扩张,搏动增强,甚至呈"肺门舞蹈"征,左、右心室增大,左心房轻度增大。并发重度肺动脉高压者,肺动脉段呈瘤样扩张,肺门血管呈"残根状",肺血流量减少。

(2)心电图检查:小型缺损的心电图多为正常或左心室高电压。中大型缺损的心电图示左心室肥厚,并随着肺血管阻力的逐步增高,心电图也由左心室肥厚转变为双室肥厚。

(3)超声心动图:可查出室间隔回声中断的征象,有时还可根据中断的部位来确定缺损的类型。

(4)心导管检查:能更好地判断缺损的部位、直径、分流量,并了解心腔各部压力和肺血管阻力,以便为病情、手术适应证选择及手术方法的决定等提供进一步的资料。

(三)鉴别诊断

对临床不十分典型的病例需与以下疾病鉴别。

1.轻症肺动脉瓣狭窄

鉴别点为肺动脉狭窄的心电图示右心室肥厚,X线检查示肺动脉突出明显,右心导管无血氧差别而有右心室—肺动脉压力差。

2.房间隔缺损

其杂音位置较高且柔和,大多无震颤,大分流量者可听到相对性三尖瓣狭窄的舒张期杂音,右心导管检查时导管能经缺损进入左心房,则可明确房间隔缺损的诊断。超声心动图对鉴别诊断也具重要价值。

3.心内膜垫缺损

其心尖部可闻及二尖瓣关闭不全的收缩期杂音,左心室造影也可见二尖瓣反流征象。

4.动脉导管未闭或主—肺动脉间隔缺损

二者之间的鉴别有赖于右心导管检查及升主动脉造影。

(四)治疗

(1)小型缺损无临床症状或临床症状逐渐减轻,缺损有自行闭合征象时,可暂不手术,观察到10岁左右再决定是否手术。有症状的小型缺损及中型缺损应尽早手术。大型缺损合并肺动脉高压者,只要肺血管病变为可逆性,未出现艾森门格综合征,仍可争取手术治疗。

(2)室间隔缺损手术治疗年龄有逐渐提早的趋势。但对有心力衰竭、肺部感染无法控制的婴儿,仍可考虑行肺动脉环束术,以减少肺血流量,改善心肺功能,至2岁后再行根治术。一般病例,根据缺损自然闭合90%发生在8岁以前,故宜于学龄前期进行缺损修补术。

(3)常用手术方法是于体外循环下修补缺损。

1)右心房切口:除干下型和部分肌部缺损不适用外,其余类型缺损均可采用。

2)右心室切口:几乎所有类型室间隔缺损均可用此切口修补。缺点是右心室心肌受损,可能损伤冠状动脉,对缺损后下缘危险区显露困难。

3)主动脉切口:适用于干下型缺损,避免右心室的损伤,有利于心功能的保护。

(4)根据缺损大小不同,修补的方法有以下几种。

1)单纯缝合法:适用缺损小于 1cm,且边缘为白色组织者。一般采用间断带小垫片褥式缝合,直接缝在纤维组织上使缺损闭合。

2)补片修补法:适于较大缺损、周边纤维组织不全以及干下型、隔瓣下型缺损。可采用带垫片的褥式缝合,也可直接缝合,但均要避免对传导系统和主动脉瓣的损伤,以防造成术后完全性房室传导阻滞和主动脉关闭不全并发症。

(五)护理

1.术前护理

(1)观察病情变化。

(2)改善心功能。

(3)积极控制感染。

(4)加强营养情况,纠正营养不良、贫血。

(5)心理护理。

2.术前准备

(1)入院宣教,帮助患者及其家属熟悉病区环境,以降低患者的恐惧和焦虑情绪。

(2)术前患者应以高蛋白,高维生素易消化的饮食为主,加强营养。多注意休息,预防感冒及呼吸道感染。

(3)术前宣教。介绍手术前后注意事项,指导患者练习深呼吸、有效咳嗽、床上排尿、排便,要求患者戒烟 2 周以上。

(4)仔细了解病情,注意皮肤、口腔有无感染病灶,女性患者妇科病史及月经来潮日期,如发现异常及时向医师报告。

(5)术前 1 天,按医嘱准备。

1)抽血化验、备血,药物过敏试验,备皮,测量体重。

2)理发,修剪指(趾)甲、胡须,沐浴并更换衣裤。

3)胃肠道准备:术前 1 天给予药物排便,晚餐清淡饮食,成人术前 8 小时禁食,小儿 4～6 小时禁饮食,2～4 小时禁水。术前按医嘱可行静脉补液。

(6)手术当天去手术室前工作。

1)术晨测体温、脉搏、呼吸并记录。

2)患者洗漱毕更换病号服,不可穿内衣裤,义齿、眼镜和其他贵重首饰应取下,交给家属保管,留长发女性梳成辫子。

3)按医嘱注射术前基础麻醉药。

4)备齐病历等手术需要资料送患者入手术室。

3.术后常规护理

(1)ICU 准备工作。

1)床单位准备。

2)常规铺好麻醉床,备无菌吸痰盘,准确填写床头牌。

3)仪器准备。

4)预先调试好各种参数备用的呼吸机、心电监护仪、除颤仪、微量注射泵、负压吸引装置、吸氧装置、体外起搏器、简易呼吸器、ACT 机、血气分析仪等。

5)药品、液体准备。

6)备好各种血管活性药物、抗心律失常药物、镇静药物及各种液体。

7)其他准备。

8)精密集尿器、中心静脉及动脉测压传感器及管路、固定各种管道胶布及带子等。

(2)ICU 接收术后患者工作。

1)进入 ICU 后立即连接呼吸机、心电监护仪等仪器并观察各仪器运作过程有无报警或异常情况。

2)与麻醉科、外科医师和手术室护士进行交接:了解麻醉和手术方式、术中情况、出血量、血容量情况,手术方式和名称、手术矫正是否满意,术中有无意外及护理中应注意的特殊情况。

3)抽取各种血标本送检,有异常指标及时遵医嘱处理。

4)监测生命体征、密切观察病情变化,观察指标主要有心率、心律、经皮脉搏、血氧饱和度、体温、神志、瞳孔的变化、有创动脉压、中心静脉压、引流液及血气分析等各项化验指标检测,准确记录每小时尿量和 24 小时出入量并做好记录,周围末梢循环差者予保暖。

5)保持各输液管道通畅,了解各管道泵注的血管活性药物,根据患者的情况调整。

6)患者清醒后、有自主呼吸、病情稳定者可拔除气管插管,4 小时后可开始进流食,逐渐过渡到正常饮食。

7)术后鼓励患者早期活动,2~3 天开始床上活动,活动后无心悸、气促、呼吸困难者可鼓励逐渐下地活动。

8)病情稳定者,可由专人转送至普通病房。

9)做好心理护理,鼓励患者,增强其战胜疾病的信心。与患者多交流使其产生信任感,建立融洽的护患关系。

(3)术后并发症的观察与护理。

1)残余分流:如术后恢复顺利,仅听诊有收缩期杂音而无自觉症状,残余分流量小者,可随诊观察,有可能愈合,残余分流量较大,有明显血流动力学影响可考虑再次手术修补。

2)三度房室传导阻滞:表现为房室脱节、心动过缓如心脏骤停的危险,可用异丙肾上腺素治疗,术中注意保护心肌及传导系统,术终安装心外膜起搏导线作为临时起搏,3 个月后不能恢复者安装永久性起搏器。

3)急性左心衰竭:VSD 修补术后,由左向右分流消除,左心血容量增大,容易诱发左心衰竭,表现为呼吸困难、咳嗽、咳痰、咯血等急性肺水肿症状,治疗护理上应以维护左心功能为重,控制出入量,遵医嘱给予强心利尿等处理。

(六)健康教育

(1)养成良好的生活信息、适当活动,避免过度劳累。如患者出现气促、心悸、无力等症状,立即停止活动,卧床休息。

（2）手术后会有很多不适，为了顺利恢复，需要患者配合医护人员。可采取听音乐、看电视、玩玩具等分散注意力的方法来缓解疼痛等不适，保持心情舒畅，我们也会根据医嘱给予少量止痛药等。

（3）发热的患者，家属应配合医护人员做好物理降温，如冰敷、温水擦浴、冰袋请放在患儿额部、颈部、腋下或双侧股动脉处。体温下降时出汗较多，应及时更换湿衣服。

（4）卧位。采取半卧位，床头摇高 30°～45°，这样有利于患者的呼吸及管道的引流，半卧一段时间后可更换为平卧位或侧卧位，也可以在臀下放置术垫，每 2 小时更换 1 次，翻身或活动时注意管道，防止脱落、打折或堵塞。

（5）术后家长要经常给患儿翻身、拍背，鼓励患儿多咳嗽。这样可以预防肺部感染及肺不张。咳嗽时可用双手扶住伤口位置，减轻患儿疼痛。

（6）告知患儿家长保持引流管通畅。不要折叠、抓脱、扭曲。注意观察引流物的颜色和量。如有异常变化及时通知医护人员。

（7）切口护理。指导家属注意观察切口有无出血、渗血，伤口敷料有无脱落。切口局部有无红、肿、热、压痛等症状。告知患者不要自行抓脱敷料，必要时指导家属做好四肢约束。

（8）术后请家长每天要准确记录患者的尿量，有助于医务人员观察病情。婴儿每次更换尿布前后需对尿布进行称重，以便记录患儿的尿量。

（9）饮食。拔除气管插管 6 小时后无呛咳、呕吐可进流食，注意少量多餐，避免进食过饱加重心脏负担，适当添加清淡、易消化、高蛋白、高能量的食物，如乳类、粥、瘦肉、鱼虾等食品。可适当食些水果、蔬菜，尚不可进食活血等补药。

（七）出院指导

（1）术后患儿体质虚弱，指导家长给予营养价值高、清淡易消化的乳类、瘦肉、鱼虾等食品。可适当食些水果、蔬菜。少食多餐，减少零食和饮料的摄入。病症复杂、心功能低下及术后持续有充血性心力衰竭者，应予低盐饮食。

（2）术后半年内根据心功能恢复情况逐渐增加活动量，但避免剧烈运动。活动原则是先户内再户外，活动量由小到大，循序渐进。

（3）休养环境应安静舒适，保持室内适宜的温湿度。避免情绪激动，保证充足睡眠。前胸正中切口者为防止术后胸骨形成"鸡胸"，睡眠时尽量仰卧，避免侧卧。

（4）术后应少去人多场所，外出时戴口罩，随天气变化及时增减衣物。居室应勤通风，保持清洁。术后注意体温的变化，如有感目眩、腹泻、牙龈炎、扁桃体炎、不明原因发热等，应及时就医。

（5）遵医嘱服药。每次服用强心药物前测量脉搏，心率低于 60 次/分者应停服。术后定期称体重，短期内体重增加明显者要咨询医师是否加用利尿剂。

（6）遵医嘱定期回医院复诊，以了解其恢复情况。发现异常情况及时给予干预，包括药物调整，甚至需要再次手术或介入治疗。

1）一般时间安排为出院后 2 周、1 个月、3 个月回院复查，其中第 3 个月为全面检查。如恢复较好建议每 1～2 年复查 1 次，直到成年。

2）建议到接受手术的医院进行复查，以便对手术前后的资料与每次复查的资料进行对比。

3)复查时告知医师的内容:患者自出院或上次复查以来的精神、饮食、活动、大小便情况、身高体重增长情况及患者的服药情况等。

4)需要复查的内容有心电图、胸部 X 线摄片、心脏彩超等。

三、法洛四联症

法洛四联症(TOF)是我国常见的先天性心脏畸形之一,占先天性心脏病的 12%～14%。其病理解剖特点是高位室间隔缺损、主动脉骑跨、右心室流出道狭窄与右心室肥厚。目前认为法洛四联症是由特征性室间隔缺损和右心室流出道狭窄组成的一种特殊畸形。

(一)诊断标准

1.症状

(1)发绀多在出生后 3～6 个月出现,运动或哭闹后加重。

(2)呼吸困难和活动耐力差,缺氧发作时导致昏迷和抽搐,可危及生命。

(3)喜蹲踞。

(4)成人四联症可合并高血压(与肾缺氧致肾素分泌增加有关),可并发脑脓肿、脑栓塞、亚急性细菌性心内膜炎和肺结核。

2.体征

发育缓慢、杵状指(趾)、发绀,胸骨左缘第 2～4 肋间可闻及收缩期喷射性杂音,随着右心室流出道狭窄加重,杂音相应减弱。如肺动脉闭锁则杂音可消失。如胸骨左缘杂音最响,应怀疑左肺动脉缺如。胸骨左缘第 2～3 肋间的第二心音(主动脉瓣第二心音),在四联症往往不减弱反增强。

3.辅助检查

(1)X 线胸片:靴形心,肺纹理细小。

(2)心电图:电轴右偏,右心室肥厚,常伴右心房增大,不完全性右束支传导阻滞,当左心室小时,V_5 可无 Q 波。

(3)超声心动图:可直接观察室间隔缺损的部位、大小,主动脉的直径,前移程度及骑跨度,各心腔大小,右心室流出道(RVOT)狭窄程度,室上嵴及隔束、壁束肥厚情况;观察右心室壁厚度,主肺动脉瓣,漏斗部,主肺动脉直径,左、右肺动脉及开口大小,确定有无合并畸形。

(4)心导管与右心室造影:能明确诊断,了解室间隔缺损的位置,主动脉骑跨程度、肺动脉的发育情况、狭窄部位程度,冠状动脉畸形,以及体肺动脉侧支循环的情况,为手术决策提供依据。

(二)治疗

1.手术适应证

单纯型四联症首选一期根治手术,适用于左心室发育好、肺动脉狭窄相对较轻的患者。反复缺氧发作且肺动脉发育良好的患儿可紧急手术。近年来对根治手术的时机选择,已明显趋向小龄化,强调及早手术。

若远端肺动脉狭窄严重、左心室发育差,可先做体肺动脉分流手术,待左心室发育改善后,二期进行根治手术。

(1)左心室发育情况的判断:可借助超声心动图测定的左心室舒张末期容积判断。

左心室舒张末期容量指数(LVEDVI)＝左心室舒张末期容积(mL)/体表面积(m²)

(2)远端肺动脉发育情况的判断:可采用 McGoon 比值和肺动脉指数(Nakata 指数)来判断。

McGoon 比值＝心包外两侧肺动脉的直径/膈肌水平的主动脉直径

Nakata 指数＝心包外左、右肺动脉横截面积之和(mm²)/体表面积(m²)

正常情况下,LVEDVI 的平均值为 55mL/m²,McGoon 比值＞2.0,Nakata 指数≥330mm²/m²。

四联症患者进行根治手术时,LVEDVI 必须≥30mL/m²,且 McGoon 比值须≥1.2 或 Nakata 指数≥150mm²/m²。

2.术式选择

(1)单纯心内修复的适应证。

1)仅有漏斗部狭窄,或漏斗部与肺动脉瓣兼有狭窄。

2)第三心室较大。

3)肺动脉发育良好。

4)嵴下型室缺。

(2)右心室流出道加宽补片的适应证。

1)多处肺动脉狭窄[包括漏斗部、肺动脉瓣及瓣环和(或)肺动脉干及其分支开口狭窄],绝大多数需跨越瓣环的右心室流出道补片。

2)第三心室小。

3)肺动脉下室间隔缺损。

(3)右心室—肺动脉带瓣管道的适应证。

1)一侧肺动脉缺如,合并肺动脉瓣及其瓣环狭窄。

2)假性共同动脉干。

3)冠状动脉畸形,特别是只有一支冠状动脉,大分支横跨右心室流出道者。

3.手术方法

(1)体肺分流术:体循环动脉向肺动脉系统"分流",形成"左向右"分流的手术。这类手术为姑息手术,对一些肺动脉发育不良的婴幼儿,能改善重度发绀、缺氧症状,促进肺动脉系统的发育,为二期根治手术打下基础。其中最常用的术式为锁骨下动脉—肺动脉吻合术(BWock-Taussig 手术),目前多采用其改良术式(MBTS)。

(2)单纯流出道疏通术:仅疏通流出道,不修补室间隔缺损。

(3)根治手术:在低温(25℃以下)体外循环或深低温停循环下,修补室间隔缺损,彻底疏通右心室流出道,必要时进行跨肺动脉瓣环补片或植入右心室—肺动脉带瓣管道。

(4)复合手术:即侧支栓堵＋根治手术,适用于伴有巨大体肺侧支的患者。

(5)上腔静脉—右肺动脉分流术:适用于并发三尖瓣发育不良的患儿以及右心室流出道难以疏通又无法容纳心外管道的小婴儿。

4.手术并发症

主要并发症包括严重低心排或灌注肺、冠状动脉损伤、右心室流出道残余梗阻、严重肺动脉瓣关闭不全、室间隔残余漏、主动脉瓣损伤及房室传导阻滞等。

(三)术前护理

术前应按重病先心病护理常规护理好缺氧发作、肺部或其他部位的慢性感染、贫血等。

1.注意休息

严格限制患者活动量,避免患儿哭闹或情绪激动,减少不必要的刺激,以免加重心脏负担,减少急性缺氧性晕厥的发作。

2.纠正缺氧

(1)每天吸氧2~3次,每次15~30分钟,观察吸氧效果,缺氧发作时应立即吸氧,采用蹲踞姿态。

(2)改善微循环,纠正组织严重缺氧,多饮水,防止因脱水导致的血液黏稠度增加,诱发缺氧发作。

3.预防感染

注意保暖,预防呼吸道感染,注意口腔卫生,防止扁桃体及口腔黏膜感染。

4.改善营养

根据患者口味进食易消化、高蛋白、高热量、高维生素饮食,进食避免过饱,对于婴儿,喂养比较困难,吸奶因气促乏力而停止吸吮,且易呕吐和大量出汗,故喂奶时可用滴管滴入,减轻患儿体力消耗。

(四)术前准备

1.术前宣教

工作介绍手术前后注意事项,减少患者及其家属紧张心理,指导患者练习深呼吸、有效咳嗽、床上排尿、排便。

2.仔细了解病情

注意皮肤、口腔有无感染病灶,发现异常及时向医师报告。

3.术前1天

按医嘱准备。

(1)抽血化验、备血,药物过敏试验,备皮,测量体重。

(2)理发,修剪指(趾)甲,沐浴并更换衣裤。

(3)胃肠道准备:术前1天给予药物排便,晚餐清淡饮食,小儿术前4~6小时禁饮食,2~4小时禁水。术前按医嘱静脉补液防止脱水导致血液黏稠度增加,诱发缺氧发作。

4.手术当天去手术室前工作

(1)术晨测体温、脉搏、呼吸并记录。

(2)患者洗漱毕更换病号服,不可穿内衣裤,义齿、眼镜和其他贵重首饰应取下,交给家属保管,留长发女性将头发梳成辫子。

(3)按医嘱注射术前基础麻醉药。

(4)备齐病历等手术需要的资料,并送患者入手术室。

（五）术后护理

1.监测循环功能,预防低心排综合征

(1)动态监测患者的心律、心率、血压、血氧饱和度、体温变化;监测平均动脉压、中心静脉压,以及四肢温度、末梢循环的情况,综合判断循环的功能情况。

(2)使用微量泵精确应用血管活性药物剂量,并确保微量泵泵管的通畅,用药期间严密观察患者的生命体征,维持在相对正常的范围内。药物剂量可依病情增减。

(3)因红细胞易被破坏,可出现血红蛋白尿,所以严密观察术后患者的尿色、尿量。保持每小时尿量不低于1mL/(kg·h),观察有无肾功能损害。

2.加强呼吸道管理,预防肺部并发症

(1)预先调节好呼吸机参数,确保呼吸机正常使用。可根据患者病情、血气分析结果调整呼吸机参数。

(2)妥善固定气管插管,定期测量气管插管长。勤听双肺呼吸音,及时发现气管插管是否有脱出或移位。

(3)法洛四联症根治术后,肺血较术前增多,呼吸道分泌物增多。对婴幼儿应及时清理呼吸道分泌物,吸痰时选择合适的吸痰管,严格无菌操作,并密切观察病情变化。一旦出现异常情况应停止吸痰,做相应处理。

(4)成人脱机后,病情稳定者应鼓励患者咳嗽、咳痰,遵医嘱辅以氧气雾化,减少肺部并发症。

（六）心包纵隔引流管的观察与护理

1.引流液的观察

观察引流液的量及性质,患儿术前低氧血症,侧支循环丰富,以及术中抗凝及血液稀释等,均可导致术后出血。

(1)术后每小时准确记录单位时间内引流液的量、颜色、性质,有无血凝块,渗出血液较多时应30分钟观察记录1次,并及时补充血容量。

(2)若血性引流量大于4mL/(kg·h),应想到可能发生急性出血,如果引流液偏多以后突然减少或引流不畅,可能血块堵塞引流管,对这种现象应引起高度重视,并向医师报告及时做好二次开胸等准备。

2.引流管的管理

(1)保持密闭、引流通畅:引流管长度以患者能够翻身活动为宜,避免管道脱落、受压、扭曲或打折,引流瓶应低于胸壁引流口平面60～100cm,水封瓶长管没入无菌生理盐水中3～4cm,并保持直立,定时挤捏引流管,持续低负压吸引,术后抬高床头30°,循环稳定后取半卧位以利于呼吸和引流。

(2)保持无菌:严格无菌操作,防止逆行感染,搬动患者或更换水封瓶时,需双重夹闭胸腔闭式引流管,挤捏引流管时要防止引流液自引流管内逆流入胸腔或心包,切口有渗出及时更换敷料。

(3)拔管:胸腔无积气、积液,引流液逐渐减少并转为淡红色或黄色,每天<50mL,即可拔管,拔管后注意呼吸及复查X线胸片有无异常。

(七)法洛四联症术后留置尿管的观察与护理

(1)留置尿管连接精密记尿器,术后每小时记录 1 次尿量,一般排尿量为 $1\sim2mL/(kg\cdot h)$,如果小于 $0.5mL/(kg\cdot h)$,需考虑为肾灌注不足或肾功能不全。

(2)密切观察尿液的颜色、量、性状,体外循环所致的细胞破坏出现血红蛋白尿,即尿液浓茶色或酱油色,对肾脏有潜在危险,可与静脉给 5% 碳酸氢钠碱化尿液,加强高渗性利尿,直至转清亮为止。

(3)保持尿管通畅,避免受压、打折、弯曲等情况发生。

(4)预防尿路感染,尿袋不能高于膀胱区,尿道口护理 2 次/天,注意无菌操作,每天进行尿管拔管的评估,尽早拔管。

(5)拔管时注意抽空气囊,轻柔、缓慢地将尿管拔除,以免损伤尿道。

(八)法洛四联症手术后并发症的观察与护理

法洛氏四联症根治手术后并发症与右心室流出道、肺动脉梗阻解除是否满意,室间隔缺损闭合是否完全以及肺血管发育是否存在侧支循环有关,较典型的并发症如下所述。

1.低心排综合征

(1)病因:患儿病情重、畸形矫正不满意、心肌保护不好、三度或二度房室传导阻滞、术后血容量补充不足或过量、心脏压塞等病因均可引起低心排综合征。

(2)临床表现:心率加快、中心静脉压升高、尿量减少、外周循环差、肢端发凉发绀等症状,或合并左心房压力明显高于右心房压力,发生泡沫样血痰、血液下降等左心衰竭症状。

(3)预防及处理:调整前负荷、减轻后负荷、增强心肌收缩力、延长呼吸机辅助时间,合理利用利尿剂,纠正血容量不足等改善心功能。

2.灌注肺

灌注肺是法洛四联症矫治术后的一种严重并发症,临床表现为急性进行性呼吸困难、发绀、血痰和难以纠正的低氧血症,术后血氧饱和度低,氧分压低,X 线胸片示两肺有渗出性改变,处理措施如下所述。

(1)呼吸机辅助呼吸,加 PEEP $5\sim10cmH_2O$,密切观察呼吸机的各项参数,注意气管压力的变化。

(2)保持呼吸道通畅,及时吸痰,但次数不宜过频,吸痰过程中使患儿充分镇静,防止躁动。

(3)严格控制出入量,遵医嘱及时补充血浆和白蛋白,以减少肺渗出。

(4)预防和治疗肺部感染。

3.术后出血和心脏压塞

(1)患儿术前低氧血症,侧支循环丰富及术中抗凝及血液稀释等,均可导致术后出血。

(2)若血性引流量大于 $4mL/(kg\cdot h)$,应想到可能发生急性出血,如果引流液偏多以后突然减少或引流不畅,可能血块堵塞引流管,血液及血块在心包腔集聚较多时即可引起急性心脏压塞。

(3)临床表现为心率加快、精神差、反应淡漠、中心静脉压升高、血压下降、脉压缩小、心音遥远、尿量减少、外周循环差、肢端发凉、发绀等症状。

(4)一旦出血心脏压塞的可能时应密切观察、及早作出诊断,及早入手术室行二次开胸清除积存血块。

（九）健康宣教

（1）养成良好的生活作息、充分休息，避免劳累。如患者出现气促、心悸、无力等症状。请停止活动，卧床休息。

（2）手术后会有很多不适，为了顺利恢复，需要患者配合医护人员。可采取听音乐、看电视、玩玩具等分散注意力的方法来缓解疼痛等不适，保持心情舒畅，我们也会根据医嘱给予少量止痛药等。

（3）发热的患者，家属应配合医护人员做好物理降温，如冰敷、温水擦浴，冰袋请放在患儿额部、颈部、腋下或双侧股动脉处。体温下降时出汗较多，应及时更换湿衣服。

（4）采取半卧位，床头摇高 30°~45°，这样有利于患者的呼吸及管道的引流，半卧一段时间后可更换为平卧位或侧卧位，也可以在臀下放置术垫，每 2 小时更换 1 次，翻身或活动时注意管道，防止脱落、打折或堵塞。

（5）术后家长要经常给患儿翻身、拍背，鼓励患儿多咳嗽。这样可以预防肺部感染及肺不张。咳嗽时可用双手扶住伤口位置，减轻患儿疼痛。

（6）告知患儿家长保持引流管通畅。不要折叠、抓脱、扭曲。注意观察引流物的颜色和量。如有异常变化及时通知医护人员。

（7）切口护理。指导家属注意观察切口有无出血、渗血，伤口敷料有无脱落。切口局部有无红、肿、热、压痛等症状。告知患者不要自行抓脱敷料，必要时指导家属做好四肢约束。

（8）术后请家长每天要准确记录患者的尿量，有助于医务人员观察病情。如是婴儿每次更换尿布前后需对尿布进行称重，以便记录患儿的尿量。

（9）饮食。拔除气管插管 6 小时后无呛咳、呕吐可进流食，注意少量多餐，避免进食过饱加重心脏负担，适当添加清淡、易消化、高蛋白、高能量的食物，如乳类、粥、瘦肉、鱼虾等食品。可适当食些水果、蔬菜，尚不可进食补气活血的中药材。

（十）出院指导

（1）交代患者定期门诊复查，术后出院 3 个月后去门诊复查 B 超、X 线胸片、心电图，并于出院时对照结果，了解术后恢复情况。

（2）出院后视情况适当活动，先户内再户外，逐渐增加运动量。避免剧烈活动，预防意外伤害。注意体温的变化，如有眩晕、腹泻、牙龈炎、扁桃体炎、不明原因发热等，应及时就医。

（3）前胸正中切口者为防止术后胸骨形成"鸡胸"，睡眠时尽量仰卧，避免侧卧。

（4）术后减少去公共场所，外出时戴口罩。随天气变化及时增减衣物。居室应勤通风，保持清洁。

（5）严格按医嘱服用强心利尿药，服用强心药之前正确数脉率，若 <60 次/分应停用。不可随意服药或增减剂量，以免发生危险。

（6）饮食应少量多餐，食用高纤维、高蛋白、易消化的饮食，适当摄入有营养的水果。适当限制盐的摄入，减轻心脏负担。

（李　静）

第三章　消化系统疾病护理

第一节　胃炎护理

胃炎是一种病理状态,指胃黏膜对各种损伤的炎症反应过程,通常包括上皮损伤、黏膜炎症反应和上皮细胞再生3个过程。仅有上皮损伤和上皮细胞再生过程的称为胃病。根据临床发病的缓急和病程的长短、内镜与组织学标准,胃炎可以分为急性胃炎及慢性胃炎;其中急性胃炎以粒细胞浸润为主,慢性胃炎以单核细胞浸润为主。根据病变累及部位,胃炎可分为胃窦胃炎、胃体胃炎和全胃炎。根据不同病因,胃炎可分为幽门螺杆菌(Hp)相关性胃炎、自身免疫性胃炎、应激性胃炎及特殊类型胃炎等。根据病理改变,胃炎可分为非萎缩性胃炎、萎缩性胃炎。

急性胃炎是各种病因引起的广泛性或局限性胃黏膜的急性炎症。内镜检查以一过性胃黏膜充血、水肿、出血、糜烂或浅表溃疡为特点。病理学以胃黏膜固有层见中性粒细胞为主的炎症细胞浸润为特点。按照病理改变不同急性胃炎通常分为急性糜烂性胃炎、特殊病因引起的急性胃炎如急性腐蚀性胃炎、急性化脓性胃炎、急性感染性胃炎等。

一、急性胃炎

急性胃炎是多种原因引起的急性胃黏膜炎症。临床常急性发病,可有明显上腹部症状,内镜检查可见胃黏膜充血、水肿、出血、糜烂、浅表溃疡等一过性的急性病变。急性胃炎主要包括:急性幽门螺杆菌(Hp)感染引起的急性胃炎、除幽门螺杆菌之外的病原体感染及其毒素对胃黏膜损害引起的急性胃炎和急性糜烂出血性胃炎。后者是指由各种病因引起的、以胃黏膜多发性糜烂为特征的急性胃黏膜病变,常伴有胃黏膜出血和一过性浅溃疡形成。

(一)病因与发病机制
引起急性糜烂出血性胃炎的常见病因有以下几种。

1. 药物

常见的有非甾体抗炎药(NSAID)如阿司匹林、吲哚美辛等,某些抗肿瘤药、口服氯化钾及铁剂等。

2. 应激

严重创伤、大面积烧伤、大手术、颅内病变、败血症及其他严重脏器病变或多器官功能衰竭等均可使机体处于应激状态而引起急性胃黏膜损害。

3.乙醇

由乙醇引起的急性胃炎有明确的过量饮酒史,乙醇有亲脂性和溶脂能力,高浓度乙醇可直接破坏胃黏膜屏障,引起上皮细胞损害、黏膜出血和糜烂。

(二)临床表现

1.症状

急性糜烂出血性胃炎通常以上消化道出血为主要表现,一般出血量较少,呈间歇性,可自止,但也可发生大出血引起呕血和(或)黑便。部分 Hp 感染引起的急性胃炎患者可表现为一过性的上腹部症状。不洁食物所致者通常起病较急,在进食污染食物后数小时至 24 小时发病,表现为上腹部不适、隐痛、食欲减退、恶心、呕吐等,伴发肠炎者有腹泻,常有发热。

2.体征

多无明显体征,个别患者可有上腹轻压痛。

(三)辅助检查

1.内镜检查

胃镜检查最具诊断价值,急性胃炎内镜下表现为胃黏膜局限性或弥散性充血、水肿、糜烂,表面覆有黏液和炎性渗出物,以出血为主要表现者常可见黏膜散在的点、片状糜烂,黏膜表面有新鲜出血或黑色血痂。

2.大便隐血检查

以出血为主要表现者,大便隐血试验阳性。

(四)治疗

(1)针对病因,积极治疗原发疾病。

(2)去除各种诱发因素:嗜酒者宜戒酒,如由非甾体抗炎药引起,应立即终止服药并用抑制胃酸分泌药物来治疗,如患者必须长期使用这类药物,则宜同时服用抑制胃酸分泌药物。

(3)对症治疗:可用甲氧氯普胺(胃复安)或多潘立酮(吗丁啉)止吐,用抗酸药或 H_2 受体拮抗剂如西咪替丁、雷尼替丁或法莫替丁等以降低胃内酸度,减轻黏膜炎症。保护胃黏膜可用硫糖铝、胶体铋等。

(五)护理

1.基础护理

(1)休息:病情较重者应卧床休息,注意胃部保暖。急性大出血者绝对卧床休息。

(2)环境:保持环境安静、舒适,保证患者睡眠。

(3)饮食:以无渣、温凉半流食或软食为宜,提倡少量多餐,避免辛辣、生冷食物;有剧烈呕吐、呕血者禁食。

(4)心理护理:由于严重疾病引起出血者,尤其当出血量大、持续时间较长时,患者往往精神十分紧张、恐惧。护士应关心体贴患者,耐心加以解释,缓解患者紧张情绪,解除其恐惧心理,使患者积极配合治疗,促进身体早日康复。

2.疾病护理

(1)对症护理:观察腹痛的程度、性质及腹部体征的变化;呕吐物及大便的次数、量及性状;观察有无水电解质、酸碱平衡紊乱的表现等。有上消化道出血者更要注意出血量和性状、尿量等的观察。

(2)专科护理:遵医嘱用药,观察药物疗效及不良反应。

(六)健康教育

(1)注意饮食卫生,进食规律,避免过冷过热及不洁的食物。

(2)尽可能不用非甾体抗炎药、激素等药物,如必须服用者,可同时服用抗酸药。

(3)嗜酒者劝告其戒酒。

(4)对腐蚀剂要严格管理,以免误服或被随意取用。

二、慢性胃炎

慢性胃炎指不同病因引起的胃黏膜的慢性炎症或萎缩性病变,是一种十分常见的消化道疾病,占接受胃镜检查患者的80%～90%,男性多于女性,随年龄增长发病率逐渐增高。根据病理组织学改变和病变在胃的分布部位,将慢性胃炎分为非萎缩性、萎缩性和特殊类型三大类。

(一)病因与发病机制

1.幽门螺杆菌(Hp)感染

目前认为Hp感染是慢性胃炎主要的病因。

2.饮食和环境因素

长期Hp感染增加了胃黏膜对环境因素损害的易感性;饮食中高盐和缺乏新鲜蔬菜及水果可导致胃黏膜萎缩、肠化生以及胃癌的发生。

3.自身免疫

胃体萎缩为主的慢性胃炎患者血清中常能检测出壁细胞抗体和内因子抗体,尤其是伴有恶性贫血的患者检出率相当高。

4.其他因素

机械性、温度性、化学性、放射性和生物性因子,如长期摄食粗糙性与刺激性食物、酗酒、咸食、长期服用非甾体抗炎药或其他损伤胃黏膜的药物、鼻咽部存在慢性感染灶等。

(二)临床表现

1.症状

大多数慢性胃炎患者无任何症状。有症状者主要表现为非特异性的消化不良症状,如上腹部隐痛、进食后上腹部饱胀、食欲缺乏、反酸、嗳气、呕吐等。少数患者有呕血与黑便,自身免疫胃炎可出现明显厌食和体重减轻,常伴贫血。

2.体征

本病多无明显体征,有时可有上腹部轻压痛,胃体胃炎严重时可有舌炎和贫血的相应体征。

(三)实验室检查

1.胃镜及胃黏膜活组织检查

胃镜及胃黏膜活组织检查是最可靠的确诊方法,并常规做幽门螺杆菌检查。

2.幽门螺杆菌检测

包括侵入性(如快速尿素酶测定、组织学检查等)和非侵入性(如^{13}C 或^{14}C 尿素呼气试验等)方法检测幽门螺杆菌。

(四)治疗

1.消除或削弱攻击因子

(1)根除 Hp 治疗:目前根除方案很多,但可归纳为以胶体铋剂为基础和以质子泵抑制剂为基础的两大类。

(2)抑酸或抗酸治疗:适用于有胃黏膜糜烂或以胃灼热、反酸、上腹饥饿痛等症状为主者,根据病情或症状严重程度,选用抗酸药。

(3)针对胆汁反流、服用非甾体抗炎药等做相关治疗处理。

2.增强胃黏膜防御

适用于有胃黏膜糜烂出血或症状明显者,药物包括兼有杀菌作用的胶体铋,兼有抗酸和胆盐吸收的硫糖铝等。

3.动力促进剂

可加速胃排空,适用于上腹饱胀、早饱等症状为主者。

4.中医药

辨证施治,可与西药联合应用。

5.其他

抗抑郁药、镇静药,适用于睡眠差、有精神因素者。

(五)护理

1.基础护理

(1)休息与体位:急性发作或症状明显时应卧床休息,以患者自觉舒适体位为宜。平时注意劳逸结合,生活有规律,避免晚睡晚起或过度劳累,保持心情愉快。

(2)饮食:注意饮食规律及饮食卫生,选择营养丰富、易于消化的食物,少量多餐,不暴饮暴食。避免刺激性和粗糙食物,勿食过冷、过热、易产气的食物和饮料等。养成细嚼慢咽的习惯,使食物和唾液充分混合,以帮助消化。胃酸高时忌食浓汤、酸味或烟熏味重的食物,胃酸缺乏者可酌情食用酸性食物如山楂等。

(3)心理护理:因腹痛等症状加重或反复发作,患者往往表现出紧张、焦虑等心理,有些患者因担心自己所患胃炎会发展为胃癌而恐惧不安。护理人员应根据患者的心理状态,给以关心、安慰,耐心细致地讲授有关慢性胃炎的知识,指导患者规律地生活和正确地饮食,消除患者紧张心理,使患者认真对待疾病,积极配合治疗,安心养病。

2.疾病护理

(1)疼痛护理:上腹疼痛时可给予局部热敷与按摩或针灸合谷、足三里等穴位,也可用热水袋热敷胃部,以解除胃痉挛,减轻腹痛。

(2)用药护理:督促并指导患者及时准确服用各种抗生素及制酸剂等,以缓解症状。

(六)健康教育

(1)劳逸结合,适当锻炼身体,保持情绪乐观,提高免疫功能和增强抗病能力。

（2）饮食规律，少食多餐，软食为主；应细嚼慢咽，忌暴饮暴食；避免刺激性食物，忌烟戒酒、少饮浓茶、咖啡及进食辛辣、过热和粗糙食物；胃酸过低和有胆汁反流者，宜多吃瘦肉、禽肉、鱼、奶类等高蛋白低脂肪饮食。

（3）避免服用对胃有刺激性的药物（如水杨酸钠、吲哚美辛、保泰松和阿司匹林等）。

（4）嗜烟酒者患者及其家属一起制订戒烟酒的计划并督促执行。

（5）经胃镜检查肠上皮化生和不典型增生者，应定期门诊随访，积极治疗。

（秦建丽）

第二节　胃癌护理

一、流行病学

胃癌的发病率在过去半个世纪中有明显下降，但全球范围内目前仍居于肿瘤发病的第5位，肿瘤相关死亡位于第3。尤其在东亚、拉丁美洲和东欧地区，胃癌仍处于高发病率。胃癌发病率的下降与卫生条件的改善、食物贮存条件的改善以及一些高危因素如幽门螺杆菌（Hp）的预防和根除有明确关系。在20世纪70年代前，胃癌位于肿瘤发病率和相关病死率之首，1975年后，胃癌的发病率较前有所下降，低于肺癌。1980～2011年，胃癌在全球范围内的病死率明显下降，尤其以日本、韩国、欧盟国家和俄罗斯下降最为明显。2012年，全球胃癌发病率为12.1/10万，60岁以上人群中男性是女性的2倍。尽管胃癌发病率有明显下降，但全球范围内胃癌的5年生存率仍较低。我国疾病预防控制中心数据显示，胃癌在1992年前位居恶性肿瘤病死率之首，2004年之后位于第3，病死率由原先的25.16/10万下降至24.71/10万，但2012年世界卫生组织数据显示我国胃癌新发病例和死亡病例分别约占全球总数的42.6％和45.0％。据国家癌症中心报告，2015年我国新发胃癌67.91万例，死亡49.80万例，其发病率和病死率均高居恶性肿瘤的第2位，可见目前胃癌的诊治和预防仍是我国肿瘤诊治和预防的重点。

1962年日本学者首次提出早期胃癌（EGC）的概念，目前EGC定义为局限于黏膜及黏膜下层的癌，无论是否有淋巴结转移。早期胃癌相比进展期胃癌，其预后良好，5年生存率可达90％。胃癌的早诊早治对于改善患者预后，提高患者生活质量，节约国家卫生资源意义重大。近年来，随着内镜技术突飞猛进的发展和进步，早期胃癌在诊断和治疗方面也取得了长足的进步。肠型胃腺癌是EGC的主要类型，其进展经过一系列的病理组织学阶段，从正常黏膜到慢性胃炎、多灶性萎缩性胃炎、肠上皮化生，直至最终的异型增生和腺癌。基础病因是Hp感染，同时受宿主反应性、饮食和其他环境因素的调节。在日本，由于筛查项目的引入，EGC的发现率明显上升，占胃腺癌的57％，韩国占25％～30％，而西方国家则占15％～21％。EGC的人口学资料日本和西方之间无明显差异，均为男性较为多见，诊断时平均年龄为60岁。

二、危险因素

胃癌是慢性疾病，发病过程长且复杂。目前没有任何单一因素被证明是人类胃癌的直接病因。胃癌发生与多种因素有关。一般习惯将那些使胃癌发病率增高相关的因子称为危险因素。

(一)饮食因素

1.亚硝基化合物

亚硝基化合物是一大类化学致癌物,天然存在的亚硝基化合物是极微量的。在食品加工过程中产生的亚硝基化合物也并非人类暴露于亚硝基化合物的主要来源。人类可以在体内内源性合成亚硝基化合物,而胃则是主要合成场所。经食物摄入胃内的前体物能够进一步内源性合成亚硝基化合物。流行病学研究表明,人群硝酸根和亚硝酸根的暴露水平与胃癌流行呈正相关。胃是亚硝基化合物的致癌器官之一。

2.多环芳烃化合物

多环芳烃类化合物被认为是重要致癌物,可污染食品或在加工过程中形成。熏、烤、炸等加工过程,可使蛋白变性,产生大量致癌性多环芳烃化合物,其主要代表是 3,4-苯并芘。有学者举例认为,冰岛居民食用新鲜食品增加,熏制食品减少,使胃癌发病率下降。

3.高盐饮食

已有比较充足的证据说明胃癌与高盐饮食及盐渍食品摄入量多有关。摄入高浓度食盐可使胃黏膜屏障损伤,造成黏膜细胞水肿,腺体丢失。在给予致癌性亚硝基化合物同时给予高盐可增加胃癌诱发率,诱发时间也较短,有促进胃癌发生的作用。食盐本身无致癌作用,由食盐造成胃黏膜损伤使其易感性增加或协同致癌可能为增加胃癌危险性的原因。

4.吸烟、饮酒

有研究表明,吸烟、饮酒增加胃癌的发病风险。世界各地的流行病学研究一致表明,新鲜蔬菜、水果具有预防胃癌的保护性作用并显示剂量效应关系。经常食用新鲜蔬菜的人患胃癌的相对风险降低 30%～70%。含有巯基类的新鲜蔬菜,如大蒜、大葱、韭菜、洋葱和蒜苗等也具有降低胃癌风险的作用。

(二)幽门螺杆菌

幽门螺杆菌(Hp)感染是胃癌发病极为重要的因素。据统计,Hp 感染者罹患胃癌的风险是无感染者的 6 倍以上。在我国,胃癌高发地区成年人 Hp 感染率超过 60%。1994 年,世界卫生组织宣布 Hp 是人类胃癌的 I 类致病原。Hp 感染引起胃癌的可能机制包括:Hp 诱发同种生物毒性炎症反应促进胃黏膜上皮细胞过度增殖和增加自由基形成致癌;Hp 的代谢产物直接诱导胃黏膜细胞凋亡;Hp 的 DNA 转换到胃黏膜细胞中致癌等。综上所述,Hp 感染的防治在胃癌预防、治疗中起到极为重要的作用,应受到临床的高度重视。

(三)胃慢性疾病

胃癌,特别是肠型胃癌的发病模式为多因素作用下的多阶段过程。一些胃慢性疾病,如慢性萎缩性胃炎、胃黏膜肠上皮化生和异型性增生与胃癌发病相关。

1.慢性萎缩性胃炎

以胃黏膜腺体萎缩、减少为主要特征,常伴有不同程度的胃黏膜肠上皮化生。慢性萎缩性胃炎患者胃癌发病风险增加,对此类患者应该密切随访。

2.胃溃疡

根据长期随访研究及动物实验研究结果,目前多数学者认为慢性胃溃疡会发生癌变,其发生率为 0.5%～5.0%。

3.残胃

残胃作为一种癌前状态,它与胃癌的关系也一直受到重视。一般主张,因良性病变行胃大部切除术后 10 年以上在残胃发生的癌。

(四)遗传因素

2016 年版的 NCCN 胃癌指南显示,5%～10%的胃癌有家族聚集倾向,有 3%～5%的胃癌来自遗传性胃癌易感综合征,包括家族性腺瘤息肉病、幼年性息肉综合征、遗传性弥漫型胃癌、波伊茨-耶格综合征、林奇综合征等。其中,遗传性弥漫型胃癌是一种具有高外显率的常染色体显性遗传疾病,很难通过组织学和内镜检查在早期诊断该病。根据国际胃癌协会建议,以下家族成员推荐进行 CDH1 分子检测,确认后可进行预防性全胃切除:家族中两名成员患胃癌,其中一名确诊为弥漫型胃癌且诊断时年龄＜50 岁或有 3 名一级/二级亲属中患病,发病时任何年龄或诊断时年龄＜40 岁且具有家族史或具有遗传性弥漫型胃癌和乳腺小叶癌的个人或家族史,其中之一诊断时年龄＜50 岁。该类型患者在整个生命过程中,至 80 岁发生胃癌的概率男性预计为 67%,女性 83%,胃癌平均发病年龄为 37 岁,女性具有 CDH1 突变者,其患乳腺小叶癌风险明显增高。

林奇综合征的患者有 1%～13%的概率发生胃癌,且亚洲人群风险高于西方人群。胃癌是这类人群结肠外第二常见伴发肿瘤部位,仅次于子宫内膜癌。林奇综合征的个体同样伴有高发其他肿瘤的风险。幼年型息肉病综合征患者波及上消化道时,整个生命过程中有约 21%的概率发生胃癌,他们通常是 *SMAD4* 基因突变携带者。波伊茨-耶格综合征患者有约 29%的概率发生胃癌。家族性腺瘤样息肉病患者,加上轻表型家族性腺瘤样息肉病患者,整个生命过程中有 1%～2%的概率发生胃癌。

三、病 理

(一)组织学类型

在组织病理学上,胃癌主要是腺癌(90%以上),其中又可以细分为乳头状腺癌、管状腺癌、低分化腺癌、黏液腺癌、印戒细胞癌。少见类型包括腺鳞癌、类癌、小细胞癌、未分化癌等。

(二)大体分型

1.早期胃癌

1962 年日本内镜学会提出早期胃癌的概念,定义为癌组织浸润深度仅限于黏膜层或黏膜下层,而不论有无淋巴结转移,也不论癌灶面积大小。癌灶直径在 10mm 以下称为小胃癌,5mm 以下为微小胃癌;癌灶更小仅在胃镜黏膜活检时诊断为癌,但切除后的胃标本经全面取材而未见癌组织,称为"一点癌"。根据内镜分型与所见可以将早期胃癌分为以下 3 型。

(1)Ⅰ型:隆起型,明显突入腔内呈息肉状,高出黏膜相当黏膜厚度 2 倍以上,超过 5mm。表面凸凹不平呈颗粒或结节状,有灰白色物覆盖,色泽鲜红或苍白,有出血斑及糜烂。肿物多＞1cm，基底为广基或亚蒂。

（2）Ⅱ型：浅表型，又分为3个亚型。ⅡA型：浅表隆起型，隆起高度小于2倍黏膜厚度，呈平台状隆起。形态呈圆形、椭圆形、葫芦形、马蹄形或菊花样不等。表面不规则，凹凸不平，伴有出血、糜烂，附有白苔，色泽红或苍白。周边黏膜可有出血。ⅡB型：浅表平坦型，病灶不隆起也不凹陷，仅见黏膜发红或苍白，失去光泽，粗糙不平，境界不明显。有时与局灶性萎缩或溃疡瘢痕鉴别困难，应活检予以鉴别。ⅡC型：浅表凹陷型，最常见的早期胃癌类型，黏膜凹陷糜烂，底部有细小颗粒，附白苔或发红，可有岛状黏膜残存，边缘不规则，如虫咬或齿状，常伴有出血，周围黏膜皱襞失去正常光泽，异常发红，皱襞向中心集聚，呈现突然中断或变细或变钝如杵状或融合成阶梯状凹陷。

（3）Ⅲ型：凹陷型，癌灶有明显凹陷或溃疡，底部为坏死组织，形成白苔或污秽苔，易出血，边缘不规则呈锯齿或虫咬样，周围黏膜隆起，不规则结节，边缘黏膜改变如ⅡC型。

（4）混合型：有以上2种形态共存于1个癌灶中者称为混合型，其中以深浅凹陷型多见，其次是隆起伴浅凹陷者，其中以主要改变列在前面，如Ⅲ＋ⅡC型、ⅡC＋Ⅲ型、ⅡA＋ⅡC等。

以上各型中，以ⅡA、Ⅲ及ⅡC＋Ⅲ型最多，占早期胃癌2/3以上，年龄越轻，凹陷型越多，年龄增长则隆起型增多。隆起型面积多比凹陷型大，微小癌灶多为ⅡC型。

2.进展期胃癌

进展期胃癌分型主要基于Borrmann分类，此分类与预后及组织学类型的联系较为密切，应用比较广泛。进展期胃癌分为以下4个类型。

（1）Ⅰ型：息肉样型，肿瘤主要向胃腔内生长，隆起明显，呈息肉状，基底较宽，境界较清楚，溃疡少见，但可有小的糜烂。在进展期胃癌中，这是最为少见的类型，占3％～5％。

（2）Ⅱ型：局限溃疡型，肿瘤有较大溃疡形成，边缘隆起明显，边界较清楚，向周围浸润不明显。该型占30％～40％。

（3）Ⅲ型：浸润溃疡型，肿瘤有较大溃疡形成，其边缘部分隆起，部分被浸润破坏，境界不清，向周围浸润较明显，癌组织在黏膜下的浸润范围超过肉眼所见肿瘤边界。这是最为多见的一个类型，约占50％。

（4）Ⅳ型：弥漫浸润型，呈弥散性浸润生长，触摸时难以确定肿瘤边界。由于癌细胞的弥漫浸润及纤维组织增生，可导致胃壁增厚、僵硬，即所谓"革袋胃"，若肿瘤局限于胃窦部，则形成极度的环形狭窄。该型约占10％。

多发性胃癌指同一胃内有两个以上癌灶，它们之间在肉眼和组织学上均无联系，间隔以正常黏膜。多发性胃癌在胃癌中约占3％，发生于隆起型者比溃疡型多见。

（三）Lauren分型

根据组织结构、生物学行为及流行病学等方面的特征，Lauren将胃癌分为肠型及弥散性。该分型目前在世界上广泛应用。

1.肠型胃癌

此型相对常见，分化程度高，有腺管形成，与癌前病变、胃黏膜萎缩和肠上皮化生有关。肠型胃癌在远端胃癌中占多数，发病率稳定或下降。一部分此型胃癌与Hp感染有关。在这种癌变模式中，环境因素的影响造成腺体萎缩继而胃酸缺乏，胃内pH值升高，进而细菌过度增长（如 Hp），亚硝酸盐和亚硝基等细菌产物的增多加剧胃黏膜萎缩和肠上皮化生，增加癌变风险。

2.弥漫型胃癌

此型相对少见，年轻患者中多一些，组织学表现为未分化的印戒细胞，易发生黏膜下播散。通常无明显的癌前病变，也可能与 Hp 感染有关。A 型血人具有易感性。发生在近端的弥漫型胃癌发病率在世界范围内有所升高；相同分期情况下，预后较远端胃癌差。

（四）食管胃结合部癌

食管胃结合部癌的生物学特性、淋巴引流及治疗方式均与胃中下部癌有所不同，因此在组织病理学上应当进行较为细致的区分。根据国际胃癌协会及美国癌症联合委员会第 7 版 TNM 分期，将食管胃结合部癌划分为 3 个类型。Siewert Ⅰ 型：肿瘤中心点位于食管胃结合部解剖学界限以上 1～5cm 的低位食管腺癌（通常伴有巴雷特食管）。Siewert Ⅱ 型：食管胃结合部贲门癌，肿瘤中心点位于胃食管结合部（EGJ）以上 1cm 至 EGJ 以下 2cm。Siewert Ⅲ 型：贲门下癌，肿瘤中心点位于 EGJ 以下 2～5cm，包括从下部向上侵袭浸润至 EGJ 或低位食管的肿瘤。根据 2016 年 NCCN 胃癌指南，Siewert Ⅰ 型及 Ⅱ 型的外科治疗方式应当参照食管癌及 EGJ 癌指南，而 Siewert Ⅲ 型病灶归于胃癌，应当按照胃癌来进行治疗。

（五）胃癌的扩散与转移

1.直接浸润

胃癌组织可沿胃壁浸润生长。侵及黏膜下层后，可沿组织间隙与淋巴网蔓延，扩展距离可达癌灶外 5cm。向近端可以侵及食管下端，远端可以浸润十二指肠。胃癌突破浆膜后，易扩散至网膜、横结肠及其系膜、脾、胰腺等邻近脏器。

2.血行转移

癌细胞浸润血液循环可向身体其他部位播散，形成转移灶。常见转移器官有肝、肺、骨骼等处。

3.腹膜种植转移

胃癌组织浸润至浆膜外，癌细胞脱落并种植于腹膜和腹腔脏器浆膜，形成种植转移结节。腹膜广泛转移时，可出现大量癌性腹水。直肠前凹的种植较大，种植转移灶可以经肛门触及。女性患者的卵巢转移性肿瘤称为库肯勃瘤。

4.淋巴转移

淋巴转移是胃癌转移的主要途径。胃癌淋巴结转移通常循序进行，但也可发生跳跃转移，即第 1 站淋巴结无转移而第 2 站有转移。肿瘤部位不同，需根治性清除的淋巴结分组不同。对胃癌转移相关淋巴结准确的解剖定位意义重大，国内基本沿用日本胃癌研究会《胃癌处理规约》中的淋巴结编号和分站。

四、临床分期

目前胃癌常用的分期方法有 2 种，即日本胃癌学会（JGCA）和美国癌症联合委员会（AJCC）以 TNM 标准进行分期（表 3-1，表 3-2）。日本分期方法根据肿瘤浸润的精细解剖学，特别是淋巴结分站制订。AJCC 分期方法在国际上更为通用,分期主要依据原发肿瘤浸润深度(T)、淋巴结状态(N)和远处转移情况(M)。特别注意,肿瘤可以穿透同有肌层达胃结肠韧带或肝胃韧带或大小网膜,但没有穿透这些结构的脏腹膜。在这种情况下,原发肿瘤的分期为 T_3。如果穿透覆盖胃周围韧带或网膜的脏腹膜,则应当被分为 T_4 期。胃的邻近结构包括脾、横结肠、肝、横膈、胰腺、腹壁、肾上腺、肾、小肠及后腹膜,胃癌如向内扩散至食管或十二指肠,其分期取决于包括胃在内的组织肿瘤最大浸润深度。pN_0 指所有被送检的淋巴结均为阴性,而不论被切除和送检的淋巴结数目有多少。

从分期所依据的资料上分类,胃癌分期分为临床分期和病理分期两种方式。①临床分期指以查体、影像学检查信息为基础进行分期的方式。②病理分期,以手术标本为基础进行评价分期的方式。

表 3-1　AJCC 第 7 版胃癌 TNM 分期定义

原发肿瘤(T)

　　Tx　原发肿瘤无法评估

　　T_0　无原发肿瘤的证据

　　Tis　原位癌:上皮内肿瘤,未侵及固有层

　　T_1　肿瘤浸润固有层、黏膜肌层或黏膜下层

　　T_{1a}　肿瘤浸润固有层或黏膜肌层

　　T_{1b}　肿瘤浸润黏膜下层

　　T_2　肿瘤浸润固有肌层

　　T_3　肿瘤穿透浆膜下结缔组织,而尚未浸润脏腹膜或邻近结构

　　T_4　肿瘤浸润浆膜(脏腹膜)或邻近结构

　　T_{4a}　肿瘤浸润浆膜(脏腹膜)

　　T_{4b}　肿瘤浸润邻近结构

区域淋巴结(N)

　　Nx　区域淋巴结无法评估

　　N_0　区域淋巴结无转移

　　N_1　1～2 个区域淋巴结有转移

　　N_2　3～6 个区域淋巴结有转移

　　N_3　7 个或 7 个以上区域淋巴结有转移

　　N_{3a}　7～15 个区域淋巴结有转移

　　N_{3b}　16 个或 16 个以上区域淋巴结有转移

远处转移(M)

　　M_0　无远处转移

　　M_1　有远处转移

组织学分级（G）

  Gx 分级无法评估

  G_1 高分化

  G_2 中分化

  G_3 低分化

  G_4 未分化

表 3-2 AJCC 第 7 版胃癌 TNM 分期系统

分期			
0 期	Tis	N_0	M_0
Ⅰ A 期	T_1	N_0	M_0
Ⅰ B 期	T_2	N_0	M_0
	T_1	N_1	M_0
Ⅱ A 期	T_3	N_0	M_0
	T_2	N_1	M_0
	T_1	N_2	M_0
Ⅱ B 期	T_{4a}	N_0	M_0
	T_3	N_1	M_0
	T_2	N_2	M_0
	T_1	N_3	M_0
Ⅲ A 期	T_{4a}	N_1	M_0
	T_3	N_2	M_0
	T_2	N_3	M_0
Ⅲ B 期	T_{4b}	N_0	M_0
	T_{4b}	N_1	M_0
	T_{4a}	N_2	M_0
	T_3	N_3	M_0
Ⅲ C 期	T_{4b}	N_2	M_0
	T_{4b}	N_3	M_0
	T_{4a}	N_3	M_0
Ⅳ 期	任何 T	任何 N	M_1

  按照不同的医疗体系分类，胃癌的分期系统主要有两个体系。①日本分期系统：主要基于肿瘤的解剖侵犯范围，尤其是淋巴结分站，更加细化。②由 AJCC 和国际抗癌联盟（UICC）联合制订的分期系统，在西方国家应用更为广泛，我国主要使用该分期。近年来，这两个体系也

有逐渐融合的趋势。淋巴结清扫后的检出率对于精确分期有重要影响,目前认为最少需要检出 15 个淋巴结。目前 AJCC 第 7 版分期系统有两个特点值得注意:①并未纳入近端 5cm 的胃部肿瘤;②该分期系统的数据主要基于手术标本,在基线时的临床分期或经术前治疗后的患者中,其准确性并不可靠。

五、临床表现

(一)症状

胃癌早期常无特异症状,甚至毫无症状。随着肿瘤的发展,影响胃功能时才出现较明显的症状,但此种症状也非胃癌所特有,常与胃炎、溃疡病等胃慢性疾患相似,因此早期胃癌诊断率低。主要症状为上腹痛或不适。疼痛和体重减轻是进展期胃癌最常见的症状。随着病情进展,出现食欲下降、乏力、消瘦,部分患者可有恶心、呕吐。根据肿瘤的部位不同,也有其特殊表现。胃底贲门癌可有胸骨后疼痛和进行性吞咽困难;幽门附近的胃癌则有幽门梗阻表现;肿瘤破溃可有呕血、黑便等消化道出血症状。

(二)体征

早期胃癌患者常无明显体征,查体难以发现。当疾病发展至进展期,可出现腹部压痛、上腹部包块、锁骨上淋巴结肿大及腹水等。上腹部深压痛常是查体唯一可以发现的重要体征,当存在明显压痛、反跳痛及肌紧张等腹膜炎体征时提示疾病进展较晚,存在溃疡穿孔。进展期胃癌有时可以在查体时扪及上腹部包块,当存在盆腔转移时或可在直肠指检时触及直肠前凹包块或结节,女性患者下腹部扪及活动性良好肿块时应考虑库肯勃瘤可能。当疾病进展较晚时,可能于锁骨上触及肿大的转移淋巴结,若移动性浊音阳性或腹腔穿刺发现血性腹水,常提示存在腹膜转移可能。若患者存在幽门梗阻,或可及胃型、振水音及液波震颤等。

胃癌病例可出现副肿瘤综合征。①皮肤症状:黑棘皮症、皮肌炎、环状红斑、类天疱疮、脂溢性角化病。②中枢神经系统症状:痴呆、小脑共济失调。③其他症状:血栓性静脉炎、微血管病性溶血性贫血、膜性肾病等。

六、辅助检查

(一)内镜检查

1.内镜

在胃癌的诊断中是必不可少的。只有内镜检查可以获得组织进行病理学诊断。内镜检查可以对肿瘤的部位进行定位,对确定手术方式提供重要参考。活检是确诊胃癌的必要手段,依靠活检明确病理类型,早期胃癌胃镜结合活检确诊率可达 95%,进展期胃癌可达 90%。对发生于胃任何部位的肿瘤,如贲门、胃底、胃体、胃窦、幽门和累及胃食管结合部等使用标准内镜活检钳进行多点取材(至少 6 个点),为组织学诊断提供足够的材料,尤其在溃疡病灶部位。内镜下黏膜切除术(EMR)或内镜黏膜下剥离术(ESD)可直接评估小病灶,并进行切取活检。EMR 或 ESD 可安全地切除≤2cm 的局灶结节,提供足够的组织标本,更好地评估组织分化程度、脉管浸润情况及浸润深度等,准确地确定 T 分期。这种切取活检也是一种潜在治疗的方法。

2.染色法内镜

常规内镜结合活检诊断胃癌有困难不能确诊时可采用黏膜染色法,可提高胃癌的确诊率,有报道显示可达98%,还可用于估计胃癌浸润深度与范围。对比染色,喷入的染料积集于黏膜皱襞间,显示出胃小凹的高低不平改变;吸收染色,染料被黏膜吸收而着色者用于良恶性病变的鉴别;还有以染料为指示剂的功能染色,以了解胃酸分泌功能,胃癌鉴别诊断多采用吸收染色。

(二)超声内镜

在内镜前端装有超声波探头。超声内镜是判断胃癌浸润深度的重要方法,在胃癌分期和新辅助治疗效果评判方面有重要意义。有条件的单位建议作为常规检查项目。超声内镜不仅可以显示胃壁各层的结构,还可了解胃与邻近脏器的病变,判断胃癌浸润深度、侵犯周围脏器如胰腺、肝情况,估计淋巴结转移范围,对临床判断分型估计手术切除都有重要帮助。此外,对胃黏膜下隆起占位肿物的定位与定性也有作用。治疗前的超声内镜检查(EUS)对于胃癌的临床分期十分重要。EUS图像可为肿瘤浸润深度(T分期)的诊断提供证据,可判断是否存在异常或肿大淋巴结(N评估),有时还可发现远处转移或播散征象,如周围器官转移病灶(M分期)或存在腹水等。这对于拟行EMR或ESD者尤为重要。

(三)计算机体层摄影

胃癌CT检查的重要作用在于进行肿瘤分期判断,包括淋巴结状态、腹腔种植和肝等腹腔脏器转移。这也是新辅助治疗疗效的重要手段。

胃癌进行CT检查,应该常规进行增强扫描,同时口服对比剂扩张胃腔,有利于消除管壁增厚的假象,更好地显示病变的范围和观察管腔形态及管壁伸展性的变化,同时有助于判断胃肠道走行和显示与周围脏器关系。

正常胃壁厚度在5mm以下,胃窦部较胃体部稍厚。增强扫描,胃壁常表现为3层结构,内层与外层表现为明显的高密度,中间为低密度带。内层大致相当于黏膜层,中间层相当于黏膜下层,外层为肌层和浆膜。胃癌在CT扫描可以表现为:①胃壁增厚,主要是癌肿沿胃壁深层浸润所致;②腔内肿块,癌肿向胃腔内生长,形成突向胃腔内的肿块,肿块表面不光滑,可呈分叶、结节或菜花状,表面可伴有溃疡;③溃疡,胃癌形成腔内溃疡,周边表现为环绕癌性溃疡周围的堤状隆起;④胃腔狭窄,狭窄胃腔边缘较为僵硬且不规则,多呈非对称性向心狭窄,伴环周非对称性胃壁增厚等。

(四)X线检查

X线检查是胃癌的基本诊断方法之一。随着胃镜和CT技术的普及,此方法的重要性有所降低。但是对于胃癌病变范围的判断,特别是近端胃癌,观察食管下端受侵的范围,确定手术方式有重要作用。最基本的是充盈法,钡剂充盈的程度以立位充盈时钡剂能使胃体中部适度伸展为宜,通常所需钡量为200～300mL。充盈像主要用于观察胃腔在钡剂充盈下的自然伸展状态、胃的大体形态与位置的变化、胃壁的柔软度等,对于显示靠近胃边缘部位如大、小弯侧的病变有很重要的价值。目前最为常用的双对比法,把作为阳性造影剂的钡剂和作为阴性造影剂的气体共同引入胃内,利用黏膜表面附着的薄层钡剂与气体所产生的良好对比,可以清晰地显示胃内微细的隆起或凹陷。气体可作为胃腔的扩张剂,用于观察胃壁的伸展性。在钡剂附着良好的条件下,调整胃内充气量对于显示病变的细微结构和胃壁伸展度的变化有重要意义。

胃癌的基本 X 线表现包括充盈缺损、龛影、环堤等,可伴有胃壁的变形,如胃腔狭窄、胃角变形、边缘异常和小弯缩短。黏膜形态异常可表现为黏膜皱襞的粗大、僵硬、中断、破坏消失及不规则的沟槽影。

(五)磁共振成像

胃癌的磁共振成像(MRI)表现除胃壁增厚外,可发现病变部位的信号强度异常,在 T_1 加权成像(T_1WI)呈等或稍低信号,T_2 加权成像(T_2WI)呈高或稍高信号;可见向腔内或腔外生长的软组织肿块,肿块的信号强度与上述增厚的胃壁相同,如出现溃疡则呈不规则低信号或呈裂隙状陷凹,胃腔对比剂充填"龛影"及胃壁的破坏,表现为正常胃壁组织信号中断破坏。

近年来,通过弥散加权成像(DWI)等许多新的技术手段能够更好地观察胃壁黏膜的细微变化。DWI 是从分子水平探测显示水分子随意运动及水分子运动受限状态的 MRI 序列,是目前唯一能够在活体探测水分子扩散运动的影像学技术,能较早地提供组织空间组成信息和病理生理状态下各组织成分之间水分子交换的功能状态,从而反映黏膜早期的细微改变。

(六)肿瘤标志物

胃癌缺乏特异的肿瘤标志物,癌胚抗原(CEA)在 $40\% \sim 50\%$ 的病例中升高,甲胎蛋白(AFP)和 CA19-9 在 30% 的胃癌患者中增高。这些肿瘤标志物的主要意义在于随访而不是诊断或普查。

(七)放射性核素

PET/CT 检查能够获得全身代谢图像,可以扫描其他检查手段无法涉及或准确检查的部位,尤其是针对晚期胃癌患者,能够通过无创的方式判断是否存在全身骨骼、内外分泌腺体、软组织等部位癌转移,对临床治疗决策有重要的参考价值。其缺点是费用高,并且存在一定的假阳性结果,需要结合其他临床检查综合考虑。

(八)蛋白、基因检测

对于不能手术的局部进展、复发或转移的胃及胃食管结合部腺癌,考虑使用曲妥珠单抗治疗的患者应进行 HER2-neu 过表达评估,可以使用免疫组织化学(IHC)和荧光原位杂交(FISH)或其他原位杂交方法检测 HER2-neu 表达。根据最新版本 NCCN 胃癌指南,对于 IHC 检测 HER2-neu 结果(++)表达的病例应当再使用 FISH 或其他原位杂交方法检测。IHC 结果为(+++)或 FISH 检测 HER2-neu 表达(HER2:CEP17 比例≥2)的病例考虑为阳性,可以使用曲妥珠单抗进行治疗。

(九)诊断性腹腔镜

转移早期无特异变化,即便是通过 PET/CT 也难以明确诊断。但一旦发生腹膜转移,将完全改变胃癌的临床分期及治疗计划。腹腔镜探查可发现常规影像学技术难以发现的微小腹膜和大网膜转移灶,腹腔镜下超声可检测到肝的微转移灶及肿瘤浸润胰腺的程度,避免无益的开腹探查和姑息手术。但在淋巴结转移与否及融合淋巴结能否切除等的判断上,腹腔镜较之影像学手段无明显优势。现有循证医学依据不支持对所有初诊患者均进行腹腔镜下探查分期,因此目前 NCCN 指南中推荐意见为,当考虑化疗、放疗或手术时,行腹腔镜检查评价腹膜播散情况;如考虑姑息性切除术,则无须腹腔镜检查。

七、治疗

(一)早期胃癌

早期胃癌是指局限于胃黏膜内与黏膜下的胃癌,而不考虑是否存在淋巴结转移,根据浸润的深度可分为胃黏膜内癌与黏膜下癌。

由于早期胃癌治疗效果好、生存期长,患者生活质量的提高近年来越来越受到重视。随着对早期胃癌淋巴结转移规律及生物学行为的认识,早期胃癌的治疗观念发生很大的变化,提出胃癌缩小手术包括缩小胃切除和淋巴结清扫范围,在根治基础上,保存良好的生活质量。缩小手术技术包括:EMR 和 ESD、胃局部切除术、缩小淋巴结清扫范围。缩小手术要求术前对癌肿浸润深度、大体类型、分化程度、大小有准确的判断,对切除标本进行详尽的病理学检查,加强术后随诊。

在采用内镜下切除或局部胃切除(楔形切除)时,选择合适的患者尤为重要。早期胃癌发生淋巴结转移的可能性与肿瘤因素相关,并随肿瘤体积增大、侵犯黏膜下层、肿瘤分化不良和淋巴管及血管浸润而增加。EMR 和 ESD 已用于治疗早期胃癌包括原位癌(Tis)或局限于黏膜层的 T_{1a} 没有溃疡、淋巴结转移和脉管浸润的、≤2cm 且侧切缘及底切缘干净的高分化或中分化腺癌。

日本胃癌指南推荐 EMR 用于直径 2cm 且无溃疡形成的早期胃癌。如果早期胃癌经 EMR 或 ESD 治疗后,病理证实为低分化、有脉管浸润、侵犯胃壁黏膜下深层、淋巴结转移或切缘阳性,则认为切除不完全,应该考虑继续行胃切除及周围淋巴结清扫术。

(二)进展期胃癌

研究显示,"新辅助化疗+手术"的治疗模式可能优于当前治疗模式"手术+辅助化疗"。

在胃癌的综合治疗方案中,手术一直占据着主导地位,关于扩大手术范围能否给患者带来更好的预后一直存在争议。对于病期较晚(如淋巴结转移已超出第 3 站)的患者,肿瘤不再是一个局部问题,仅通过局部治疗,即使扩大淋巴结清扫、多脏器联合切除等已证明无法给患者带来益处。单纯外科手术无法达到生物学意义上的根治,即便扩大切除和淋巴结清扫范围仍然如此。经过东西方学者的反复论证,目前统一的认识是将 D_2(淋巴结清除至第 2 站)手术作为标准术式。

1.根治性手术

整块切除胃原发病灶并按临床分期标准清扫周围淋巴结,重建消化道。胃壁切缘要求距离肿瘤边缘 5cm 以上;食管或十二指肠侧切缘应距离肿瘤边缘 3~4cm。清除大、小网膜,按照规范清除胃周围淋巴结。切除标本至少检出 15 个淋巴结。T_4 肿瘤要求整块切除肿瘤侵犯的结构。D_2 根治术即胃周围淋巴结清除第 2 站的根治手术,是胃癌的标准手术方式。以远端胃癌(L 区)为例,根治性远端胃大部切除应切除远端胃 3/4~4/5,清除第 1、第 2 站淋巴结,切除大小网膜、横结肠系膜前叶和胰腺被膜;消化道重建可选择毕 I 式或 II 式吻合。手术前应使用(胸部、腹部和盆腔)CT进行临床分期以评估病变范围,可联合或不联合EUS。手术的主要目的是达到切缘阴性的完全切除(R_0切除),然而只有50%的患者能够在首次手术时获得R_0切除。R_1指显微镜下肿瘤残留(切缘阳性);R_2是指有肉眼肿瘤残留(切缘阳性)但无远处病灶。远端胃癌首选胃次全切除。这种手术治疗预后与全胃切除术相似,但并发症显著减少。近端胃切除术和全胃切除术均适用于近端胃癌,但术后通常发生营养障碍。

2.淋巴结清扫范围

淋巴结清扫的范围是胃癌外科手术最具争议的问题。由于各种因素的影响,对于胃癌淋巴结的清扫范围一直存在争议。但学者们唯一认同的是胃癌淋巴结转移与否,是影响胃癌预后的独立因素。

对淋巴结清扫的范围仍存在争议。日本胃癌研究学会制订了胃周淋巴结分站的病理学检查和评估指南。小弯侧胃周淋巴结(1、3、5组)和大弯侧胃周淋巴结(2、4、6组)统一归为N_1站淋巴结。胃左动脉旁淋巴结(7组),肝总动脉旁淋巴结(8组),腹腔动脉旁淋巴结(9组)和脾动脉旁淋巴结(10、11组)统一归为N_2站淋巴结。更远处的淋巴结,包括腹主动脉旁淋巴结(N_3、N_4站)被认为是远处转移。

根据胃切除术时淋巴结清扫范围,可以分为D_0、D_1和D_2。D_0切除指N_1淋巴结没有得到完全清扫。D_1切除是指将受累的近端胃、远端胃或全胃切除(远端或全胃切除),并包括大、小网膜淋巴结(包含贲门右、贲门左淋巴结,胃小弯,胃大弯,幽门上、幽门下淋巴结)。D_2切除则是在D_1切除的基础上,还要求切除胃左血管旁淋巴结、肝总动脉旁、腹腔干、脾门和脾动脉旁淋巴结清扫。D_2切除需要手术者接受过相当程度的训练并拥有相应的专业技能。

在东亚,胃切除术联合D_2淋巴结清扫术是可根治性胃癌的标准治疗方法。在西方国家,远处淋巴结广泛清扫可以提供更准确的分期,但是对于生存时间是否延长仍不明确。在西方国家,D_2切除仅作为推荐而并非治疗规范。对于清扫足够的淋巴结(15个或更多)有利于分期已经达成共识。根据解剖学及组织病理学检查,D_2手术平均淋巴结数应在25~27个。D_3手术淋巴结数可增至43个。这些都是淋巴结清扫术质量控制的依据,一般情况下淋巴结数目变化不大。TNM分期中要求淋巴结的数目不能少于15个。目前普遍认为胃癌根治术切除的淋巴结平均数在16~55个为宜。

目前国内统一的认识是将D_2(淋巴结清除至第2站)手术作为标准术式。远端胃癌的D_2淋巴结清除除了传统的第1、第2站淋巴结外,还应该包括14v(肠系膜上静脉旁淋巴结)、12a(肝十二指肠韧带动脉旁淋巴结)。也就是以往所说的D_2+手术的清扫范围。

3.全胃切除与胃大部切除

目前大多数学者更倾向于对于远端胃癌,胃大部切除的效果与全胃相当,并发症明显减少,而且生活质量更高。对于近端胃癌,行全胃切除还是胃大部切除存在争议,两者手术方式都会带来生活质量显著下降和营养问题。如何选择近端胃癌的手术方式存在争论。早期近端胃癌可以考虑行近端胃部分切除,其余者建议行全胃切除。

术中冷冻切片检查切缘是近端胃癌手术重要的原则,有时需开胸手术以确保切缘阴性。

4.胰尾脾切除

目前仍没有确实令人信服的结果证明进展期胃癌切除脾与保留脾可使患者受益,但以下几点因素需临床医师加以考虑:①如保留脾是否可增加脾门转移淋巴结的残留;②脾切除可能增加患者术后并发症及死亡的发生率;③脾切除后对长期生存的影响。脾门淋巴结是否出现转移与肿瘤的部位及浸润深度相关。从日本的资料来看远端胃、中 1/3 及近端胃淋巴结转移率分别为 0%～2% 和 15%,皮革胃为 21%。研究证明,胃癌的淋巴结转移不存在于胰腺的实质内,存在于脾动脉周围的结缔组织中,如包括该动脉在内的淋巴结清除,可达到清除第 10、第 11 组淋巴结的目的。因此,对于胃中上部癌直接侵入胰体尾或第 10、第 11 组淋巴结转移明确者,应行全胃联合脾及胰体尾切除术。癌未侵入胰腺,疑有第 10、第 11 组淋巴结转移者,主张保留胰腺的脾及脾动脉干切除术。预防第 10、第 11 组淋巴结转移而行脾及胰体联合切除术应予以否定。

脾切除增加术后并发症和病死率。研究提示,切除脾的患者比保留脾的患者容易出现局部复发。除非肿瘤侵及脾门或探查到脾门有肿大淋巴结,绝大多数胃癌手术应保留脾。

5.新辅助治疗

术前辅助治疗又称为新辅助治疗,其理论依据为:①肿瘤周围组织在术后血供改变影响化疗药浓度及放疗效果,新辅助治疗有可能提高疗效;②新辅助化疗、放疗的组织病理学反应与预后成正相关;③可减少术中播散的可能性,降低肿瘤细胞活性;④消除潜在的微转移灶,降低术后转移复发的可能。术前通过可测量病灶及术后标本准确判定临床缓解率和病理学有效率。新辅助治疗可剔除不宜手术治疗的患者。部分生物学行为差的胃癌,辅助治疗期间如果出现局部广泛浸润和远处转移,这类患者即便行手术切除也很快复发,因此这类患者不适合进行手术治疗。通过术前辅助治疗了解肿瘤对治疗的反应如何,来确定患者术后是否需要继续治疗。

目前证据证明,新辅助化疗能够使局部进展期胃癌患者降期,提高切除率和改善预后,不良反应可耐受,并不增加围术期死亡和并发症。某医院的研究证实,联合放化疗可降低肿瘤分期,切除率提高至 70%(一般为 30%～50%),多数进展期胃癌可由此方法获益。目前新辅助治疗已经被推荐为进展期胃癌的标准治疗方法。手术前分期评估为 T_2 以上或淋巴结有转移病例。国际推荐方案为 ECF(表柔比星、顺铂、氟尿嘧啶)及其改良方案。但总体说来,SOX(奥沙利铂、替吉奥)方案或 XELOX(奥沙利铂、卡培他滨)方案效果更好,而且毒性小。新辅助治疗应该尽可能选择毒性小的方案,减少对手术的影响。时间不宜过长,一般推荐 2～4 个周期。

新辅助放化疗是目前正处于研究阶段的另外一种治疗模式。德国 POET 研究和荷兰 CROSS 研究显示,部分患者能够通过术前放化疗提高局部控制率,但是相关生存获益仍然没有明确结论。

6.腹腔镜技术

腹腔镜切除术是新近出现的一种外科手术方法,除了作为常规检查手段的有效补充、进行准确诊断和分期外,腹腔镜在治疗中也逐渐为大家所认可。对于胃癌患者,它比其他开腹手术有更多重要的优势(术中出血少、术后疼痛轻、恢复快、肠道功能恢复早及患者住院时间缩短)。目前认为,腹腔镜技术适用于早期胃癌胃部分切除、D_1 胃切除病例。对于进展期胃癌的腹腔镜下 D_2 根治术,由于报道资料有限、随访时间短,难以对该手术疗效和安全性得出任何结论。

一项前瞻性随机研究,比较 59 例远端胃癌患者进行腹腔镜切除术或胃次全切除术的早期和 5 年临床结果。两种方式的手术病死率分别为 3.3% 和 6.7%,5 年总生存率分别为 58.9% 和 55.7%,无病生存率分别为 57.3% 和 54.8%。以上结果显示,尽管并未达到显著性,腹腔镜切除术还是优于开腹手术。但是,要进一步确定腹腔镜切除术在胃癌治疗中的地位还需要更大规模的随机临床研究来评估。

7.辅助化疗

胃癌术后辅助化疗的争议已久,从欧美到亚洲国家进行了许多相关研究,包括随机对照研究和 Meta 分析,早年研究对辅助化疗多趋向于否定,但在近年来的系统综述中,总体分析可见胃癌术后辅助化疗与单纯手术相比可延长生存期减少复发,如针对某些亚组进行具体分析意义更大。

胃癌辅助化疗的适应人群根据分期决定。由于Ⅰ期胃癌患者术后即便不接受辅助化疗,术后 5 年生存率也达 90%～95%,因此不推荐术后进行辅助化疗。ⅠA 期患者不推荐化疗,对于ⅠB 期患者,特别是伴有病理类型差、脉管神经受侵等,术后是否进行辅助化疗在临床中尚有争议,但目前无循证医学依据支持在ⅠB 期患者中进行辅助化疗。而对于Ⅱ期或Ⅲ期胃癌患者,原则上均应给予术后辅助化疗。

关于辅助化疗采用方案和化疗期限,不同国家和地区在多年来一直存在较大争议,目前基于 ACTSGC 和 CLASSIC 研究结果,根据现有循证医学依据,可选择替吉奥胶囊口服至术后 1 年或者术后 6 个月内完成 8 周期卡培他滨联合奥沙利铂(XELOX);基于卡培他滨、氟尿嘧啶及替吉奥胶囊、顺铂在晚期胃癌中的疗效和安全性,中国《胃癌诊疗规范》中推荐我国临床实践中可考虑氟尿嘧啶类药物单药或联合铂类进行辅助化疗。随着精准术前分期的进步及放疗技术的提高,围术期化疗及放疗也是提高局部进展期胃癌治疗疗效的重要策略。

8.靶向治疗

继结直肠癌和乳腺癌等肿瘤后,作用于血管生成或细胞增殖途径的靶向治疗药物近年来也成为胃癌研究的热点,如曲妥珠单抗、贝伐珠单抗、西妥昔单抗、雷莫芦单抗、PARP 抑制药和 CLDN18.2 单抗等。近年来,晚期胃癌的姑息化疗发生了巨大的进步,尤其是新型分子靶向药物的出现及一些治疗模式的转变为胃癌的治疗提供了新的希望。但由于诸多尚未解决的诊治难题以及药物疗效的局限性,我们期待新化疗药物的临床研究结果,包括放化疗的结合、抗受体药物、疫苗、基因治疗和抗血管生成药物等。在目前情况下,如果患者一般状况良好,应鼓励患者参加临床试验,可能从治疗中获得更大利益,同时为胃癌的治疗发展做出贡献。

9.腹腔热灌注化疗

腹腔热灌注治疗是将大容量灌注液或含有化疗药物的灌注液加热到一定温度,持续循环恒温灌注入患者腹腔内,维持一定的时间,通过热化疗的协同增敏作用和大容量灌注液循环灌注冲刷作用有效地杀灭和清除体腔内残留癌细胞及微小病灶的一种新的肿瘤辅助治疗方法,对预防和治疗腹腔种植转移尤其是并发的恶性腹水治疗疗效显著。腹膜转移是胃癌常见的转移模式,肿瘤细胞于腹膜表面播散种植使腹膜增厚,腹腔静脉或淋巴管阻塞,回吸收障碍,形成癌性腹水。腹腔内给药可使药物浓度升高达血浆浓度的 20～500 倍,并且经腹膜吸收缓慢而能够长时间与腹腔内肿瘤直接接触,提高了局部细胞毒性作用。

(三)晚期胃癌

晚期胃癌治疗困难,效果不佳。治疗原则以改善症状、提高生活质量为主。可适当选择姑息性手术、化疗、对症支持治疗。原发病灶无法根治性切除,为了减轻由于梗阻、穿孔、出血等并发症引起的症状,可行姑息性切除、胃空肠吻合、穿孔修补、空肠造瘘等。晚期胃癌化疗应根据患者身体状况进行选择,一般情况良好,重要脏器功能正常者,可选择紫杉类、顺铂、氟尿嘧啶的联合方案。反之应选择毒性相对较小的奥沙利铂、卡培他滨类方案。存在梗阻的病例,可行支架置入以缓解症状。

八、护理

(一)疼痛

1.相关因素

癌细胞的浸润。

2.临床表现

可出现上腹部隐痛不适,也可呈节律性溃疡样痛,最终疼痛持续而不能缓解。

3.护理措施

(1)倾听患者主诉,密切观察患者腹痛的部位、性质和特点,做好疼痛评估。

(2)教会患者减轻疼痛的方法。①帮助患者取舒适的卧位。②饮食应选择清淡、高蛋白质、低脂肪、无刺激、易消化的食物,不宜过饱,可少量多餐。避免服用对胃黏膜刺激的药物,如阿司匹林、保泰松、吲哚美辛、泼尼松、利血平等,如确实需要服用,应避免空腹,也可添加胃黏膜保护剂。③保持情绪稳定,焦虑的情绪易加重疼痛感觉。④转移注意力,可看些书报、漫画等分散注意力。⑤保持环境安静舒适,给予鼓励和安慰,减轻患者心理负担,提高痛阈。⑥遵医嘱使用镇痛药物,用药后注意观察镇痛疗效。

(二)营养失调:低于机体需要量

1.相关因素

胃癌造成吞咽困难、消化吸收障碍,化疗所致恶心、呕吐、癌肿消耗等。

2.临床表现

消瘦,贫血,体重进行性下降,恶病质。

3.护理措施

(1)让患者了解充足的营养支持对机体恢复有重要作用。

(2)为患者提供足够的蛋白质、糖类和丰富的维生素,保证足够热量,以改善患者的营养状况。

(3)对能进食者鼓励其尽可能进食易消化、营养丰富的流质或半流质饮食,对食欲缺乏者,选择适合患者口味的食物和烹调方法,并注意变换食物的色、香、味,以增进食欲。

(4)对需要管饲进行胃肠内营养时,应保证营养液的卫生,注意避免污染,并严格掌握好营养液适宜的浓度、温度、输注速度等,每隔 8 小时以生理盐水冲洗管道,防止营养液残留致堵管。管饲期间,注意监测患者的血糖、血脂等指标。做好口腔护理,保持口腔清洁,防止发生口腔炎或感染。

（5）需胃肠外营养时，要注意维护好静脉置管，如外周中心静脉导管（PICC）、中心静脉导管（CVC）等，同样在应用期间要注意监测患者的血糖等变化。

（6）定期评价，测量患者体重，监测血清白蛋白、血红蛋白等营养指标以评价患者的营养状态。

（三）有感染的危险

1.相关因素

化疗致白细胞计数减少、免疫功能降低。

2.临床表现

表现为抵抗力弱，容易出现口腔感染、呼吸道感染甚至肺炎，女性容易发生泌尿系统感染。

3.护理措施

（1）加强营养。

（2）病房定期消毒，减少探视，保持室内空气流通、新鲜。

（3）严格遵循无菌原则进行各项操作，防止交叉感染。

（4）注意患者口腔、会阴处的清洁卫生。对于生活不能自理者，应每天行口腔、会阴护理。一旦发生真菌感染，应给予相应措施，也可预防性给予2.5%碳酸氢钠溶液或制霉菌素漱口液漱口。

（5）长期卧床患者，应加强生活护理。勤翻身叩背，教会患者有效咳嗽，促进痰液排出，必要时可按医嘱给予雾化吸入。

（6）密切观察患者的生命体征及血常规检查的变化，询问患者有无咽痛、尿痛等不适，及时发现感染迹象。

（四）活动无耐力

1.相关因素

疼痛、贫血。

2.临床表现

主诉疲乏，活动后感气促、呼吸困难、胸闷，活动量减少，持续时间缩短。

3.护理措施

（1）嘱患者减少活动，注意卧床休息。

（2）给予患者生活上的帮助，将常用的用品置于患者容易取放处。

（3）根据病情与患者共同制订适宜的活动计划，以患者的耐受性为标准。

（4）根据具体情况逐渐增加活动量，教会患者对活动反应（生命体征的变化，有无头晕、目眩、疲乏、晕厥，有无气促、呼吸困难、胸闷等）进行自我监测。

（5）注意患者安全的防护。

（五）预感性悲哀

1.相关因素

肿瘤晚期、对预后感到绝望。

2.临床表现

患者沉默寡言,伤心哭泣,有自杀念头,拒绝与人交谈和交往,不能配合治疗和护理。

3.护理措施

(1)给予耐心、细致的护理,经常与患者交谈,关心、体贴患者,取得患者的信赖。

(2)给患者提供一个安全、舒适和单独的环境,鼓励患者表达情绪。在患者悲哀时,应表示理解,并注意维护患者自尊,请治疗成功的患者现身说法,鼓励患者重新鼓起生活的勇气。

(3)注意培养个人爱好和兴趣,如养花、阅读等。

(4)鼓励家属、亲友、同事给予支持、关心和陪伴。

(5)鼓励患者及其家属参与护理计划的实施。

(六)潜在并发症:出血

1.相关因素

溃疡型胃癌,化疗后骨髓抑制。

2.临床表现

易发生出血现象,大便隐血试验阳性,出现呕血和黑便。

3.护理措施

(1)给予高热量、易消化饮食,避免过冷、过热、粗糙、辛辣食物及刺激性饮料,如浓茶、咖啡等。

(2)密切监测患者的生命体征及有无出血症状,如呕血、黑便等。

(3)如患者出现出血症状时,首先安慰患者保持镇静,及时清理床旁血迹,倾倒呕吐物或排泄物,避免不良刺激,消除紧张情绪。记录呕血、黑便的性状、颜色、量、次数及出血时间。出血量大时,暂予以禁食。监测血压、脉搏、呼吸、尿量、血红蛋白值等指标。遵医嘱抽血验血型及交叉配血、备血,迅速建立静脉通道输液、输血,补充血容量。遵医嘱给予制酸剂和止血药物。

九、健康教育

(一)生活指导

指导患者建立规律的作息时间,保证充足的睡眠,根据病情和体力,适量活动,增强机体抵抗力。保持良好心理状态,以积极的心态面对疾病。注意个人卫生,特别是体质衰弱者,应做好口腔、会阴、皮肤黏膜等的护理,防止继发性感染。

(二)饮食指导

选择高热量、高蛋白质、高维生素的饮食,饮食应易消化,避免刺激性。提倡多食富含维生素的新鲜水果、蔬菜,多食肉类、鱼类、豆制品和乳制品。避免高盐饮食,少进食咸菜、烟熏和腌制品。食品储存要科学,不食霉变食物。

(三)用药指导

疼痛患者应按"定时服药"的原则用药,避免不痛时不服,痛时过量服用,导致不良反应的发生。使用透皮贴剂时,应教会正确的使用方法。例如,在使用镇痛药的过程中,出现头晕、嗜睡、恶心、呕吐、烦躁等不适时应及时就医。

（四）定期复诊

胃癌患者应定期来院随访。随访包括血液学、影像学、内镜等检查项目,目的是监测疾病有无复发或治疗相关不良反应、评估营养状况等。随访频率为治疗后 3 年内每 3～6 个月 1 次,3～5 年为每 6 个月 1 次,5 年后每年 1 次。内镜检查每年 1 次。对全胃切除术后发生大细胞性贫血者,应当补充维生素 B_{12} 和叶酸。

（秦建丽）

第三节　上消化道出血护理

上消化道出血指十二指肠悬韧带(屈氏韧带)以上的消化道,包括食管、胃、十二指肠、空肠上段、胆道和胰管的出血和胃空肠吻合术后吻合口附近疾病引起的出血。一般在数小时内失血量超出 1000mL 或人体总血容量的 20%,主要表现为呕血或黑便,往往伴有血容量减少引起的急性周围循环血容量减少。发病率为(50～150)/10 万,发病后 7 天再出血率为 13.9%、病死率约为 8.6%。

一、病　因

依据出血发生部位的病因分类如下。

（一）食管疾病

引起上消化道出血的食管疾病有:食管—胃底静脉曲张破裂出血、食管炎、食管溃疡、食管憩室炎、食管癌、食管异物、食管贲门黏膜撕裂综合征、食管破裂、食管裂孔疝、贲门失弛缓症、白塞综合征(又称为食管贝赫切特综合征)、食管结核和食管淀粉样变。

（二）胃及十二指肠疾病

引起上消化道出血的胃及十二指肠疾病有消化性溃疡、胃炎、胃癌、胃黏膜脱垂、胃动脉硬化、迪氏病、十二指肠憩室、十二指肠炎、胃扭转、胃结核、胃血吸虫病、胃淋巴瘤、胃肠道间质瘤、胃平滑肌瘤与平滑肌肉瘤。

（三）胆道胰腺疾病

1.胆道疾病

引起上消化道出血的胆道疾病有胆系感染与结石、胆系肿瘤、血管病变。

2.胰腺疾病

引起上消化道出血的胰腺疾病有胰腺癌与壶腹周围癌、急性胰腺炎、胰腺囊腺瘤和囊腺癌、迷走胰腺、胰腺囊肿。

（四）全身性疾病

1.血液病

引起上消化道出血的血液病有各种类型紫癜病、白血病、淋巴瘤、恶性组织细胞病、再生障碍性贫血、血友病、凝血因子缺乏症、无纤维蛋白血症、纤维蛋白原过低症和弥散性血管内凝血(DIC)。

2.心血管疾病

心血管疾病并发急性胃黏膜病变、主动脉及其分支动脉瘤向消化道穿破。

3.消化道血管异常

引起上消化道出血的消化道血管异常有先天性动静脉畸形、血管扩张症、血管炎、血管瘤、弹性假黄瘤、蓝色橡皮疱状痣综合征、先天性结缔组织发育不良综合征、遗传性毛细血管扩张症。

4.尿毒症及结缔组织病

结节性大动脉炎、系统性红斑狼疮或其他血管炎。

5.应激性溃疡

严重急性感染、外伤与大手术后、休克、肾上腺糖皮质激素治疗、烧伤、神经系统损伤、脑血管意外或其他颅脑病变、肺气肿与肺源性心脏病、重度心力衰竭等引起的应激状态。

6.急性感染性疾病

引起上消化道出血的急性感染性疾病有钩端螺旋体病、流行性出血热、流行性脑炎。

二、发病机制

消化道疾病引起出血的病因分析结果表明:80%以上的出血疾病位于上消化道,仅20%位于下消化道。在上消化道疾病中,按发病率高低依次为溃疡病、急性胃黏膜病变、食管静脉曲张和胃癌;下消化道疾病依次为息肉、癌症、炎症性肠病和血管畸形。由于病因不同,发病机制也不同,但共同点在于物理、生物屏障被破坏。

(一)溃疡性及糜烂性病变

1.消化性溃疡出血

胃、十二指肠溃疡是急性上消化道出血最常见的病因,占30%~40%,十二指肠球部溃疡更易并发出血。溃疡病好发于中青年,80%~90%的患者有长期规律性上腹痛病史,出血常发生于病情活动或恶化时,与饮食失调、精神紧张、过度劳累、气候转变或感染因素有关。出血前上腹痛加剧,出血后疼痛减轻或缓解。内镜检查或X线检查可确定溃疡的部位、形态、大小及数目,结合活检能鉴别良恶性溃疡。

溃疡并发出血标志着病变处于急性活动期,溃疡边缘与基底血管被侵蚀。出血的量与速度取决于被侵蚀血管的种类和内径,血管的舒缩状态及患者的凝血机制。毛细血管渗血,每天达到10mL以上,方可从大便中测出隐血阳性。静脉出血如果量不大,胃内积血不多,出血量为50~100mL,逐渐排入肠内则表现为黑便,可呈柏油样或成形黑便。出血量为1000mL时出现循环障碍。慢性胃溃疡出血,多位于胃小弯后壁,侵蚀胃左动脉分支;慢性十二指肠溃疡出血,通常侵蚀胰十二指肠上动脉、胃网膜右动脉分支,幽门动脉分支也常受累。出血量少能通过正常凝血机制停止;出血量多使血压下降,通过血管收缩导致血栓形成,机化后覆盖肉芽组织而使出血停止;较大静脉或动脉出血,一般不易获得自然止血,应采用内镜下止血或手术止血。

引起溃疡出血的因素如下。①胃酸和胃蛋白酶的侵袭作用是主要因素。②幽门螺杆菌感染及侵袭作用。此菌含尿素酶、空泡毒素、细胞毒素基因相关蛋白等,破坏黏膜上皮细胞。③精神因素,人在精神创伤应激状态下,交感神经兴奋,动脉血管收缩,黏膜血流下降。溃疡面黏膜缺血坏死引起出血。④胆盐的刺激作用,胆汁、胰液尤其是去氧胆酸可以改变胃黏膜的理化性质,可使胃黏膜上皮细胞表面的脂蛋白膜受到损害,破坏胃黏膜屏障。氢离子逆弥散,刺激肥大细胞释放组胺,使黏膜下血管扩张,毛细血管渗透性增加,组织充血、水肿、出血等。⑤药物尤其是非甾体抗炎药,直接刺激溃疡面,引起出血。⑥吸烟影响溃疡愈合及促进溃疡复发,诱发溃疡出血。⑦饮食因素,乙醇、咖啡、浓茶、可乐等刺激胃酸分泌增多,同时直接刺激溃疡面,加重充血、水肿、出血。

2.应激性病变出血

应激性病变出血又称为应激相关性糜烂综合征,是指应激状态下上消化道黏膜发生急性损伤,出现糜烂、溃疡和大量出血的一类病症,过去称为应激性溃疡。如不能及时处理可贻误生命,病死率达 30%~50%。本病约占上消化道出血病例的 20%。

应激性病变出血的病因主要为严重创伤、肺气肿与肺心病、重度心力衰竭、激素治疗、大手术、颅脑疾病、烫伤、严重感染、多器官功能衰竭、心肌梗死和休克等。

参与应激性溃疡出血的因素有:①应激状态下,促肾上腺皮质激素(ACTH)及肾上腺皮质激素分泌增加,使胃酸分泌增加,黏液分泌减少,H^+ 回渗;②肥大细胞释放组胺与 5-羟色胺;③应激状态时,人体酸碱代谢紊乱,引起胃黏膜内酸碱平衡破坏,碱循环障碍,黏液及碳酸氢盐分泌减少,黏液—碳碱氢盐屏障破坏,产生溃疡出血;④应激状态时,由于缺血、缺氧等因素影响,胃黏膜上皮细胞增生减慢,DNA 和 RNA 合成速率降低,表皮生长因子(EGF)合成减少,上皮细胞更新受限,损伤不易修复而出血。

3.药物及乙醇诱发的溃疡出血

引起胃出血的药物有:类固醇激素、非甾体抗炎药、巴比妥类药物、降压药物、抗肿瘤化疗药、洋地黄、氯化钾、铁剂、碘剂、某些抗生素、呋塞米(速尿)、依他尼酸、甲苯磺丁脲和维生素 D 等。

非甾体抗炎药除具有直接刺激作用外,主要通过以下途径:①阻断胃黏膜内源性前列腺素的合成,削弱对黏膜的保护作用;②阿司匹林使细胞的氧化磷酸化解离并降低细胞的磷碱肌酸水平,使上皮细胞的能量代谢发生障碍,H^+ 离子逆流,刺激黏膜内肥大细胞释放大量的组胺类物质,引起黏膜充血水肿、血浆外渗,上皮细胞肿胀死亡,黏膜损伤;③阿司匹林在酸性条件下,促使胃黏膜微血管内形成白色血栓,直接影响胃黏膜微循环,能明显减少基础条件下和胃泌素刺激下的胃黏膜血流量,使胃的微小动脉血管直径缩小约 40%;④阿司匹林减少内源性前列腺素的合成,从而减少碳酸氢盐和黏液的分泌,使黏液层变薄,H^+ 反渗,胃蛋白酶分解蛋白活性增强,使黏液层的大分子蛋白减少,胃黏液和碳酸氢盐屏障降低。

4.急性胃十二指肠炎出血

由各种原因引起的胃黏膜急性炎症,可表现为上腹痛、恶心、呕吐、上腹不适、呕血和黑便,胃镜下见黏膜充血、炎性水肿、糜烂、出血及炎性渗出物。已知病因有药物、应激因素、乙醇、腐蚀性化学物质、感染因素、胃黏膜缺血、缺氧、十二指肠液反流、食物变质、粗糙和不良的饮食习惯、放射性损伤、胃部的机械性损伤等。

由药物和应激引起的急性胃炎的出血机制见前所述,强酸(硝酸、盐酸、硫酸)、强碱(活性钾或钠)、实验用洗液、甲酚皂溶液(来苏水)、氯化汞、砷、磷及其他一些腐蚀剂,可使胃黏膜蛋白质及角质溶解、凝固或者与组织蛋白结合为胶冻样碱性蛋白盐,使脂肪酸化,造成严重的组织坏死、出血等。

感染性胃炎的病因有肺炎球菌、链球菌、伤寒杆菌、白喉杆菌、幽门螺杆菌及巨细胞病毒、麻疹病毒等。细菌或病毒常引起全胃黏膜弥散性炎症、充血、水肿、广泛出血及糜烂。

缺血性胃炎常见于老年患者,多由于硬化、血栓形成、栓塞及脉管炎引发胃供血不足,甚至梗死。胃黏膜出现浅表性糜烂、出血、多发性小溃疡。急性梗死者有持续上腹痛、恶心、呕吐、呕血和黑便,而慢性供血不足时,可出现反复上消化道出血、胃部糜烂及溃疡。

放射性胃炎是在腹部接受大剂量 X 线照射之后,胃黏膜受损出血、溃疡,表现有恶心、呕吐、腹痛、呕血及黑便。

5.食管、胃、十二指肠特异性或非特异性炎性疾病出血

此类疾病包括发生在食管、胃、十二指肠的结核,克罗恩病和真菌性感染等。

结核是一种发生于全身各部位的传染性疾病,主要累及消化道回盲部及腹膜。食管结核很少见,常继发于食管周围器官的结核病变或肠、胃结核经血行播散,病灶多位于食管中下段,有溃疡型、增殖型、粟粒型 3 种类型。溃疡长径与食管长轴平行,边缘不整,底附灰白色脓苔。最常见并发症为食管呼吸道瘘,少数有食管溃疡的患者可合并严重出血。一旦形成结核性食管动脉瘤,则会发生致命大出血,胃结核及十二指肠结核极罕见。

最常见的真菌有念珠菌、放线菌和组织胞质菌。这些真菌具有较强的组织黏附能力。尤其是组织已有损伤时,更易穿透组织,在巨噬细胞内仍可长出芽孢,穿破细胞膜并损伤巨噬细胞,还可产生致病性强的水溶性超敏物质,引起休克。真菌本身内外毒素或代谢产物直接作用于组织细胞导致上皮黏膜弥散性充血、变质、糜烂、伪膜形成,可有广泛性坏死,偶可见到真菌性肿块或肉芽肿,典型的表现为成片的黏膜上皮被乳白色或绿色黏稠分泌物的伪膜斑块覆盖。其下为红斑,黏膜质脆或有溃疡。常引起上消化道出血、穿孔、内瘘等。

(二)机械创伤性疾病

消化道创伤包括自发性内创伤、医源性内创伤及外创伤。创伤的深度及范围不同,导致的出血程度也不同。自发性内创伤包括食管贲门黏膜撕裂综合征、食管裂孔疝、食管自发性破裂和穿孔、胃石症、胃扭转、胆结石等引起的上消化道出血。

1.食管贲门黏膜撕裂

通常是在剧烈干呕、呕吐和腹内压骤然增加的情况下,胃内压力顿时增加达 100～150mmHg,贲门口过分扩张,造成胃的贲门、食管远端黏膜和黏膜下层撕裂并发大量出血。饮酒后剧吐或其他原因如妊娠反应或其他疾病(如肿瘤化疗过程中)与外伤等引起剧烈呕吐为起病原因。食管贲门黏膜撕裂伤并发出血占上消化道出血原因的 2.7%。随着急诊内镜的广泛开展,在上消化道出血病因中所占比例逐渐上升。主要病理所见是食管和胃的交界处和食管远端黏膜和黏膜下层的纵行撕裂,有的甚至达肌层,裂伤多为单发,但也可为多发。

2.食管裂孔疝

食管裂孔疝是指胃和其他组织脏器经过食管裂孔进入胸腔及纵隔。临床类型有滑动型食

管裂孔疝、食管旁疝、混合型食管裂孔疝、短食管裂孔疝及创伤性食管裂孔疝。因为疝处常受胃酸反流的刺激，可以形成溃疡及糜烂，所以易引起出血。一旦疝囊发生嵌顿、狭窄、胃壁坏死，也可引起大出血。

3.胃石症

进食不能消化的食物或异物在胃内积聚形成固体性团块与胃黏液凝结成硬块称为胃石症，有胃柿石症、毛石症等。胃石团块在胃内的活动易擦伤胃黏膜继而诱发出现胃溃疡及出血。巨大的胃石并有黏性的胃石容易造成胃黏膜撕脱，引起大出血。

4.胆道出血

胆道出血可分为肝内胆道出血及肝外胆道出血两种。肝内胆道出血多为创伤性、肝脓肿、肝癌、肝内胆管结石或感染、肝内胆道蛔虫症、重症肝炎及肝血管瘤等所致，临床上较为少见。肝外胆道出血多为胆总管或肝胆管结石或蛔虫症、胆道感染、壶腹或胆总管或胆囊肿瘤，胆道息肉或乳头状瘤、血管病变等引起，也可见于重型胰腺炎或胰管结石。

5.医源性内创伤

医源性内创伤包括内镜下各种治疗引起的创伤出血、术后吻合口出血、留置胃管出血。

（三）血管性病变

此类病变包括食管—胃底静脉曲张、黏膜下血管发育不良、西瓜胃（胃窦血管扩张）、门静脉高压性胃病、主动脉瘤、食管瘘、过敏性紫癜和血管瘤等。血管性病变的形成有的与遗传因素有关，有的为继发性病变，可以是非肿瘤性（毛细血管扩张、血管发育不良），也可以是肿瘤性（血管瘤）。食管—胃底静脉曲张在门静脉高压引起的侧支循环中，以食管—胃底静脉曲张最为重要，此处曲张静脉破裂引起上消化道出血，为肝硬化病例中最常见和最严重的并发症之一。

促使食管静脉曲张形成和破裂的因素有：①食管静脉邻近门静脉，因此易于受到门静脉高压的影响；②曲张静脉位于黏膜下层，由于黏膜层薄，缺乏周围组织的支持和保护，严重时在曲张静脉表面有网状的毛细血管（所谓红色征）；③食管静脉除受门静脉高压的影响，在呼吸时因胸腔负压的影响，胃冠状静脉的血间歇地被吸入食管静脉使静脉曲张加重；④粗糙食物及频繁的食管收缩、恶心、呕吐或者胃酸的反流、腐蚀作用极易损伤曲张静脉；⑤如果肝硬化并发门静脉内膜炎及血栓形成，则在肝内阻塞基础上，再加上肝外门静脉梗阻因素，门静脉压力必进一步增高，更易引起食管静脉曲张破裂；⑥胃酸反流可产生食管炎而侵蚀静脉，肝硬化合并消化性溃疡或肝衰竭时，并发胃黏膜糜烂或凝血障碍，也可发生出血；⑦门静脉高压症时，腹腔和下肢血流回流压力增大，脾淤血性肿大，可造成食管—胃底静脉曲张加重；⑧慢性胰腺炎或胰腺体尾部肿瘤也可造成局域性门静脉高压，主要影响胃底静脉，形成孤立的胃底静脉曲张，也可造成出血。

门静脉高压患者的上消化道出血除食管—胃底静脉曲张破裂出血外，还可有急性胃十二指肠黏膜病变出血、消化性溃疡出血、食管贲门黏膜撕裂综合征和合并肿瘤的出血。

（四）肿瘤性病变

肿瘤性病变包括胃癌、食管癌、胃淋巴瘤、平滑肌瘤、平滑肌肉瘤、胃肠道间质瘤、间质细胞癌、胆道肿瘤、胰腺肿瘤和纵隔肿瘤等。

肿瘤发生出血的机制有:①肿瘤组织本身血管丰富,质脆易出血,表面变性坏死时更易出血;②恶性肿瘤时,机体凝血机制发生障碍,主要与肿瘤刺激产生抗凝物质有关或者血管内凝血和纤维蛋白增多症出现 DIC 有关;③肿瘤侵袭正常组织,破坏其黏膜的完整性,导致黏膜溃疡、出血、糜烂等;④癌栓引起血栓性静脉炎,致黏膜梗死、坏死,甚至出血;⑤瘤体中心坏死,瘤体破裂出血;⑥肿瘤表现以溃疡的形式,可出现大出血或反复出血。

由于癌组织缺血性坏死,表面发生糜烂或溃疡,侵蚀血管而导致出血。息肉型和溃疡型胃癌易致出血。一般认为胃癌出血多数为持续性小量出血,但癌肿侵犯到动脉血管时也有急性大量出血的情形。

(五)全身性疾病

全身性疾病包括血液病、结缔组织病、尿毒症和急性感染性疾病等。消化道出血是这些疾病表现的一部分。引发消化道出血原因及机制各不相同。

1.血液病

血液系统出血性疾病经常引起消化道出血,根据表现可分为血管因素、血小板因素、凝血因子因素、抗凝过程和复合因素五大类。其中较为常见的有遗传性出血性毛细血管扩张症、过敏性紫癜、特发性血小板减少性紫癜、原发性血小板增多症和凝血因子缺乏等。急性白血病是常见的血液系统恶性疾病,白血病细胞浸润胃肠道不少见,常引起食欲缺乏、恶心、呕吐、腹胀、腹泻和出血等。慢性粒细胞性白血病患者易发生消化性溃疡病出血,也可发生血管栓塞性出血,包括肠系膜静脉栓塞和胃肠道出血。恶性淋巴瘤、多发性骨髓瘤及恶性组织细胞病常侵犯胃肠道引起消化道出血。其中凝血功能障碍(国际标准化比值≥1.5)是急性非静脉曲张性上消化道出血死亡的独立危险因素。

2.结缔组织病

结缔组织病是以结缔组织黏液水肿、纤维蛋白变性及坏死性血管炎为基本病变的一组疾病。因为全身的结缔组织均可受累,所以消化系统有受累的表现。硬皮病常引起食管炎或食管溃疡,毛细血管可扩张造成食管、胃及其他消化道部位的出血。类风湿关节炎出现血管炎时,30%患者有胃肠道受累,尤其是费尔蒂综合征(类风湿关节炎、脾大和白细胞减少)可有严重感染、门静脉高压和因静脉曲张引起出血。约 2% 的系统性红斑狼疮患者发生胃肠道血管炎,表现为溃疡出血、穿孔和梗死。血管炎是因血管炎症造成血管管腔的狭窄和闭塞,导致供血组织缺血和坏死。原发性血管炎包括坏死性肉芽肿性血管炎(韦格纳肉芽肿)、结节性多动脉炎、白塞综合征和变应性肉芽肿性脉管炎等。由于免疫复合物和激活的补体在血管壁和受损害组织的沉积,细胞介导的免疫反应,抗管壁细胞的抗体反应和抗体依赖性细胞毒性反应,50%的胃肠道受累,出现黏膜下动脉炎、黏膜溃疡等继发出血。

3.慢性肾衰竭

慢性肾衰竭时可累及机体的各个系统,尤其是消化系统最易受累,其原因与尿毒症时激素水平的改变、黏膜及黏膜下血管病变导致的缺血有关。食管可表现为慢性渗出或自发性食管壁内血肿。胃表现为肥厚性胃炎、出血性胃炎及胃溃疡。其机制与以下因素有关:①血管损害引起黏膜缺血;②胃内氨浓度增加,导致组织损伤并释放组胺,使胃黏膜屏障减弱;③与大剂量激素、抗感染药物和应激性缺血、低氧血症有关。

4.感染性疾病

感染性疾病是由各种病原体侵袭宿主所致,临床症状表现多种多样,常伴有一种或多种消化系统症状。感染性休克易合并肝功能异常和应激性溃疡。最常引起消化道出血的疾病有钩端螺旋体病、流行性出血热、流行性脑炎等。钩端螺旋体病的病变基础是全身毛细血管损伤,可以引起多脏器功能损害及机体超敏反应;流行性出血热病毒侵犯机体,除血管损害外,由于血小板表面沉积特异性免疫复合物,引起血小板大量聚集、破坏,致使血小板急剧下降和功能障碍引起出血;流行性脑炎引起出血主要在败血症期,血管内皮损害,血管壁有炎症,坏死和血栓形成同时血管周围有出血,皮下、黏膜及浆膜也可有局灶性出血,因而消化道黏膜均有广泛出血。

三、临床表现

(一)症状

上消化道出血的临床表现决定于出血量、出血部位和出血速度。上消化道出血的主要表现如下。

1.呕血与便血

呕血指含有血液的胃内容物经口呕出,包括呕出黑色胃内容物、咖啡渣样胃内容物及鲜血或暗红色血块。

便血指上消化道出血经肠运转从肛门排出,包括成形黑便、糊状黑便或柏油样便,暗红色血块。

呕血与便血颜色的变化与出血病变的部位、出血量及在消化道内停留的时间有密切关系。幽门以上的病变,若出血量大,在胃内停留时间较短,迅即呕出,则呈鲜红或暗红色,若出血量不大,血液在胃内停留较久,血红蛋白经胃酸的作用变为正铁血红素,则呕吐物呈咖啡渣样或黑色。幽门以上病变出血无论量的大小均有便血。幽门以下的病变若出血量大,血液反流入胃,可出现上述呕血表现,若出血量小,可能不出现呕血,只有便血。血液若在肠道运行较快,停留时间不长,则呈紫红色或暗红色;若在肠道内停留时间较长,经肠道细菌的作用变为硫化物,则呈黑色,如黏稠发亮状似柏油,称为柏油样便。

呕血、便血的多样性表现与出血量有关:每次出血量5~10mL,大便隐血试验阳性;每次出血量>60mL,表现为黑便;每次出血量>300mL,出现柏油样便;每次出血量>250mL,既有呕血又有黑便;有黑便的病例可无呕血,但有呕血的病例均有黑便。

2.循环障碍

循环障碍的临床表现取决于出血量和速度。出血量不超过400mL,循环血容量的减少可很快被肝、脾储血和组织液所补充,可无临床症状。出血量超过400mL时,可出现临床症状。

中等量失血,约占全身血量的15%,700mL,即便出血缓慢,也可引起贫血或进行性贫血、头晕、软弱无力,突然起立可产生晕厥、口渴、肢体冷感及血压偏低等。大量出血达全身血量的30%~50%(1300~2500mL)可产生休克,表现为烦躁不安或意识不清、面色苍白、四肢湿冷、口唇发绀、呼吸困难、血压降低(收缩压＜80mmHg)、脉压小(25～30mmHg)及脉搏快而弱(脉率＞120次/分)等,若处理不当可导致死亡。

原有脑血管病、心脏病等缺血性疾病,可因少量出血而出现症状及功能障碍。

(二)体征

多数较重的消化道出血具有贫血的体征如下。

1.贫血的症状

面色及皮肤苍白、头晕眼花、心悸、呼吸困难。急性大量出血常有更加明显的症状。

2.低蛋白血症

大量出血常合并大量血浆蛋白的丢失,如不及时补充血浆蛋白,过多补充水及晶体溶液,出血后72小时首先出现腹水,其次出现下肢皮下水肿或全身水肿、球结膜水肿等。

3.发热

上消化道大出血或中等量出血病例,于24小时内发热,多数在38.5℃以下,持续数天。发热原因不明,可能由于血分解产物吸收、血容量的减少、贫血、体内蛋白质的破坏和循环衰竭等因素,导致体温调节中枢不稳定,也有可能是因为血液在肠道内运转时充当肠道内细菌的培养基,促进肠道内细菌的大量增殖。

四、辅助检查

(一)血常规变化

大出血后因有周围血管收缩与红细胞重新分布等生理调节,出血早期血浆容量和红细胞容量是平行性下降,血红蛋白、红细胞和血细胞比容的数值可无变化。因此,血常规检查不能作为早期诊断和病情观察的依据。不久,大量组织液(包括水分、电解质、蛋白质等)渗入血管内以补充失去的血浆容量。此时血红蛋白和红细胞因稀释而数值降低。这种补偿作用一般在大出血后数小时至72小时内完成,急性失血6小时后血红蛋白下降,平均出血后32小时血红蛋白可稀释到最大程度。

在出血后骨髓有明显的代偿性增生,可暂时出现大细胞性贫血,外周血涂片可见晚幼红细胞与嗜多染性红细胞。出血24小时内网织红细胞增高,至出血后4～7天可达5%～15%,以后逐渐降至正常。如出血未止,网织红细胞可持续升高。上消化道大量出血2～5小时,白细胞计数上升达(10～20)×10⁹/L,血止后2～3天才恢复正常。但在肝硬化患者中,如同时有脾功能亢进,则白细胞计数可不增高。

(二)生化改变

上消化道大出血可引起血中尿素氮含量增高,根据发生机制可分为下列两种。

1.肠道性氮质血症

上消化道出血后,由于血液蛋白在肠腔中被消化吸收,致血液中尿素氮增加,一般于出血后24～48小时达高峰,10.7～14.3mmol/L,3～4天降至正常。

2.肾性氮质血症

在严重失水和血压降低的情况下,由于缺血、缺氧和低血容量,肾血流量、肾小球滤过率和肾排泄功能均降低,导致急性肾衰竭,产生氮质血症。其氮质血症持续至 4 天以上,且超过 17.9mmol/L 提示肾性氮质血症。如持续超过 35.7mmol/L,则提示病情凶险。

五、诊断与鉴别诊断

(一)诊断

1.病史

系统而全面地收集病史和体检是临床诊断的基础,应当充分重视。

(1)出血方式:先有呕血或呕血与黑便兼有者,出血部位多在胃或食管,单纯黑便则常位于十二指肠,便血者出血位于结肠和空肠,大便呈暗红色或鲜红色可提示病变部位的高低。食管—胃底静脉曲张破裂出血最突出的主诉常为呕血,鲜红色且量较多,涌吐而出,有些呈喷射状,呕血前大多有上腹部饱胀感。部分病例可呕血少而便血多或全无呕血仅有黑便,这是由于出血没有引起呕吐反射而按正常方向往胃肠道下行所致。有时引起胃肠蠕动增强,致血液迅速从肛门排出,类似下消化道出血。

(2)伴随症状。

1)有慢性、节律性上腹部痛史,常提示出血最大可能是消化性溃疡,尤其是出血前疼痛加剧,而出血后疼痛减轻或缓解,且多见于冬、春季节,有利于溃疡病的诊断。出血前有剧烈的上腹部腹痛伴发热、黄疸者,应考虑消化道或胆道出血的可能。

2)继发于饮酒、过度紧张和劳累、严重创伤、大手术后、严重感染和服用非甾体抗炎药之后的消化道出血,最可能是急性胃黏膜病变或应激性溃疡出血。

3)患有慢性肝炎、血吸虫病、慢性乙醇中毒、肝硬化或肝癌,并且有脾大者,消化道出血最可能的原因是食管—胃底静脉曲张破裂,常见为呕吐大量鲜红色血液。

4)慢性隐匿性消化道出血,伴有慢性失血性贫血者,胃肠道出血伴有食欲减退和体重减轻者,应考虑胃肠道肿瘤。伴吞咽困难的呕血多起源于食管癌或食管溃疡。

5)反复便血、脓血便或黏液血便,伴有腹痛、腹泻者,应考虑炎症性肠病。

6)60 岁以上有冠状动脉粥样硬化性心脏病、心房颤动病史的腹痛及便血患者,缺血性肠病可能性大。

(3)体征。

1)发现蜘蛛痣、肝掌、脾大和腹壁静脉怒张并腹水等体征有助于肝硬化诱发食管—胃底静脉曲张破裂出血的诊断。

2)如有左锁骨上窝淋巴结肿大,提示消化道出血可能为胃癌或食管癌。

3)上消化道出血伴有可触及的肿大的胆囊,常提示为胆道或壶腹周围癌出血。

4)遗传性出血性毛细血管扩张症所致的出血可见毛细血管扩张。

5)伴发热、皮肤及咽喉部出血点、醉酒貌和肾区叩痛等提示流行性出血热。

6)伴发热、胸骨压痛、脾大,提示血液系统疾病。

2.大量出血的早期诊断

少数急性上消化道出血患者早期并无呕血或黑便,仅表现为急性周围循环衰竭征象,须经相当时间才能排出暗红色或柏油样便,因此大量出血的早期识别非常重要。以下各点常提示有消化道大量出血。

反复呕血或持续黑便或大便呈暗红色伴肠鸣音亢进。肠鸣音亢进可能是出血或再出血的表现之一。

周围循环衰竭症状,如头晕、心悸、口渴、黑矇、晕厥、皮肤湿冷苍白、精神萎靡、烦躁不安和意识障碍等。

快速输血补液后血压不易上升,脉搏细数,中心静脉压波动不稳。

红细胞、血红蛋白与血细胞比容持续下降。

原无肾病患者,出血后尿素氮持续上升,超过 10mmol/L。

3.出血程度的估计

临床上对出血程度的明确估计相当困难,主要根据血容量减少所致的周围循环衰竭的临床表现,特别是对血压、脉搏的动态观察。根据患者的血红细胞计数、血红蛋白及血细胞比容测定,也可估计失血的程度。当出血量达 10mL 时,大便隐血试验可阳性,出血量达 50～70mL 时,即可出现黑便,位于上消化道病变出血量短期内超过 250mL,可导致呕血。一般认为出血量不超过 400mL 者,由于轻度的血容量减少可很快被组织间液及脾储存所补充,多无明显症状。当出血量超过 500mL 时,患者可有头晕、乏力、心悸、心动过速且血压偏低。大量失血时可引起急性周围循环衰竭、失血性贫血和氮质血症。

严重性出血指 3 小时内需输 1500mL 血才能纠正休克的大出血。严重性出血性质又细分为大量出血和最大量出血。大量出血指每小时需输血 300mL 才能稳定其血压者。最大量出血指经输血 1000mL 后血红蛋白仍可降到 10g/dL 以下者。持续性出血指在 24 小时内的二次胃镜所见均为活动性出血或出血持续在 60 小时以上,需输血 3000mL 才能稳定循环者。再发出血指两次出血间隔的时间至少为 1 天。

4.判断出血是否停止

判断出血是否停止在临床很重要,出现下列情况应考虑继续出血:①心率增快;②反复呕血和黑便;③经补液、输血等措施,周围循环衰竭表现无改善;④红细胞、血红蛋白等持续下降,网织红细胞增多;⑤补液足够、尿量正常情况下血尿素氮持续或再次升高。反之如呕血和黑便停止,心率和血压稳定,循环衰竭表现改善,腹部不胀、肠鸣音无亢进,红细胞、血红蛋白稳定或回升,血尿素氮恢复正常则临床上考虑出血停止。

更可靠的判断方法包括:①胃管抽吸液和灌洗液澄清情况;②急诊内镜观察出血病灶情况;③选择性动脉造影和放射性核素扫描。前两者临床中应用较多,也是临床研究中公认的客观指标,后者多用于诊断疑难病症,一般不作为判断活动性出血的首选检查。

(二)鉴别诊断

1.上消化道出血与下消化道出血的鉴别

(1)鼻胃管抽吸检查的应用:消化道出血患者来院就诊,视情况可放入 1 根鼻胃管,抽吸胃内容物,对了解是否出血和估计出血部位常有帮助。如果胃吸出物有血,则出血部位在上消化道,如果胃吸出物无血,下消化道出血的可能性更大,但不能排除出血已中止的上消化道疾病。

这种检查仅作为一种筛选检查,不能精确判断出血的具体部位和病变性质。拟诊肝硬化食道静脉曲张破裂出血时,不宜放置鼻胃管。

(2)对呕血与黑便的分析:呕血与黑便是上消化道出血的主要症状,呕血必伴有黑便,而黑便未必伴有呕血。病变在幽门以上,特别是当出血较多者,常有呕血;病变位于幽门以下者,如短期内大量出血,血液反流入胃,也可引起呕血。如果出血量少而缓慢,则单纯出现黑便。

呕血的颜色取决于出血量和血液在胃内停留时间的长短,如出血量多,在胃内停留时间短,则呈暗红色或鲜红色。若出血量少,在胃内停留时间长,由于血红蛋白经胃酸的充分作用而变为正铁血红素,呕吐物呈咖啡渣样,其中铁质变为黑色硫化铁,经肛门排出,黏稠发亮似柏油状,又称为柏油样大便。如果出血量大,肠蠕动增快,血液在大肠内运行较快,则可排出暗红色血液,偶可带有血块。

2.消化道以外出血的鉴别

凡患者有急性周围循环衰竭征象,尚无呕血或便血,应考虑与脓毒性休克、过敏性休克、心源性休克、急性出血坏死性胰腺炎、子宫异位妊娠破裂、自发性或创伤性脾破裂、动脉瘤破裂等其他病因引起的出血性休克相鉴别。若无上述可能,必须考虑急性消化道出血。有时尚需进行上消化道内镜检查。直肠指检可能较早发现尚未排出的血便。

此外需排除消化道以外的出血因素。

(1)排除来自呼吸道出血:肺结核、支气管扩张、支气管肺癌、二尖瓣狭窄所致大量咯血时,可吞咽入消化道而引起呕血或黑便。临床有将咯血误诊为呕血的患者长达半年之久的病例,主要原因是患者叙述不清,医师问诊不仔细,出血少未引起严重危害等。

(2)排除口、鼻、咽喉部出血:注意病史询问和局部检查。

(3)排除进食引起黑便:如动物血制品、炭粉、含铁剂的药品。通过询问病史即可鉴别。

根据呕血、黑便、便血的出现,结合观察生命体征及血常规,诊断消化道出血并不难。但重要的是确定出血的量、部位及性状。综上所述,各种检查方法的临床诊断价值不一,各具特点,因此,应该合理选择,综合应用,互为补充。急诊胃镜对大多数上消化道出血能明确诊断,应列为首选方法。但仍有少数疑难上消化道出血病例,急诊胃镜检查时,可能遇到胃内较多量积血、黏膜血染、血痂形成,导致不能确定出血病灶及性质,需要出血停止后再次胃镜检查或有赖于动脉造影、放射性核素CT扫描、小肠镜检查和胶囊内镜等方法,甚至剖腹探查,术中胃镜或结肠镜检查。

六、治　疗

(一)一般治疗

(1)卧床休息:发生呕血和便血的患者,均应住院卧床休息。

(2)监测生命体征:包括血压、脉搏、呼吸、体温、尿量。

(3)必要时吸氧。

(4)必要时镇静。

(5)饮食原则:在休克状态或胃胀满,恶心情况下应禁食;溃疡病非大量出血,呕血停止

12～24 小时,可先进清流食,后进半流食。

食管曲张静脉破裂出血,一般在出血停止后 2～3 天,低蛋白流质饮食为妥。食管贲门黏膜撕裂出血,暂禁食,出血停止后 2～3 天可进食全流食,逐渐过渡到半流食。出血合并幽门梗阻时,即使出血停止也应禁食。

(二)补充血容量,纠正酸碱平衡失调

补充和维持血容量,纠正失血性休克;改善周围循环,防止微循环障碍引起脏器功能障碍,防治代谢性酸中毒。

消化道大量出血时,输血补液疗法至关重要,应即刻进行,患者在运送途中或入院后,应立即着手输液,建立有效静脉通道。应用限制性输血策略,维持血红蛋白在 70～90g/L;当伴有严重疾病(如缺血性心血管疾病)时应放宽指征。已经出现低血容量性休克,最好输全血。输血是最合理的补充失血和有效的止血疗法,以新鲜全血最佳。失血的刺激可通过交感肾上腺的作用而使血管收缩,因此,在休克发生后是否应用血管收缩药,仍有争议。一般认为,对出血性休克应用血管收缩药效果不佳,但在补充血容量不及时的情况下,为避免低血压时间过长,主张应用血管收缩药,监测血气分析,把握酸碱平衡。

(三)药物治疗

1.止血药

止血药有一定疗效。抗血纤类药物如肾上腺色腙(安络血)、酚磺乙胺(止血敏)等。肝病患者用维生素 K 有助于凝血酶的合成,促进凝血和止血。局部应用止血药如血管收缩药去甲肾上腺素、凝血酶,加入冰盐水中保留或洗胃有暂时止血作用。对于凝血功能障碍患者,应用新型口服抗凝药增加胃肠道出血的风险,但经治疗纠正后国际标准化比值在1.5～2.5,可进行内镜检查治疗。

2.抑酸药

胃酸是由胃壁细胞所分泌,壁细胞表面有 3 种受体,在相应物质的刺激下可分泌胃酸。

(1)乙酰胆碱受体:在迷走神经兴奋时其神经末梢产生的乙酰胆碱可弥散至壁细胞表面与此受体结合,其促进胃酸分泌的作用可经胆碱受体阻断药(如阿托品)阻断。

(2)胃泌素受体:胃窦 G 细胞所分泌的胃泌素可经血液循环到壁细胞表面与之结合。

(3)组胺受体:使壁细胞邻近的肥大细胞分泌的组胺弥散至壁细胞表面,通过与 H_2 受体结合引起胃酸分泌,用甲氰咪胍及其类似药物可阻断组胺和壁细胞的结合,从而减少胃酸的分泌。

这 3 种内源性的促分泌物,一方面通过各自在壁细胞上的特异性受体,独立发挥刺激胃壁分泌的作用;另一方面,三者有相互影响,当以上 3 种因素有两种因素同时存在时,胃酸分泌的反应往往比这两种因素单独作用的总和要大。因此,用任何一种促分泌物的阻断药,如甲氰咪胍不仅抑制了壁细胞对组胺的反应,也因消除了组胺的背景,使壁细胞对胃泌素和乙酰胆碱的作用降低。抑酸药是通过降低胃内酸度,促进血小板聚集和保护血凝块不被消化和破坏而起作用,上消化道疾病出血均应常规应用。

3.血管升压素

血管升压素适用于食管—胃底静脉曲张破裂出血及胃肠道血管扩张或畸形并发的出血。

血管升压素可收缩内脏血管,减少门静脉血流和降低门静脉压力,因此,有利于损伤血管的局部血栓形成,从而达到止血目的。

4.生长抑素

生长抑素除了抑制生长激素和许多胃肠激素外,尚可使内脏血流减少和门静脉压降低,而且与垂体后叶素不同,它不伴有全身血流动力学的改变。不同/不明病因引起的各类急性上消化道出血推荐静脉滴注生长抑素联合抑酸药治疗,生长抑素及其类似物也被用于急性非曲张静脉出血的治疗,使用生长抑素可显著降低消化性溃疡出血患者的手术率,预防早期再出血的发生。

5.前列腺素

前列腺素能抑制胃酸分泌和胃泌素的作用,对胃黏膜细胞有保护作用,能增强胃黏膜屏障。

(四)胃腔内灌洗灌药(用于非曲张静脉破裂出血)

1.冰水或冰盐水洗胃

冰水或冰盐水洗胃可能与冷却引起内脏血管床收缩和局部纤维蛋白溶解活性降低有关。研究表明,冰水洗胃并不比在37℃洗胃更为有效,但传统采用冰水洗胃。

2.胃内灌注去甲肾上腺素

胃内灌注去甲肾上腺素用于冰水、冰盐水洗胃后出血仍未止者。去甲肾上腺素经门静脉吸收后能迅速被肝代谢失活,因此,反复大剂量胃内应用去甲肾上腺素一般不会产生血压增高等全身效应。

(五)内镜下治疗

1.适应证、禁忌证

(1)适应证。

1)上消化道炎症、糜烂、溃疡、化学损伤、肿瘤引起的渗血。

2)上消化道黏膜活检,息肉摘除、十二指肠乳头切开、吻合口术后狭窄切开和内镜下治疗引起的局部出血。

3)食管贲门黏膜撕裂症引起的出血。

4)全身性疾病导致的上消化道黏膜弥漫性渗血。

(2)禁忌证。

1)休克患者,血压<85/45mmHg。

2)有内镜检查禁忌者。

2.内镜治疗时机

相对12小时内出现的曲张静脉破裂出血,成功复苏后24小时内早期内镜检查适合大多数上消化道出血患者。在出血24小时内,血流动力学情况稳定后,无严重合并症的患者应尽快行急诊内镜检查。对有高危征象的患者,应在12小时内进行急诊内镜检查。对怀疑肝硬化曲张静脉出血的患者,应在住院后12小时内行急诊内镜检查。内镜下止血后再次出血的预测指标包括:血流动力学不稳定、胃镜检查有活动性出血、溃疡长径>2cm、溃疡部位在胃小弯或十二指肠后壁、血红蛋白<100g/L,需要输血。

急性上消化道大出血或持续出血患者建议静脉注射红霉素(单次剂量250mg,胃镜检查前30～120分钟应用)可显著提高内镜下视野、降低再次内镜检查可能性、减少输血量及缩短住院时间。

(六)介入栓塞治疗

消化道出血分为动脉性出血和静脉性出血。后者多发生在食管下段或胃底曲张静脉破裂出血,诊断较容易。但动脉性出血的部位和原因较复杂,即使出血部位已明确,有些重症出血者已不能耐受常规手术,这两种情况都应首选介入栓塞的方法进行治疗。通过相应区域血管造影,尤其是数字减影造影(DSA)技术,可以发现消化道的动脉性出血,而且在发现出血动脉后即时做血管升压素灌注或栓塞,可立即获得止血效果。这样就使外科医师和患者获得了充裕的时间和机会,随后进行彻底的治疗。

(七)急诊手术治疗

近年来,随着临床药物研究的逐渐发展及内镜下止血的广泛开展,使需要外科紧急处理的出血病例明显减少。尽管如此,仍应遵守一般处理原则,对于内科不能控制的动脉出血、伴有低血压的再出血患者、总输血量＞1000mL者、住院期间多次反复出血者,均应考虑外科急诊手术。

七、护理

(一)失血性休克

1.相关因素

与出血量大、出血速度快等有关。

2.临床表现

患者出现口干、乏力、出冷汗、皮温降低,静脉充盈差,血压下降等表现。

3.护理措施

(1)迅速建立静脉通道,恢复血容量。失血量过大、出血不止或治疗不及时,有效循环血量锐减,严重影响心、脑、肾等重要脏器血液供应,易形成不可逆的休克,导致死亡。护士应迅速建立两条以上的静脉通道,外周静脉和中心静脉留置管,防止脱针,立即抽血配血,做好输血的准备。在着手准备输血时,立即静脉输入5%～10%葡萄糖注射液或平衡液。强调不要一开始单独输血或代血浆而不输液,因为患者急性失血后血液浓缩,血较黏稠,此时输血并不能更有效地改善微循环的缺血、缺氧状态。因此,主张先输液或者紧急时输液、输血同时进行。

当收缩压在6.67kPa(50mmHg)以下时,输液、输血速度要适当加快,甚至需加压输血,以尽快把收缩压升高至10.67～12kPa(80～90mmHg)水平,血压能稳住则可减慢输液速度。在输入库存血较多时,每输入600mL血应静脉补充葡萄糖酸钙10mL。对肝硬化或急性胃黏膜损害的患者,尽可能采用新鲜血。对于有心、肺、肾疾病的患者及老年患者,要防止因输液、输血量过多、过快引起的急性肺水肿。因此,必须密切观察患者的一般状况及生命体征变化,尤其要注意颈静脉的充盈情况。监测中心静脉压。补液量与速度根据血压、中心静脉压调整(表3-3),记录尿量。输液速度不宜过快,输液量不宜过多,否则可引起肝静脉压力升高,诱发食管—胃底静脉再次破裂出血。新鲜全血、血浆、白蛋白及高渗性药物要经过中心静脉通道输注。

血容量已补足的指征有下列几点:四肢末端由湿冷、青紫转为温暖、红润;脉搏由快、弱转为正常、有力;收缩压接近正常,脉压>4kPa(30mmHg);肛温与皮温差从>3℃转为<1℃;尿量>30mL/h;中心静脉压恢复正常(5～13cmH₂O)。

表 3-3 中心静脉压与补液的关系

中心静脉压	血压	原因	处理原则
低	低	血容量严重不足	充分补液
低	正常	血容量不足	适当补液
高	低	心功能不全或血容量相对过多	给强心药,纠正酸中毒,舒张血管
高	正常	容量血管过度收缩	舒张血管
正常	低	心功能不全或血容量不足	补液试验

注 补液试验:取等渗盐水 250mL,于5～10分钟静脉滴注,若血压升高而中心静脉压不变,提示血容量不足;若血压不变而中心静脉压升高 0.29～0.49kPa(3～5cmH₂O),则提示心功能不全。

(2)绝对卧床休息,取平卧位并将下肢抬高 20°～30°,以保证脑部及重要脏器的供血供氧。

(3)保持呼吸道通畅:患者平卧,头偏向一侧,避免呕血时误吸而引起窒息。给予氧气吸入。常规备负压吸引器,吸痰管数根,有利于急救。

(4)心理护理:向患者说明安静休息有利于止血,要关心、安慰患者。抢救工作应迅速而不忙乱,以减轻患者的紧张情绪。经常巡视,大出血时陪伴患者,使其有安全感。呕血及黑便后及时清除血迹、污物,以减少对患者的不良刺激。解释各项检查、治疗措施的必要性,听取并解答患者或其家属的提问,以减轻他们的疑虑。

(5)病情观察:大出血时严密监测患者的心率、血压、呼吸及意识变化,必要时进行心电监护。准确记录出入量,疑有休克时留置导尿管,测每小时尿量,应保持尿量>30mL/h。症状体征的观察,如患者烦躁不安、面色苍白、皮肤湿、四肢冰凉则提示微循环血液灌注不足;而皮肤逐渐转暖、出汗停止则提示血液灌注好转。观察呕吐物及大便的性状、颜色及量。定期复查红细胞计数、血细胞比容、血红蛋白、网织红细胞计数、血尿素氮,以了解贫血程度、出血是否停止。急性大出血时,经由呕吐物、鼻胃管抽吸和腹泻,可丢失大量水和电解质,故应密切监测血清电解质的变化。

继续或再次出血的判断:观察中出现下列迹象,如反复呕血,甚至呕吐物由咖啡色转为鲜红色;黑便次数增多且粪质稀薄,色泽转为暗红色,伴肠鸣音亢进;周围循环衰竭的表现经补液、输血而未改善或好转后又恶化,血压波动,中心静脉压不稳定;红细胞计数、血细胞比容、红细胞测定不断下降,网织红细胞计数持续升高;在补液足够、尿量正常的情况下,血尿素氮持续或再次升高;门静脉高压的患者原有脾大,在出血后常暂时缩小,如不见脾大也提示出血未止。

(二)恐惧

1.相关因素

与消化道出血、健康受到威胁、担心疾病后果有关。

2.临床表现

主诉担心、害怕疾病,感到无能为力,睡眠差或不稳,紧张、沮丧。

3.护理措施

(1)保持病室安静、整洁。治疗和护理工作应有计划进行,不慌不乱。

(2)尽量主动满足患者生理、心理需求,让患者对医护人员产生信任感。

(3)耐心听取患者主诉。针对患者的顾虑给予确认、解释或指导。

(4)介绍同室病友,帮助建立病友的互助、和谐关系,加强沟通。

(5)耐心解释患者的症状、体征和病情的发展、治疗过程。减轻患者精神紧张、心理不安和恐惧。

(三)活动无耐力

1.相关因素

与血容量减少、虚弱、疲乏有关。

2.临床表现

患者诉心悸、乏力、头晕等症状。

3.护理措施

(1)休息与活动:精神上的安静和减少身体活动有利于出血停止。少量出血者应卧床休息。大量出血者应绝对卧床休息,协助患者取舒适体位,给予吸氧,注意保暖,治疗和护理工作应有计划地集中进行,以保证患者的休息和睡眠。病情稳定后,逐步增加活动量。

(2)安全防护:轻症患者可起身稍事活动,可上厕所大小便。但应注意,在有活动性出血时,患者常因有便意而去厕所,在排便时或便后起立时晕厥。故应嘱患者坐起、站起时动作缓慢;出现头晕、心悸、出汗时立即卧床休息并告知护士;必要时由护士陪伴或改为床上排泄。重症患者应多巡视,并用床栏加以保护。

(3)加强生活护理:在限制活动期间,护士应协助患者完成个人日常生活活动,如进食、口腔清洁、皮肤清洁和排泄。卧床者特别是老年人和重症患者应注意预防压疮。呕吐后及时漱口。排便次数多者应注意肛周皮肤清洁和护理。

(四)营养失调

1.相关因素

与出血、禁食、肝功能差、蛋白合成障碍有关。

2.临床表现

呈贫血貌,血压低于正常值,体重下降,皮肤灰暗。

3.护理措施

(1)出血禁食期间根据患者出入量、体重等计算每天所需补液量,并按时输入,保证每天足够的热能。

(2)活动出血时应禁食。止血后1～2天可进高热量、高维生素流质饮食,无再出血者可渐改为半流食、软食,限制钠和蛋白质的摄入,避免粗糙、坚硬、刺激性食物,如芹菜、韭菜、辛辣冷烫、大块肉粒、坚果等。保持室内环境清洁,愉快地进食。

(3)和营养师一起制订饮食计划,根据患者热量需要供给高蛋白、高热量、高维生素饮食。

(4)向患者解释摄取足够营养以满足身体需要,对保持和恢复身体健康的重要性。

(5)指导肝硬化患者选择优质蛋白饮食,如牛奶、鸡蛋、鱼、虾、牛肉等,必要时可辅助进食些蛋白粉和氨基酸胶囊;肝功能白蛋白提示低于30g者静脉输注入血白蛋白。

(6)溃疡出血患者避免干硬、油炸食品,应少量多餐,减轻胃的饱腹感。

(7)每周测体重。

(五)有感知改变的危险

1.相关因素

与肝功能差、消化道大出血后肠腔内积血经细菌作用后致肠道内血氨升高有关。

2.临床表现

昏睡、躁动、烦躁不安、行为异常等。

3.护理措施

(1)加床栏,必要时使用约束带,预防患者坠床。

(2)密切观察患者有无躁动、幻觉、谵语、扑翼样震颤等表现。

(3)输血时宜输新鲜血,因库存血含氨较多,可诱发肝性脑病。

门静脉高压出血患者烦躁时慎用镇静药。出血停止后遵医嘱及时给予乳果糖60mL+生理盐水100mL小剂量不保留灌肠,促进肠道积血及时清除。出血停止后3天给予低蛋白饮食,可选择静脉给予人血白蛋白。

八、食管—胃底静脉曲张破裂出血的特殊护理措施及依据

(一)药物治疗护理

1.生长抑素的使用

生长抑素能选择性收缩内脏血管,降低门静脉血流量,是控制肝硬化门静脉高压引起的食管—胃底静脉曲张急性出血的首选药物,临床上常用施他宁或醋酸奥曲肽,这些药物的半衰期仅为2~3分钟。生长抑素使用疗程应至少维持48小时,预防早期再出血推荐治疗时间为5天。

护士要做到勤巡视、勤观察,一旦发生静脉外渗应立即再次静脉穿刺。使用生长抑素时最好应用输液泵泵入,以便更精确地控制输液速度和输液量。为了达到有效的血药浓度,常在滴注生长抑素前先静脉注射0.1mg此药,如注射过快可引起心悸、恶心等症状,因此护士应将药物缓慢注射或稀释后缓慢注射。

生长抑素常见的胃肠道反应有恶心、呕吐、腹痛、腹泻、腹胀,一般轻而短暂。偶有注射部位出现针刺感,伴红肿,可给予局部冷敷。

2.血管升压素的使用

垂体后叶素是治疗肝硬化门静脉高压引起上消化道出血的常用药,其治疗效果好、价格低廉,在临床上应用较广泛,但不良反应多,治疗过程中患者可出现面色苍白、出冷汗,护士应注意观察病情,测量血压、脉搏,正确判断此症状是出血先兆症状还是药物不良反应。

腹痛、肛门坠胀感、腹泻为常见的不良反应,患者会因便意频繁和不习惯在床上排便而自

行如厕或持续坐在便盆上。为防止晕倒、压伤等意外事故发生,护士应告知患者及其家属,自行如厕会因低血压而晕倒,坐便盆过久易形成压疮,应注意调节好用药浓度和速度,并指导患者正确使用便器。

垂体后叶素对组织有损伤作用,液体外渗会导致组织的溃烂甚至坏死,因此在输液过程中护士应注意观察穿刺部位有无渗漏,做好交接班,一旦发现渗出应及时处理,可进行局部封闭和50%硫酸镁外敷治疗。

血管升压素也可引起血压升高、心律失常、心肌缺血,甚至发生心肌梗死,故滴数应准确,并严密观察不良反应。患有冠心病的患者忌用血管升压素。

(二)三腔二囊管的应用

1.适应证

(1)肝硬化伴食管下段、胃底静脉曲张破裂。

(2)食管下段,胃底溃疡并出血者(如高位溃疡),但食管上中段无法压迫止血。

2.操作前的准备

(1)器械准备:备齐用物(治疗盘、无菌碗、三腔二囊管、纱布、短镊子、生理盐水、20～50mL注射器2副、液状石蜡、棉签、胶布或固定套、弹簧夹、血管钳、治疗巾、小弯盘;负压吸引器;血压计、听诊器、护理记录单、牵引架、滑轮、绷带、牵引物),仔细检查,确保胃引流管、食管囊管及胃囊管通畅;做好各个气囊管腔的标记,检查气囊是否漏气,测试气囊的注射气量,并用注射器抽尽气囊残气量后夹闭导管备用。

(2)患者准备:向患者及其家属说明插管的重要性,解除患者思想顾虑,做好心理护理,取得患者合作与配合。

3.操作方法与步骤

(1)以液状石蜡充分润滑三腔二囊管前端和气囊,选择患者一侧较通畅的鼻腔,清洁后以液状石蜡润滑。

(2)患者取仰卧位,配合术者经鼻缓缓插入三腔二囊管,嘱患者同时做吞咽动作,直至插入65cm标记处抽取胃内容物,确保管端在胃内,并已到达幽门部。

(3)先缓慢向胃囊注气150～200mL,并用夹子夹住胃管腔底部,反折后将其用纱绳扎紧或血管钳夹紧,防止漏气。缓慢将胃囊管向外牵拉,使充气的胃囊压在胃底部,牵拉至有中度阻力感为止。在鼻腔出口处做好标记,将三腔二囊管与0.5kg重的沙袋相连,通过滑轮装置牵引,并固定于输液架上。

(4)用生理盐水通过三腔二囊管的胃管端,洗尽胃内血液后与胃肠减压器相连接,如发现再出血可向食管囊注气80～100mL;封闭管口,防止漏气,使气囊压迫食管下段的曲张静脉。

(5)用血压计测气囊内压力,一般胃囊压力为6.6kPa(49mmHg),食管囊压力为4～5.2kPa(30～39mmHg)。

4.护理

(1)一般护理:做好基础护理,每4小时口腔护理1次;保持口鼻腔黏膜清洁湿润,用液状石蜡棉签涂抹口唇,防止干燥;及时清除分泌物及结痂;保持皮肤清洁,预防压疮。

(2)病情观察:每30～60分钟监测1次生命体征,观察患者意识、神态,仔细记录呕血、便血量、颜色、性状及气囊压迫时间、充气量等。定时从胃内抽吸胃液以判定出血部位,观察出血是否停止。

(3)气囊护理。

1)放置三腔二囊管后每隔12~24分钟放松气囊和放气1次。放松气囊时先放食管囊,再放胃囊,如出血停止,无须再压迫;如有出血应重新充气并牵引,充气时先充胃囊,再根据需要向食管囊充气,持续牵引时间一般可达3~5天,具体情况视患者病情而定,防止压迫时间过长引起胃底、食管黏膜破裂、糜烂等并发症。

2)三腔二囊管牵引方向过高或过低都会压迫鼻腔上下组织而引起损伤,要注意避免。可在鼻孔处三腔二囊管下垫棉花,以免长期压迫造成局部溃疡。给患者翻身时可用血管钳从鼻部钳夹管子以防气囊和管腔回缩,从而保持一定牵引力。牵引绳与人体角度以45°为宜,拉力为0.5kg。如管子向上、向外移位时应立即放松牵引,并将气囊放气,防止气囊压迫气管而发生呼吸困难和窒息。应在患者身边备好小剪刀,以防胃囊漏气三腔二囊管滑出,导致气囊哽在咽喉处压迫气管引起窒息,此时应立即剪断三腔二囊管紧急放气或立即用注射器抽出气囊内气体,使患者气道通畅。

(4)拔管:出血停止后24小时即可放出气囊内气体,继续观察,如无出血可考虑拔管,拔管前口服液状石蜡30~50mL以充分分离食管壁及胃黏膜,抽尽囊内气体,缓缓拔出三腔二囊管,注意防止黏膜被撕脱而大出血。拔管后禁食24~48小时,仍无出血,可给予流食,并逐渐过渡到半流食或软食。

5.不同阶段心理表现及护理

(1)插管阶段。

1)心理表现,当发生上消化道出血时,患者见到呕吐或便出大量血液时会十分紧张、害怕与恐惧,担心有生命危险;同时担心插管可能带来不良后果,显出极为烦躁不安的表现。

2)心理护理,施以认知疗法,以温和、关心、体贴的语言安慰患者,帮助患者了解插管止血的目的和必要性,克服紧张、害怕与恐惧等不良情绪;启动患者自身正常的心理防卫机制,增强自我应激能力。同时,运用转移注意力的语言,控制患者的冲动与愤怒等情绪,鼓励患者积极配合插管。

(2)置管阶段。

1)心理表现,置管后,因胃气囊压迫胃底、食管囊压迫咽喉部,尤其是初次置管患者感到十分不适,表现出不同程度的躁动不安。

2)心理护理,此时患者病情不稳定,不能对话。医护人员要以鼓励性的语言激励患者,特别是对初次置管的患者,鼓励他们尽量忍受因气囊压迫胃底、食管及咽喉部所产生的不适;帮助患者树立战胜困难的信心,减少烦恼,稳定情绪,做到安心静养。

(3)拔管阶段。

1)心理表现,拔管和拔管后患者的出血已经控制,病情相对稳定。由于医护人员从死神手里夺回自己的生命,多数患者有一种欣喜的感觉;对于初发出血的患者,以前的紧张心理获得了明显的放松,显得心情开朗。但也有部分患者特别是再发出血的患者,因为担心日后出血复发,仍有郁郁寡欢、心事重重的表现。

2)心理护理:患者病情已稳定,可以进行对话。医护人员努力帮助患者从忧虑中解放出来,使之逐渐开心、快乐;引导帮助患者出院后努力克服不良心理因素,积极预防复发,此乃心理护理工作的一项重要任务。主动与患者沟通,了解其与疾病相关的各方面情况,消除其心理障碍,帮助每例患者分析和认识发生出血的诱因,调动其主观能动性。嘱患者出院后采取相应措施,积极克服和消除不良因素。

6.有感染的危险

(1)相关因素:与营养状态差、机体抵抗力下降、留置三腔二囊管有关。

(2)临床表现:咳嗽、发热。

(3)护理措施。

1)保持病房安静、温暖、清洁,限制陪客,每天开窗通风至少 2 次,每次 30 分钟左右。

2)监测体温及血常规,遵医嘱合理应用抗生素。

3)嘱患者绝对卧床休息,加强口腔护理,每次进食后用生理盐水漱口。

4)在执行治疗护理时严格无菌操作,做好手的消毒,防止交叉感染。

5)给患者进食高热量、优质蛋白、高维生素、易消化的食物,增强体质。

7.有皮肤完整性受损的危险

(1)相关因素:与消化道大出血时体位受限、插三腔二囊管患者怕动有关。

(2)临床表现:局部皮肤红、肿、热、痛。

(3)护理措施。

1)给予气垫床或减压床垫,骨突处给予软枕减压。

2)呕血、排黑便后及时更换被服,保持床单平整、清洁、干燥、无渣屑,避免局部刺激。

3)放取便盆时避免推拉拽等动作,每次便后应擦净,保持臀部皮肤清洁、干燥,以防发生湿疹和压疮。

4)出血期间帮助患者小角度侧身,病情稳定后鼓励患者抬臀、变换体位。

(三)食管静脉曲张破裂出血内镜下套扎治疗的护理

1.病情观察

绝对卧床休息 24 小时,每 30 分钟测脉搏、呼吸、血压各 1 次,持续 4 小时,观察患者生命体征有无变化,呕吐物及大便的质、量及颜色。术后 3～7 天是再出血的危险期,因套扎处组织结痂、坏死、脱落易发生出血。遵医嘱适量应用抗生素预防感染。各种抢救器械及药物处于备用状态。

2.饮食护理

饮食护理至关重要。24 小时内禁饮食,3 天内进食温凉流质饮食,4～7 天进食半流质饮食,以后进食易消化、营养丰富的软食,忌烟酒,保持大便通畅。

3.并发症护理

术后 1～2 天若有咽喉部疼痛,一般为胃镜反复抽插引起。用生理盐水或复方硼酸液漱口,2～3 天后疼痛消失。患者会有不同程度的胸骨后不适,此乃套扎所致,一般 1～2 周后消失,症状重者可服用小剂量镇静药。

九、健康教育

（一）心理指导

患者常常出现一些消极心理状态，如忧虑、悲观、孤独感、被遗弃感等，既担心疾病的预后，又担心反复多次的住院加重家庭负担，甚至有的患者害怕家属和周围的朋友厌烦、歧视自己。针对这些心理障碍，医护人员应耐心、细致地做好患者的心理工作，正确疏导，鼓励其树立战胜疾病的信心，告知不良的情绪同样可诱发出血。把预后比较好的患者的情况，讲给他们听；同时做好家属的思想工作，不要歧视、厌烦患者，应关心、爱护、照料他们。患者的生活质量与家庭因素、社会等因素密切相关，故应加强与其家属的沟通，提高家庭支持的有效性，争取家庭在心理上、经济上的积极支持和配合，解除患者的后顾之忧。实践证明，家属的理解、支持、关心对患者有不可估量的作用。

（二）饮食指导

提倡进食半流食和软食，忌进食硬、粗糙、刺激性食物以及含纤维素多的食物如韭菜、芹菜等。禁酒、浓茶、咖啡、酸辣、油煎及花生、瓜子、糖葫芦等食物。食物要多样化，易消化、清淡又富有营养。少食多餐，不可过饱。进食不可过快，做到细嚼慢咽。不可过热，宜温凉。对较大片剂药物应研碎后服用。需要特别强调的是，肝硬化食管静脉曲张患者无论何时均不能进硬食，特别是有棱角或多渣的食物，吞咽后在食管内可能造成静脉曲张破裂出血。同样，鼓励患者食水果，但食用苹果、梨时，应嚼碎，最好不要把水果渣吞下，因为有很少部分可能带有硬棱角。

（三）生活方式指导

既要注意休息，又要适当活动，以不疲劳为宜，保持劳逸结合，动静结合。提倡散步、打太极拳等，不主张快跑、急走等剧烈运动。避免受凉感冒、咳嗽。要保持大便通畅，养成定时排便的习惯，切忌大便时用力过度和憋气。生活要有规律。养成良好的生活习惯，不可熬夜、酗酒、吸烟。

（四）随诊指导

出院后定期到医院做相关检查（如血常规、肝肾功能、肝纤维化三项、便常规及隐血试验等），同时进行肝、胆、脾B超检查。经济条件允许的患者尚可做CT或磁共振，以便动态了解病情变化，及时就诊。

（五）自我护理指导

提高患者及其家属的卫生常识，学会自我护理。掌握上消化道出血的基本医学知识以及引起上消化道出血的各种诱因，明白饮食控制的重要性。知道有黑便或柏油样便应立即休息，及时就诊。禁止使用对肝有损害的药物，不滥用药物。

通过对患者实施健康、正确的出院指导，能让患者充分认识到护理的重要性，掌握疾病护理要点。提高患者的自我护理能力和保健能力，消除疾病的危险因素，减少出血机会。有利于患者回归家庭、回归社会，提高生活质量。

（秦建丽）

第四节　肝硬化护理

肝硬化是一种以肝组织弥漫性纤维化、假小叶和再生结节形成为特征的慢性肝病。临床上常以肝功能损害和门静脉高压为主要表现,晚期常出现消化道出血、肝性脑病等严重并发症。本病是我国常见疾病和主要死亡病因之一。发病高峰年龄在 35～48 岁,男女比例为(3.6～8)∶1。

一、病因

(一)病毒性肝炎

慢性乙型肝炎病毒(HBV)、丙型肝炎病毒(HCV)或 HBV 重叠丁型肝炎病毒(HDV)感染均可能发展到肝硬化,其中慢性 HBV 感染是我国肝硬化的主要病因,HCV 导致的肝硬化近年来呈上升趋势。病毒性肝炎发展到肝硬化的病程长短不一,少则数月,多则数十年。据统计,慢性 HBV 感染患者肝硬化的年发病率约为 2.1%,5 年累计发生率为 8%～20%。持续病毒高载量是 HBV 患者发生肝硬化的主要危险因素;而反复或持续的免疫清除,男性,年龄>40 岁,嗜酒,合并 HCV、HDV、人类免疫缺陷病毒(HIV)感染均与肝硬化发生相关。慢性 HCV 患者感染 20 年后肝硬化的发生率为 2%～30%。感染 HCV 时,年龄>40 岁、男性、嗜酒、肥胖、胰岛素抵抗、合并 HIV 或其他肝损伤因素(如非酒精性脂肪肝、肝脏高铁载量、血吸虫感染、肝毒性药物和环境污染所致的有毒物质)是慢性 HCV 感染进展至肝硬化的危险因素。甲型和戊型肝炎一般不引起肝硬化。

(二)酒精性肝病

酒精性肝病是欧美国家最常见的肝硬化原因,近年来我国的发病率也有所增加。欧美资料显示,酗酒(每天摄入乙醇量>80g)5 年以上的患者有 10% 出现肝硬化。乙醇导致肝硬化的机制与其对肝细胞的直接毒性作用及其氧化产物(乙醛)的间接毒性作用、继发的免疫损伤、微循环障碍及营养不良、代谢异常均相关。酒精也可加速 HBV 和 HCV 相关肝硬化的进展。

(三)非酒精性脂肪性肝炎(NASH)

本病是非酒精性脂肪性肝病发展到肝硬化的必经阶段。据统计,非酒精性脂肪性肝炎患者 10～15 年内肝硬化发生率高达 15%～25%。年龄>50 岁、肥胖(内脏性肥胖)、高血压、2 型糖尿病、丙氨酸转氨酶(ALT)升高和天冬氨酸转氨酶(AST)/ALT>1、血小板减少等是 NASH 相关肝硬化的危险因素。

(四)自身免疫性疾病

自身免疫性肝炎(AIH)、原发性胆汁性胆管炎(PBC)、原发性硬化性胆管炎(PSC)等免疫性疾病可最终发展成肝硬化。此外,系统性红斑狼疮等全身自身免疫性疾病在肝脏的损害也可表现为肝硬化。

(五)遗传代谢性疾病

很多遗传代谢性疾病,如肝豆状核变性(威尔逊病)、血色病、半乳糖血症、α_1-抗胰蛋白酶缺乏症、糖原贮积症、酪氨酸血症等均可导致肝硬化。在我国以肝豆状核变性及血色病较为常见,分别为先天性铜代谢异常及铁代谢异常导致铜及含铁血黄素沉积在肝脏或其他脏器引起的疾病。

(六)其他

长期服用或接触双醋酚酊、甲基多巴、四环素、异烟肼、磷、砷、四氯化碳等化学毒物或药物导致的中毒性或药物性肝炎;巴德-基亚里综合征、慢性充血性心力衰竭、慢性缩窄性心包炎以及肝窦阻塞综合征等引起的淤血性肝损伤;各种原发性和继发性因素导致的长期慢性肝内外胆管梗阻、胆汁淤积及长期营养不良等原因均可引起肝硬化。血吸虫卵沉积在汇管区可刺激结缔组织增生,引起肝脏纤维化,并出现门静脉高压等症状,既往也曾将血吸虫作为肝硬化的常见原因,称为不完全分隔性肝硬化;但由于血吸虫病一般不持续引起肝细胞损伤,不形成完整的假小叶,故目前认为该病虽然具有肝硬化相关的症状,但尚不是真正的肝硬化,将其称为血吸虫性肝病更为恰当。此外,尚有 5%～10% 的肝硬化患者由于病史不详、组织病理辨认困难、缺乏特异性诊断标准等原因无法明确病因,称为隐源性肝硬化。

二、临床表现

多数肝硬化患者起病隐匿、病程发展缓慢,可潜伏 3 年以上,症状与慢性肝炎无明显分界线。根据临床表现可将肝硬化分为代偿期和失代偿期,但两者之间的界限常不清楚。

(一)代偿期

代偿期肝硬化症状较轻、缺乏特异性,可表现为轻度乏力、消瘦、食欲缺乏、腹胀、厌油、上腹不适、右上腹隐痛等;多呈间歇性,因过劳或伴发病而诱发,适当治疗或休息可缓解。部分患者体格检查可触及质地较硬的肝脏,边缘较钝,表面尚平滑;肝功能正常或轻度异常。少部分患者甚至可无症状,仅仅在体检或因其他疾病进行手术时偶然发现。

(二)失代偿期

该期症状明显加重,患者主要表现为门静脉高压、肝细胞功能减退所致的两大症候群,同时可有全身各系统症状,并出现多种并发症。临床上失代偿期如何判断存在不同的标准,过去曾以是否出现腹水作为判断失代偿的标志,而近年的文献多以 Child-Pugh 分级 B 级或 C 级作为标准。鉴于部分肝功能很差的患者也不出现腹水;而 Child-Pugh 评分和分级侧重于反映患者的肝功能状况,对门静脉高压评价较少;部分患者尽管仅以出血等门静脉高压表现为主,预后仍然较差,故失代偿期的判断标准应兼顾肝功能和门静脉高压状况。失代偿期肝硬化的诊断应满足以下条件之一:①Child-Pugh 分级 B 级或 C 级;②出现食管—胃底静脉曲张破裂出血、腹水、肝性脑病、肝肾综合征、肝肺综合征等严重并发症中至少一种。

1.肝功能减退的临床表现

(1)全身症状:可出现消瘦乏力、营养不良、精神食欲缺乏、皮肤干枯粗糙,面色灰暗黝黑,部分患者伴有口角炎、多发性神经炎、不规则低热。

(2)消化道症状:表现为食欲缺乏、畏食、恶心、呕吐、腹胀、腹泻等,进食脂餐后症状更为明显。

（3）黄疸：除胆汁淤积性肝硬化外，严重黄疸常提示预后不良。

（4）出血倾向及贫血：可出现鼻出血、牙龈出血、胃肠黏膜弥漫出血、皮肤紫癜、贫血等症状。

（5）内分泌失调：肝硬化失代偿期，肝脏诸多激素和大分子物质合成和灭活异常，出现相应内分泌失调表现。以雌/雄激素比例失衡最为常见，表现为雌激素增加、雄激素减少，女性患者可出现月经失调，男性可有性欲减退、睾丸萎缩、毛发脱落及乳房发育等。此外，蜘蛛痣和毛细血管扩张、肝掌等也与雌激素增加有关。醛固酮、升压素等灭活减少可导致水钠潴留，诱发水肿并参与腹水形成。继发性肾上腺素皮质功能减退可导致皮肤，尤其是面部和其他暴露部位皮肤色素沉着。

（6）肝脏：失代偿期肝硬化时患者肝脏常缩小，呈结节状，胆汁淤积或淤血性肝硬化可表现为肝大。

2.门静脉高压的临床表现

（1）脾大、脾功能亢进。

（2）侧支循环建立与开放：常见的侧支循环可形成于食管下端胃底部、肝脏周围、前腹壁脐周、直肠下端肛周、腹膜后等部位，其中以食管—胃底静脉曲张较为常见。食管—胃底静脉曲张破裂导致的出血是门静脉高压患者的重要死亡原因之一。十二指肠、小肠和结肠静脉曲张虽然较为少见，但也可出现静脉曲张破裂出血，例如：由门静脉系的直肠上静脉和下腔静脉系的直肠中、下静脉吻合而成的痔静脉破裂可导致便血。腹壁及脐周静脉曲张可出现静脉鸣、海蛇头征。

（3）腹水：表现为腹胀不适、消化不良、腹围增大。腹水出现前很多患者便有腹腔胀气，出现腹水后腹胀症状明显加重，大量腹水时尚可因腹内压力增大导致呼吸困难、气急和端坐呼吸。体格检查可发现腹部膨隆、脐疝，移动性浊音阳性等。部分患者还可出现肝性胸腔积液，右侧胸腔积液多见，双侧次之，单纯左侧胸腔积液较少。胸腔积液常呈漏出液，形成机制与腹水一致，多见于晚期肝硬化伴低蛋白血症和大量腹水者，可能与胸腔负压和横膈解剖异常有关。

（4）门静脉高压性胃病（PHG）：是门静脉高压患者发生的胃黏膜的特殊病变，组织学上表现为胃黏膜和黏膜下层细血管、毛细血管明显扩张、扭曲而没有明显炎症改变，内镜下表现为各种类型的充血性红斑和糜烂，伴或不伴出血。

3.并发症

肝硬化并发症很多，患者常常因并发症死亡，常见并发症包括肝性脑病、消化道出血、感染、肝肾综合征、肝肺综合征、原发性肝癌、门静脉血栓形成等。

三、辅助检查

（一）血常规、生化及免疫检查
反映肝脏功能的生化检查指标主要包括血清胆红素、白蛋白、前白蛋白、凝血酶原时间、胆固醇等。

1.胆红素

通常指总胆红素（TBil），包括结合胆红素和非结合胆红素，反映肝脏对胆红素的清除能力。其中,非结合胆红素又称为间接胆红素,主要由肝、脾、骨髓等处的单核—巨噬细胞系统吞噬衰老和异常的红细胞分解血红蛋白产生,难溶于水,不能由肾脏排出,在血液中与血浆白蛋白结合。结合胆红素又称为直接胆红素,是非结合胆红素被肝细胞摄取后,在肝细胞内质网内通过微粒体 UDP-葡萄糖醛酸基转移酶的作用与葡萄糖醛酸结合产生。结合胆红素可溶于水,通常和胆汁酸盐一起,被分泌入毛细胆管,进入胆道,随胆汁排泄;当结合胆红素升高时,一部分也能从肾脏排出。结合胆红素进入肠内后,还原为粪胆原,大部分随粪便排出,小部分(约10%)可被肠黏膜吸收经门静脉再次进入肝脏,这一过程就是肝肠循环。肝细胞对于胆红素的摄取、结合、排泄过程中各个环节出现障碍均可导致胆红素升高。高胆红素血症是肝细胞受损坏死的重要指标,肝硬化患者胆红素升高通常为肝细胞性,反映肝细胞处理胆红素的能力降低;除非结合胆红素外,由于胆汁淤积,结合胆红素也可升高。值得注意的是,由于肝脏清除胆红素的能力具有较强的储备,故胆红素不能作为评价肝硬化患者肝功能异常的敏感指标,很多肝硬化患者即便进入了失代偿期,胆红素也无明显升高;除胆汁淤积导致的肝硬化外,肝硬化患者一旦出现胆红素升高,通常提示预后不良。

2.反映肝脏合成能力的指标

白蛋白、前白蛋白、PT、胆固醇等指标主要反映肝脏合成功能。白蛋白是血浆含量最多的蛋白质,半衰期约为 20 天,每天约 4%被降解。肝脏是白蛋白唯一的合成部位。肝硬化患者发生低白蛋白血症的原因除肝脏合成能力不足外,尚与低蛋白摄入和总容量增加导致的稀释有关。白蛋白半衰期长,某一时间点的血清白蛋白水平反映此时其合成与降解的速度及其分布容量,易受饮食、输注蛋白、感染、降解、肠道及肾脏丢失等多种因素影响。前白蛋白在肝脏合成,半衰期仅为 2 天,受机体其他因素影响更小,较白蛋白能更好地反映短期内肝脏蛋白合成功能。PT 反映血浆中凝血因子 Ⅰ、Ⅱ、Ⅴ、Ⅶ、Ⅹ 活性,由于上述凝血因子多在肝脏合成,因此 PT 延长反映肝脏贮备能力减退。由于 PT 检测依赖于不同的试剂,可能导致结果差异,故对结果的评价需参照正常对照。PT 延长与肝硬化患者肝细胞受损程度成正相关,且注射维生素 K 难以纠正。一般代偿期非活动性肝硬化患者,PT 不超过正常对照 3 秒,若超过 4 秒,提示肝实质损伤明显。除 PT 外,凝血酶原活动度(PTA)和国际标准化比值(INR)等在肝脏疾病中也有所应用。不过肝硬化患者普遍存在促凝和抗凝失衡,PT、PTA、INR 等传统指标仅检测体外的凝血状况,并不能准确反映体内凝血功能,也无法反映抗凝和促凝的失衡,不能很好预测肝硬化患者的出血风险,近期有研究认为血栓弹力图能动态分析自凝血启动至纤维蛋白溶解的全过程,更敏感、准确、全面地评估肝硬化患者抗凝和促凝的状态。但也有研究认为,血栓弹力图异常不能精确地预测肝硬化患者出血、血栓形成或肝移植/死亡风险,其临床应用的价值仍需进一步探讨。肝脏是胆固醇合成和代谢的主要脏器,失代偿期肝硬化患者血清胆固醇水平可降低,胆固醇酯降低尤为明显。

3.转氨酶

转氨酶主要指 ALT 和 AST。ALT 广泛存在于组织细胞内,尤以肝脏含量最高,主要存在于肝细胞的细胞质中,其肝内浓度是血清中浓度的 3000 倍。AST 在肝脏的分布仅次于心肌,存在于肝细胞的细胞质和线粒体,而以线粒体为主,线粒体型 AST 活性占肝脏 AST 总活性的 80%左右。ALT 及 AST 均是反映肝损伤的敏感指标。一般情况下,ALT 反映肝损害的灵敏度高于 AST,AST/ALT 比值升高常常提示酒精性肝病或肝细胞损伤加重和(或)累及线粒体。肝硬化时 ALT、AST 可升高。但值得注意的是,ALT 及 AST 的特异性较差,易受骨骼肌、心脏、肾脏等其他组织器官病变影响;且 ALT 及 AST 的水平高低与肝损害的严重程度并不一定平行,不代表肝脏贮备功能,与肝硬化的程度无关。

4.γ-谷氨酰转肽酶与碱性磷酸酶

碱性磷酸酶(ALP)主要来源于肝脏和骨骼,也可来源于胎盘、肠道或肾脏。ALP 有 6 种同工酶,其中 1、2、6 来源肝脏,主要存在于肝细胞血窦侧和胆小管膜上。当肝脏受到损伤或者障碍时产生 ALP 增加,经淋巴道和肝窦进入血液;同时由于胆道梗阻及胆汁淤积时,胆汁排泄障碍,可导致 ALP 反流入血。因此,ALP 是反映胆汁淤积的敏感指标。排除正常妊娠和生长期等生理因素以及骨骼疾病,血清 ALP 升高常提示肝胆疾病。其中,ALP 明显升高(超过 4 倍正常值上限)提示胆汁淤积相关疾病,血清 ALP 活性轻度升高也可见于其他肝脏疾病,此时,需要结合 γ-谷氨酰转肽酶(GGT)、胆红素(Bil)等指标综合判断。GGT 分布在多种组织中,包括肾、胰、肝、脾、心、脑及生精管等。不过,肾脏来源的 GGT 在肾损害时通过尿液排泄,故血清 GGT 升高多数来源于肝、胆、胰。GGT 在肝脏主要存在于肝细胞微粒体、肝细胞膜胆小管面和胆管上皮中,也是反映胆汁淤积的敏感指标。此外,药物性肝损害、酒精性肝病、非酒精性脂肪性肝病(NAFLD)、慢性阻塞性肺疾病、肾功能不全、急性心肌梗死时,GGT 也可升高。由于 GGT 在骨病时并不升高和 ALP 联合对于判断肝胆疾病具有重要价值。ALP 和 GGT 均显著升高,强烈提示胆汁淤积。

5.其他

肝硬化还可出现胆汁酸、球蛋白升高、白/球比降低或倒置、贫血、三系减少等异常。尿常规检测可出现尿胆原升高、尿胆红素阳性,合并乙肝相关性肾炎时尿蛋白也可能阳性。此外,其他生化及免疫检查有助于肝硬化病因的判断。如肝炎病毒标志物的检测有助于明确乙肝、丙肝所致肝硬化的诊断;抗核抗体、抗线粒体抗体及其分型、抗平滑肌抗体等自身免疫指标对于自身免疫性肝病诊断有重要价值;血清游离铜、铜蓝蛋白、血清铁、铁蛋白、转铁蛋白等的检测有助于排除肝豆状核变性、血色病等遗传代谢性疾病。甲胎蛋白检测有助于鉴别是否合并肝癌。

(二)定量肝功能试验

常用定量肝功能试验包括吲哚菁绿(ICG)清除试验、利多卡因代谢物生成试验、氨基比林呼吸试验(ABT)、安替比林清除试验、半乳糖廓清试验、色氨酸耐量试验、咖啡因清除试验等。基本原理为利用肝脏对于不同物质的摄取、代谢和排泄作用,检测不同物质摄入后的代谢和潴留,评价肝功能。由于不同定量肝功能试验基于不同的代谢途径,其优劣性难以比较。其中,ICG 清除试验在国内应用较广。ICG 是一种红外感光染料,静脉注射后,由肝脏选择性摄取,经胆汁排泄。ICG 在体内无代谢分解和生物转化,无肝肠循环,也不被肾脏等其他脏器排泄,其排泄速度取决于肝脏血流量、功能肝细胞数量及体积、胆汁排泄通畅程度,因而能较好地反映肝脏功能。ICG 注射 15 分钟后滞留率的正常参考值范围为 $7.86\% \pm 4.34\%$,肝硬化患者显著升高,失代偿期患者升高更加明显。有研究表明,代偿期肝硬化在其他肝功能指标出现异常前,ICG 清除试验可能已出现异常,因而 ICG 清除试验具有灵敏、无创、可实时动态监测的优势。目前,ICG 清除试验主要用于肝病的初筛、外科手术及介入治疗前的评估。氨基比林在体内的代谢几乎完全在肝脏完成,进入体内后由肝脏微粒体氧化酶系统去甲基释放出甲醛,再氧化为甲酸,生成 CO_2 由呼出气排出。氨基比林呼吸试验通过口服 ^{13}C 或 ^{14}C 标记的氨基比林,2 小时后测定呼出气中的 ^{13}C 或 ^{14}C 量反映肝脏代谢功能。肝硬化患者呼出气中 ^{13}C 或 ^{14}C 量明显降低。半乳糖廓清试验利用半乳糖经由半乳糖激酶在肝内磷酸化代谢的原理,通过静脉或口服半乳糖,测定肝脏对于半乳糖的清除反映肝脏功能。该试验有一次性静脉注射半乳糖、持续静脉注入半乳糖、口服半乳糖及呼气试验等方法。其中半乳糖呼气试验与氨基比林呼吸试验的检测方法类似,两者评价肝脏功能均具有敏感、准确、便捷的优势,但均依赖于核素,对仪器设备有一定要求。

(三)肝纤维化血清标志物

常用的肝纤维化血清标志物包括Ⅲ型前胶原氨基端肽(PⅢNP,PⅢP)、Ⅳ型胶原、透明质酸(HA)、层粘连蛋白(LN)、组织金属蛋白酶抑制剂(TIMPs)、脯氨酰羟化酶(PH)等,多为胶原成分或胶原合成及代谢过程的关键酶或中间产物。上述指标单独检测存在敏感性或特异性不高的缺陷,联合检测不同纤维化血清指标或其他血清学指标有助于判断肝纤维化程度及评估抗纤维化疗效。联合检测的血清标志物模型较多,包括 Fibroindex、APRI、FIB-4、Hepascore、FibroTest、HCV 相关肝硬化判别函数、FibroStage 等,其中以 APRI 和 FIB-4 简单易行,临床研究应用较多。APRI 的计算公式为:APRI＝AST/ULN(正常值上限)÷PLT $(10^9/L)\times100$;APRI＜0.5 时,可排除肝硬化;＞2.0 时,应怀疑肝硬化。FIB-4＝(年龄×AST)÷(PLT×ALT$^{1/2}$);对于乙肝患者,FIB-4＞1.98 应考虑肝硬化。与其他联合检测的血清标志物模型类似,APRI 和 FIB-4 敏感度和特异度仍欠佳,且其判断肝纤维化、肝硬化的界值受肝病病因影响。

(四)肝静脉压力梯度测定

门静脉高压是肝硬化的重要表现,了解门静脉压力对于评估肝硬化患者预后至关重要。由于直接测定门静脉压力较为困难,临床上常采用肝静脉压力梯度(HVPG)间接反映门静脉压力。HVPG 是指经颈静脉插管测定肝静脉楔压与肝静脉自由压的差值,正常值范围为 3～5mmHg,HVPG＞5mmHg 提示存在门静脉高压症。HVPG≥10mmHg 提示肝硬化代偿期患者发生静脉曲张、失代偿事件和肝癌风险升高,肝癌切除术后失代偿事件的风险也升高;HVPG＞12mmHg 是发生静脉曲张出血的高危因素;HVPG＞16mmHg 提示肝硬化门静脉高压患者的死亡风险增加;HVPG＞20mmHg 提示肝硬化急性静脉曲张出血患者的止血治疗失败率和死亡风险均升高。

(五)影像学检查

常用影像学检查包括超声波、CT、MRI、放射性核素检查、上消化道钡餐等。超声、CT、MRI 等检查可显示脏器大小、包膜及形态改变,判断有无腹水、门静脉扩张。增强 CT 及 MRI 扫描对肝癌的诊断鉴别具有重要价值,MRI 弥散加权成像已成为肝硬化基础上小肝癌诊断的重要手段。

CT 和(或)MRI 检查常见的肝硬化表现包括体积改变(早期增大、晚期缩小),左右叶比例失常(右叶缩小、左叶及尾状叶增大),包膜呈波浪状或锯齿状、肝裂增宽,肝脏密度不均匀,门静脉增宽,侧支循环扩张。典型的 CT 影像学表现不仅可诊断肝硬化,基于 CT 和(或)MRI 测量的肝左叶体积指数(即最大上下径、最大前后径和左右径相乘的值)、实际/预期肝体积比、脾脏指数等指标与肝纤维化程度、Child-Pugh 分级、HVPG 也有一定的相关性。CT/MRI 在肝硬化血流动力学及肝脏储备功能评估方面的价值近年来引起重视。有学者建立了基于 CT 检查简单指标的 HVPG 测量数学模型:HVPG(mmHg)=17.37−4.91×ln 肝脾体积比(有肝周腹水时+3.8);多层螺旋 CT 门静脉成像能良好显示食管胃静脉曲张,有研究提示利用多层螺旋 CT 门静脉成像进行分级,无创预测曲张静脉出血风险的准确性与内镜相当。肝脏 CT 灌注成像、能谱 CT、MRI-T_1-rho 序列成像、MRI 弥散加权成像、扩张张量成像、波谱成像、磁化传递波谱成像等新型 CT/MRI 成像技术在肝纤维化和肝硬化早期诊断、肝硬化程度评估、肝脏储备功能评价方面均显示了良好的前景。然而,上述多数技术开展时间尚短,研究例数不多,技术操作具备一定难度,其临床广泛应用的价值尚待进一步确认。

肝脏瞬时弹性测定(TE)、声脉冲辐射成像(ARFI)和实时剪切波弹性成像(RT-SWE)均是建立在超声诊断基础上的非侵袭性肝纤维化检测方法。其中,TE 相对成熟,它通过测定肝脏瞬时弹性图谱获取弹性测量值(LSM)反映肝实质硬度,从而定量评估肝脏纤维化程度。LSM<7.3kPa 排除进展性肝纤维化,LSM>7.3kPa 诊断显著肝纤维化,LSM≥9.3kPa 诊断进展性肝纤维化,LSM≥14.6kPa 可诊断肝硬化,LSM<9.3kPa 可排除肝硬化。TE 检测的优势为操作简便、重复性好,能够较准确地识别轻度肝纤维化或早期肝硬化;但 TE 测定值受肝脏炎症坏死、胆汁淤积、脂肪沉积及大血管改变等多种因素影响,且在肥胖、肋间隙狭小、腹水患者中检测失败率较高。ARFI 通过检测剪切波波速了解肝脏硬度;RT-SWE 则将传统超声与实时可视化剪切波成像结合,能够在二维图像的基础上进行弹性成像,并可在肝脏区域内进行肝脏杨氏模量值测定,反映肝脏的绝对硬度。与 TE 相比,ARFI 和 RT-SWE 具有操作简便快捷,不受腹水、肋间隙、肥胖等影响,成功率较高,减少操作偏倚等优点,但目前应用尚不多,其诊断肝纤维化及肝硬化的临界值仍需进一步探讨。磁共振弹性成像(MRE)是基于 MRI 的定量测量组织弹性剪切力的动态弹力成像方法。最新研究表明 MRE 测定的肝脏剪切硬度与肝纤维化程度密切相关,并可间接反映肝静脉压力梯度,在肝纤维化无创诊断方面具有一定前景。但该法费用高、耗时,目前临床应用仍受到限制。

除上述影像学检查外,上消化道钡餐检查有助于了解有无食管—胃底静脉曲张及曲张的程度。^{99m}Tc 核素扫描除显示肝各叶大小外,还可间接评定门静脉高压和门体分流情况,对肝硬化和门静脉高压的判断有辅助价值。

(六)肝活检及腹腔镜检查

肝活检是确诊肝硬化的"金标准",可进行病理、电镜、组化、酶学免疫组化、病毒学及金属酶含量分析等。并非所有肝硬化患者都需进行肝活检,当肝硬化诊断或其病因不明确时才需考虑进行。腹腔镜检查能够较直观地展现肝脏表观形态的改变,如肝脏边缘变钝,表面出现大小不等结节,脾脏增大,膈肌、圆韧带、镰状韧带和腹膜上的血管增多等。此外,腹腔镜直视下取肝组织活检可提高肝活检的准确率和安全性。

(七)内镜检查

主要用于明确有无门静脉高压性胃病、食管—胃底静脉曲张、曲张的程度以及有无出血倾向。我国目前推荐对代偿期肝硬化且首次内镜检查未发现静脉曲张、肝脏功能稳定的患者,每2年复查1次上消化道内镜;肝病逐渐进展者,失代偿期肝硬化及已有轻度静脉曲张者,应每1年复查上消化道内镜。

四、诊断与鉴别诊断

肝硬化的诊断依赖于肝损伤的病因及病史,肝功能损害及门静脉高压的症状、体征及实验室检查依据,可依据以下流程诊断肝硬化。

确认肝硬化的诊断后,还必须明确病因、肝功能状况及并发症。目前临床一般采用 Child-Pugh 或 MELD 评分方法评判肝功能。1954 年 Child 提出利用血清胆红素、白蛋白、腹水、一般状况、营养进行肝功能分级的概念。在此基础上,Child-Turcotte 于 1964 年提出 Child-Turcotte 分级,以血清胆红素、血浆白蛋白、腹水、肝性脑病和营养为指标评估肝功能状况。然而,其中营养的评估缺乏客观指标,难以量化;白蛋白、腹水及营养状况具有一定的相关性,有重复评价之嫌;不同病因导致的肝硬化临床表现和预后差异很大,Child-Turcotte 分级并未针对不同病因予以考虑。

MELD 评分系统是以肌酐、INR、TBil 结合肝硬化病因来评价慢性肝病患者肝功能储备及预后的评分系统,最初于 2000 年由 Malinchoc 等建立。其计算公式为 $R = 3.78 \times \ln[\text{TBil}(\text{mg/dL})] + 11.2 \times \ln[\text{INR}] + 9.57 \times \ln[\text{Cr}(\text{mg/dL})] + 6.43$(病因:肝汁性或酒精性 0,其他 1);R 值越高,其风险越大,生存率越低。MELD 能有效预测非肝移植患者肝病 3 个月、6 个月、1 年的病死率,预测终末期肝病患者经颈静脉肝内门-体分流术(TIPS)后患者的病死率,评估移植前患者等待供肝期间的病死率及肝移植术后的病死率。因此,目前美国及中国的器官分配网络均将其作为确定肝移植器官分配优先权的标准。MELD 评分 15~40 的患者是肝移植的良好适应证;<15 的患者可不考虑肝移植。由于 MELD 评分系统并不考虑肝性脑病、出血等严重并发症对预后的影响,其中使用的血清肌酐、胆红素、INR 等指标,容易受非肝病因素的影响,仍有一定不足。近年来在 MELD 评分基础上建立了动态 MELD(8MELD)、MELD-Na、iMELD 等评分系统,均在临床有一定应用。

依据门静脉高压及肝功能减退的表现,失代偿期肝硬化的临床诊断通常并不困难。代偿期肝硬化则往往症状体征不典型,容易忽略,诊断有一定难度。以下几点可能有助于早期发现代偿期肝硬化:①对病毒性肝炎、长期饮酒、长期营养不良、慢性肠道感染的患者,应每年随访,必要时进行肝活检;②对于不明原因肝大者,特别是肝脏表面不光滑者,应采用多种影像学方法及早检出肝硬化和肝癌,必要时可采用腹腔镜及肝活组织检查等明确诊断。

早期肝硬化常表现为肝大,此时应注意与慢性肝炎、原发性肝癌,尤其肝硬化合并肝癌等鉴别,必要时可进行肝活检。脾大是肝硬化门静脉高压的重要表现,部分患者可能仅因脾功能亢进、贫血或血小板减少等就诊,此时需注意与慢性肝炎、慢性疟疾、血吸虫病、特发性血小板减少性紫癜、慢性溶血性贫血、白血病、淋巴瘤、恶性组织细胞病等导致的脾大鉴别。此外,出现腹水和消化道出血等并发症时,应注意与导致腹水和出血的其他疾病鉴别。

五、治疗

肝硬化的治疗效果有限,提倡综合治疗。代偿期肝硬化的治疗目标是延缓肝硬化进展;失代偿期肝硬化的治疗目标是防治并发症,延长生存期和提高生活质量。

(一)一般治疗

主要包括休息及营养。代偿期肝硬化患者提倡劳逸结合,可参加一般轻工作。而失代偿期患者应卧床休息。营养支持方面以摄入高热量、高蛋白质、易消化食物为宜,注意维生素和微量元素的补充。严禁饮酒,减少脂肪摄入。肝硬化患者每天摄入热量建议 $25\sim40kcal/kg$[●],蛋白质 $1.2\sim1.5g/kg$,酒精性肝硬化应适当增加蛋白质摄入。肝功能减退明显或血氨增高以及有肝性脑病前兆时则应控制饮食蛋白摄入。有腹水者,应适当限制钠盐摄入;有食管—胃底静脉曲张者,宜避免进食坚硬、粗糙食物。此外,有研究表明,睡前加餐(提供 200kcal 热量的饭团、液体营养素或富含支链氨基酸的营养补充剂)能显著改善患者生活质量,提高难治性腹水患者对大量放腹水及肝癌患者对栓塞化疗的耐受性;尽管是否能延长生存期尚不清楚,仍推荐肝硬化患者睡前加餐。口服支链氨基酸可改善合并高氨血症的失代偿期患者肝功能和生活质量,减少并发症;减少肝癌患者术后并发症;可能降低 Child-Pugh A 级及体重指数$>25kg/m^2$患者肝癌发生率,可酌情服用。

(二)病因治疗

病因治疗包括停用肝毒性药物,酒精性肝硬化患者禁酒,继发性胆汁性肝硬化设法解除胆道梗阻等。由于我国大部分肝硬化由病毒性肝炎引起,抗病毒治疗目前已经成为肝硬化治疗的重要组成部分。

对于 HBV 相关代偿期肝硬化,提倡尽早、积极的抗病毒治疗。药物宜选择耐药发生率低的核苷(酸)类药物,如恩替卡韦、替诺福韦等。因干扰素(IFN)有导致肝功能失代偿等并发症的可能,不推荐使用。代偿期乙型病毒性肝炎肝硬化抗病毒治疗的疗程尚不明确,建议长期服药。

对于失代偿期乙型病毒性肝炎肝硬化患者,不论 ALT 或 AST 是否升高,只要能检出 HBV DNA,均建议在知情同意的基础上,及时应用恩替卡韦、替诺福韦等低耐药风险核苷(酸)类药物抗病毒治疗。抗病毒治疗过程中不能随意停药,一旦发生耐药变异,应及时加用其他能治疗耐药变异病毒的核苷(酸)类药物。由于 IFN 治疗可导致肝衰竭,因此禁用于失代偿期肝硬化。

过去曾推荐对于肝功能代偿较好的丙型病毒性肝炎肝硬化患者,根据病毒基因型的不同,可选择以 IFN 为基础的"二联"或"三联"治疗方案。鉴于目前我国已先后有多种直接作用抗病毒药物(DAA)上市,对 HCV 相关肝硬化患者,应首选无 IFN 的 DAA 联合治疗方案,包括达拉他韦(DCV)+阿舒瑞韦(ASV)、帕立瑞韦(PTV)+奥比他韦(OBV)+达塞布韦(DSV)、格拉瑞韦(GZR)+艾尔巴韦(EBR)、索林布韦(SOF)+维帕他韦(VEL)方案等。关于疗程,多数推荐疗程为 12 周,ASV+DCV 方案推荐疗程为 24 周。因目前对于丙肝肝硬化患者经治疗

● 1kcal=4.18kJ。

获得持续病毒学应答(SVR)后病情演变情况的循证医学依据尚不充分,对获得 SVR 的患者,仍建议每 6 个月进行超声等监测。

(三)药物治疗

目前用于肝硬化治疗的药物主要为保护肝功能的药物和抗肝纤维化药物。

1.保肝药物

(1)保肝抗炎药:主要是甘草酸类药物,如异甘草酸镁注射液、甘草酸二铵肠溶胶囊等。此类药物具有类激素样作用却无相应的免疫抑制不良反应,可广泛抑制各种病因介导的相关炎症反应;激活单核—巨噬细胞系统、诱生 IFNγ 并增强 NK 细胞活性,发挥免疫调节作用;还具有抗过敏、抑制钙离子内流的作用。

(2)肝细胞膜修复保护剂:主要是多烯磷脂酰胆碱,可以增加膜的完整性、稳定性和流动性,恢复受损肝功能和酶活性;调节肝脏能量代谢,促进中性脂肪和胆固醇转化,增强肝细胞再生;减少氧化应激与脂质过氧化,抑制肝细胞凋亡;降低炎症反应、抑制肝星状细胞活化、防治肝纤维化。

(3)解毒类药物:主要为含巯基药物,包括谷胱甘肽、N-乙酰半胱氨酸、硫普罗宁等。此类药物参与体内三羧酸循环及糖代谢,激活多种酶,从而促进糖、脂肪及蛋白质代谢,影响细胞代谢,减轻组织损伤,促进修复。其中,谷胱甘肽还具有改善肝脏合成,解毒,灭活激素,促进胆酸代谢,促进消化道脂肪及脂溶性维生素吸收,预防、减轻组织细胞损伤及抗病毒作用。N-乙酰半胱氨酸能刺激谷胱甘肽合成,促进解毒以及抗氧化,维持细胞内膜性结构稳定性;改善微循环及组织缺氧,保护缺血—再灌注损伤。

(4)抗氧化类药物:主要包括水飞蓟宾类和双环醇。水飞蓟宾可抗氧化作用,直接抑制各种细胞因子对肝星状细胞的激活,从而抗纤维化;增强细胞核仁内多聚酶 A 的活性,刺激细胞内的核糖体核糖核酸,增加蛋白质的合成;具有解毒、抗病毒作用。双环醇的主要作用机制为抗脂质过氧化、抗线粒体损伤、促进肝细胞蛋白质合成、抗肝细胞凋亡。

(5)利胆类药:主要包括 S-腺苷蛋氨酸、熊去氧胆酸等。S-腺苷蛋氨酸助于肝细胞恢复功能,促进肝内淤积胆汁的排泄,从而达到退黄、降酶及减轻症状的作用,适用于胆汁代谢障碍及淤胆型肝损。熊去氧胆酸可促进内源性胆汁酸的代谢,抑制其重吸收,取代疏水性胆汁酸成为总胆汁酸的主要成分,提高胆汁中胆汁酸和磷脂的含量,改变胆盐成分,从而减轻疏水性胆汁酸的毒性,起到保护肝细胞膜和利胆作用。应注意的是,鉴于大部分药物均经过肝脏代谢,故不提倡过多使用,一般不超过 3 种,滥用药物对肝脏有害无益。

2.抗肝纤维化药物

迄今为止尚无抗肝纤维化的理想药物,肝细胞膜修复保护剂、抗氧化类药物均有一定的抗肝纤维化作用。有报道表明,秋水仙碱可抑制胶原聚合,肾上腺皮质激素可通过抗炎和抑制肝脯氨酰羟化酶抑制胶原合成,但由于上述药物均有较强的不良反应,限制了其临床应用。秋水仙碱仅用于部分血吸虫性肝病治疗,肾上腺皮质激素用于部分自身免疫性肝炎患者。

3.其他药物

他汀类药物在部分研究中显示了拮抗炎症、降低门静脉压力、延长生存期的作用。来自回顾性研究及队列研究的证据表明,他汀类药物不仅可降低非酒精性脂肪性肝病患者发生显著肝纤维化的风险,也可使慢性 HBV、HCV 感染者和酒精性肝病患者肝硬化和失代偿的风险显著下降,同时减少各种病因导致肝细胞癌(HCC)发生。值得注意的是,他汀类药物并不改善 Child-Pugh C 级患者预后,且 Child-Pugh C 级患者应用他汀过程中有横纹肌溶解的不良反应报道,宜慎用。

肠道吸收极少的抗生素利福昔明可预防失代偿期肝硬化患者多种并发症并改善预后。此外,有研究报道新型抗凝剂依诺肝素不仅可有效预防门静脉血栓发生,还可延缓肝硬化失代偿发生。意大利开展的一项多中心开放随机对照研究报道,长期使用白蛋白(每周 40g)可改善合并非难治性腹水的失代偿期肝硬化患者的总体生存率,认为可能改变部分失代偿期肝硬化患者的治疗方式。此外,己酮可可碱、复合益生菌也被报道可改善肝硬化患者的肝功能,改善部分患者预后。这些药物尚需更多的前瞻性随机对照研究,探讨其疗效、安全性及最适人群、剂量和疗程。

(四)细胞移植

由于供肝严重缺乏、手术费用高、术中术后并发症等问题,肝移植的临床开展受到一定限制。晚近,细胞移植开始试用于肝硬化治疗。由于肝细胞分离后在体外很快失去生物学功能,因此临床采用干细胞移植。移植干细胞来源非常广泛,包括自体的骨髓干细胞、造血干细胞、外周血干细胞以及异基因脐血干细胞等,目前临床应用最为广泛的是从骨髓、脂肪以及脐带血等组织中分离得到自体或异基因的间充质干细胞(MSC)。多数研究认为干细胞移植可改善肝硬化患者肝功能,改善腹水等症状,但长期疗效有限。目前干细胞移植仍存在一些问题。①关于治疗机制:过去认为移植干细胞可定植于肝脏并向肝细胞分化,增加功能肝细胞的数量或与肝细胞融合促进损伤肝细胞的修复,改善肝功能;但目前更多的研究认为,干细胞主要是通过旁分泌多种细胞因子、抗肝纤维化以及促血管生成、调节免疫等多重作用改变肝脏局部微环境,进而促进肝脏的损伤修复和功能恢复。②目前临床研究的结果并不一致,尽管多数研究结果令人兴奋,但也有阴性结果报道,且长期疗效仍不够明确。肝病病因多样,发病机制迥异,如何选择"匹配"干细胞用于治疗是一个难题。③干细胞的获取均需经过分离、培养、扩增等环节,干细胞获取环节的质控、细胞移植的途径、数量及疗程等都有待于进一步明确。诱导分化干细胞的伦理及安全性问题尚未解决。

(五)肝移植

肝移植是失代偿期肝硬化的最终治疗手段。不同原因导致的终末期肝硬化均可考虑肝移植。肝硬化患者肝移植指征包括出现腹水、自发性细菌性腹膜炎、门静脉高压导致慢性消化道失血或难治性静脉曲张破裂出血、门静脉高压性胃病、肝性脑病、营养不良、肝肺综合征和肺动脉高压、部分原发性肝癌等。终末期肝病模型(MELD)评分是目前评判肝移植指征的重要指标,MELD 评分高者需优先考虑肝移植。

六、护理

(一)体液过多

1.相关因素

(1)门静脉压力增高。

（2）低蛋白血症。

（3）肝淋巴液生成过多。

（4）继发性醛固酮增多导致肾钠重吸收增加。

（5）抗利尿激素分泌增多导致水的重吸收增加。

（6）有效循环血容量不足导致肾血流量、排钠和排尿减少。

2.临床表现

大量腹水使患者终日腹胀难忍，腹部膨隆、腹壁紧绷发亮，状如蛙腹，患者行走困难，有时膈明显抬高，出现端坐呼吸和脐疝。

3.护理措施

（1）休息：卧床休息，以增加肝、肾血流量。大量腹水者可取半卧位，以使膈肌下降，有利于呼吸运动，减轻呼吸困难和心悸。合并胸腔积液者，帮助患者取半卧位或健侧卧位，以减轻胸膜的刺激。

（2）遵医嘱给予普萘洛尔降门静脉压力：普萘洛尔为β受体阻滞剂，可通过降低心排血量而降低内脏的血流量，从而使门静脉压力降低，对无心功能异常的患者，可长期服用。用药期间，不能突然停药，应逐步减量，以免引起反跳使门静脉压力剧增并发出血。监测心率，如心率＜50次/分，应及时联系医师处理。

（3）提高血浆胶体渗透压：监测肝功能，可根据医嘱静脉补充血浆、新鲜血、白蛋白制剂。

（4）使用利尿剂：同时使用排钾利尿剂和保钾利尿剂，利尿速度不宜过快，以每周体重减轻不超过2kg为宜，每天监测体重、腹围和记录尿量，测体重建议在晨起排尿后，测腹围应固定时间、部位，建议在晨起排尿后于同一体位、同一部位上测量。定期查肾功能，监测血钠、血钾水平，防止电解质紊乱，出现尿量过多、电解质紊乱时，应注意安全的防护。

（5）限制水钠摄入：如血清钠不低于125mmol/L，可以不用限制进水量；如血清钠低于125mmol/L时，应限制进水量在1000mL。限制钠的摄入（食盐为1.5～2g/d）。

（6）腹腔穿刺放腹水的护理：①术前排空膀胱以免误伤；②术中及术后监测生命体征，观察有无不适反应；③术毕用无菌敷料覆盖穿刺部位，如有溢液可用明胶海绵处置，如因腹腔压力过大，持续溢液，可用无菌小橡皮瓶塞扣于穿刺点形成负压，封闭伤口；④大量放腹水后，应用腹带缚紧腹部，以免腹内压突然下降而导致血压下降；⑤记录好抽出腹水的量、性状和颜色，标本应及时送检。

（二）营养失调：低于机体需要量

1.相关因素

肝功能减退、门静脉高压引起食欲缺乏、消化和吸收障碍。

2.临床表现

可表现为消瘦、皮肤干枯、面色黧暗无光泽，夜盲症，低蛋白血症引起水肿、腹水。

3.护理措施

（1）饮食护理。

1）每天总热量应不低于2000kcal。

2）高蛋白饮食有利于细胞的修复，尤其适用于低蛋白血症和腹水患者，血浆蛋白过低，会加重腹水的形成。肝硬化的患者每天每千克体重可供给 1.5～2g 蛋白质。蛋白质来源可选择植物蛋白、奶类、蛋类、肉类,严重肝功能损害或肝性脑病患者应适当控制或进食蛋白质。

3)肝硬化可造成机体多种维生素的缺乏,影响机体生理代谢过程及功能,常缺乏的维生素有维生素 B、维生素 C 及脂溶性维生素。新鲜的蔬菜、水果中含有大量维生素。

4)合理安排每天食物中的含盐量,高钠食物有咸肉、酱菜、酱油、罐头食品、含钠味精等,应尽量少食用,含钠较少的食物有粮谷类、瓜茄类、水果等;含钾多的食物有水果、硬壳果、马铃薯、干豆、肉类等。但限钠饮食常使患者感到食物淡而无味,可适量添加柠檬汁、食醋等,改善食品调味,以增进食欲。

5)有食管—胃底静脉曲张者应食菜泥、肉末、软食,进餐时应细嚼慢咽,咽下食团宜小且外表光滑,切勿混入糠皮、硬屑、鱼刺、甲壳等,药物应磨成粉末,以防损伤曲张的食管—胃底静脉而导致出血。

(2)对于进食不足或禁食或进食困难的患者可遵医嘱给予静脉补充足够的营养,每天给予一定量的糖、中长链脂肪乳、支链氨基酸,脂溶性、水溶性维生素等营养物质。

(3)鼓励患者少量多餐,尤其是食欲缺乏、大量腹水引起腹胀的患者。

(4)按医嘱可给予患者促进胃动力的药。

(5)经常评估患者的营养状况,包括每天的进食量、体重和实验室有关指标的变化。

(三)有感染的危险

1.相关因素

(1)脾亢引起白细胞计数降低。

(2)营养不良,机体抵抗力下降。

2.临床表现

出现肺炎、胆道感染、大肠埃希菌败血症、自发性腹膜炎等相应的临床表现。

3.护理措施

(1)加强营养(措施同营养失调:低于机体需要量)。

(2)避免受凉、感冒,保持空气流通,勤开窗通风,减少病室内不必要的人员流动,以降低感染机会。

(3)严密监测体温的变化。

(4)注意患者口腔、会阴处的清洁卫生情况,生活不能自理者,应每天行口腔、会阴护理,一旦发生真菌的感染,应给予相应措施,也可预防性给予 2.5% 碳酸氢钠溶液或制霉菌素漱口液漱口。

(5)长期卧床患者,应加强生活护理。勤翻身叩背,教会患者有效咳嗽,促进痰液排出,必要时可按医嘱给予雾化吸入。

(6)严格执行各项无菌操作。

(四)有皮肤完整性受损的危险

1.相关因素

(1)黄疸引起皮肤瘙痒。

(2)低蛋白血症引起全身水肿,尤其是下肢、臀部等。

（3）营养不良，皮肤抵抗力弱。

（4）长期卧床，甚至强迫卧位。

2.临床表现

出现压疮。

3.护理措施

（1）每班检查、评估全身皮肤，尤其受压部位有无红肿、破损。

（2）由于皮肤干燥、瘙痒、水肿，抵抗力弱，易损伤和继发性感染，故应每天用温水擦浴，保持皮肤的清洁。

（3）衣着宜柔软、宽大，床铺应平整、洁净，定时更换体位，必要时用气垫床或减压垫，以防局部组织长期受压、皮肤损伤、发生压疮或感染。

（4）皮肤瘙痒者给予止痒处理，修平患者的指甲，嘱患者勿用手抓挠，以免皮肤破损和感染。

（5）有脐疝的患者，可用消毒的柔软纱布覆盖突出的皮肤，以减少摩擦。

（6）协助患者于晨起、餐后、睡前漱口，建议患者使用软毛的牙刷，出血、禁食及昏迷者做好口腔护理，口唇干燥者涂液状石蜡保护。

（7）女性应注意会阴部的清洁卫生，男性患者阴囊水肿使用托带时应注意保护皮肤。

（五）潜在并发症：出血

1.相关因素

（1）门静脉高压致食管—胃底静脉曲张、痔核形成。

（2）急性胃黏膜糜烂、消化性溃疡。

（3）肝合成凝血因子减少、脾功能亢进和毛细血管脆性增加。

2.临床表现

食管—胃底静脉曲张破裂或部分患者系因并发急性胃黏膜病变或消化性溃疡引起突然的、大量的呕血和黑便，常引起出血性休克或诱发肝性脑病；痔核形成，破裂后出血鲜红色血便；常有患者出现鼻出血、牙龈出血、皮肤紫癜等。

3.护理措施

（1）饮食原则：应进软的温凉饮食，避免刺激性、粗糙食物；避免进食过快，应细嚼慢咽；一次勿进食过饱，应少量多餐，戒烟禁酒。

（2）避免剧烈的咳嗽、打喷嚏、大笑等动作，不要提举重物等，以免腹压骤增引起食管—胃底静脉曲张破裂出血。

（3）避免便秘，保持大便通畅。养成定时排便的习惯，食管—胃底静脉曲张或痔核形成的患者，如大便干结引起排便困难，不能用力排便，应使用开塞露等药物先润滑软化，平常可遵医嘱给予改善肠道功能的药物口服。

（4）对于明确有消化性溃疡的患者，应积极进行治疗，遵医嘱给予制酸、保护胃肠黏膜等药物。

（5）保持口、鼻腔黏膜清洁、湿润，嘱患者选用软毛牙刷，刷牙时应轻柔，避免太过用力以损伤牙龈、黏膜等。

(6)遵医嘱给患者输注凝血酶原、维生素 K_1 等药物。

(六)潜在并发症:肝性脑病

1.相关因素

上消化道出血,大量排钾利尿,放腹水,高蛋白质饮食,镇静催眠药、麻醉药,便秘,感染。

2.临床表现

意识障碍、行为异常、昏迷。

七、健康教育

(一)心理指导

护士应帮助患者及其家属掌握本病的有关知识和自我护理方法,分析和消除不利于个人和家庭应对的各种因素,使患者树立治病信心,保持愉快心情,把治疗计划落实到日常生活中。

(二)饮食指导

合理饮食可提高疗效,减少并发症的发生,饮食不合理有碍于疾病的治疗和康复,甚至会加重病情,诱发并发症如上消化道出血、肝性脑病等。

(1)饮食原则:高蛋白质、高热量、高维生素、适量脂肪。

(2)饮食多样化,定时定量,每餐以七八成饱为宜。

(3)宜食食物。

1)肝硬化患者如未并发肝性脑病者,宜食高蛋白质食物如鱼类、豆制品、蛋类、瘦肉。

2)高维生素食物:新鲜蔬菜、水果。

3)酸奶:富含乳酸菌和酵母菌,能抑制和杀灭肠道内的腐败菌,减少肠道内细菌分解蛋白质产生氨等有害物质,减少氨的吸收。

4)蜂蜜:具有健胃、助消化,提高肝糖原含量和血红蛋白水平,增强肝解毒能力和强健机体的功效。

5)增加凝血功能的食物:肉皮冻、蹄筋、海参等。

6)补钾:血钾低者应多吃含钾高的食物如番茄、南瓜、橘子、香蕉、芒果等。

(4)忌食食物。

1)酒:酒及其代谢产物可直接刺激和损害肝细胞。

2)高脂肪食物:加重胃肠道负担。

3)腌制食品:包括咸菜、皮蛋、火腿、香肠、虾米等。

(5)限水:如血清钠不低于 125mmol/L,可以不用限制进水量;如血清钠低于 125mmol/L 时,应限制进水量在 1000mL 左右。

(6)限制盐在 1.5~2g/d。

(7)食管静脉曲张患者饮食。

1)软食:软、烂、易消化食物,如面条、软饭、馒头等。

2)温热:食物不宜过烫、过冷。

3)细嚼慢咽,避免鱼刺、硬骨等损伤黏膜引起出血。

4)忌食食物：油炸、干炸食品；粗纤维食品，如韭菜、芹菜等；胀气食品，如洋葱、黄豆等；坚果类。

（三）作息指导

保证身心两方面的休息。根据病情不同，因人而异地安排休息和活动量。代偿期患者一般可参加轻工作，但应避免过度疲劳；失代偿期患者则以卧床休息为主。同时应看到，过多的躺卧易引起消化不良、情绪不佳，同样是不利于康复的。因此，可适当活动，活动量应以不感到疲劳、不加重症状为度。中医学理论认为，"郁""怒"伤肝，故肝硬化患者应十分注意情绪的调节。在安排好治疗，身体调理的同时，勿过多考虑病情，遇事豁达开朗，可适当安排读书看报、散步、种花、轻微少量的家务等日常活动。总之，患者应保持情绪稳定，保持足够的休息和睡眠，生活起居有规律，有节制地用脑和活动，注意劳逸适度。同时，还应注意保暖和个人卫生，预防感染。

（四）用药指导

按医师处方用药，如需加用药，应征得医师同意，以免服药不当而加重肝脏负担造成肝功能损害。如服用利尿剂者，应向其详细介绍所用药物的名称、剂量、给药时间和方法，教会其观察药物疗效和不良反应。例如，出现软弱无力、心悸等症状时，提示低钠、低钾血症，应及时就医。

（五）定期随诊、复查

家属应理解和多关心患者，细心观察，及早识别病情变化，如当患者出现性格、行为改变等可能为肝性脑病的前驱症状时或消化道出血等其他并发症时，应及时就诊，定期门诊随访。

（秦建丽）

第五节　原发性肝癌护理

原发性肝癌是指发生于肝细胞或肝内胆管细胞的肿瘤，其中肝细胞癌（HCC）占原发性肝癌中的绝大多数，胆管细胞癌不足 5％。本病恶性程度高，浸润和转移性强，远期疗效取决于能否早期诊断及早期治疗，影像学、血清生化标志物和病理检查相结合是早期诊断的主要手段。

一、流行病学

近年来，随着抗 HBV/HCV 药物在临床上的广泛应用，由肝炎病毒导致原发性肝癌在我国发病率有下降趋势，但其在全球范围内的总体发病率仍然较高。国际癌症研究署发布的数据表明 2012 年全世界有 782 000 例新发肝癌病例，746 000 例肝癌死亡病例。其中我国新发肝癌占全球病例的 50.5％，肝癌死亡病例占全球的 51.3％。

据国家癌症中心发布的数据，我国 2014 年肝癌新发病例 365 000 例，肝癌死亡病例319 000 例。其中男性新发病例 269 000 例，发病率为 38.37/10 万，占男性所有新发恶性肿瘤的 12.72％，位居第 3 位。女性新发病例 96 000 例，发病率为 14.38/10 万，占女性所有新发恶性肿瘤的 5.68%,位居第 7。

2018 年,WHO 发布的数据表明全球肿瘤新发病例 1819 万,其中肝癌占 4.7%,全球肿瘤死亡病例 960 万,其中肝癌占 8.2%。

二、病因

原发性肝癌的病因尚不完全清楚,可能是多因素协同作用的结果。

(一)肝硬化

约 70%的原发性肝癌发生在肝硬化的基础上,且多数是慢性乙型和慢性丙型肝炎发展而成的结节型肝硬化。虽然抗病毒治疗有助于阻止慢性乙型和慢性丙型肝炎进展为肝硬化,不过一旦形成肝硬化,即使采用规范的抗病毒治疗,其仍有进展为肝癌的风险。当 HBV 或 HCV 感染与酒精或非酒精性脂肪性肝病并存时,肝癌发生的风险性更大。不同病因肝硬化诱发肝癌的机制不同。由酒精性肝病、非酒精性脂肪性肝病、原发性胆汁性肝硬化以及血色病等导致的肝硬化也是肝癌发生的危险因素。

(二)病毒性肝炎

病毒性肝炎是原发性肝癌诸多致病因素中的最主要因素,其中以慢性乙型和慢性丙型肝炎最为常见。由于不同国家和地域病毒性肝炎的流行病学不同,故原发性肝癌患者肝炎病毒的检出率不同。我国肝癌患者 HBV 的检出率高达 90%,而在欧美及日本的肝癌患者中的 HCV 检出率最高。

HBV 诱发肝癌的机制复杂,目前多认为是由于 HBV DNA 与宿主 DNA 的整合、HBV 游离复制型缺陷病毒的存在以及 HBV 的某些基因产物使宿主基因组丧失稳定性,激活或抑制包括癌基因和抑癌基因在内的细胞生长调控基因的表达,进而促进肝细胞癌变。HCV 的致癌机制不同于 HBV,其可能是通过表达基因产物间接影响细胞的增殖分化而诱发肝细胞恶变。基因 1 型 HCV 感染者较其他基因型感染者易发生肝癌;HBV/HCV 重叠感染或合并 HIV 感染者发生肝癌的风险性增加;血清肝炎病毒水平长期处于高水平者更易发展为肝癌。

(三)酒精性肝病

长期饮酒促进肝脏活性氧自由基(ROS)的释放,NF-κB 的产生,后者是炎症相关肿瘤的启动因子,可促进细胞间黏附分子-1(ICAM-1)、血管细胞黏附分子-1(VCAM-1)以及血管内皮生长因子(VEGF)等促肿瘤生成或促肿瘤转移分子的表达。另外,长期大量饮酒($>50g/d$)还可通过诱发肝硬化的机制,进而促进肝癌的发生。

(四)非酒精性脂肪性肝病(NAFLD)

以往并未将 NAFLD 作为肝癌发生的独立危险因素,认为其诱导肝硬化的概率小,所以很少导致肝癌。然而,近年研究发现非酒精性脂肪性肝炎(NASH)与代谢综合征协同作用可不经过肝硬化的病理过程而直接增加肝癌发生的风险。有研究发现,NAFLD 是与患者年龄无关的肝癌发生的独立危险因素。NAFLD 诱导肝癌的病理生理学机制以及相关的肝细胞损伤机制并不清楚,但已公认胰岛素抵抗(IR)及其相关的氧化应激是促进肝癌发生的重要危险因素。

（五）家族史及遗传因素

在原发性肝癌的高发地区，家族史是原发性肝癌发生的重要危险因素，其生物学基础尚不清楚。流行病学的调查表明某些具有诱发肝癌风险的隐性等位基因的存在可能与机体能否清除或抑制 HBV 感染相关；$CYP450$、$GSTM1$、$NAT2$ 以及 $p53$ 基因遗传多态性也与肝癌的家族聚集现象有一定的关联。此外，携带低活性 $Th1$ 细胞因子基因和高活性 $Th2$ 细胞因子基因的个体肝癌发生的风险性明显增加。

（六）其他危险因素

长期受黄曲霉毒素 B1（AFB1）污染食物影响而发生的肝癌通常不经过肝硬化过程。AFB1 在肝脏中先经微粒体 CYP450 酶系代谢，然后再经谷胱甘肽转移酶和其他 2 相酶类降解而完成生物转化过程。谷胱甘肽转移酶 $M1$（$GSTM1$）基因在遗传上的多态性使不同个体对摄入 AFB1 生物转化的能力存在差异。生活在 AFB1 高污染地区并存在 $GSTM1$ 纯合子缺失者发生肝癌的危险性增加。

此外，某些化学物质和药物如亚硝胺类、偶氮芥类、有机氯农药、雄激素以及某些类固醇均是诱发肝癌的危险因素。HBV 或 HCV 感染者若长期服用避孕药可增加肝癌发生的风险性。其他被认为与肝癌发生尚存在一定关联的危险因素还包括某些遗传、代谢、血流动力学因素所引起的肝硬化以及感染等。

三、临床分期

（一）美国癌症联合委员会第 6 版肝癌 TNM 分期

肝癌的临床分期存在多种不同标准，目前国际上获得广泛认同并应用的是 2002 年发布的第 6 版美国癌症联合委员会（AJCC）肿瘤 TNM 分期标准。该标准根据来自世界 7 个研究机构，共计 741 例患者的生存结果及生存率多因素分析。该分期系统仅适用于原发性肝癌，包括肝细胞癌、肝内胆管癌及混合型肝癌，肝的原发性肉瘤及转移性肝癌不包含在内。

肝癌的 TNM 分期包括 3 部分：原发肿瘤、区域淋巴结和转移部位。

原发肿瘤：肝癌的原发肿瘤分离是基于肝癌切除术后对影像因素的多因素分析的结果，该分类考虑有无血管侵犯（影像学或病理证实）、肿瘤数目（单发或多发）及最大肿瘤的体积（≤5cm 与＞5cm）。对于病理分类而言，血管侵犯包括肉眼能看到的及镜下发现的。大血管的侵犯（T_3）定义为侵犯了门静脉主干的分支（门静脉右或左支），不包括扇支或段支的侵犯或侵犯了 3 支肝静脉（右支、中支、左支）中的 1 支或以上。多发肿瘤包括卫星灶、多灶肿瘤和肝内转移瘤。T_4 包括胆囊以外邻近器官的侵犯或穿透脏腹膜者，肿瘤可穿破肝包膜侵犯邻近器官（肾上腺、膈肌、结肠）或发生破裂，引起急性出血和腹膜肿瘤种植转移。

区淋淋巴结：肝癌转移的区域淋巴结包括肝门淋巴结、肝十二指肠韧带淋巴结、腔静脉淋巴结，其中最突出的是肝动脉和门静脉淋巴结。

转移部位：肝癌主要通过肝内门静脉系统和肝静脉系统播散。肝内静脉播散不能与肝内卫星病灶或多灶性肿瘤相区别，因此被归入多发肿瘤。最常见的肝外播散部位是肺和骨（表 3-4，表 3-5）。

表 3-4　AJCC 第 6 版肝癌 TNM 分期定义

原发肿瘤（T）

　　Tx　原发肿瘤无法评估

　　T0　没有原发肿瘤的证据

　　T1　孤立肿瘤没有血管侵犯

　　T2　孤立肿瘤伴有血管侵犯或多发肿瘤最大径≤5cm

　　T3　多发肿瘤最大径＞5cm 或肿瘤侵犯门静脉或肝静脉分支

　　T4　肿瘤直接侵犯邻近器官（除外胆囊）或穿透脏腹膜

区域淋巴结（N）

　　Nx　淋巴结转移无法评估

　　N0　无淋巴结转移

　　N1　有淋巴结转移

远处转移（M）

　　Mx　远处转移无法评估

　　M0　无远处转移

　　M1　有远处转移

表 3-5　ATCC 第 6 版肝癌 TNM 分期系统

分期		标准	
Ⅰ 期	T1	N0	M0
Ⅱ 期	T2	N0	M0
ⅢA 期	T3	N0	M0
ⅢB 期	T4	N0	M0
ⅢC 期	任何 T	N1	M0
Ⅳ 期	任何 T	任何 N	M1

（二）巴塞罗那临床肝癌分期系统

巴塞罗那临床肝癌分期系统（BCLC）1999 年由巴塞罗那肝癌小组提出，是目前常用的将肿瘤分期治疗方案与预期生存结合起来的临床分期方法。由于其对治疗的指导作用及对早期患者的鉴别作用，临床实用性很强，得到了越来越多学者的认可（表 3-6）。

表 3-6　肝癌 BCLC 分期

分期	一般状况（ECOG）（分）	肿瘤分期	肝功能
A 期：早期肝癌			
A1	0	单个病灶，＜5cm	无门静脉高压，胆红素正常
A2	0	单个病灶，＜5cm	门静脉高压，但胆红素正常
A3	0	单个病灶，＜5cm	门静脉高压，胆红素升高
A4	0	3 个病灶，＜3cm	Child-Pugh A～B

分期	一般状况（ECOG）（分）	肿瘤分期	肝功能
B 期:中期肝癌	0	多发性大病灶	Child-Pugh A～B
C 期:晚期肝癌	1～2	累及血管或肝外播散	Child-Pugh A～B
D 期:终末期肝癌	3～4	任何	Child-Pugh C

　　注　ECOG 评分标准为 0 分完全行为能力,能够不受限地进行患病前的所有行为;1 分剧烈的躯体活动受限,但步行不受限,并且能够完成轻或静止状态的工作(如家务、办公室工作);2 分能够步行和完全照顾自己,但是无法完成任何工作活动,起床和清醒时间＞50％;3 分只能够有限地照顾自己,＞50％的清醒时间卧床或静坐;4 分完全丧失活动能力,无任何自理能力,完全卧床或静坐。

（三）Okuda 分期

根据以下几点判断肿瘤分期。

1.肿瘤占肝体积

＞50％为阳性,＜50％为阴性。

2.腹水

有腹水为阳性,无腹水为阴性。

3.白蛋白

＜30g/L 为阳性,＞30g/L 为阴性。

4.胆红素

＞51.3μmol/L 为阳性,＜51.3μmol/L 为阴性。

Ⅰ期:均为阴性。Ⅱ期:1 项或 2 项阳性。Ⅲ期:3 项或 4 项阳性。

四、临床表现

肝癌起病隐匿,早期多无症状和体征;有症状的早期患者临床表现主要来自肝炎和其肝硬化背景。因此,出现临床表现的肝癌多为中、晚期。

（一）症状

早期肝癌多无症状,中、晚期肝癌症状多但无特异性。肝区疼痛多为肝癌的首发症状,多位于剑突下或右肋部,呈间歇性或持续性钝痛或刺痛,若肿瘤位于肝右叶近膈顶部,疼痛常可放射至右肩或右背部。其他症状还有食欲缺乏、腹胀、乏力、消瘦、腹部肿块、发热、黄疸及下肢水肿等,但这些多属中、晚期症状;有时可出现腹泻,出血倾向等。有时远处转移为首发症状。

（二）体征

最常见的体征为进行性肝大。其他体征还有上腹肿块、黄疸、腹水、下肢水肿、肝掌、蜘蛛痣及腹壁静脉曲张等常见肝硬化表现。若肝癌破裂,可引起急腹症体征。门静脉瘤栓、肝癌浸润可以引起顽固性或癌性腹水。

（三）旁癌综合征

旁癌综合征是指由于癌组织本身产生或分泌影响机体代谢的异位激素或生理活性物质引起的一组特殊症候群。发生率较低,常见的旁癌综合征为低血糖症、红细胞增多症、高钙血症、男性乳房发育、高纤维蛋白原血症,高胆固醇血症、血小板增多症、高血压和高血糖症等。其中低血糖症是肝癌最常见的旁癌综合征。

(四)转移的表现

肝细胞癌多通过血行转移,其次为淋巴道,也可直接蔓延、浸润或种植。血行转移中以肝内转移最为常见,肝外转移常见部位依次为肺、骨、肾上腺、横膈、腹膜、胃、肾、脑、脾及纵隔。淋巴转移首先见于肝门淋巴结,有时可见左锁骨上淋巴结。胆管细胞癌常以淋巴道转移居多。肝癌还可直接侵犯邻近脏器如膈、肾上腺、结肠、胃及网膜等。

(五)并发症

上消化道出血为肝癌最常见并发症,其余还有肝癌破裂出血、肝性脑病等。

五、辅助检查

(一)肿瘤标志物

1.甲胎蛋白

成年人甲胎蛋白(AFP)血清值升高提示肝细胞癌或生殖腺胚胎肿瘤;妊娠、肝病活动期、继发性肝癌和少数消化道肿瘤也可升高。AFP为肝细胞癌诊断中最好的肿瘤标志物,肝癌患者60%～70% AFP增高,其广泛应用于肝癌的筛查、早期诊断、鉴别诊断及疗效评价等方面。凡AFP≥400μg/L持续1个月或≥200μg/L持续2个月,无肝病活动证据,可排除妊娠和生殖腺胚胎癌者,应高度怀疑肝癌。AFP有助于明确诊断,较高的专一性,在诊断肝癌各种方法中特异性仅次于病理检查;有助于早期诊断,是目前最好的筛查指标,可在症状出现前6～12个月作出诊断;有助于鉴别诊断;有助于疗效和治疗评估;有助于提示复发和转移。

2.其他肿瘤标志物

异常凝血原(DCP)、α-L-岩藻糖苷酶(AFU)、γ-谷氨酰转移酶同工酶Ⅱ(GGT-Ⅱ)、铁蛋白酸性同工铁蛋白,与AFP联用提高肝癌诊断率。

(二)影像学检查

1.超声显像

超声显像是目前肝癌最常用的定位诊断方法,也是普查的首选方法。

(1)超声显像的价值:①确定肝内有无病灶(可检出0.7～1.0cm的小肝癌);②鉴别占位性质;③肿瘤定位(包括穿刺或局部治疗定位);④明确肝内肿瘤与血管和邻近脏器的关系。术中超声有助于深部肿瘤的术中定位;可能发现微小转移灶;明确与周围血管关系进行可切除性判断;有助于引导术中局部治疗或估计手术切除范围。实时超声造影灰阶成像技术(以下简称超声造影)可显著增强超声对肝病变的准确性,可提高小肝癌和微小转移灶的检出率。

(2)超声显像的优点:①为无创性检查,可多次重复;②价格低;③无放射性损害;④敏感度高。

(3)超声显像的缺点:①存在超声难以测到的盲区;②检查效果受操作者解剖知识、经验等影响较大。

2.计算机体层摄影

肝癌定位的常规检查,可检出1～2cm的小肝癌。原发性肝癌CT平扫多为低密度占位,部分有晕征,大肝癌中央常有坏死或液化;典型的肝细胞癌螺旋 CT 扫描征象为:双期增强扫描显示"快进快出",即平扫呈低密度灶;动脉期呈全瘤范围强化,强化密度高于肝而低于同层主动脉;门静脉期肿瘤密度迅速降至低于肝。CT 检查有助于了解肿瘤的位置、大小、数目及其与血管的关系;其与超声相比,互为补充。CT＋门静脉造影有助于微小肝癌(＜1cm)的检出。

3.磁共振成像

MRI 是一种非侵入性,无放射性损害的检查方法。与 CT 等相比,在观察肿瘤内部结构和血管关系方面 MRI 有独特优点,在鉴别肝内良性病变方面可能优于 CT,对血管瘤的鉴别具有特异性。高场强 MRI 有助于肝癌和癌前病变的早期检出和诊断。通常肝癌结节在 T_1 加权成像呈低信号强度,在 T_2 加权成像呈中—高信号强度。

4.放射性核素显像

近年来由于超声、CT 及 MRI 等检查的日趋完善,放射性核素应用于肝癌检查相对减少。肝血池显像有助于鉴别肝血管瘤。骨扫描有助于发现肝外骨转移。正电子发射计算机体层显像(PET/CT)可早期探测肝细胞癌在远处脏器的转移灶,对肝癌的临床分期、治疗方案的选择具有重要价值。缺点为价格昂贵,临床应用受限。

5.肝动脉造影

肝动脉造影属侵入性检查,随着非侵入检查的发展,目前应用也减少,仅在上述检查未能定位时用。肝动脉造影常用于介入治疗前的定位诊断,也有一定的定性诊断价值。肝动脉造影的指征:①肝内占位病变良恶性用常规检查方法难以鉴别者;②病灶较大,边界不清者;③怀疑有肝内卫星转移或多原发灶者;④拟行肝动脉化疗栓塞者,栓塞前常规行肝动脉造影检查。

6.B 超或 CT 引导下经皮细针穿刺活检

适应证:①无手术指征患者,可借此获病理诊断;②较多用于诊断不明的 AFP 阴性者。优点:定位较准确,穿刺阳性率提高。缺点:为有创检查,有一定并发症和潜在风险(出血、胆瘘、针道种植转移)。

六、诊断与鉴别诊断

(一)诊断

有症状肝癌或大肝癌,结合典型病史、查体、影像学和实验室检查诊断较易。亚临床型肝癌或小肝癌应结合不同的影像学检查和实验室检查,必要时 B 超或 CT 引导下细针穿刺细胞学或病理学检查。

(二)肝癌的临床诊断标准

(1)虽无肝癌其他证据,但 AFP≥400μg/L 持续 1 个月或≥200μg/L 持续 2 个月,并可排除妊娠和生殖腺胚胎癌、无肝病活动证据者。

(2)有肝癌临床表现,能排除妊娠、生殖系胚胎源性肿瘤、活动性肝病及转移性肝癌,并有两种影像学检查显示占位性病变有肝癌特征或有两种肝癌标志物[碱性磷酸酶(ALP)、GGT、DCP、AFU 及 CA19-9 等]阳性及 1 种影像学检查显示占位性病变具有肝癌特征的患者。

(3)有肝癌的临床表现并有肯定的肝外转移病灶(包括肉眼可见的血性腹水或在其中发现癌细胞)并能排除转移性肝癌者。

(三)鉴别诊断

1.AFP阳性患者的鉴别诊断

除肝细胞癌外,下列情况也可引起AFP升高,需注意与肝细胞癌鉴别。

(1)慢性肝病(如肝炎、肝硬化):AFP检测主要鉴别仍为良性肝病,对患者血清AFP水平进行动态观察,肝病活动时AFP多与丙氨酸转氨酶(ALT)同向活动,多为一过性升高或呈反复波动性,一般不超过400μg/L,时间也较短暂;如AFP与ALT异向活动和(或)AFP持续高浓度,则应警惕肝细胞癌可能。

(2)妊娠:大约妊娠12周时以胎肝合成为主。在妊娠13周,AFP占血浆蛋白总量的1/3。在妊娠30周达最高峰,以后逐渐下降,出生时血浆中浓度为高峰期的1%左右,出生后急剧下降,5周内降至正常。母体血中AFP升高还可见于异常妊娠,如胎儿有脊柱裂、无脑儿、脑积水、十二指肠和食管闭锁、肾变性、胎儿宫内窒息、先兆流产和双胎等。

(3)生殖腺或胚胎性肿瘤:血清AFP升高,还可出现于畸胎瘤、睾丸和卵巢肿瘤等。鉴别主要通过病史、体检及腹盆腔B超、CT检查。

(4)消化系统肿瘤:某些发生于胃、胰腺及肠道的肿瘤也会引起血清AFP升高。由于胃、胰腺等器官和肝组织均是由胚胎期的原始前肠演化而来,在起源上有密切的关系。上述部位原发性肿瘤的发生过程中细胞分化发生差错,某些基因被抑制,导致部分出现肝样分化,在细胞癌变时被激活,其产生AFP的潜在能力得到充分表达,导致大量AFP产生。

鉴别诊断除详细的病史、体检和影像学检查外,测定血清AFP异质体有助于鉴别肿瘤的来源。如产AFP胃癌中AFP以扁豆凝集素非结合型为主,与胚胎细胞合成相似;而原发性肝癌血清AFP升高,AFP异质体以结合型为主。

2.AFP阴性肝细胞癌的鉴别诊断

有些肝癌患者AFP检测不出现阳性,而呈阴性,如肝癌中特殊类型纤维板层型肝癌,AFP检测基本均为阴性。对这类患者AFP呈阴性的机制尚不十分清楚,可能是由于肝癌细胞遗传基因活化程度过低,表达AFP的基因失活,导致肝癌细胞不产生AFP,因此血清中检测不到AFP。对这种患者可依据其慢性肝病病史和肝区疼痛、食欲减退、消瘦、乏力及肝大等典型肝癌临床表现作出肝癌的诊断。对那些没有明显症状和体征的肝癌,可以借助B超、CT、肝动脉造影及引导下穿刺活检等检查手段确诊。对于AFP阴性的其他肝占位主要和以下病变相鉴别。

(1)继发性肝癌:多见于消化道肿瘤转移,多无肝病背景,病史可能有便血、饱胀不适、贫血及体重下降等消化道肿瘤症状,肿瘤标志物检查AFP阴性,而CEA、CA199、CA242等消化道肿瘤标志物可能升高。影像学检查有一定特点:常为多发占位,而肝细胞癌多为单发;典型转移瘤影像可见"牛眼征"(肿物周边有晕环,中央因乏血供而呈低回声或低密度);CT增强或肝动脉造影可见肿瘤血管较少,血供不如肝细胞癌;消化道内镜或造影可能发现胃肠道的原发病变。

(2)胆管细胞癌:胆管细胞癌也属于原发肝癌,起源于胆管细胞,基本为腺癌,多无肝病背景,病史中伴或不伴有黄疸病史,AFP 多为阴性,但 CEA、CA199 等肿瘤标志物可能升高。影像学检查最有意义的是 CT 增强扫描,肿物血供不如肝细胞癌丰富,且纤维成分较多,呈"快进慢出",周边有时可见扩张的末梢胆管,此外淋巴结转移也较肝细胞癌多见。

(3)肝肉瘤:常无肝病背景,AFP 阴性,影像学检查显示为血供丰富的均质实性占位,不易与 AFP 阴性的肝细胞癌相鉴别。

(4)肝良性肿瘤。

1)肝腺瘤:常无肝病背景,女性多,常有口服避孕药史,与高分化的肝细胞癌不易鉴别,对鉴别较有意义的检查是放射性核素^{99m}Tc 扫描,肝腺瘤细胞接近正常细胞,能摄取放射性核素,但无正常排出通道,故延迟相呈强阳性显像。

2)肝血管瘤:常无肝病背景,女性多,病程长,发展慢,增强 CT 可见自占位周边开始强充填,呈"快进慢出",与肝细胞癌的"快进快出"区别,MRI 可见典型的"灯泡征"。

3)肝脓肿:常有痢疾或化脓性疾病史而无肝病史,有或曾经有感染表现,超声在未液化或脓稠时常与肝癌混淆,在液化后呈液平面,应与肝癌中央坏死鉴别。肝动脉造影无肿瘤血管与染色。

4)肝包虫:常具有多年病史,病程呈渐进性发展,有牧区生活及狗、羊接触史,肿物较大时体检可及,叩诊有震颤即"包虫囊震颤"是特征性表现,包虫皮内试验(卡索尼试验)为特异性试验,阳性率达 90%~95%。B 超检查在囊性占位腔内可发现漂浮子囊的强回声。CT 有时可见囊壁钙化的头结。由于诱发严重的变态反应,不宜行穿刺活检。

近年来针对早期肝细胞癌的一些新型肿瘤标志物的研究有一定进展,如 AFP 异质体、高尔基体蛋白 73、DCP、肝细胞生长因子、血管内皮生长因子等及传统的血清铁蛋白等肿瘤标志物可帮助提高肝细胞癌诊断的特异性和敏感性。

综上所述,不能凭单纯的 AFP 阳性,就诊断为肝癌,也不能因 AFP 检测阴性而排除肝癌的可能,临床上应紧密结合肝癌的典型临床表现、其他实验室检查及影像学检查,才能正确地诊断肝癌。

七、治疗

主要目的是根治,延长生存期,减轻痛苦,原则为早期诊断、早期治疗、综合治疗及积极治疗。手术切除仍为肝癌最主要、最有效的方法,目前的肝癌治疗模式为以外科为主的多种方法的综合与序贯治疗。

(一)外科治疗

1.肝部分切除

肝部分切除是目前治疗肝癌的最佳手段。随着影像诊断技术、肝外科技术、围术期处理技术的进步和术前综合治疗的应用,肝部分切除单就解剖部位来说已经没有禁区,肝切除术后病死率由原来的 10%~20%下降至 5%以下,有选择的病例进行根治性肝部分切除的 5 年生存率达 26%~50%。小肝癌术后的 5 年生存率为 60%~70%。

(1)适应证和禁忌证:肝部分切除的适应证在不断扩大适用于患者全身情况良好,无严重的心、肺、肾等重要脏器功能障碍,肝功能 Child-Pugh A 或 B 级以上,影像学上提示肿瘤局限有切除可能或姑息性外科治疗可能。禁忌证仅限于:有严重的心、肺、肾等重要脏器的功能障碍;肝功能失代偿,有明显的黄疸和腹水;有广泛远处转移者。

(2)切除术式的选择:根据切除是否彻底分为根治性切除与姑息性切除;根据切除是否按解剖结构进行可分为规则性切除(又称为解剖性切除)与非规则性切除,规则性切除又根据解剖范围分为左外叶切除、左半肝切除、左三叶切除、右前叶切除及尾状叶切除等。

无肝硬化或轻度肝硬化的病例首选解剖性肝切除术。合并肝硬化但肝功能代偿良好而不适合肝移植的患者,可行不规则肝切除或亚段肝切除。对于不能手术的巨大或多灶性肝癌,可降期治疗后二期切除。对于肿瘤较大且与周围脏器组织致密粘连或侵犯周围脏器者,可采用逆行法肝切除术。即先将肿瘤与肝分离再连同周围脏器一并切除的方法。该方法可降低术中出血及感染的概率。

(3)肝癌的二期切除:巨大无法切除的肝癌经综合治疗缩小后的切除,称为肝癌的二期切除。通过经导管动脉栓塞化疗(TACE)、放疗及局部消融治疗等综合治疗手段,可使 8%～18%无法手术的肝癌患者肿瘤缩小并获得二次手术机会。不能切除肝癌的缩小后切除,5 年生存率取决于切除当时的肿瘤大小而不取决于肿瘤原先的大小,因此其 5 年生存率可与小肝癌相媲美。肝癌的二期切除可使部分不治肝癌变为可治,对提高肝癌的总体生存率具有重要意义。

2.肝移植

肝移植可以彻底消除肝内微转移的隐患及具有恶变潜能的硬化肝,是唯一可能永久治愈肝癌的方法。肝移植治疗小肝癌疗效良好,对于处于肝硬化失代偿期,不能耐受肝切除的患者,首选肝移植在国内外已成为共识。

关于肝癌肝移植的适应证,曾有学者提出米兰标准:①单个肿瘤结节≤5cm;②如多发,总数≤3 个,每个最大直径≤3cm;③无肝内大血管浸润,无肝外转移。2002 年旧金山大学 Francis 以影像学分期为依据的 UCSF 改良标准:①单个肿瘤结节≤6.5cm;②如多发,总数≤3 个,每个直径≤5cm,且直径合计<8cm;③无肝内大血管浸润,无肝外转移。匹兹堡标准:只将出现大血管侵犯、淋巴结受累或远处转移这 3 项中任 1 项作为肝移植禁忌证,而不将肿瘤的大小、数量及分布作为排除标准,由此显著扩大了肝癌肝移植的适用范围。

(二)局部消融治疗

目前肝癌的手术切除率仅有 20%,很大一部分无法手术或复发患者需要进行非切除性的方法进行治疗。肝癌的局部治疗作为综合治疗的一部分,目前广泛使用。射频消融、无水乙醇瘤内注射、超声聚焦刀、微波固化及冷冻等多适用于直径<3cm 的肿瘤病灶,治疗小肝癌疗效与手术相当。

1.射频消融

射频消融是通过高频电流在组织内传导时离子发生摩擦产热杀灭肿瘤。可经皮、术中或腹腔镜进行。优点:操作简单,损伤小,需要治疗的次数少,肿瘤坏死完全。该方法是目前除手术和肝移植外唯一可能使患者获得根治的治疗手段。适应证:不宜手术切除的肝癌,肿瘤的直径应在 5cm 以内;最佳治疗大小在 3cm 以内;更大的病灶也可治疗,但多针穿刺易存留肿瘤,效果不佳。

2.无水乙醇瘤内注射

无水乙醇瘤内注射是通过注射乙醇使细胞脱水、蛋白变性、细胞凝固坏死,同时使血管内皮细胞坏死,血栓形成,使肿瘤组织缺血坏死。优点:简便,安全,肿瘤完全坏死率高。适应证:不宜手术切除的肝癌,肿瘤的直径应在 5cm,病灶数目在 3 个以内。

(三)介入治疗

由于原发性肝癌的血供绝大部分(95%以上)来自肝动脉,且化疗药物的疗效与肿瘤局部药物浓度呈正相关。因此,选择性阻断供应肿瘤的动脉,并同时经动脉导管灌注化疗药物,即经导管动脉栓塞化疗(TACE),可以使肿瘤坏死缩小,并减少对正常肝组织和全身其他脏器的损伤。

1.TACE 的适应证与禁忌证

(1)适应证:①原发性肝癌不愿接受手术切除或无法手术切除的进展期肝癌(无肝、肾功能不全,无门静脉阻塞,肿瘤体积小于肝体积的 70%);②原发性肝癌肿瘤体积较大,先行栓塞缩小肿瘤,便于手术切除;③根治性和非根治性肝肿瘤切除术后的辅助治疗预防复发;④肝细胞癌破裂出血和肝动静脉瘘的治疗。

(2)禁忌证:①严重的肝功能不全和肝硬化,Child-Pugh 分级 C 级(重度黄疸和腹水);②门静脉主干完全阻塞,无充足的侧支循环;③肿瘤体积大于肝体积的 70%;④白细胞计数<3.0×10^9/L,血小板计数<50×10^9/L;⑤肿瘤广泛转移或恶病质。

2.TACE 常用的药物与技术

常用的栓塞剂包括碘化油、吸收性明胶海绵、微球及中药材等。肝癌肝动脉化疗栓塞常用的化疗药物包括顺铂(DDP)、表柔比星(EPI)、吡柔比星(THP)、丝裂霉素(MMC)及氟尿嘧啶等。碘化油可作为化疗药物的载体,使得化疗药物在肿瘤内缓慢释放。

主要的栓塞技术:超选择 TACE、肝动脉及门静脉双栓塞技术、肝静脉暂时阻断后肝动脉灌注化疗栓塞术。

3.TACE 的不良反应及并发症

化疗药物的不良反应包括轻度的消化道反应、白细胞下降、脱发、乏力和短暂的肝功能改变。其他常见的不良反应有发热、腹痛、黄疸和腹水。并发症包括肝脓肿、胆管损伤、非靶器官栓塞、肿瘤破裂、肝动脉损伤和麻痹性肠梗阻等。

(四)放疗

肝癌的放疗一度是放疗的禁区,目前随着三维适形放疗、调强适形放疗技术和质子束放疗等新技术的开展,肝癌不再成为放疗禁区。放疗可以直接杀灭肿瘤而对正常肝组织损伤较轻。

80%的肝癌一经发现不能手术切除,局部晚期肝癌是放疗的适应证,但是能否耐受放疗,还跟肝功能、肝硬化程度、肿瘤体积与正常肝组织体积的相对比有关。目前的资料表明,对于不能进行手术切除或局部消融治疗的进展期肝癌,放疗后其局部控制率可达 40%～90%的中位生存期为 10～25 个月,1 年生存率约 60%。

肝癌放疗后的并发症主要包括急性肝损伤和慢性肝损伤。

（五）内科治疗

1.全身治疗

肝癌手术切除率低，而术后复发率高，但肝癌对化疗不敏感。单药有效的药物不多，临床应用见到有一些疗效的药物包括 5-FU、ADM、DDP 和 MMC，有效率不超过 20%。联合化疗的有效率并不优于单药。近年来，上述化疗药物联合一些新的化疗药物如奥沙利铂、吉西他滨和卡培他滨等应用于肝癌治疗，虽然有一定疗效，但是仍无明显突破。

2.靶向治疗

索拉非尼是一种口服的多激酶抑制药。作为一种分子靶向治疗药物，其所作用的两类激酶具有阻断肿瘤细胞增殖和抑制新生血管形成的作用，对肝细胞癌的治疗具有划时代的意义。2007 年美国临床肿瘤学会（ASCO）年会报道的索拉非尼治疗晚期肝细胞癌的 Ⅲ 期临床研究（SHARP 研究）显示，使用索拉非尼的患者中位总生存时间为 10.7 个月，较对照组延长 2.8 个月；肿瘤进展时间（TTP）中位值为 5.5 个月，较对照组延长 2.7 个月。不良反应为腹泻（11%）、手足皮肤反应（8%）、疲乏（10%）及出血（6%）。ASCO 推荐索拉非尼为晚期肝癌治疗的一线药物。美国国家综合癌症网络（NCCN）治疗指南将其列入无法手术及介入治疗的晚期肝癌患者的标准治疗方案。

3.生物治疗

生物治疗药物效果有限，多与化疗联合使用。干扰素是近年来使用最多的细胞因子之一，可抑制肿瘤病毒繁殖及细胞分裂、抑制癌基因的表达、诱导肿瘤细胞分化，常与其他方法联合应用有一定的疗效。其他较多使用的是 IL-2 经肝动脉局部灌注治疗和淋巴因子激活的杀伤细胞（LAK）、肿瘤浸润淋巴细胞（TIL）过继免疫治疗。

八、护理

（一）疼痛

1.相关因素

与肿瘤生长迅速，肝包膜被牵拉；肿瘤侵犯膈肌；肿瘤压迫腹腔神经丛；肝癌结节破裂出血；肝动脉栓塞后引起肿瘤、机体组织缺血有关。

2.临床表现

肝区钝痛或胀痛，可放射至右肩、右背，如发生癌结节破裂可突然发生剧烈疼痛和（或）腹膜刺激征。

3.护理措施

（1）腹痛的观察：评估腹痛的部位、性质、程度。认真倾听患者的主诉，如疼痛发生变化，应引起重视，结合腹部查体，判断变化的原因，如怀疑癌结节破裂，应立即监测生命体征，配合医师进行抢救。

（2）遵医嘱给予药物镇痛：①按三级镇痛的方法应用镇痛药，从非阿片类镇痛剂开始，如阿司匹林、吲哚美辛、布桂嗪等；若不能缓解，在此基础上加弱阿片类镇痛药，如可待因等；若疼痛剧烈，则可用强阿片类镇痛药，如哌替啶、美施康定、芬太尼等；②选择给药途径，口服、纳肛、肌内注射、经皮肤等途径;③用药时间,按时给药优于按需给药,口服、纳肛药物可12小时给药或8小时给药;透皮贴剂可72小时给药;④评估,用药后做好疼痛的评估,评价药物镇痛的效果。

(二)感染

1.相关因素

与肿瘤消耗引起白细胞计数减少,化疗、放疗引起白细胞计数减少,胃肠道功能减退、肠道功能紊乱容易导致肺炎、胆道感染、皮肤感染、大肠埃希菌败血症、自发性腹膜炎有关。

2.临床表现

发热、咳嗽咳痰、原有黄疸加深、腹痛等,严重时可出现感染性休克。

3.护理措施

(1)避免感冒:保持空气流通,温湿度适宜,做好保暖措施,定期消毒,减少探视。

(2)预防皮肤感染。①减轻皮肤瘙痒。皮肤瘙痒常致皮肤抓伤引发皮肤的感染,在临床并不少见。常用缓解瘙痒的药物有炉甘石洗剂和氧化锌洗剂等。由于胆盐沉积于皮肤刺激其神经末梢引起的瘙痒,清洁皮肤是其缓解的有效方法。皮肤干燥引起的瘙痒,增加皮肤滋润度会有一定帮助。②预防压疮。长期卧床者,根据患者情况,给予使用气垫床或减压床垫等措施预防压疮。

(3)预防口腔感染:做好口腔的清洁,对于血小板减少、凝血功能障碍者,要避免口腔黏膜的损伤而引发感染。

(4)预防泌尿系统感染:对于长期卧床、大小便失禁、留置导尿管、长期应用抗生素的患者,应注意会阴部的护理,预防泌尿系统感染。

(5)做好病情的观察,监测体温、血常规,一旦发现感染,应根据医嘱给予抗感染治疗。

(三)潜在并发症:癌结节破裂出血

1.相关因素

肿瘤增大、坏死或液化发生自发性破裂或因外力而破裂。

2.临床表现

突发剧烈腹痛,并伴腹部压痛、反跳痛、肌紧张等腹膜刺激症状,腹腔可抽出不凝固的血液。

3.护理措施

(1)避免外力损伤。做好患者的宣教,尤其对于容易发生癌肿破裂的巨块型者。

(2)做好腹痛的评估。对于疼痛突然加剧要结合查体,判断有无反跳痛、肌紧张等急腹症体征,配合医师行诊断性腹穿。

(3)明确癌肿破裂出血。①能耐受手术者,积极做好肝动脉结扎、大网膜包裹填塞或紧急肝动脉栓塞等治疗。②不能耐受手术者,做好补液、输血、镇痛、止血等对症治疗和护理。

(四)肝动脉栓塞化疗的护理

1.术前护理

(1)向患者及其家属解释有关治疗的必要性、方法和效果,使其减轻对治疗的疑虑,取得其配合。

(2)做好各种化验和检查,如血常规、出凝血时间、肝肾功能、心电图、B超、X线胸片等,检查股动脉、足背动脉的搏动强度。

（3）术前 4 小时禁食。

（4）准备好术中用药，如术中的化疗药物、镇吐药物、镇静药等。

2.术后护理

（1）饮食护理：根据患者术后消化道反应程度给予不同的饮食指导。反应轻者，6 小时后即可从流食逐渐过渡到术前饮食。对消化道反应比较重且有门静脉高压的患者术后第 1 天应该禁食，1 天后再逐渐由流食过渡到术前饮食。清淡易消化的饮食可减轻胃肠道反应。

（2）活动指导：术后 24 小时卧床休息，24 小时后可下床活动。

（3）穿刺部位出血和血肿的观察和护理：患者仰卧，穿刺处伤口给予加压包扎，术肢应制动 6～12 小时，以 1kg 的沙袋压迫伤口 6 小时。密切观察穿刺处有无渗血及出现血肿，出现血肿应延长沙袋压迫和术肢制动时间。

（4）动脉栓塞的观察：术后应密切观察穿刺侧足背动脉搏动情况、皮肤颜色及温度变化、下肢有无痛感和感觉障碍等情况，如有异常应及时报告医师处理。

（5）发热的护理：如患者出现发热，应鉴别术后吸收热和感染，按医嘱抽血查血常规、血培养等，明确有无感染发生。体温＞38.5℃，给予物理降温或遵医嘱给予药物降温。

（6）呕吐的护理：术后胃肠道反应主要表现为呕吐，其原因有化疗药物对胃肠黏膜的刺激、TACE 术后胃黏膜缺血、疼痛的刺激等。轻者可在给予保护胃黏膜的药物和镇痛药物后缓解。严重者可给予甲氧氯普胺、格雷司琼等药物止吐。呕吐频繁者，应合理补液，防止水电解质和酸碱平衡紊乱。患者呕吐后应及时协助漱口及清理呕吐物，避免刺激。

（7）疼痛的护理：TACE 后，患者可出现不同程度的腹痛。观察腹痛的性质和程度，做好评估。腹痛轻微者可采用放松、转移注意力等方法缓解疼痛。腹痛严重者，可遵医嘱给予镇痛药物镇痛。

（8）心理护理：向患者讲解 TACE 可能发生的并发症及其预防护理措施，取得患者配合。有些患者术中所用碘油较多，这样术后腹痛、发热后呕吐的反应较大，患者及其家属会比较紧张和焦虑，这时应多向患者及其家属解释说明，使其了解这是正常的术后反应，在能耐受的前提下，肿瘤血管栓塞越充分，不良反应相对重一些，但治疗效果会更好一些，一般在术后 2 天左右缓解。

九、健康教育

（一）心理指导

对于确诊为肝癌的患者，心理反应程度各异。老年患者相对较平静，容易接受事实，很快能安心治疗。青壮年往往会产生抱怨的思想，表现出抑郁或愤怒。护理人员应加强护患关系，增进感情交流，争取患者信任。根据患者情况介绍疾病知识、治疗方法及其疗效，明确采用正规、适宜的治疗方法，可以延长生存期，提高生活质量。强调保持乐观情绪的重要性，切忌有病乱投医。鼓励有条件者参加社会性抗癌组织活动，增加精神上的支持，使患者的行为向着有利于健康的方向发展。

（二）饮食指导

肝癌患者消耗较大，平衡膳食能有效保证足够的营养摄入。

1.脂肪与蛋白质

肝癌患者食欲差，进食量少，应提高膳食的热量和进食易于消化吸收的脂肪、甜食，如蜂蜜、蜂王浆、蔗糖以及植物油、奶油等，低脂肪饮食可以减轻肝癌患者恶心、呕吐、腹胀等症状。选择富含优质蛋白质的食物，如瘦肉、蛋类、豆类、奶类等，以补充白蛋白的丢失。但是在肝癌晚期，肝功能差，应适当控制蛋白质的摄入，以免过多进食蛋白质诱发肝性脑病。

2.维生素

维生素 A、维生素 C、维生素 E、维生素 K 等都有一定的辅助抗肿瘤作用。维生素 A 主要存在于动物肝脏、胡萝卜、菜花、黄花菜、白菜、无花果、大枣等食物中。维生素 C 主要存在于新鲜蔬菜、水果中。维生素 E 主要存在于小麦胚芽、棉籽油、大豆油、芝麻油、玉米油、豌豆、红薯、禽蛋、黄油等食物中。维生素 K 具有促进凝血功能，因此又称为凝血维生素，它主要存在于苜蓿、菠菜等绿叶植物中。B 族维生素富含于动物肝脏、瘦肉、禽蛋、牛奶、豆制品、谷物、胡萝卜、鱼、蔬菜等食物中，大部分是人体内的辅酶，缺乏 B 族维生素会造成如食欲缺乏、消化不良等，加重患者消化道症状。

3.无机盐

经证实，硒、镁、铜、铁等矿物质具有抗癌作用，含有这些抗癌作用微量元素的食物有大蒜、香菇、芦笋、玉米、海藻、海带、紫菜、蛤、海鱼、蛋黄、糙米、豆类、全麦面、坚果、南瓜、大白菜、大头菜和动物的肝、肾以及人参、枸杞子、山药、灵芝等。

4.避免刺激

原发性肝癌患者多有食欲缺乏、恶心、腹胀等消化不良的症状，故应进食清淡易消化食物。避免进食辛辣刺激、多骨、多刺、粗糙坚硬、黏滞不易消化及粗纤维食品。根据患者喜好烹调，进食定时定量、少量多餐，切忌一次进食过饱加重胃肠道负担而影响食欲。

5.避免致癌物质

避免进食霉变食品，避免进食酸菜、咸菜、咸鱼、熏鱼等含亚硝胺的食物。

（三）生活指导

（1）患者应注意休息，要有规律的作息时间以保证睡眠，睡眠障碍者，可根据医嘱晚睡前口服安神助睡眠药物，如枣仁安神胶囊、思诺思等。劳逸结合，避免重体力劳动，根据病情可从事较轻松的工作。

（2）保持情绪稳定，过度兴奋、愤怒都会伤肝，鼓励患者培养和发展各种生活爱好，保持对生活热爱的积极性。

（3）戒烟、戒酒。

（4）防治便秘：原发性肝癌患者因胃肠功能减退，容易发生便秘，如再合并食管—胃底静脉曲张，需避免粗纤维食物，则更易发生。食物中蜂蜜和酸奶对肠道可以起到很好的润滑作用。药物常用益生菌制剂和乳果糖，可起到满意的防治效果。

(四)药物指导

1.保肝药物

根据医嘱应用1～2种保肝药物,如甘草酸二胺胶囊、水飞蓟宾、苦参素、秋水仙碱等。各种药物应根据医嘱,不可随意增减或擅自服用加重肝损害的药物。

2.利尿剂

一般排钾和保钾利尿剂联合使用。服用利尿剂者,应每天观察尿量,若尿量变化较大,如尿量>3500mL 或尿量<400mL 时应及时就医。

(五)定期随诊,复查

根据不同的治疗方案,定期复查血常规、肝肾功能、甲胎蛋白等以及 B 超、CT、MRI 等影像学检查,及时评估病情发展情况及治疗后效果。

(李 静)

第六节 胆道损伤护理

任何因外伤性或医源性因素造成的胆道结构破坏和胆流异常即为胆管损伤。医源性胆管损伤特指因医源性因素如外科手术或其他有创性诊疗操作造成的胆管损伤。损伤性胆管狭窄指因胆管损伤导致的胆管管腔狭窄甚至闭塞,其中包括胆管损伤直接造成的原发性损伤性胆管狭窄和损伤后因胆管壁纤维化而形成的继发性损伤性胆管狭窄。

胆管损伤的致伤因素包括医源性和外伤性。医源性是胆管损伤的主要致伤原因;外伤性胆管损伤比较少见。医源性胆管损伤主要见于胆囊切除术。腹腔镜胆囊切除术(LC)术后胆管损伤的发生率高于开腹胆囊切除术,为 0.2%～0.6%。只有 1/3～1/2 的胆管损伤能被及时诊断,超过 70%的胆管损伤仍错误地由原手术医师或非专科医师实施初次修复。

一、解剖学

肝内胆管起自毛细胆管,汇集成小叶间胆管,肝段、肝叶胆管和肝内部分的左右肝管。左右肝管出肝后,在肝门部汇合形成肝总管。左肝管细长,长 2.5～4.0cm,与肝总管之间形成约 90°的夹角;右肝管短粗,长 1～3cm。肝总管直径为 0.4～0.6cm。胆总管长 4～8cm,直径为 0.6～0.8cm,由肝总管和胆囊管汇合而成。胆总管在肝十二指肠韧带内下行于肝固有动脉的右侧、肝门静脉的前方,向下经十二指肠上部的后方,降至胰头后方,在转向十二指肠降部中份,在此处的十二指肠后内侧壁内与胰管汇合,形成一略膨大的共同管道称为肝胰壶腹,开口于十二指肠大乳头。

二、病因学

胆管损伤的致伤因素包括医源性和外伤性。医源性是胆管损伤的主要致伤原因;外伤性胆管损伤比较少见,主要见于腹部刀刺伤、枪击伤和交通伤等。文献报道,1%～5%的腹部创伤患者存在肝外胆管的损伤,损伤多发生于胆管相对固定的区域,其中 80%以上为胆囊损伤。

外科手术、有创性诊断和治疗操作及腹部外伤等多种因素都可以造成胆管损伤。80%的医源性胆管损伤来自胆囊切除术,尤其是 LC。其他常见的医源性因素包括肝切除术、胆道探查术、内镜下十二指肠乳头括约肌切开术(EST)和经导管动脉栓塞化疗(TACE)。此外,肝肿瘤的局部消融[乙醇注射、冷冻消融、微波消融、射频消融术(RFA)];肝包虫病的乙醇注射、T管拔除术等也偶有造成胆管损伤的报道。

胆管损伤的致伤类型复杂多样,主要包括机械性、电热性、化学性和缺血性损伤。部分患者可能同时存在多种致伤类型。

(一)机械性损伤

机械性损伤最为多见,包括切割伤、撕裂伤、缝扎伤、钳夹伤和穿通伤等。多数损伤部位单一,损伤范围明确。

(二)电热性损伤

电外科手术器械使用不当可导致胆管组织的热力损伤。肝内占位病变的热消融治疗如微波、射频等,也可伤及肝内胆管甚至肝门部胆管。电热性损伤早期病变范围不明确,直接对端吻合或缝合易发生胆漏或瘢痕狭窄。

(三)化学性损伤

福尔马林、无水乙醇等溶液可导致胆管组织变性或坏死。如在化学性消融治疗中上述液体进入胆管,可损伤胆管上皮并导致迟发性胆管硬化狭窄。化学性损伤常涉及较大范围的胆管结构,严重者可累及整个肝外胆道系统。

(四)缺血性损伤

任何导致胆道血供障碍的操作均可造成胆管缺血性损伤。如肝动脉栓塞术时栓塞部位或栓塞剂应用不当;胆道探查后应用管径过粗的 T 管或缝合过密过紧;胆管周围组织的过多剥离等。缺血性损伤多呈迟发性的病理过程,常在术后数月甚至数年出现胆管狭窄的表现。

三、临床分型

胆管损伤应依据损伤的部位、范围和损伤程度等做出合理的分型。

Strasberg Bismuth 分型是目前胆囊切除术后胆管损伤推荐的分型系统,内容如下。

(一)Bismuth 分型

Ⅰ型,左右肝管汇合部下方肝总管或胆管残端长度≥2cm。Ⅱ型,左右肝管汇合部下方肝总管残端长度<2cm。Ⅲ型,左右肝管汇合部完整,左右肝管系统相通。Ⅳ型,左右肝管汇合部损伤,左右肝管系统被隔离不相通。Ⅴ型,Ⅰ型、Ⅱ型或Ⅲ型+右侧副肝管或迷走胆管狭窄,右侧副肝管或迷走胆管狭窄。

(二)Strasberg 分型

Ⅰ型,进入胆囊床或胆囊管的小胆管切断后未结扎,伴有胆漏。Ⅱ型,副肝管损伤,两断端结扎,不伴有胆漏。Ⅲ型,副肝管损伤,一侧断端未结扎,伴有胆漏。Ⅳ型,胆管部分撕裂,伴有胆漏。Ⅴ型,左右肝管汇合部下方肝总管或胆管残端长度>2cm。Ⅵ型,左右肝管汇合部下方肝总管残端长度<2cm。Ⅶ型,左右肝管汇合部完整,左右肝管系统相通。Ⅷ型,左右肝管汇

合部损伤,左右肝管系统被隔离不相通。Ⅸ型,Ⅴ、Ⅵ或Ⅶ＋右副肝管或迷走胆管损伤。

(三)中华医学会外科学分会胆道外科学组分型(2013)

基于胆管树损伤的解剖部位、致伤因素、病变特征和防治策略,中华医学会外科学分会胆道外科学组将胆管损伤分为3型4类。

1. Ⅰ型损伤(胰十二指肠区胆管损伤)

根据胆管损伤部位及是否合并胰腺和(或)十二指肠损伤可分为3个亚型。Ⅰ A型,远段胆管单纯损伤;Ⅰ B型,远段胆管损伤合并胰腺和(或)十二指肠损伤;Ⅰ C型,胆胰肠结合部损伤。

2. Ⅱ型损伤(肝外胆管损伤)

位于肝和胰十二指肠之间的肝外胆管损伤。依据损伤的解剖平面将Ⅱ型损伤分为4个亚型。Ⅱ A型,汇合部以下至十二指肠上缘的肝外胆管损伤;Ⅱ B型,左右肝管汇合部损伤;Ⅱ C型,一级肝管损伤[左和(或)右肝管];Ⅱ D型,二级肝管损伤。

3. Ⅲ型损伤(肝内胆管损伤)

3级和3级以上肝管的损伤,包括在肝实质外异位汇入肝外胆管的副肝管和变异的三级肝管损伤及来源胆囊床的迷走肝管损伤。

依据胆道损伤的病变特征将其分为4类。A类:非破裂伤(胆道管壁保持完整的损伤,包括胆管挫伤及因缝扎、钛夹夹闭或其他原因造成的原发性损伤性胆管狭窄)。B类:裂伤。C类:组织缺损。D类:瘢痕性狭窄(胆管损伤后因管壁纤维化形成的继发性胆管狭窄)。

患者的具体分型可由以上分型、分类组合确定。如Ⅱ2C型为汇合部胆管损伤伴组织缺损,BismuthⅠ型和Ⅱ型胆管损伤均属Ⅱ1D型。

四、临床表现和诊断

1. 胆管损伤的术中诊断

胆管损伤的术中诊断主要依赖术中发现手术野存在胆汁、发现异常的解剖或胆道造影结果显示造影剂外溢等异常影像特征。常规术中胆道造影检查可将胆管损伤的术中诊断率从33%提高到75%。

2. 胆管损伤的早期诊断

未能及时诊断的胆管损伤术早期可出现一些非特异性的临床症状如腹痛腹胀、畏寒发热、持续的恶心呕吐、皮肤及巩膜黄染等。体格检查可发现上腹部压痛、反跳痛等局限性腹膜炎,甚至弥漫性腹膜炎的体征。实验室检查白细胞计数和中性粒细胞比例升高,肝功能呈持续的异常改变。这些早期临床症状和体征均与胆管损伤后胆道梗阻或胆汁漏有关。约80%的胆管损伤存在胆汁漏。发生胆汁漏时胆汁可从腹腔引流管流出或从切口渗出,也可进入腹腔造成胆汁性腹膜炎或被包裹形成胆汁瘤。胆道梗阻可为完全性或不完全性,患者出现不同程度的梗阻性黄疸,实验室检查结果表现为进展性的肝功能异常、血清 TBil 和 ALP 等胆系酶谱升高。这些非特异性临床表现和症状多在术后48小时内出现。但由于上述临床表现和症状常被外科医师忽略或错误地解释,胆管损伤的术后诊断多集中在术后1～2周。腹部超声检查对可疑胆管损伤具有较高的诊断率。由于 10%～14% 的胆囊切除术可在肝下出现少量积液,而胆道梗阻在术后早期只有 10% 的患者会出现胆管扩张。因此,超声检查的结果需谨慎地解释。

3.胆管损伤的延迟诊断

胆管损伤可在损伤后数月甚至数年出现延迟性狭窄的临床表现,包括不同程度的梗阻性黄疸和(或)胆管炎。狭窄既可能来自早期急性损伤未能正确诊断和及时治疗,也可来自严重的局部炎症刺激(术后胆汁漏合并感染)、胆管壁的血供受损(术中广泛剥离)、胆管壁的压迫性坏死(T 管放置不当)等造成的胆管慢性损伤。但大多数情况下,确切的损伤机制难以准确判断。腹部 B 超检查可发现不同平面以上的肝内外胆管扩张,再通过进一步行 CT 或 MRI 检查排除肿瘤造成的胆道恶性狭窄或原发性肝胆管结石病,结合既往胆道手术史,多能作出医源性胆管损伤的诊断。

4.胆管损伤的解剖影像学评估

胆管损伤的确切诊断应通过解剖影像诊断技术全面检查胆道结构的完整性,明确损伤的部位和程度,以指导进一步的临床治疗。确定性手术修复前是否进行高质量的胆道成像检查能显著影响胆管损伤患者的最终预后。

临床常用的影像学诊断技术包括胆道造影(PTC、ERC、经 T 管造影、经瘘管造影)、磁共振胆管成像、CT 和 MRI 等检查。

(1)经皮肝穿刺胆管造影(PTC):PTC 检查能正确显示损伤或狭窄近端胆管树的解剖结构,尤其是针对胆道不连续的横断伤和损伤后胆道完全梗阻的患者。PTC 检查同时具有通过胆道减压治疗损伤后胆管炎、引导术中肝门部胆管定位的价值。因此,该检查方法曾被认为是诊断胆管损伤的金标准。但 PTC 检查是一种有创的诊断技术,存在出血、继发感染、穿刺失败的风险。

(2)经内镜逆行胆管造影(ERC):ERC 检查可清晰显示连续性完整的胆管树结构。对以胆汁漏为主要特征的胆管损伤,ERC 检查可通过造影剂的外溢提供诊断胆管破裂的直接证据。ERC 检查在诊断的同时具有能利用支架或球囊扩张治疗胆汁漏和胆管狭窄的优势,使得部分胆道外科中心更倾向于 ERC 检查。但对于胆管完全横断或狭窄的患者,ERC 检查难以显示损伤近端胆管树的结构。

(3)磁共振胆管成像:磁共振胆管成像(MRC)检查作为一种非侵袭性的胆道显像技术可多方位全面显示各种损伤类型的胆管树解剖结构,准确提供胆管狭窄的部位、范围和程度及近端胆管扩张程度等信息,从而为手术方案的设计提供可靠依据,在部分胆道外科中心成为评估胆管损伤的首选诊断方法。

5.胆管损伤合并症的诊断与评估

胆管损伤可继发局限性胆汁性腹膜炎、胆汁瘤、弥漫性腹膜炎和急性胆管炎等,也可因合并血管损伤、继发肝脓肿、肝萎缩、肝胆管结石、肝硬化和门静脉高压等造成复杂的肝胆病理改变。这些合并症的存在及严重程度是决定手术时机和手术方式的重要因素。针对以上合并症,胆管损伤术前应常规进行肝功能和凝血功能检查以评估肝功能的代偿状态,并通过 CT 和(或)MRI 检查评估损伤局部的炎症状态、肝和胆道继发性病变的部位、性质和程度。怀疑合并十二指肠损伤者可做上消化道碘水造影检查或口服亚甲蓝溶液试验以确定诊断。

五、治疗

胆管损伤确定性治疗方式的选择依赖于损伤的类型;轻微胆管损伤造成的胆汁漏首选内镜和(或)介入治疗;严重胆管损伤及损伤性胆管狭窄,外科手术仍是疗效最为确切的确定性治疗手段。

(一)胆管损伤的内镜治疗

内镜作为确定性手段治疗胆管损伤的策略目前尚无一致性。单纯括约肌切开的治愈率被认为低于胆道内支架。针对胆管损伤等良性胆管狭窄应尽量避免放置金属支架。而在塑料支架的使用策略上,一些高质量的队列研究和系统性综述结果均显示,同时放置多个支架的治疗成功率高于单支架治疗。但有关支架的更换时间、支架治疗的持续时间、患者从支架治疗中转至手术治疗的恰当时机目前尚缺乏高质量的证据。目前大多数内镜中心均采用间隔 $3\sim6$ 个月更换支架。

(二)手术治疗

外科手术是疗效最为确切的治疗严重胆管损伤的手段,目的是恢复或重建胆管的结构和功能。成功的外科手术需要选择正确的手术医师、恰当的手术时机、合理的治疗方法及精准的手术技术。

1.手术医师的选择

目前所有的证据均支持应由具有丰富胆道外科经验的专家对胆管损伤实施确定性修复。

2.外科手术时机

胆管损伤的外科治疗依据干预的时机可分为即时处理、早期处理和延期处理。正确选择手术时机是决定胆管损伤治疗效果的关键因素之一。术中发现的胆管损伤,如果能由有经验的胆道外科医师及时修复能获得最佳的预后。然而近 50% 的胆管损伤并不能在术中及时发现,对于术后发现的胆管损伤,术后 $1\sim2$ 周发现的胆管损伤,如损伤局部无明显炎症可选择一期修复。胆管损伤合并腹腔感染、胆汁性腹膜炎、血管损伤等复杂的局面时应延期实施确定性修复。延迟修复的手术时机可选择在局部炎症和感染得到有效控制后 $4\sim6$ 周。

3.外科治疗方法

胆管损伤的重建式首选胆管对端吻合术。对于合并明显组织缺损,难以对端吻合的胆管损伤,应选择 Roux-en-Y 胆管空肠吻合术重建胆肠连续性。胆管损伤的修复重建应避免使用胆管十二指肠吻合术。对于难以修复重建的二级或二级以上肝管损伤或胆管损伤合并局限性肝病变难以通过其他技术手段进行治疗的患者,如未受累区域的肝功能代偿充分,可通过规则性肝切除术去除病变的胆管和肝组织。用于修复重建的胆管应选择无瘢痕、无炎症、血供良好的健康胆管。胆管损伤继发终末期胆病患者应联合胆道外科专家、肝移植专家等共同评估再次胆道重建手术的可能性。对于估计无法通过常规技术进行治疗的胆管损伤患者应尽早纳入肝移植等候名单,以降低患者在等待肝移植期间的病死率和肝移植手术后并发症的风险。胆管损伤确定性修复术后可常规放置经吻合口的胆道引流管或依据吻合口的条件选择性放置胆道引流管,但常规进行胆道引流的时间应＜3个月。

六、护理

(一)护理诊断

1.焦虑/恐惧

与患者对疾病的发生发展的焦虑和恐惧、担心预后有关。

2.舒适的改变

与疼痛、腹胀、各种管道刺激等有关。

3.体液不足

与摄入不足或丧失过多有关。

4.营养失调:低于机体需要量

与丢失、摄入不足、严重感染所致的消耗增加有关。

5.体温异常

与胆道感染有关。

6.潜在并发症

胆漏及胆汁性腹膜炎,黄疸,感染性休克,水电解质平衡紊乱,多器官功能衰竭。

7.清理呼吸道低效

与术后伤口疼痛及全麻术后呼吸道分泌物增加有关。

8.有皮肤完整性受损的危险

与胆汁渗漏、长期卧床等有关。

9.生活自理能力下降

与疾病和手术创伤有关。

10.有引流管引流异常的危险

与引流管脱出、引流阻塞、逆行感染等有关。

(二)护理目标

(1)患者的焦虑/恐惧心理降低至最低程度,配合治疗及护理。

(2)减轻患者痛苦,使不适消失或降至最低程度。

(3)恰当补充体液,纠正体液不足。

(4)营养能及时得到补充,营养状况得到改善或维持。

(5)体温维持在正常范围。

(6)术后未发生相关并发症或并发症发生后能得到及时治疗与处理。

(7)有效的清理呼吸道分泌物,保持呼吸道通畅,无肺部并发症发生。

(8)保持皮肤的完整性。

(9)自我护理能力增强,促进机体康复。

(10)保证各引流管畅通引流,以促进疾病康复和病情的观察判断。

（三）术前护理措施

1.心理护理

(1)患者因疾病出现异常变化和因此异常带来的疼痛、腹胀、发热甚至休克等不适,会出现紧张、焦虑甚至恐惧等心理,此时,应该在多安慰患者,解释出现的异常,并积极处理,以增强患者的信心和稳定期情绪。

(2)向患者解释治疗处理的方法、重要性及配合的注意事项。

(3)教会患者自我放松的方法。

(4)针对个体情况进行针对性心理护理。

(5)鼓励患者家属和朋友给予患者关心和支持。

2.饮食及营养

(1)胆道损伤比较重,出现胆汁性腹膜炎、感染症状重、梗阻性黄疸时应该禁饮禁食,待病情稳定、瘘口缩小后,逐渐进食流质、半流质饮食,并注意观察进食后的反应。

(2)营养支持治疗,纠正水、电解质、酸碱失衡。

3.病情观察及护理

(1)密切观察患者的生命体征、神志、黄疸、尿量的变化,腹水及腹胀的情况。

(2)关注患者的主诉,腹痛的性质、持续时间、严重程度,腹部体征的变化,并做好记录。

(3)保持各种引流管的通畅和有效引流,注意引流液的颜色、性状和量。

(4)保持有效的补液,纠正水、电解质、酸碱失衡,进行营养支持,准确使用抗生素,并注意用药后的效果和反应。

(5)关注患者及其家属的情绪变化及心理状态。

(6)了解各种辅助检查的结果。

(7)准确记录24小时出入量。

4.卧位及休息

取半坐卧位,以利于漏出液的引流和流到盆腔,减少膈下脓肿的形成概率;由于患者病情变化、疼痛、腹水、腹胀等导致睡眠质量差、精神差,应嘱咐患者卧床多休息。在卧床休息期间要注意压疮的预防。

5.对症护理

(1)疼痛的护理:教会患者放松方法,分散注意力,必要时按医嘱给予止痛剂,以保证患者的休息。

(2)高热的护理:观察体温变化情况,及时补充体液,进行物理降温。

(3)黄疸和凝血功能障碍的患者应注射维生素 K。

(4)腹水患者:严格遵医嘱使用利尿剂,关注患者主诉腹胀的情况,观察腹围、尿量、肝肾功能的变化。

(5)胆漏及皮肤护理:保持引流通畅,保护瘘口周围皮肤,漏胆时要及时清洗并涂擦氧化锌油膏加以保护。

6.术前常规准备

(1)协助完善相关术前检查:X线胸片、心电图、B超、肝肾功能、血常规及出凝血试验等。

（2）术前1天遵医嘱行抗生素皮试，并备好术中用药。

（3）术前床上练习解小便。

（4）术前6～8小时禁食4小时禁饮。

（5）术晨更换清洁病员服，取下义齿、耳环、戒指、发卡等饰品。

（6）术晨备皮：没有明显的粗黑毛发的患者不用备皮，只需用清洁剂和水清洁皮肤，范围为上至双乳连线平面，下至耻骨联合，两侧至腋中线，重点清洗皮肤皱褶/凹陷处。

（7）术晨建立静脉通道。

（8）术晨与手术室人员核对患者腕带、手术带药后，填写交接单，送入手术室。

（四）术后护理措施

1.胆肠吻合术、腹膜炎症状不明显的患者

术后1～2天，根据患者有无腹胀、腹痛及肠道功能恢复情况，拔除胃管后，指导患者进食，术后流食、半流食、软食、低脂饮食。进食早期注意避免进食产气的食物，如牛奶、豆浆、糖及含糖的水果等。

2.胆管引流和腹腔引流术患者

在腹膜炎控制前应禁食，给予胃肠外营养；在腹膜炎控制腹部体征基本消失后，通过空肠造瘘管进行肠内营养或经口进食流质饮食，给予高热量、高蛋白、高维生素、低脂、易消化流质饮食，少量多餐。如无异常逐渐过渡到半流食、软食。

七、健康教育

（1）饮食指导：指导患者选择低脂、高热量、高蛋白、高维生素易消化饮食，忌油腻食物及饱餐。

（2）活动：根据患者自身的情况，循序渐进，逐步过渡到正常活动，避免劳累及精神过度紧张。

（3）指导肿瘤患者保持良好乐观向上的心态，教导自我调节情绪的方法。

（4）带"T"型管/支撑管出院者，指导其学会自我护理：①妥善固定引流管，保持其引流通畅，活动时注意防折叠、扭曲及脱落，每周更换引流袋1～2次，并注意无菌操作；②注意引流管周围皮肤的护理，并告知伤口感染征象；③若发现胆汁引流量减少或增多，引流物浑浊或血性伴有腹痛，应及时就医；④术后1个月复查。若出现黄疸、发热、腹痛等症状，应及时就诊。

（李　静）

第七节　胆囊结石护理

胆囊结石是指发生在胆囊和胆管的结石，是胆道系统最常见的疾病，胆囊结石的发病率高于胆管结石。

胆囊结石主要为胆固醇结石或以胆固醇为主的混合型结石，常与急性胆囊炎并存。主要见于成年人，女性多于男性，随年龄增长发病率增加，故多见于中老年人。

胆囊结石是综合性因素作用的结果，主要与胆汁中胆固醇过饱和、胆固醇成核过程异常及胆囊功能异常有关。这些因素引起胆汁的成分和理化性质发生变化，使胆汁中的胆固醇呈过饱和状态，沉淀析出、结晶而形成结石。

一、临床表现

（一）症状

（1）慢性结石性胆囊炎时右上腹隐痛，餐后感上腹闷胀不适。

（2）结石嵌顿于胆囊颈部或胆囊管可引起剧烈胆绞痛，常在饱食或吃油腻食物后，部分患者夜间发作。常伴有恶心、呕吐，如嵌顿结石因体位的变动或解痉药物解除了梗阻，则绞痛即可缓解；如发病时间短，无感染，可无发热、寒战。当结石梗阻不解除或伴感染时，则引起急性胆囊炎。

（3）小的结石排至胆总管时，形成继发胆总管结石症，引起皮肤、巩膜黄染、发热及剧烈右上腹疼痛。

（二）体征

（1）一般无阳性体征，许多无症状的胆囊结石只是在体检或因其他疾病做 B 超检查时才被发现。

（2）当结石嵌顿于胆囊颈管时，右上腹胆囊区域有压痛，有时可扪及肿大的胆囊，墨菲征阳性。

二、辅助检查

（一）B 超检查

B 超检查是诊断胆囊结石的首先检查方法，能较清晰显示胆囊大小、壁厚及胆囊结石所特有的高密度强光团回声。

（二）CT 检查

可显示胆囊结石，但易于漏诊。不作为常规检查。

（三）MRI 检查

MRI 可结合超声检查应用于胆囊结石的诊断，主要优势在于可判断胆管内是否存在结石，从而避免遗漏胆管结石，而超声检查用于胆总管下段结石的检查时，极易受肠气干扰而失败。

三、治疗

（一）手术治疗

胆囊切除术是治疗胆囊结石的最佳选择。无症状的胆囊结石不需积极手术治疗，可观察和随访。

1.适应证

（1）结石反复发作引起临床症状。

（2）结石嵌顿于胆囊颈部或胆囊管。

（3）慢性胆囊炎。

（4）无症状，但结石已充满整个胆囊。

2.手术方式

手术方式包括腹腔镜胆囊切除术（LC）、开腹胆囊切除术（OC）、小切口胆囊切除术（OM），首选LC治疗。LC是指在电视腹腔镜窥视下，通过腹壁的3～4个小戳孔，将腹腔镜手术器械插入腹腔行胆囊切除术。LC与经典的OC相比效果同样确切，且具有伤口小、恢复快、瘢痕小等优点，已得到迅速普及。没有腹腔镜条件下可做OM。

行胆囊切除术时，若有下列情况应同时行胆总管探查术：①术前病史、临床表现或影像检查证实或高度怀疑胆总管有梗阻者；②术中证实胆总管有病变、胆总管扩张直径超过1cm、胆管壁明显增厚、发现胰腺炎或胰腺肿块、胆管穿刺抽出脓性或血性胆汁或胆汁内有泥沙样胆色素颗粒；③胆囊结石小，有可能通过胆囊管进入胆总管。术中应争取行胆道造影或胆道镜检查，避免盲目的胆道探查。

（二）非手术治疗

非手术治疗包括溶石治疗、体外冲击波碎石治疗、经皮胆囊碎石溶石等方法，但这些方法危险性大、效果不肯定。

四、护理

（一）护理评估

1.健康史

评估患者是否经常吃高糖、高胆固醇、高脂肪饮食；有无胆道寄生虫感染，如蛔虫、肝吸虫病等；是否肥胖；有无糖尿病史；有无类似疾病家族史。

2.身体状况

（1）局部情况：评估患者右上腹是否有压痛和肌紧张，是否有胆绞痛和放射痛，是否出现墨菲征阳性。

（2）全身情况：评估患者在进油腻食物后是否出现上腹部或右上腹部隐痛不适、饱胀、伴嗳气、呃逆等消化道症状，巩膜、皮肤有无黄染。

3.心理—社会状况

评估患者对本次发病的心理状态，如有无烦躁不安、焦虑等恐惧情绪变化。其应对能力如何，患者及其家属对疾病的认知程度。

（二）护理诊断

1.急性疼痛

与胆囊结石突然嵌顿、胆汁排空受阻致胆囊强烈收缩有关。

2.知识缺乏

缺乏胆石症和腹腔镜手术的相关知识。

3.潜在并发症

胆瘘。

（三）护理措施

1.术前护理

（1）疼痛的护理：评估疼痛的程度，观察疼痛的部位、性质、发作时间、诱因及缓解的相关因素，评估疼痛与饮食、体位、睡眠的关系，为进一步治疗和护理提供依据。对诊断明确且剧烈疼痛者，遵医嘱予抗炎利胆、解痉镇痛药物，以缓解疼痛。

（2）LC术前的特殊准备。

1）皮肤准备：腹腔镜手术进路多在脐部附近，嘱患者用肥皂水清洗脐部，脐部污垢可用松节油或液状石蜡清洁。

2）呼吸道准备：LC术中需将CO_2注入腹腔形成气腹，达到术野清晰并保证腹腔镜手术操作所需空间的目的。CO_2弥散入血可致高碳酸血症及呼吸抑制，故术前患者应进行呼吸功能锻炼；避免感冒、戒烟，以减少呼吸道分泌物，利于术后早日康复。

（3）饮食的护理：进食低脂饮食，以防诱发急性胆囊炎而影响手术治疗。

2.术后护理

（1）体位护理：协助患者取舒适体位，有节律地深呼吸，达到放松和减轻疼痛的效果。

（2）LC术后的护理。

1）饮食指导：术后禁食6小时。术后24小时内饮食以无脂流食、半流食为主，逐渐过渡至低脂饮食。

2）高碳酸血症的护理：表现为呼吸浅慢、$PaCO_2$升高。为避免高碳酸血症的发生，LC术后常规予低流量吸氧，鼓励患者深呼吸，有效咳嗽，促进机体内CO_2排出。

3）肩背部酸痛的护理：腹腔中CO_2可聚集在膈下产生碳酸，刺激膈肌及胆囊床创面，引起术后不同程度的腰背部、肩部不适或疼痛等。一般无须特殊处理，可自行缓解。

（3）并发症的观察与护理：观察生命体征、腹部体征及引流液情况。若患者出现发热、腹胀和腹痛等腹膜炎表现或腹腔引流液呈黄绿色胆汁样，常提示发生胆瘘。一旦发现，及时报告医师并协助处理。

五、健康教育

（一）休息

劳逸结合，适当休息，一般休息1～2周后即可正常工作。不要过度劳累，保持心情舒畅。

（二）饮食指导

低脂饮食、选择易消化清淡饮食，一般1个月后恢复正常饮食，且以少量多餐为原则，忌食高胆固醇、高脂肪饮食，忌暴饮暴食。

（三）复诊

告诉中年以上胆囊结石患者，应定期复查或尽早行胆囊切除术，以防胆囊癌发生。

（四）用药护理

遵医嘱坚持服用利胆药物。

（五）定期随访

出院后 6 个月、12 个月来院检查 1 次，以后每年复查 1 次。凡是再次出现腹痛、黄疸、消化不良等情况，要立即去医院就诊，不能掉以轻心，以免延误病情。

（李　静）

第八节　急性胰腺炎护理

急性胰腺炎（AP）是指多种病因引起的胰酶激活，继以胰腺局部炎症反应为主要特征，伴或不伴有其他器官功能改变的疾病。临床上以急性腹痛、恶心、呕吐、高热及血尿淀粉酶增多为特征。大多数患者的病程呈自限性，20%～30% 的患者临床经过凶险。总体病死率为 5%～10%。

一、病因学

（一）胆源性病因

胆石症是 AP 最常见的病因，占 40%～70%。腹部超声是胆石症诊断的金标准，但对胆总管结石的敏感性略差。AP 患者入院时，若没有大量饮酒史但血清丙氨酸转氨酶（ALT）水平高于 150U/L，即使没有发现胆管扩张，也应考虑胆源性 AP 可能。若 AP 发病后 24～48 小时内血清胆红素或氨基转移酶持续升高，就可以推测合并有胆总管结石。计算机体层摄影（CT）、磁共振胰胆管造影（MRCP）或超声内镜（EUS）等其他影像学检查发现结石或胆管扩张等征象，也能提供证据。

（二）高三酰甘油血症性

近年来，我国高三酰甘油血症性（HTG）-AP 的发病率呈持续升高趋势，占 20% 以上。诊断标准如下：①血三酰甘油（TG）≥11.3mmol/L，即可诊断为 HTG-AP；②血 TG 处于 5.6～11.3mmol/L，应高度怀疑 HTG-AP。此外，推荐在 AP 起病 24 小时内立即检测 TG 水平，因为绝大部分患者的 TG 水平在禁食 72 小时内可下降至正常范围。

（三）酒精性病因

酒精性 AP 在欧美国家常见，在我国其发生率<5%。目前对于酒精性 AP 尚缺乏公认的诊断标准，有以下表现时应考虑酒精性 AP 可能：①有大量饮酒史或 AP 发病前大量饮酒；②每天酒精摄入量>80g，持续 5 年以上或发病前有大量饮酒史；③诊断 AP 同时或既往有酒精性相关疾病或症状，如酒精导致的慢性胰腺炎、假性库欣综合征、精神和行为障碍、神经系统的退化；酒精性各系统病变，如多发性神经病、肌病、心肌病、胃炎和肝病等。

（四）其他病因

AP 其他病因包括壶腹乳头括约肌功能不良、药物和毒物、内镜逆行胰胆管造影（ERCP）、十二指肠乳头旁憩室、外伤、高钙血症、腹部大手术、胰腺分裂、壶腹周围癌、胰腺癌、血管炎、感染性疾病（柯萨奇病毒、腮腺炎病毒、HIV、蛔虫症）、自身免疫性疾病（系统性红斑狼疮、干燥综合征）和 α_1-抗胰蛋白酶缺乏症等。

临床工作中需注意：①40 岁以上患者，应该考虑胰腺肿瘤所致，应常规筛查 CA19-9、CA125 等；②对原因不明且存在胰腺病家族史的年轻患者（30 岁以下），应考虑行基因检测；③怀疑免疫性胰腺炎者，应检测 IgG4。

经临床、生化、影像等检查，不能确定病因者称为特发性。

二、病理生理

（一）第一期胰腺腺泡细胞内胰蛋白酶过早活化

胰腺腺泡是人体最大的消化酶合成场所，正常情况下，胰腺有一系列保护机制避免胰腺实质被自身的消化酶所损害，腺泡细胞中的大部分消化酶均以未活化的酶原形式存在。在病理状态下，酶原不适时的提前激活是发生 AP 的始动因素，几种不同的机制参与其中：腺泡细胞钙信号系统崩溃；线粒体功能失调及内质网应激压力；溶酶体水解酶、组织蛋白酶 B 使胰蛋白酶原裂解为胰蛋白酶；腺泡细胞内胰蛋白酶抑制因子（如丝氨酸蛋白酶抑制剂 SPINK1/Spink3）活性下降等。

（二）第二期腺泡细胞坏死及胰腺内炎症

损伤的腺泡细胞释放具有酶解、脂解及朊解作用的酶，一方面直接导致腺泡细胞死亡，另一方面损伤周围组织，导致周围组织水肿、血管损伤及出血等。死亡的腺泡细胞释放细胞内容物，如损伤相关分子模式（DAMP）包括高迁移率族蛋白 B1（HMGB1）、DNA、组蛋白、ATP 等，DAMP 会招募一系列免疫细胞（中性粒细胞、单核细胞、巨噬细胞等）浸润并激活炎性信号通路（NF-κB 信号通路、MAPK 信号通路、STAT3 信号通路及炎症小体等），其中 NF-κB 信号通路是 AP 中发挥主要作用的信号通路机制。损伤部位招募并激活的固有免疫细胞进一步导致腺泡细胞的损伤并增加循环中 DAMP 的浓度，形成恶性循环。AP 的严重程度很大一部分取决于腺泡细胞坏死的范围及细胞死亡类型，在此病理生理过程中存在多种形式的细胞死亡方式，其中细胞坏死和细胞凋亡是研究得最为广泛和深入的。细胞坏死通过释放 DAMP 激发机体炎症反应及免疫刺激反应，但在细胞凋亡过程中，细胞内容物被包裹在凋亡小体中并被吞噬分解，较少引起机体的炎症反应，但过度的细胞凋亡也会释放核 DAMP（nDAMP）和线粒体 DAMP（mitDAMP）从而引发上述过程。除细胞坏死和细胞凋亡外，在胰腺炎病理过程中还存在其他细胞死亡方式如坏死性凋亡、细胞焦亡、细胞自噬等调节 DAMP 的释放与 AP 的进展。

（三）第三期发生胰腺外炎症，包括 ARDS 等

激活的免疫细胞释放一系列的细胞因子，如 IL-1、IL-2、IL-6、IL-8、TNF-α，机体通过细胞因子的作用将局部的炎症扩展至全身，导致远隔器官的毛细血管通透性增加，促进炎性细胞黏附和渗出，从而介导远隔器官功能损伤。10%～20% 的患者因不同途径强化胰腺内和胰腺外炎症而导致全身性炎症反应综合征（SIRS），发生 SIRS 在一定程度上预示多器官功能衰竭和（或）胰腺坏死。近年来研究表明，外泌体也在胰腺外炎症损伤中发挥一定作用，外泌体包裹一系列蛋白质和小 RNAs 并发挥体内转运体的功能，从而介导 AP 时远隔器官（特别是肺）的损伤。

三、临床分期

AP 根据病程特点分为早期和后期。

(一)早期

早期通常指发病第 1 周,但也可能延长至第 2 周。表现为 AP 发生后出现的炎症及炎症级联反应;根据病情严重程度的不同,这种炎症级联反应可以发生在胰腺局部也可发生在远隔器官如肾、肺等。临床表现上有 10%~15% 出现 SIRS 及器官功能损害,其中 48 小时内缓解的称为"一过性器官损伤",若器官损伤持续超过 48 小时则称为"持续器官损伤"。如果器官损伤影响到超过一个器官系统,则称为多器官损伤。

(二)后期

在时间上没有明确的界限,但一般发生在 AP 发病 2 周以后,多发生于中重度患者;组织病理表现为胰腺局部的组织坏死或出血以及在此基础上继发的感染。

四、临床表现

(一)临床症状

1.急性腹痛

急性腹痛为最早出现的症状,往往发生于油腻饮食、酗酒和暴饮暴食之后。多为突然发作,程度剧烈,非一般镇痛药能缓解,弯腰或前倾坐位可稍减轻。疼痛为持续进行性加重,位于上腹部正中偏左,胆源性患者可开始于右上腹部,后来转至正中偏左,并向左腰背部放射。

2.腹胀

腹胀与腹痛同时存在,是大多数 AP 患者的共有症状,一般都很严重。极少数的老年患者可只有腹胀而无腹痛。腹胀进一步加重时,表现为腹内高压,严重时引起脏器功能障碍,被称为腹腔间室综合征(ACS),常见于(重症急性胰腺炎)SAP。

3.恶心、呕吐

恶心、呕吐发作早而频繁,呕吐物为胃内容物及胆汁,呕吐后不能使腹痛缓解。

4.发热

早期可出现不同程度的体温升高,一般为中度发热,约 38℃,3~5 天可下降。胆源性 AP 伴有胆道梗阻者,可有高热寒战。胰腺坏死组织感染时,高热为主要症状之一,体温常在 39~40℃,可持续数周不退。

5.黄疸

部分病例有黄疸,程度一般较轻,可由于胆结石在胆总管下端嵌顿引起或者由肿胀的胰头压迫胆总管下端所致。

6.水、电解质及酸碱平衡失调

水、电解质及酸碱平衡失调主要由于肠麻痹、呕吐等导致,频繁呕吐者可发生代谢性碱中毒,重症胰腺炎常伴有代谢性酸中毒、低钙血症。

7.休克

重型患者常出现休克症状,如皮肤苍白、四肢湿冷、脉搏细速、血压下降等。引起休克的原因可有多种,如由于胰液外溢,刺激腹膜引起剧烈疼痛;胰腺组织及腹腔内出血;组织坏死、蛋白质分解引起的机体中毒等,严重者抢救不及时可致死。

8.脏器功能障碍

重症急性胰腺炎可合并其他脏器功能障碍,常见的为急性呼吸窘迫综合征、急性肾损伤等,可表现为呼吸困难、少尿,甚至无尿等。

(二)体格检查

1.腹部压痛及腹肌紧张

腹部压痛及腹肌紧张范围在上腹正中或偏左,由于胰腺位于腹膜后,因而一般程度较轻。轻型 AP 患者仅有压痛,无腹膜炎体征。而 SAP 患者腹部出现腹膜炎体征,压痛、反跳痛及腹肌紧张。根据坏死范围及感染的程度,腹膜炎可局限于上腹部或延及全腹部,左侧腰背部多有饱满及触痛。

2.腹胀

重型腹胀患者有明显肠胀气,肠鸣音减弱或消失,呈麻痹性肠梗阻。大多数患者有移动性浊音。

3.腹部包块

由于炎症包裹粘连、渗出积聚在小网膜腔等部位,导致脓肿或假性囊肿形成,可在上腹部扣及界限不清的压痛性包块。

4.皮肤瘀斑

部分患者腰部皮肤呈片状青紫色改变,称为格雷-特纳征;脐周皮肤呈青紫色改变称为卡伦征。这种皮肤青紫色改变是胰液外溢至皮下组织间隙,溶解皮下脂肪,使毛细血管破裂出血所致。

5.胸腔积液

由于渗出液的炎性刺激,可出现胸腔反应性积液,以左侧多见,可引起同侧的肺不张进而出现呼吸困难。

五、辅助检查

(一)实验室检查

1.血清脂肪酶

通常血清脂肪酶于起病后 24 小时内升高,持续时间较长(7~10 天)。超过正常上限 3 倍有诊断意义。

2.血、尿淀粉酶

血淀粉酶在发病 2 小时后开始升高,24 小时达高峰,可持续 4~5 天。尿淀粉酶在 AP 发作 24 小时后开始上升,持续 1~2 周,下降缓慢。一般认为血、尿淀粉酶的测定值超过正常上限的 3 倍对于 AP 才有诊断价值。

HTG-AP 患者的淀粉酶一般升高不会超过正常上限的 3 倍,慢性胰腺炎急性发作时淀粉酶轻度增高。此外,消化性溃疡穿孔、肠系膜梗死、肠梗阻、阑尾炎、胆道感染、病毒性肝炎、异位妊娠、胆石症,非腹部疾病如急性腮腺炎、慢性肾衰竭等也可导致淀粉酶升高。

3.血钙

由于脂肪组织坏死和组织内钙化形成导致体内血钙降低,通常发生在发病的第2天以后,若血钙水平低于2.0mmol/L通常预示病情严重。

4.其他检查

降钙素原(PCT)在SIRS和全身性感染时有较高的诊断价值,AP期间PCT升高,胰腺相关蛋白、胰腺特异蛋白和尿胰蛋白酶原活性肽升高,还会出现暂时性的血糖升高等。

(二)影像学检查

1.腹部B超检查

腹部B超检查可见胰腺弥漫性肿大,轮廓线呈弧状膨出,胰内及胰周围回声异常。水肿病变时,为均匀的低回声分布,有出血坏死时,可出现粗大的强回声。B超检查还可了解胆囊和胆道情况、病变的范围等,并结合心脏彩色超声指导患者进行补液治疗,具有无创、简便、灵活、可重复等特点,但对于肥胖或胃肠道胀气的患者,往往显示不满意。

2.计算机体层摄影

不受肠道内气体或患者肥胖的影响,对AP的诊断、鉴别诊断及严重程度评估具有重要价值。肾前筋膜增厚是AP特征性的CT表现。轻度急性胰腺炎(MAP)可见胰腺非特异性增大和增厚,边缘模糊;SAP表现为胰腺周围脂肪层消失,胰腺轮廓不规则,密度不均匀,并可见胸腹腔积液。增强CT是诊断胰腺坏死的最佳检查方法,但增强剂有导致过敏和肾毒性的风险。

3.磁共振成像

MRI表现为胰腺肿大,花边样轮廓消失,边界模糊不清,可以累及全胰腺,也可为胰腺局部改变,T_1加权成像(T_1WI)和T_2加权成像(T_2WI)均可显示。MRI对胆胰管改变、区分坏死部分与坏死周围积液等优于增强CT,且具有无放射性、无造影剂过敏等优点,但检查费昂贵,费时较长,在危重症患者及常规使用中受限。

六、诊断标准

临床上符合以下3项特征中的2项,即可诊断AP:①与AP相符合的腹痛,常表现为刀割样剧烈疼痛,呈持续性,伴或不伴有阵发性加剧,常向左肩、左腰背部放射,一般屈曲位疼痛减轻,仰卧位加剧,普通胃肠解痉药不能缓解;②血淀粉酶和(或)脂肪酶活性至少高于正常上限值的3倍,推荐检测血脂肪酶作为诊断AP的主要标准,若血脂肪酶检测困难,则选择血淀粉酶作为主要检测指标;③腹部B超、CT或MRI符合AP影像学改变,增强CT对于镇静状态下、腹痛符合AP特点,但血清酶学低于正常上限3倍的患者以及临床怀疑其他原因引起腹痛的患者具有重要价值。

七、鉴别诊断

(一)消化系统急症

消化道脏器穿孔、胆石症、急性胆囊炎、高位阑尾炎或急性阑尾炎发病初期、急性肠梗阻、肝及脾破裂等。

（二）泌尿系统急症

输尿管结石、肾结石、急性肾盂肾炎等。

（三）血管病变

肠系膜血管栓塞、脾栓塞、腹主动脉瘤、腹主动脉夹层等。

（四）妇产科急症

异位妊娠破裂、妊娠期急性脂肪肝、卵巢囊肿蒂扭转、卵巢巧克力囊肿破裂等。

（五）其他

原发于其他脏器的急性腹痛如心绞痛、心肌梗死、肺栓塞等，某些代谢性疾病如糖尿病酮症酸中毒等。

八、病理分类

（一）间质水肿型胰腺炎

大多数 AP 患者因炎性水肿会出现胰腺弥漫的增大。在强化电子计算机体层摄影（CECT）上，胰腺实质相对同质性增强，胰周脂肪显现模糊影或柔和线束的一些炎性改变，也可能存在一些胰周液体积聚。间质水肿型胰腺炎的临床症状通常在 1 周内得以自行缓解。

（二）坏死性胰腺炎

5%～10% 的 AP 患者会发展为胰腺实质、胰周组织或两者的坏死，其中以胰腺与胰周组织同时坏死受累最为常见。胰腺灌注缺损及胰周坏死的征象在数天之后出现，疾病最初几天，在增强缺损区域出现清晰界限及融合之前，增强 CT 上胰腺实质灌注图像可能是斑片状，伴随不同程度的密度减低。1 周以后，胰腺实质非增强区域应考虑为胰腺实质坏死。

感染性胰腺坏死：即胰腺（周）组织在坏死的基础上合并了感染。根据患者的临床病程或当增强 CT 上坏死组织内存在气体时，应怀疑感染可能，必要时可进行细针穿刺抽吸培养。

九、常见并发症

（一）器官功能衰竭

定义器官衰竭应当评估以下 3 个器官系统：呼吸、心血管及肾。器官衰竭被定义为使用改良的 Marshall 评分系统（表 3-7），评分为 2 分或更多。

表 3-7　改良的 Marshall 评分系统

项目	评分（分）				
	0	1	2	3	4
呼吸（PaO_2/FiO_2）	＞400	301～400	201～300	101～200	≤101
肾					
血肌酐（$\mu mol/L$）	≤134	134～169	170～310	311～439	＞439
血肌酐（mg/mL）	＜1.4	1.4～1.8	1.9～3.6	3.6～4.9	＞4.9

续表

项目	评分(分)				
	0	1	2	3	4
循环 (收缩压,mmHg)	>90	<90,存在液体反应性	<90,无液体反应性(需要使用升压药物)	<90,pH<7.3	<90,pH<7.2

对于非机械通气患者,FiO₂ 可如下计算:

氧流量(L/min)	FiO₂(%)
空气	21
2	25
4	30
6～8	40
9～10	50

(二)局部并发症

1.急性胰周液体积聚

急性胰周液体积聚(APFC)通常在 AP 早期发生。在 CECT 上,APFC 没有明确的壁,被腹膜后筋膜限制,并且可能有多个。

2.胰腺假性囊肿

胰腺假性囊肿指胰周组织的液体积聚(偶然的可能部分或全部位于胰腺中)长期(通常在4 周左右)存在,最终被明确的囊壁包围,不含固体成分。

3.急性坏死积聚

在发病前 4 周,含有不同量的液体与坏死组织积聚称为急性坏死积聚(ANC)。ANC 包括胰腺实质和(或)胰周组织坏死。在 CECT 上,ANC 包含不同量的固体坏死组织与液体,可能有多个。MRI、经皮超声或内镜超声对确定积聚内固体内容物的存在也有一定的帮助。

4.包裹性坏死

包裹性坏死(WON)由包裹在增强囊壁内的坏死组织组成。它是成熟的囊性包裹的胰腺及胰周坏死积聚,有明确的炎性囊壁。通常出现在坏死性胰腺炎发生 4 周之后。CECT 可能无法准确区分 WON 与假性囊肿,为此,需要 MRI、经皮超声或内镜超声等来作出区别。

5.其他

AP 的其他局部并发症还包括胃排空障碍、门静脉系统血栓、结肠坏死。

(三)系统并发症

系统并发症是指先前就存在的疾病,如冠状动脉粥样硬化性心脏病或慢性肺疾病,由 AP诱发加重。

十、严重度分级

亚特兰大标准依据局部并发症和器官功能衰竭两项,将 AP 严重度分为 3 个级别,即轻型 AP、中型 AP 和重型 AP(见表 3-8)。

表 3-8 急性胰腺炎严重度分级及定义(2013 版亚特兰大指南)

轻型 AP
没有器官功能衰竭
没有局部并发症
中型 AP
1.局部并发症
2.暂时性器官功能衰竭(<48 小时)
重型 AP
持续器官功能衰竭[a]≥48 小时

注 [a] 持续的器官功能衰竭以修订的 Marshall 评分来定义。

十一、常用评分

AP 患者入院后常规评估内容有 2 种:APACHEⅡ、SOFA 等非特异性评分和针对 AP 的特异性评分如 Ranson 评分、Balthazar CT 严重指数(CTSI)、AP 严重程度床边指数(BISAP)等。前者用于评估患者全身情况及器官功能,后者辅助对 AP 严重程度进行分级。

APACHEⅡ、SOFA 应选择入 ICU 最初 24 小时内的最差值,并根据附表分别进行评分。应当选择较高的分值。BISAP 评分包括肌酐、意识、SIRS、年龄、胸腔积液 5 项指标,主要用于早期发现高危胰腺炎患者,在 24 小时内对患者进行风险评测,有利于早期给予相应的监测及治疗,≥3 分提示患者死亡风险较高。RANSON 评分包括入院时的 5 项临床指标和 48 小时的 6 项指标,评分>3 分即为重症胰腺炎,分值越高病死率越高,但是其评分是根据患者入院至 48 小时的病情的变化,不能动态观察并估计严重度,而且评分无患者的以往健康状况,并且对比 CT 等影像学检查发现其特异性、敏感性均较差。CTSI 评分是根据急性胰腺炎的 CT 平扫及增强提出的一个影像表现评分标准,它可以判断炎症反应分期及发现并发症,特别是能发现胰腺实质和胰腺周围坏死的定性和定量分析。CTSI 在胰腺炎 CT 分级基础上,结合胰腺本身坏死百分比进行积分,两者积分累加得到,是对 CT 分级的补充。CTSI=急性胰腺炎分级+胰腺坏死程度。

十二、治疗

(一)针对病因的治疗

1.胆源性 AP 的治疗

胆石症仍是目前 AP 的主要致病因素,凡有胆道结石梗阻者需要及时解除梗阻,治疗方式包括经内镜或手术治疗。有胆囊结石的轻型 AP,如果 ERCP 胆总管引流成功,可延期行胆囊切除术;轻型 AP 患者在出院前行腹腔镜下胆囊切除术可以预防 AP 的复发;坏死性 AP 患者可在后期行坏死组织清除术时一并处理或病情控制后择期处理。

2.HTG-AP 的治疗

静脉血呈乳糜状或血 TG＞11.3mmol/L 时,需短时间内降低 TG 水平,尽量降至 5.65mmol/L 以下。这类患者要限用脂肪乳剂,避免应用可能升高血脂的药物。治疗上可以采用小剂量低分子肝素和胰岛素,或血脂吸附和血浆置换快速降脂。

3.其他病因相关胰腺炎的治疗

高血钙性 AP 多与甲状旁腺功能亢进有关,需要行降钙治疗,后期需行甲状旁腺切除术;妊娠期 AP 需根据病情及时终止妊娠;ERCP 术后 AP 建议放置胰管支架或术前非甾体抗炎药(NSAID)纳肛;酮症酸中毒引起的 AP 需早期纠正酸中毒;胰腺解剖和生理异常、药物、胰腺肿瘤等原因引起者予以对应处理。

(二)非手术治疗

1.一般治疗

一般治疗包括禁食、胃肠减压,药物治疗包括解痉、镇痛、蛋白酶抑制剂和胰酶抑制治疗,如生长抑素及其类似物。

2.液体复苏

AP 患者在疾病早期往往出现液体的严重丢失,表现为低血压、心动过速、血细胞比容明显增高等。满足以下 1 条即需进行液体复苏:①患者持续心率＞120 次/分;②平均动脉压≤65mmHg;③血细胞比容≥55％;④尿量≤0.5mL/(kg·h)。复苏液以晶体液为主,首选平衡盐溶液如乳酸林格液和醋酸林格液,尽量减少生理盐水的使用;可使用少量胶体,如白蛋白和血浆,不使用人工胶体以免加重肾损害。关于复苏目标,目前仍存在争论,主要指标包括血尿素氮水平下降、平均动脉压＞65mmHg、尿量＞0.5mL/(kg·h)、血细胞比容＜50％等。对于早期患者建议快速大量补液,在第 1 个 24 小时内需至少输注 2500mL 液体以达到复苏目标,患者如无法达至上述复苏目标则需继续以 250mL/h 以上速度输注,同时考虑侵入性监测。如果出现严重威胁生命的低血压(输注液体后仍≤65mmHg),在积极液体复苏的同时,早期开始应用升压药,首选去甲肾上腺素,剂量从 1μg/min 开始。在患者心率＜100 次/分的情况下,可以加用多巴酚丁胺,起始剂量为 100μg/min。

3.器官功能支持

(1)针对急性呼吸窘迫综合征的治疗:给予鼻导管或面罩吸氧,维持氧饱和度在 95％以上,动态监测血气分析结果,必要时应用机械通气。

(2)针对急性肾损伤的治疗:早期预防急性肾损伤主要是容量复苏等支持治疗,稳定血流动力学;治疗急性肾损伤主要采用连续肾替代疗法(CRRT)。

(3)其他器官功能的支持:如出现肝功能异常时可予以保肝药物,急性胃黏膜损伤需应用质子泵抑制剂或 H_2 受体拮抗剂。

4.营养支持

对于轻型 AP 患者,如果没有恶心呕吐,腹痛已经缓解,可立即开始经口喂养。所有重症 AP 患者均需要营养支持,首选肠内营养,开始时推荐使用氨基酸或短肽类制剂,碳水化合物根据血糖情况调整不同种类肠内营养品种。肠内应用剂量逐步增加,目标剂量为 25～30kcal/(kg·d)。患者耐受情况良好的情况下,一般 3 天可达到目标供给量。因肠内营养耐受不良、严重胃肠道功能障碍、ACS、严重循环衰竭等病理生理状态不能实施肠内营养 1 周以上;处于病程急性期,胰腺炎渗出范围大,胃肠功能障碍明显;感染期或恢复期单纯肠内营养补充不足;肠内营养通道无法安全有效建立;促进胰瘘、肠瘘的愈合时,可选用肠外营养。

5.抗生素应用

AP 患者不常规使用抗生素预防感染,不常规使用抗生素治疗无菌性坏死预防感染。选择性抗生素应用于坏死组织感染,但需基于细针穿刺(FNA)结果。

6.经皮穿刺腹腔引流

入院后常规行腹部 B 超检查;少量腹水者,至少行诊断性穿刺,排除胃肠穿孔;积液较多,特别血性腹水者应常规放置引流管引流。

(三)手术及微创引流技术

外科手术治疗主要针对胰腺坏死感染(IPN)或产生压迫症状,如消化道梗阻、胆道梗阻等以及胰瘘、消化道瘘、假性动脉瘤破裂出血等其他并发症。胰腺及胰周无菌性坏死积液无症状者无须手术治疗。

治疗 IPN 的传统方法是开腹手术胰腺坏死组织清除引流术,手术方式主要包括:胰腺坏死组织清除+腹膜后引流术;腹腔开放+蝶型引流术。开腹手术对机体造成的创伤巨大,加之此类患者病情多为危重,同时合并脓毒症、多器官功能障碍综合征(MODS)等,因此,开腹手术术后并发症的发生率达 34%～95%,病死率高达 11%～39%。随着微创引流技术的不断发展及"损伤控制外科"理念的深入人心,利用微创引流技术治疗 IPN 以达到"损伤控制"和"延迟或避免开腹手术引流"的目的是近年来 SAP 治疗领域的热点问题。目前针对 IPN 的微创引流技术主要包括经皮置管引流、内镜下胰腺坏死组织引流术、腹腔镜下坏死组织清除术和视频辅助下腹膜后清创术等。

1.经皮置管引流

有学者曾报道 CT 引导下经皮置管引流(PCD)治疗 34 例 IPN 患者,从此 PCD 在 IPN 的治疗中得到了广泛应用。为减少 PCD 置管并发症的发生以及 PCD 充分有效的引流,尽可能在 CT 引导下穿刺置管。穿刺置管时需避开重要脏器,尽可能从侧腹壁经腹膜后入路,而避免从前腹壁经腹腔入路。

SAP 患者行 PCD 治疗需注意以下几个问题。①对于无症状的 APFC 或无菌性 ANC,不论位置及范围,不推荐干预治疗。②ANC 的干预指征包括:高度怀疑或证实为 IPN;无法证实为 IPN,但发病数周后器官功能仍进行性恶化。③无菌性 ANC 的干预指征包括:胃、肠道、胆道梗阻症状进行性加重;疼痛、腹胀等持续不适症状;胰管中断综合征,并有疼痛、梗阻症状;尽量在发病 4～8 周形成包裹性坏死时处理。

2.内镜下胰腺坏死组织引流术

随着超声内镜检查(EUS)的发展,内镜下胰腺坏死组织引流术(ED)已经广泛应用于引流 IPN。EUS 可以评估 IPN 的大小和范围,得以在最佳位置放置引流管,还可以根据 IPN 性状的不同(主要是内容物情况)制订不同的 ED 计划,如同时放置鼻脓肿导管或者放置多根内引流管进行冲洗引流,从而能够冲洗出更多的坏死组织碎片。

当然,目前 ED 技术还存在一些不足。①此项技术对患者的选择性较高,只适用于坏死灶紧贴胃(十二指肠)壁者,不能同时清除肾旁间隙、盆腔等处的 IPN 病灶。②完成这一操作需要术者掌握熟练的腔镜技术,而且目前辅助治疗器械有限,腔道最大只能扩张到 20mm,不利于反复彻底清除坏死物。③清创操作需要反复多次,有可能延长患者住院时间。④金属支架在远端会刺激 IPN 腔壁造成出血或穿孔,还有可能从胃肠腔完全移位至脓腔内。

3.腹腔镜下坏死组织清除术

腹腔镜下坏死组织清除术(LN)利用腹腔镜清除腹膜后胰腺坏死组织主要有以下几种入路:①经腹腔经胃后、结肠后入路进入腹膜后胰腺坏死组织内;②经腹膜后入路;③经腹经胃入路。

4.视频辅助腹膜后清创引流术

视频辅助腹膜后清创引流术(VARD)是在 PCD 的基础上扩张窦道,经窦道置入肾镜或纤维内镜等辅助清除腹膜后 IPN 的微创引流技术。VARD 的优势是能进入远离胃、十二指肠的胰体尾区,同时避免了开腹及传统腹腔镜清创术引起的腹腔感染扩散,提高了清除引流 IPN 的效率。缺点是比经胃、十二指肠进入坏死灶清创术的创伤更大,术中视野有限,出血、消化道瘘等并发症发生的风险较高。

(四)"step-up"引流模式

随着实践的深入,人们逐渐认识到单一的微创引流技术,不论 PCD、ED、LN,还是 VARD,都有各自的优势,但也存在一定的局限性,难以完全达到避免开腹手术引流 IPN 的目标。如何扬长避短,联合应用各种微创引流技术成为新的趋势。其中,最具代表性的是 vanSantvoort 等采取的"step-up"引流模式。"step-up"引流模式分为三步:第一步为 PCD 或 TED,第二步为 VARD,第三步为剖腹手术引流。

十三、护理

(一)组织灌注量改变

1.相关因素

与呕吐、禁食、胃肠减压,重症急性胰腺炎有出血、坏死,腹腔、腹膜后有大量渗液,坏死组织、感染毒素促使大量血管活性物质产生,血管通透性增加等有关。

2.临床表现

可表现为脉搏加快、血压降低、呼吸加快、面色灰白、表情淡漠或烦躁不安、出冷汗、肢端厥冷、少尿等症状。严重者出现发绀、呼吸困难、谵妄、昏迷、血压测不到、无尿、尿素氮(BUN)>100mg/dL、肾衰竭等休克症状。

3.护理措施

(1)动态观察血压、心率和呼吸频率、意识、尿量、皮肤黏膜色泽及弹性有无变化,观察有无口干及出汗。监测血氧饱和度和血气分析。进行血流动力学监测,如动脉压、中心静脉压(CVP)的监测等。

(2)及时补充有效循环血量:对于重症急性胰腺炎患者,根据CVP的动态变化确定输液速度和补液量。CVP<0.49kPa(5cmH₂O)提示血容量不足,应及时补液。补液种类为复方氯化钠注射液、5%葡萄糖氯化钠注射液、5%~10%葡萄糖注射液、右旋糖酐40、白蛋白、血浆或全血。如无心肺疾病,输液速度可加快,尽快补充已丢失的血容量,还要补充扩大的毛细血管床,一般会明显超过估计的液体损失量。

(3)减少胰腺坏死与渗出:原发病的治疗是休克治疗的根本,胰腺坏死和渗出减少,体液的丢失也相应减少,有利于循环血量的补充,同时也会减少炎性细胞因子对血管的作用。

(4)准确记录出入量,监测肝肾功能,维持水电解质平衡,纠正水电解质紊乱和酸碱失衡。

(二)营养失调:低于机体需要量

1.相关因素

急性胰腺炎为高分解代谢性疾病,尤其是重症急性胰腺炎易造成营养失调。营养状态的好坏,直接关系到机体的抗病能力以及救治成功率。

2.临床表现

表现为消瘦、胰腺脓肿、败血症全身感染症状等。

3.护理措施

(1)在对重症急性胰腺炎患者进行营养治疗时,需根据治疗目标,即能量正氮平衡来进行密切监测。

(2)对于重症急性胰腺炎患者,目前主张采用阶段性营养支持,即先肠外营养,根据患者的个体情况,将所需的营养物质配制到营养大袋内,由中心静脉输入;然后肠外营养与肠内营养并用,即肠外营养的同时联合肠内营养;最后是全肠内营养的过程,所有营养素均从肠内供给,并根据患者的适应情况由管饲改为口服,从流食逐渐过渡到少量脂肪、适量蛋白质等易消化饮食。肠内营养剂型先采用短肽类制剂,再过渡到整蛋白类制剂。无论是静脉、管饲还是口服治疗,每天能量根据患者的身高和体重计算,供应量必须足够。氨基酸、糖类和脂肪比例根据病情的严重程度进行调整。

(3)重症急性胰腺炎患者肠内营养管饲宜选择螺旋鼻空肠管。有研究表明,食物分解产物可刺激胃、肠黏膜,使促胰液素的分泌量增加,但食物距幽门越远刺激作用越少。经空肠给予要素饮食可避免头、胃、肠三相的胰腺分泌,使胰腺保持静止修复状态,符合胰腺炎治疗的要求。置管前做好患者的解释工作,协助患者采取坐位或半坐位。当插管进入咽喉部时可让患者喝少量的水,以便管道顺利进入食管到达所需位置。为了避免管道在胃内打圈,可在插管前和拔除引导钢丝前在管腔内注入冰开水20mL。置管后在鼻外固定留有15cm空余,肌内注射甲氧氯普胺,嘱患者取右侧卧位,让鼻肠管随胃蠕动顺利通过幽门进入十二指肠至空肠。如无胃动力患者可直接在X线透视和内镜帮助下送至所需位置。如空肠管头端超过十二指肠悬韧带30~40cm则开始提供营养。

(4)加强鼻空肠管的日常护理:为避免发生管腔堵塞并确保正常使用,每次暂停输注时,用25~50mL冷开水冲洗管道,平均8小时冲洗管道1次。鼻饲液温度应控制在36~41℃,冬季可用温控器或热水袋焐于管周以提高输注液的温度。夏季要防止气温过高导致营养变质。经常巡视观察,多倾听患者主诉,调节合适的滴速,速度太快易发生不耐受症状,如腹胀、腹泻、恶心、欲吐等。肠内营养遵循量由少到多,浓度由低到高,速度由缓到快的原则,逐渐达到患者所需的量及浓度要求。妥善固定管道,防止扭曲、滑脱。

(5)做好患者营养评估,定时监测血、尿糖,血电解质及肝肾功能变化;准确测量体重;记录24小时出入量及大便的量和次数,留尿测氮平衡以评价肠内、外营养效果。

(三)疼痛

1.相关因素

主要是由胰腺包膜的肿胀、腹膜后的渗出、化学性腹膜炎和胰胆管的堵塞和痉挛所致。

2.临床表现

疼痛以中上腹及左上腹为主,并向腰背部放射。疼痛持续时间较长,并由于胰腺出血坏死、大量液体渗出,引起全腹痛。

3.护理措施

(1)倾听患者主诉,及时进行疼痛评估,了解疼痛的部位、强度、性质、持续时间、发生规律等,做好记录,及时报告医师。

(2)遵医嘱给予禁食、禁水及胃肠减压,抑制胃酸分泌,从而减少对胰腺的刺激,使胰腺处于休息状态。合理安排施他宁、善宁等药物静脉注射速度,持续抑制胰腺分泌。采用中医药治疗,如芒硝腹部外敷,有利于减少胰腺渗出;中药大黄胃管注入及灌肠以通肠、保护胰腺细胞。中医治疗有助于从根本上控制疾病发展从而减轻疼痛症状。

(3)根据患者疼痛程度遵医嘱给予肌内注射镇痛药物,如布桂嗪、盐酸哌替啶等,观察镇痛效果和生命体征有无变化,并做好疼痛评估。必要时遵医嘱给予 PCA 泵镇痛。

(4)安慰鼓励患者,告知疼痛发生的原因,解除紧张情绪。各项操作应轻柔。协助患者采取舒适体位,并采取转移其注意力的方法减轻其疼痛症状。

(5)确保胃管的在位通畅,达到有效吸引。加强留置胃管的舒适护理。有研究表明,长期留置胃管对鼻腔、食管黏膜均将造成一定程度的损伤,如黏膜水肿、充血、糜烂。给予复方薄荷滴鼻剂滴鼻,3~4滴/次,3次/天,同时口服液状石蜡每次10mL,3次/天,对鼻腔及食管黏膜损伤有积极的防护作用。

(6)严密监护,做好安全防护。必要时给予上、下肢的约束,防止其疼痛期间自行拔出各管道,从而增加反复插管的痛苦。

(四)潜在并发症:系统性并发症

1.相关因素

重症急性胰腺炎,由于胰腺组织大量坏死、渗出,胰腺炎症介质或坏死产物进入血液循环,可造成多器官功能障碍。

2.临床表现

肺间质水肿或成人型呼吸窘迫综合征(ARDS);低血压和休克;急性肾衰竭;弥散性血管内凝血(DIC);胰性脑病;消化道出血;心律失常、心功能不全等。

3.护理措施

(1)严密监测生命体征的变化,尤其呼吸和血氧饱和度。持续予以吸氧,纠正低氧血症是ARDS 治疗的首要任务。早期轻症者吸入高浓度氧(50%以上),维持 PaO_2 在 60mmHg 以上。上述治疗无效或重症患者应采用机械通气,通常采用呼气末正压通气(PEEP)。PEEP能改善 ARDS 的换气功能。

(2)准确记录患者的出入量,监测肾功能。重症急性胰腺炎患者中有 20% 左右出现肾衰竭,病死率高达 80%。在纠正或排除血容量不足、脱水后,每天尿量<400mL,血肌酐和 BUN 进行性升高,考虑急性肾衰竭。在减少胰腺进一步坏死、渗出,合理补充血容量,改善肾功能的基础上给予血滤治疗可提高救治成功率。

(3)由于大量炎症介质释放损害心肌,造成心肌收缩力下降,导致心力衰竭,同时也会引起各种类型的心律失常。连续心电监护,及早发现心律失常及其先兆。合理安排输液次序和速度。如患者出现呼吸困难、咳嗽、咯血、失眠,肺底听诊有湿啰音伴哮鸣音时,给予坐位或半卧位,按医嘱给予镇静、利尿、血管扩张药、强心药、皮质激素等药物治疗,高流量吸氧 6～8L/min,加用乙醇湿化,通过吸入 20%～30% 乙醇湿化的氧气,降低肺泡泡沫的表面张力,使泡沫破裂,从而改善通气。加强心理支持,保持环境安静舒适,温度适宜,避免不良刺激。

(4)密切观察患者意识变化。如患者出现很难用现有证据解释的精神异常,定向力障碍或有幻想、幻觉、躁狂状态等时,应考虑是否有胰性脑病的发生。除按医嘱给予神经营养药外,还要加强安全防护,使用床栏,约束带,专人陪护。

(5)注意观察患者皮肤、黏膜、牙龈、伤口及穿刺部位有无出血及瘀斑,检查患者分泌物和排泄物的颜色、性状、量,观察有无出血症状。监测肝功能和凝血状况,积极防治 DIC 的发生。

重症急性胰腺炎起病急,变化快,并发症多,治疗护理量大,因此需要业务素质较高的护理人员护理。护士应扎实地掌握基础理论和专科知识,熟练操作各种监护仪和呼吸机等急救仪器,能及时发现病情变化,正确分析监护结果,为医师诊断和制订治疗方案提供有价值的信息。

(五)有感染的危险

1.相关因素

肠道细菌和内毒素移位是导致重症急性胰腺炎并发感染、脓毒血症和死亡的重要原因之一;各种侵入性导管,如气管插管、中心静脉管、腹腔灌洗引流管、导尿管的留置均会增加感染的机会。有研究表明,重症急性胰腺炎死因主要是胰腺及胰周组织的继发感染及导管相关感染的发生。因此,必须加强重症监护病房的感染预防。

2.临床表现

体温升高,可呈持续高热;体温保持在 38.5℃ 左右,不升不降;体温不升,保持低体温。呼吸明显加快。窦性心律过速或过缓,并可出现不同程度的心律失常。血压下降,甚至休克。

3.护理措施

(1)严密观察体温变化,定期遵医嘱查血、尿、大便、痰、引流液的细菌及真菌培养。血培养采动脉血可提高阳性检出率。

(2)遵医嘱使用佳乐同欣、甲硝唑、特治欣等药物抗感染,掌握给药时间、剂量,使用时应现配现用,注意观察药物的不良反应。

（3）加强生活护理:勤翻身叩背,教会患者有效咳嗽,促进痰液的排出,必要时按医嘱给予雾化吸入。口腔护理每天 2～3 次,观察口腔黏膜有无破溃、白斑,可用 2.5％碳酸氢钠溶液预防口腔真菌感染。会阴护理每天 2 次,对于肥胖、出汗较多或分泌物较多的患者可用妇炎洁清洗。灌肠后大便次数增多的患者要注意加强肛周护理。

（4）控制院内感染的发生,严格无菌操作。定期更换各种导管、延长管、套管、肝素帽、贴膜等。妥善固定各种管道,防止脱出和污染。对于出现 ARDS 机械通气的患者,要加强呼吸机管道的护理,严格按流程和无菌要求操作。每班检查气囊充气量,防止插管移位和气道漏气。保持呼吸道通畅,及时有效清除呼吸道分泌物。吸痰时避免吸引负压过大,以免损伤气道黏膜。每次吸痰时间不宜过长,不超过 15 秒,以免加重缺氧。

（5）保持空气新鲜,每天紫外线消毒 2 次,定期监测监护室的空气培养。开窗通风时要注意保暖。每床床尾备有快速消毒液,提高医务人员消毒手的依从性。出入监护室医务人员要更换鞋子,戴口罩。严格控制探视人员和探视时间,探视人员进入时穿上隔离衣、鞋套、戴口罩。卫勤人员定期擦拭、消毒地面、治疗车、输液架、床架、监护仪等。

（6）早期肠内营养,减少肠道细菌易位,改善机体免疫功能。

（六）有皮肤完整性受损的危险

1.相关因素

与长期卧床、营养失调等有关。

2.临床表现

骶尾部、背部、足跟等部位发生压疮。

3.护理措施

（1）每班检查全身皮肤,做好评估,尤其受压部位有无红肿、破损,做好防范措施。

（2）重症急性胰腺炎由于病程较长,组织易缺血缺氧,常规使用气垫床。

（3）加强皮肤护理,每天擦身 2～3 次。保持衣裤、床单位清洁、干燥、平整。避免各种导线、导管受压造成皮肤损伤。使用便器时避免拖、拉、拽等动作。

（七）焦虑

1.相关因素

与起病急、病情重、病程长、担心预后有关。

2.临床表现

烦躁、失眠、抑郁等症状。

3.护理措施

（1）主动向患者及其家属介绍该病的发病原因、治疗及预后等情况,在鼓励其增加信心的基础上告知家属和患者需配合的注意事项。

（2）及时了解患者不同阶段的不同心理变化,有针对性地给予心理支持。

（3）做各项有创检查和治疗时要用隔帘,尽可能减少不良刺激。

（4）保持病房安静、舒适,温湿度适宜。

（5）对于过度紧张、烦躁、疲劳、无法入睡的患者遵医嘱给予镇静药物,避免过多的氧消耗。

十四、健康教育

(一)心理指导

急性胰腺炎患者发病前大多数平素体健,一旦发病,心理承受能力差,尤其重症急性胰腺炎病情重、病程长、费用高,易出现悲观失望情绪。责任护士一定要细心观察,能时刻感受到患者的心理变化,有针对性地给予指导和心理支持,增加康复信心。同时,要多给予家属安慰、鼓励和帮助,有助于患者能更好地配合治疗和护理。

(二)饮食指导

1.急性期

急性发作期需严格禁食,抑制胰腺分泌。轻症急性胰腺炎一般禁食3～5天。重症急性胰腺炎一般禁食时间较长,禁食期间遵医嘱给予肠外营养,待血、尿淀粉酶正常,生命体征相对稳定,肠蠕动恢复,可以给予留置鼻、空肠营养。

2.恢复期

病情缓解、症状基本消失后,可给予无脂高糖类流质饮食,如果汁、米汤、菜汁等。禁食浓鸡汤、甲鱼汤、牛奶、豆浆等食物。病情逐渐稳定后饮食可逐渐增加,逐步采用低脂半流食、低脂软食。禁食高脂、高胆固醇食物,如肥肉、动物内脏及鱼子、蛋黄、油煎、油炸食品等,禁辛辣、刺激性食物或调味品等。戒烟、戒酒。

(三)用药指导

1.急性期

告知各种药物的作用及输注速度的要求,患者及其家属不得随意调整,以免发生不良反应或无法达到药效。

2.恢复期

按医嘱给予得酶通补充胰蛋白酶,嘱餐中服,米雅、培非康调整肠道菌群,餐后服用。

(四)休息指导

急性期嘱患者绝对卧床休息,待病情稳定后,可在床边适当活动,活动量要循序渐进,以不感疲劳为宜。恢复期要劳逸结合,避免疲劳,养成良好的作息习惯。

(五)出院指导

发放健康宣教单,告知恢复期注意事项,每2～4周复查1次,如有腹痛、体温升高等病情变化,随时就诊。遵医嘱按时服药。胆源性MAP恢复后应尽早行胆囊切除术,以防AP复发。胆源性MSAP或SAP患者,为预防感染,应推迟胆囊切除术至炎症缓解、液体积聚消退或稳定后实施。酒精性胰腺炎,要劝患者戒酒。高脂血症性胰腺炎,用药物降脂并监控三酰甘油水平。

(六)电话回访

出院1～2周由责任护士负责电话回访,指导患者及其家属合理饮食、作息和服药,避免诱发因素,从而提高生活质量。

(李 静)

第九节　胰腺癌护理

胰腺癌发病率在全世界均有逐渐上升的趋势,目前已成为较常见的消化系统肿瘤之一,全球每年有 20 万人死于胰腺癌,发达国家尤甚,国内胰腺癌发病率占恶性肿瘤总数的 2%,居第 13 位,从流行病学资料看,胰腺癌在我国总体发病水平呈上升趋势。

一、胰腺解剖与形态

胰腺自右向左分为互相连续的 4 部分:胰头、胰颈、胰体及胰尾。胰腺的形态多为蝌蚪形,弓形次之,其余 S 形、波浪形、三角形及哑铃形等依次减少,还有一些不规则形。胰腺位于腹上部和左季胁部腹膜后间隙中,全长 15~20cm,重 70~100g,横跨第 1~2 腰椎体的前方。大部分被网膜囊后壁的腹膜所覆盖,属腹膜后器官,胰尾则全被腹膜包绕,有一定的活动度。胰头嵌于十二指肠的左侧,被十二指肠降部和下部所环抱,因而,胰头癌常压迫十二指肠引起梗阻。

二、病因

(一)饮食因素

饮食在胰腺癌发病中有影响,美国学者对华盛顿已婚男性喜肉食及高蛋白饮食者做过调查研究,证明胰腺癌病死率比一般人增加 2.5 倍。胰腺癌发病和摄取高热量有重要关系,即多摄取糖类碳水化合物者易发,而多摄取高纤维食者少发,多进食生的菜汁和蔬菜能预防胰腺癌的发生,油炸食物可增加发病率,多摄取维生素 A 和维生素 C 可降低多数肿瘤发病率,咖啡致胰腺癌的发生尚未得到证实。

(二)化学因素

与某些化学物品接触的工人和技术人员,胰腺癌的发病率较一般人口高。

(三)吸烟与饮酒

能增加胰腺癌的发病率,吸烟饮酒者,胰腺癌发病率为非吸烟饮酒者的 2~2.5 倍。

(四)疾病

据有关统计,糖尿病患者患恶性肿瘤的发病率为 2.6%,其中胰腺癌占全部癌症病例的 12.4%,病死率为正常人群的 2~4 倍,表明胰腺癌的发生可能与碳水化合物耐量不正常有一定关系;慢性胰腺炎的患者较正常人群的发病率要高。

三、病理分型

(一)胰腺癌分型

胰腺癌的组织学类型以导管腺癌最多,约占 90%。大约 70% 的导管腺癌位于胰头部。黏液性非囊性癌、印戒细胞癌、腺鳞癌、未分化癌、巨细胞癌及肉瘤样癌被认为是导管腺癌的变异体。其他少见类型还有腺泡细胞癌、胰胚细胞癌等。

(二)胰腺癌分期

胰腺癌的病理分期对于术式选择和疗效判定有重要意义,Hermrecd 将胰腺癌的肉眼所见分为四期,由于简练、明确、实用,已被人们广泛接受,Ⅰ期为局限性病变;Ⅱ期为侵入周围组织(十二指肠,门静脉,肠系膜血管);Ⅲ期为局部淋巴结转移;Ⅳ期为癌扩散。胰腺癌 TNM 分期见表 3-9。

表 3-9　胰腺癌 TNM 分期

分期	标准
原发肿瘤(T)	
Tx	原发肿瘤无法评价
Tis	原位癌
T_1	肿瘤局限于胰腺,最大径≤2cm
T_2	肿瘤局限于胰腺,最大径>2cm
T_3	肿瘤侵犯胰腺之外,但未累及腹腔干或肠系膜上动脉
T_4	肿瘤累及腹腔干或肠系膜上动脉(原发肿瘤无法切除)
区域淋巴结(N)	
Nx	淋巴结转移无法评价
N_0	无淋巴结转移
N_1	有淋巴结转移
远处转移(M)	
Mx	远处转移无法评价
M_0	无远处转移
M_1	有远处转移

四、临床表现

胰腺癌无特征性症状,会出现上腹饱胀不适,食欲缺乏,上腹痛,腰背部疼痛,极易和胃肠、肝胆疾病相混淆,甚至以腰椎间盘疾病就诊,患者确诊时,大多已是晚期。

(一)疼痛

疼痛对早期诊断有重要价值,部位多为上腹部,其次为右季肋部,一般和饮食无关,早期多为无痛性或伴轻微上腹胀痛,往往是饱胀不适,钝痛乃至剧痛,常随着病情的发展,腹痛加剧,并出现腰背部疼痛,后期患者呈强迫体位,入睡困难。

(二)黄疸

胰腺癌引起胆管堵塞和梗阻性黄疸的程度,由不完全堵塞发展到完全堵塞。黄疸随着病情的进展呈进行性加重,并伴发皮肤瘙痒、皮肤抓痕或皮肤感染,与黄疸出现的早晚和肿瘤的位置有关,位于胰头部的肿瘤,压迫胆、胰管,较早出现黄疸。

（三）消化道症状

据有关统计,患者在入院时会伴随有食欲缺乏、恶心、呕吐、腹泻、便秘或黑便等消化道症状。

（四）消瘦、乏力

胰腺癌患者在患病初期即有消瘦、乏力、体重减轻症状,与肿瘤发生的部位无明显关系,与疼痛、精神紧张、食量减少有关。

五、诊断

（一）症状和体征

根据胰腺癌出现的症状和体征进行初步的排查,胰腺癌的体征和症状较为相似,常见的有:进行性加重的黄疸、腹部包块、消瘦;晚期出现肝大、腹水,浅表淋巴结肿大等。

（二）实验室检查

1.血淀粉酶、尿淀粉酶、血糖和糖耐量

胰腺癌患者和患胰腺炎疾病同样存在血、尿淀粉酶升高,有的患者会现糖耐量异常,而发生糖尿病。

2.肝功能检查

胰腺癌由于胆道阻塞或肝转移等会出现肝功能异常。

3.肿瘤标志物(TM)

肿瘤标志物是指肿瘤组织产生并可以反映肿瘤细胞存在于宿主体内的化学分子。胰腺癌的 TM 包括 CA19-9、CA242、CEA、K-ras 等,临床上应用最广、最具临床价值的是 CA19-9。

(1)糖类抗原(CA)19-9:CA19-9 是一种消化道肿瘤相关抗原,除了胰腺癌和胆管疾病患者血清 CA19-9 明显升高外,其他消化道肿瘤(如胃癌、结直肠癌等)部分患者也可升高。血清 CA19-9 测定对早期胰腺癌诊断价值不大。对小胰腺癌诊断阳性率仅为 30%～40%,进展期达 80%～90%。

(2)癌胚抗原(CEA):CEA 在正常胰腺组织表达较弱,而在大多数胰腺癌组织表达较强,并与分化程度有关。综合文献报道,CEA 对胰腺癌诊断敏感性为 30%～68%,缺乏特异性,但 CEA 水平与肿瘤的大小、扩散和转移有一定的相关性,癌肿复发时可见 CEA 增高,可作随访监测用。

(3)胰癌抗原(POA):Gelder 在 1978 年证实 POA 是异于 CEA 的另一种糖蛋白,存在于胎儿胰腺和胰腺癌组织中,但在正常人胰腺组织中未发现这种抗原物质,在肺癌、胃癌、结肠癌、良性肿瘤,甚至正常人血清中均含有 POA,只是胰腺癌患者 POA 水平较高。测定胰液中的 POA 浓度对胰腺癌诊断有意义。胰腺癌阳性率为 42%,慢性胰腺炎为 5%,可以作为胰腺癌好转的辅助诊断方法。

(4)CA242:是一类唾液酸化的鞘糖类抗原,在胰腺癌、胆管癌、结肠癌、肺癌、食管癌、乳腺癌等都有不同程度表达,消化道恶性肿瘤时,血液 CA242 水平明显增高。

(5)其他:与胰腺癌关系较密切的肿瘤标志物还有 CA494、弹性蛋白酶、结肠黏膜来源的

胰腺癌相关抗原(PCAAc)、胰腺癌特异性抗原(PaA)等,联合检测 3～4 种肿瘤标志物有助于提高准确性。

(三)影像学检查

影像学检查在胰腺癌诊断和治疗中的价值和意义是所有肿瘤中最大的,影像学检查可以发现病灶,判断肿瘤性质,临床分期,可切除性,指导治疗,评估预后等。

1.B 超检查

<2cm 的肿瘤多表现为胰腺内均匀或不均匀低回声,边界多不光整,中晚期胰腺癌则大部分表现为局限性肿物,肿瘤呈结节状,团块多不规则。

2.CT 检查

因其无创、密度分辨率及重复性好的优点是胰腺癌最重要的影像学检查手段,CT 诊断胰腺癌的阳性预测值>90%,多层螺旋 CT,提高了胰腺肿瘤 CT 诊断和分期的准确率,也提高了对胰腺小病灶的发现及诊断的准确性。

3.MRI 检查

除 B 超和 CT 外,MRI 也可显示正常和病理变化的胰腺。早期用 0.35～0.6T 磁共振检查。近几年在重 T_2 成像的基础上成功应用的 MR 胰胆管造影(MRCP)技术,其基础是胆管和胰管内的水成像同时抵制其周围结构的信号,它无须对比剂,安全、无创、诊断准确性高,是极有效的影像学检查手段,因此,可对胰腺肿瘤提供更精确的诊断,可用于早期胰腺癌的检测。

4.ERCP 检查

ERCP 检查是在内镜下经十二指肠乳头插管注入造影剂,从而逆行显示胰胆管的造影技术,对于胰胆结石、肿瘤、狭窄有重要的诊断价值。

六、治疗

胰腺癌是消化系统中恶性度最高的肿瘤,如不及时治疗,一般生存期为半年,首选治疗方法为手术切除,但由于早期诊断困难,而导致手术切除率较低,仅为 5%～15%。据报道,胰腺癌根治手术后 5 年生存率在 2.3%～15.8%,平均为 3.4%,国内报道根治术后平均生存期为17.6 个月。

(一)手术治疗

胰腺癌预后差,手术切除率低,早期易出现远处转移及局部浸润,术后易复发转移。Whipple 手术即经典胰十二指肠切除术,是治疗胰头癌的基本手术方式。其他方法还有根治性胰十二指肠切除术、区域性胰腺切除术、保留幽门的胰十二指肠切除术、全胰切除术、胰体尾切除术。

(二)放疗

放疗是局部晚期胰腺癌的主要治疗手段之一。以吉西他滨或 5-氟尿嘧啶类药物为基础的同步放化疗可以提高局部晚期胰腺癌的中位生存期、缓解疼痛症状,是局部晚期胰腺癌的标准治疗手段。

(三)化疗

化疗在胰腺癌综合治疗中占有重要地位。胰腺癌化疗分为术前化疗和术后辅助化疗。常用的化疗药是氟尿嘧啶、吉西他滨、白蛋白紫杉醇等。

(四)^{125}I粒子植入

失去根治手术机会的晚期胰腺癌患者可采取手术过程中植入放射性粒子进行内照射,表面用钛合金包裹的封闭性放射性^{125}I源,能释放X线及γ射线,其半衰期为59.43天,组织穿透力为1.7cm。手术暴露胰腺肿块,测量胰腺肿瘤大小,根据实际情况计算植入粒子的数量,在直视下应用粒子植入枪和专用施源器(有刻度的植入针,规格为外径1.35mm,长200mm)穿入肿瘤,将粒子植入肿瘤表面下0.5~1cm,以粒子间等距离间隔(1.5~1.8cm),平衡呈直线排列植入瘤体内,内照射可以使肿瘤明显缩小,减轻疼痛,具有创伤小,并发症少等优点。

七、护理

(一)护理评估

1.健康史

评估患者年龄、职业,有无吸烟、饮酒、饮咖啡史,是否长期进食高脂饮食,有无糖尿病、胰腺炎病史,心理、自理能力等。

2.身体状况

(1)消化系统症状:恶心、呕吐、腹痛、腹胀、腹泻、黄疸等情况。

(2)全身情况:生命体征、神志、精神状态,有无发热、乏力、消瘦、腹水等情况以及尿、便颜色。

(二)护理诊断

1.疼痛

与疾病过程有关。

2.营养失调:低于机体需要量

与饮食减少或恶心、呕吐、吸收不良及肿瘤消耗有关。

3.体液过多

与肝功能减退、门静脉高压有关。

4.有感染的危险

与机体抵抗力降低有关。

5.皮肤完整性受损的危险

与长期卧床、皮肤水肿有关。

6.便秘

与长期卧床活动减少有关。

7.自理能力受限

与身体虚弱及卧床休息、活动减少有关。

8.活动无耐力

与身体虚弱有关。

9.有受伤的危险

与患者意识淡漠、身体虚弱有关。

10.知识缺乏

缺乏疾病相关知识。

11.预感性悲哀

与病情重、疾病发展有关。

12.潜在并发症

多脏器功能障碍,消化道出血,肝性脑病,静脉血栓。

(三)护理措施

胰腺癌手术范围较广,且生存期较短。护理人员不仅要重视术前准备提高其对手术的耐受性,还要加强术后护理使其尽快恢复生理功能,并防止并发症的发生。此外,还应注意到患者的教育、经济、社会心理等因素对其护理质量所造成的影响。

1.手术护理

(1)术前护理。

1)心理护理:术前要与患者建立良好的护患关系,耐心疏导、鼓励患者树立战胜疾病的信心,营造安全、舒适、安静的病房环境。当手术方案决定后,由主管护士耐心细致地向患者及其家属讲解手术相关知识,如术后功能锻炼、饮食、镇痛泵的使用、咳痰训练等,使患者有一定的心理准备并了解应急处理方法,同时与患者及其家属进行个性化疏导,尽最大可能切实解决患者的困难,消除患者因知识缺乏引起的焦虑、恐惧心理,帮助患者取得家庭和社会的支持,减轻心理障碍,建立起战胜困难的信心,从而提高依从性,更有利于手术的成功。

2)护理评估:常规术前评估外,还因患者存在疼痛、黄疸、腹水等症状,需于术前充分评估相应症状的部位、性质、程度,以提供相对应的护理。此外,患者因癌症消耗导致的营养缺乏,应重点评估患者白蛋白、转铁蛋白、体重、有无水肿以及患者的食欲、进食量,以便于指导患者在术前合理摄入饮食,为术后机体储备能量,增强患者免疫功能,以及对手术的耐受力。多数胰腺癌患者同时伴有血糖异常,应评估空腹、三餐后及睡前血糖,应遵循糖尿病饮食原则,将血糖控制在 10mmol/L 以下;同时由于胰腺癌患者糖原储备差,胰岛功能脆性大,血糖常大幅波动,所以要积极预防低血糖。

3)营养支持护理:由于患者食欲差、吸收不良等可导致营养缺乏、贫血、体重下降、血浆蛋白降低,影响术后伤口愈合,尤其是血浆蛋白低时,组织修复功能降低,故做好术前饮食护理非常必要。指导患者进食高碳水化合物、高蛋白、高维生素、低脂肪饮食以储备足够的能量,并保持水电解质平衡。不能经口进食或进食不足者,应建立胃肠外营养途径,以维持患者良好的营养状态,保证手术的顺利进行。

4)疼痛护理:胰腺癌引起的疼痛主要是癌细胞浸润或侵犯血管、神经、其他内脏等,肿瘤对其压迫或刺激产生了疼痛以及癌瘤本身破溃,引起周围组织的炎症或坏死引起疼痛。疼痛可严重影响患者饮食及睡眠,加速体质消耗,以致对治疗的耐受性降低,使患者的生活质量下降。术前在充分评估患者疼痛的基础上应遵医嘱,按三阶梯给药原则按时逐步给药:①非阿片类(阿司匹林、萘普生等);②弱阿片类(可待因,曲马朵);③强阿片类(吗啡、芬太尼、美沙酮等),指导患者按时服药的意义,并告知阿片类药物的不良反应和预防措施。除此之外,指导患者采用非药物镇痛法,如放松疗法、呼吸疗法、音乐疗法等。

5)黄疸护理:因肿物压迫胆总管,胆汁排泄受阻,胆红素重吸收入血引起皮肤巩膜黄染。首先可在巩膜发现黄染,随着癌肿增大,胆道进一步梗阻,可出现皮肤黄染、瘙痒及浓茶尿,胆道梗阻严重者,出现陶土色便。此外,因胆汁不进入肠道,使脂溶性维生素 K 不能正常吸收,导致凝血酶原合成不足,故术前需静脉补充维生素 K 以改善凝血机制,同时应用保肝减黄药物。因黄疸引起的皮肤瘙痒,嘱患者常用温水淋浴,并穿着柔软棉、丝织内衣,禁止刺激性液体如酒精、碱性肥皂擦洗,使用炉甘石外涂可缓解症状。夜间难以入睡患者,遵医嘱给予适量镇静剂。

6)经皮肝穿刺胆道引流(PTCD)管的护理:术前进行 PTCD 将胆汁排出体外,可减轻胆道压力,改善肝功能,提高手术成功率,降低手术风险。置管前耐心做好患者及其家属的心理辅导工作,解释行 PTCD 穿刺的目的、意义、方法,介绍同种治愈好转或成功的病例、增强患者战胜疾病的信心。常规准备包括备皮、禁食禁饮、呼吸训练、碘过敏试验。置管完毕,严密监测生命体征,注意观察有无腹痛、腹胀、恶心、呕吐等异常情况。遵医嘱给予补液、抗感染、止血治疗。妥善固定,保持引流管通畅,确保有效引流。观察引流的胆汁量,有无出血、堵塞、感染、胆瘘、电解质紊乱等并发症。观察患者黄疸消退情况及肝功能改善情况,遵医嘱定时复查血清胆红素及肝功能。

7)术前健康教育:在告知手术常规目的及内容的基础上,重点告知由于手术创伤大以及术后引流管较多,术后易出现疼痛,但强调术后给予相应的止痛治疗,消除患者紧张情绪。同时,指导训练患者床上有效咳痰、床上排便及床上下肢运动锻炼,以预防术后肺部及泌尿系统感染、下肢静脉血栓的形成。

(2)术后护理:胰腺癌患者经历的症状,对患者生活的诸多方面造成影响,如饮食、排泄、疼痛、睡眠形态紊乱以及情绪变化。通过病情观察,同医生协作,对胰腺癌患者的营养支持、疼痛护理、信心及情绪支持、机体训练等方面采取更加积极主动的行动,以促进胰腺癌患者生活质量的提高。

1)心理护理:术后要以热情和蔼、关切同情的态度,深入浅出地讲解手术后的注意事项,有针对性地解除患者的思想负担;鼓励患者说出感受并提供处理方式的正确信息,给予患者及其家属适当的支持;丰富患者的生活内容,转移对康复及治疗的伤痛和恐惧,以利于患者配合治疗,尽快康复。

2)术后病情观察:常规监测术后患者生命体征,观察口唇、甲床、皮肤黏膜颜色。术后患者可因低血糖、肝功能损害等造成意识障碍,当患者意识恢复较慢时,注意有无表情淡漠、出虚汗等现象,同时检测血糖及肝功能予以辅助诊断。

3)疼痛护理:手术切口疼痛多发生于术后 72 小时内,72 小时后疼痛逐渐减轻。咳嗽、活动等刺激,可加重疼痛,因此,护士应进行疼痛护理:①为患者安排安静舒适的治疗环境;②协助患者行半卧位以减轻切口张力,患者咳嗽时,在护士的协助下用双手按压伤口两侧,以利于排痰;③遵医嘱按三阶梯给药原则给予止痛措施,指导患者自行应用镇痛泵;④评估并记录疼痛发作时间、次数、性质、部位、促发因素、缓解方法及止痛剂效果;⑤观察患者有无阿片类止痛药相关不良反应,如头晕、嗜睡、恶心、呕吐、便秘、尿潴留等,指导患者如何预防和应对该类不良反应的方法;⑥定时巡视患者,如发现腹部压痛、反跳痛、肌紧张,伴发热、引流液异常,应警惕胆瘘或胰瘘发生,及时反馈给医生。

4)各种引流管的护理。①腹腔引流管:胰十二指肠切除术(PD)术后患者腹腔引流管较多,一般放置在胃肠吻合口、胆肠吻合口、胰肠吻合口。由于近年来术式的改进,也有部分患者不放置腹腔引流管。引流管勿高于腹部皮肤穿出点,防止引流液倒流,引起逆行感染。术后24小时引流液为淡红或暗红色,一般不应超过300mL。如手术当日有大于300mL/h鲜红色血性液体流出,并伴有脉搏细速、血压下降,应考虑为出血可能,必须及时报告医生以便采取措施。若引流管引出胆汁样液或无色透明伴乳糜样沉渣,应考虑胆瘘或胰瘘发生。②胰腺引流管:胰腺引流管比较细,应妥善固定,防止打折、扭曲或脱出。胰腺引流管接无菌引流袋,每天更换一次,注意无菌操作,预防逆行感染未进食时引流量少,进食后每日引流量可增多300~500mL,无色透明。注意观察引流液性质,若引流液颜色为粉红色或黄绿色,考虑为出血或胰腺引流管滑脱至肠道,应通知医生给予处理,遵医嘱予以充分引流、使用生长抑素类似物奥曲肽抑制胰腺分泌。若无异常情况发生,3~4周可拔除引流管。③PTCD管:PTCD管为术前缓解胆道梗阻,减轻黄疸症状,因术后胆肠吻合建立,胆汁顺利排入肠道,术后PTCD管引出的胆汁量逐渐减少。拔管前须闭管3天,观察患者有无黄疸再次出现或加重,大便颜色是否正常,有无发热、寒战、腹部胀痛发生,如未出现上述症状应进行胆道造影,显影通畅,开放引流1~2天,可予以拔管。④胃肠减压管:密切观察胃溶液颜色、性质及量,严格记录。PD术切除远端胃,故胃肠减压除了吸出积气积液,减轻腹胀,还可及时发现胃部伤口出血的征兆。另外,术后应激性溃疡可使胃黏膜糜烂出血,导致上消化道大出血。胃肠减压可反映出血情况,还可经胃管注入止血药,呕血时还可防止误吸。保留胃肠减压期间,要妥善固定胃管,协助漱口,保持口腔黏膜湿润,对于由胃管摩擦咽部导致的不适可通过含化润喉片等措施缓解。患者排气后,胃管可拔除,拔除后仍要观察患者有无恶心、呕吐等胃排空障碍的表现。⑤肠内营养管:PD术通常留置空肠造瘘或鼻肠营养管,为患者术后供给肠内营养液提供重要保证,因此应注意妥善固定,同时向患者介绍其重要性,保证患者舒适度,肠内营养前后严格遵循操作规范,保证管道通畅及有效性。

5)营养支持:术后营养支持对于有效改善患者的负氮平衡、促进蛋白质合成、促进吻合口及切口愈合、减少并发症具有重要意义。护士严格执行全肠外营养(TPN)护理常规,若TPN配合胰岛素泵输入,要按时监测血糖,随血糖值调节二者的滴速。随着肠蠕动的恢复,肠内营养的重要意义凸显出来。尤其是PD术消化道吻合口多,经口进食较晚,经空肠造瘘管或鼻肠营养管输入肠内营养液,可维持和改善肠黏膜屏障功能,促进肠蠕动功能的恢复,改善肿瘤患者胃肠道的免疫功能,降低感染并发症的发生率,促进胃肠道激素的分泌。首次给予短肽型营养剂——百普素,初始速度为20mL/h,循序渐进增至120mL/h。逐渐过渡到整蛋白、能量密集型,如能全力、瑞能。观察患者的耐受程度,有无腹胀、腹泻、肠痉挛疼痛等不适反应。

6)皮肤护理:因胰腺癌手术时间长、术后患者管道多活动不便,导致患者卧床时间长。与此同时,黄疸导致患者皮肤保护屏障功能下降,故术后皮肤护理十分重要。对压疮高危患者应进行皮肤压疮危险因素评分,定时协助患者翻身更换体位或使用充气床垫,采取局部减压措施,保持床单位整洁、干燥、无皱褶。对于已出现的压疮,评估其压疮分级给予相应级别的压疮护理。

7)体位与活动:手术后患者清醒、血压平稳,可给予半卧位,床头抬高30°~40°。依据快速康复外科理念,指导患者早期活动,有助于增加肺活量、促进胃肠道蠕动,有利于胃肠功能早期恢复、促进下肢血液循环,防止下肢静脉血栓的形成。此外,对患者自理能力及活动能力进行综合评定,制订个体化活动方案,活动时应遵循循序渐进的原则。

2.常见术后并发症的护理

术后的主要并发症包括胰瘘、出血、胃排空延迟、胆瘘、糖耐量异常等。

(1)胰瘘:胰肠吻合口瘘,其危害是胰酶被肠液、胆液激活后流入腹腔,腐蚀、消化周围组织,引起严重的腹腔感染、大出血、肠瘘等致命性并发症,危及患者生命。一般发生于术后5~7天,患者表现为突发剧烈腹痛、持续腹胀、发热、腹腔引流液内淀粉酶增高。典型胰瘘者可自腹腔引流管或伤口流出清亮液体,腐蚀腹腔脏器及周围皮肤,引起糜烂、疼痛。此时,应给予早期持续吸引引流,周围皮肤涂以氧化锌软膏或使用康惠尔水胶体敷料保护,及时通知医生,遵医嘱予营养支持、抑制胰液分泌等处理。处理后密切观察引流液的性质、量,确保引流管固定良好、引流通畅。若胰瘘持续3个月以上,引流量无减少趋势,应积极给予手术治疗。

(2)出血:术后密切观察生命体征、伤口渗血及引流液的性质,准确记录出、入量。术后早期1~2天内的出血可能为黄疸致凝血机制障碍、创面广泛渗血或结扎线脱落等原因;术后1~2周发生的出血可因胰液、胆汁腐蚀以及感染所致,如出血速度较慢,可在严密观察下遵医嘱迅速扩容、保持有效的循环血容量,予止血药,同时补充维生素K和维生素C;如出血量大、出血速度快且猛,保守治疗无效,配合医生做好急症手术止血的准备。

(3)胃排空延迟:患者于术后7天以上不能拔除胃管、不能进食,或拔除胃管之后出现明显呕吐症状,高度怀疑存在功能性胃排空延迟。其主要原因有手术创伤刺激交感神经,使其活性增强、儿茶酚胺释放增加、胃肠神经丛、迷走神经损伤,胃窦幽门肌缺血等。嘱患者禁食、保持口腔清洁。遵医嘱留置胃管并持续胃肠减压,予甲氧氯普胺、多潘立酮等胃动力药。同时给予患者静脉营养及肠内营养支持治疗,保证患者能量供给。功能性胃排空延迟持续时间长,有的长达半年,须对患者加强心理指导,使其了解发生原因并放松心情,鼓励患者树立信心。

(4)胆瘘:多发生于术后5~10天,主要表现为腹痛、腹膜炎症状,并伴有发热、黄疸、恶心、呕吐等,可引流出较多的含有胆汁样液体。嘱患者采用右侧卧位或半卧位,并禁食、胃肠减压,充分的引流,以减少经瘘口的胆肠液流出,周围皮肤涂以氧化锌软膏保护或使用康惠尔水胶体敷料保护,加强营养支持治疗,遵医嘱合理应用抗生素。

(5)糖耐量异常:患者术前也可能存在糖耐量异常,长期高血糖对胰岛β细胞慢性刺激,导致β细胞功能障碍,胰岛素分泌失代偿,经切除胰腺后,β细胞功能有所恢复,但胰岛素抵抗现象仍不能完全缓解,故术后患者仍可出现糖耐量异常。需密切监测患者血糖变化,遵医嘱随时调整胰岛素用量,密切关注患者是否出现出冷汗、心悸以及头晕眼花等低血糖症状以及尿多、皮肤干燥、极度口渴、厌食、心跳加快、呼吸缓而深、疲倦无力等高血糖症状。

(6)其他:伤口裂开、伤口感染、肺部感染、泌尿系统感染、肠梗阻、血管栓塞性疾病等。

3.居家护理

胰腺癌患者出院后仍有较高的护理需求,护理人员应在患者出院前对其进行充分评估,包括心理状况、社会支持、饮食情况、自理能力等患者自身情况和手术方式、化疗与否及预后等治疗情况,并与所在医院护士做好接洽、衔接,建立居家护理病历,全面掌握患者情况,针对不同的患者采取不同的护理措施。

(1)饮食指导:胰腺癌根治性切除术是一种复杂且创伤的大手术,其切除范围广泛,术后吻合较多,消化道进行了重建,因此对机体的消化和吸收功能将产生一定影响。指导患者进食高蛋白、高维生素、低脂肪食物,以软烂、易消化为主,遵循少量多餐原则,循序渐进增加进食量,忌生冷、油炸、辛辣等不易消化的食物。如遇腹胀、腹泻等不适症状,应选择易消化、少油饮食,避免刺激性、高渗性食品以及过冷及产气食物,如冰淇淋、甜牛奶、豆浆等,必要时可在医生建议下服用多潘立酮、多酶片等助消化药物,腹泻严重时遵医嘱应用洛哌丁胺及十六角蒙脱石等止泻药,上述症状如不缓解,及时到医院就医。

(2)休息与活动:保持室内空气清新,每天开窗通风,预防感染,指导患者充分休息,进行适当轻体力活动,运动可使全身系统代谢增加,加速胃肠道功能的恢复,促进肠蠕动,减轻腹胀,如散步、打太极等有氧运动还可改善疲乏症状;术后伤口初步愈合,须避免腹压增大的因素,如剧烈咳嗽、用力排便、抬举重物等,以免造成切口疝的发生。晚间休息前,可用温水泡足,每天30分钟,泡足后指导家属用拇指指腹按摩足底的横结肠区,促进胃肠功能的恢复。

(3)心理护理:指导患者逐渐由患者角色向健康人角色转变,并结合其自身兴趣爱好,如读书、十字绣等可排遣压力、陶冶情操。同时指导家属耐心倾听和鼓励患者诉说疾苦,让患者不良情绪得到宣泄,有针对性地进行疏导劝说,结合其宗教信仰,帮助他们尽快度过哀伤期并建立良好的家庭支持系统,帮助患者逐步回归社会。

(4)T管及PTCD引流管的护理:携带T管及PTCD引流管回家的患者,应指导其引流管妥善固定、防止扭曲、打折及固定位置方法,避免引流液反流导致感染发生;指导家属注意观察引流管周围皮肤,是否出现红肿,有无渗液等情况,如有异常,及时就医;指导家属遵循无菌操作原则,定时更换引流袋,准确记录引流量。如发生引流量突然减少、引流液颜色异常、寒战、发热、巩膜、皮肤黄疸再次出现症状,应及时到院就诊。

(5)肠内营养管护理:依据患者出院前营养评估,个别患者遵医嘱携带空肠造瘘管或鼻肠营养管,继续进行居家营养支持,指导患者及其家属掌握正确的应用肠内营养方法;妥善固定营养管,每次使用前常规检测体外导管长度;选择新鲜食材,食材需打碎,滤渣,防止营养管阻塞;保证营养管使用前、后用37～38℃温水30mL脉冲式冲洗营养管,保障通畅;如遇营养管使用有阻力时,严禁暴力冲管,防止管路爆裂;如出现剧烈腹痛、呕吐,应停止管入,并及时就医。

(6)症状护理。

1)疼痛:姑息手术患者及晚期癌症患者因肿瘤未被根治,肿瘤浸润压迫腹膜后内脏神经,疼痛仍持续存在。指导患者正确评估疼痛程度,及时记录疼痛的时间、频次、性质。掌握止痛的不同处理方法及止痛药使用原则、方法、不良反应及应对措施。恶心、呕吐、便秘是阿片类药物常见的消化系统不良反应。其中恶心、呕吐多可在用药3天后耐受,症状明显者可配合使用甲氧氯普胺、格雷司琼等止吐药物,患者切勿在用药初期因为恶心、呕吐而停止服药。但便秘随用药时间的延长和剂量的增加具有累积效应,居家患者在病情允许的情况下,多饮水,摄入纤维素含量高的食物,如芹菜、菠菜等;还可吃润肠通便的食物,如香蕉、蜂蜜、山芋等;适量增加运动量,餐后半小时散步;严重便秘者在服用止痛剂的同时配合使用缓泻剂,如麻仁胶囊、通便灵等;还可做腹部按摩刺激肠蠕动(由右向左顺时针),必要时灌肠。阿片类药物的神经系统不良反应是镇静、嗜睡。一般表现为用药初期睡眠时间延长,可逐渐耐受。少数患者还会发生尿潴留,可通过湿毛巾热敷下腹部,听流水声,会阴冲洗诱导排尿,如无效须导尿。用药剂量加大或间隔时间短,可能会发生呼吸抑制,须严密观察。

2)黄疸:晚期胰腺癌患者,因肿瘤浸润进展,胆道完全梗阻,黄疸再次出现。指导患者穿宽松、肥大、柔软的棉质衣服,勿抓挠皮肤,防止皮肤破损引起感染;用温水擦拭皮肤,禁止刺激性液体,如乙醇、碱性肥皂擦洗;使用炉甘石外涂可缓解症状。

(7)定期随诊复查:治疗后2年内每3个月、2年后每6个月随访,复查血常规、肝肾功能、血清肿瘤标志物、腹部CT或B超。如有体温升高、食欲下降、恶心、呕吐、黄疸加重或再次出现、消化道出血(呕血或黑便)等异常现象及时到医院就诊。

(李 静)

第十节 结直肠癌护理

结直肠癌是胃肠道肿瘤中常见的恶性肿瘤,好发于40~60岁,男性多于女性。我国大肠癌的发病类型中,以直肠癌最多见,其次为乙状结肠癌。

一、临床表现

结直肠癌生长缓慢,原发癌肿的倍增时间平均将近2年,这就造成结直肠癌在早期生长的很长时间内可无任何临床症状或缺乏特异表现。进展期结直肠癌的临床表现视其发病部位、病变范围而有所不同。

(一)右半结肠癌的临床症状及表现

右半结肠癌生长多以隆起型病变为主,相对发展缓慢,患者早期症状缺乏特异性,许多患者并无肠道症状,只是偶有腹部隐痛不适。右侧结肠肠腔较粗,内容物多呈液性,肿瘤在肠腔内可生长成较大肿块,伴随肿瘤出血、坏死和继发感染。临床上主要表现为腹痛、腹部肿块和贫血。其他症状还包括原因不明的发热、消瘦和疲乏无力等症状。此时患者多出现贫血症状,表现为大便隐血阳性,右半结肠内的粪便呈半流体状,故对肿瘤的影响较小,出血量较小,又混于便中后色泽改变,不易被察觉。只有在出血量较大时才表现为肉眼可见的便血。另外,肿瘤穿孔可造成腹膜炎或形成脓肿、蜂窝织炎,多以急腹症就诊。肿块并非意味着肿瘤晚期,据文献报道,其中的60%可行根治术,20%属Ⅰ期。另外,穿孔往往预示患者预后不良,癌细胞播散种植,易于局部复发。

(二)左半结肠癌的临床症状及表现

肿瘤出血引起的症状便血是左半结肠癌和直肠癌最常见的症状表现。常表现为肉眼可见的血便,具体颜色可以为鲜红色、红褐色、深褐色、紫色。病变部位越靠近直肠,出血的颜色越接近鲜红色。造成上述现象的原因是左半结肠和直肠内的粪便较干硬,容易造成对肿瘤的摩擦而导致出血。便血或贫血并非肿瘤晚期的表现,相反出血症状多见于 DukesA 期,出血症状与分化良好肿瘤相关。研究表明,有出血症状的患者其预后较无出血者好。约 60％的患者还会出现腹痛症状,腹痛可为隐痛,当出现肠梗阻时,也可表现为腹部绞痛。40％左右的患者可触及左侧腹部肿块。

老年人的肠套叠多存在病理改变,其中以结肠癌占多数。结肠癌到晚期时,可能发生急性或慢性肠穿孔,合并腹膜炎症状。肿瘤侵入膀胱或子宫后可发生相应的并发症。肿瘤累及输尿管时出现肾盂积水。在罕见的情况下盲肠肿瘤致阑尾梗阻,出现急性阑尾炎的症状和体征,或造成阑尾穿孔。大约有 5％的结肠癌可出现转移灶症状。

(三)直肠癌的临床症状及表现

1.直肠刺激症状

直肠刺激症状在直肠癌患者中较为常见,47.1％的患者会出现腹泻及里急后重,常伴排便习惯的改变,肛门下坠感,排便不尽感,大便次数明显增多,貌似腹泻,实为便秘。24％的患者还会伴有下腹的胀痛。

2.肠腔狭窄症状

癌肿侵犯至肠腔,狭窄症状明显时,可表现为大便变形、变细,排便困难,甚至肠梗阻。

3.肿瘤破溃感染症状

当直肠肿瘤破溃感染时,常可出现便中带血及黏液,甚至脓血便。

直肠癌症状出现的频次依次为便血(80％～90％)、便频(60％～70％)、便细(40％)、黏液便(35％)、肛门痛(20％)、里急后重(20％)、便秘(10％)。值得注意的是,临床上无论患者还是医生常常忽略了便血的严重性,往往将不明原因的出血归咎于痔。医生不规范的体检和诊断可造成本来可以治愈的肿瘤的误诊,贻误最佳治疗时间。

4.肿瘤侵犯转移引起的症状

直肠癌蔓延至直肠周围,向后侵及骶丛神经可出现腰骶部酸痛、胀坠;向前累及前列腺或膀胱可出现尿频、尿急、排尿不畅、血尿等症状;侵及阴道可出现阴道出血。肿瘤经血行转移至肝、肺、骨及卵巢时,出现相应症状表现。结直肠癌髂脉管旁淋巴结转移,造成淋巴管阻塞,癌细胞逆流至腹股沟,发生腹股沟淋巴结转移。腹膜后淋巴结广泛转移,特别是腹主动脉旁淋巴结转移压迫下腔静脉或髂静脉,可出现一侧或双侧下肢水肿、阴囊水肿。

二、诊断

在最初诊断结直肠癌时,Ⅰ期患者仅占 15％,Ⅱ期占 20％～30％,Ⅲ期占 30％～40％,Ⅳ期占20％～25％。检查应遵循由简到繁的步骤进行,常用方法包括以下几项。

(一)大便隐血试验

大便隐血试验是大规模普查或高危人群结直肠癌的初筛手段,阳性者需做进一步检查。

(二)肿瘤标志物

对结直肠癌诊断和术后检测有意义的肿瘤标志物是癌胚抗原(CEA),但用于早期诊断结直肠癌意义不大。血清 CEA 水平与 TNM 分期呈正相关,TNMⅠ期、Ⅱ期、Ⅲ期、Ⅳ期患者的血清 CEA 阳性率依次分别为 25％、45％、75％和 85％左右。CEA 主要用于监测复发,但对术前不伴有 CEA 升高的结直肠癌患者术后检测复发无重要意义。

(三)直肠指检

直肠指检是诊断直肠癌最重要的方法。我国直肠癌中约有 70％为低位直肠癌,大多数能在直肠指检中触及。因此,凡遇患者有便血、大便习惯改变、大便变形等症状均应行直肠指检。

(四)内镜检查

内镜检查包括直肠镜、乙状结肠镜和结肠镜检查,内镜检查时可取病理活检明确病变性质。一般主张行纤维全结肠镜检查,可避免遗漏同时性多源发癌和其他腺瘤的存在。直肠指检和结肠镜检查是结直肠癌最基本的检查手段。

(五)影像学检查

1.钡剂灌肠

钡剂灌肠是结肠癌的重要检查方法,但对低位直肠癌的诊断意义不大。

2.腔内超声检查

用腔内超声探头可探测癌肿浸润肠壁的深度及是否侵犯邻近脏器。

3.CT 检查

可以了解癌肿在直肠和盆腔内的扩散情况,以及是否侵犯膀胱、子宫及盆壁,是术前常用的检查方法。也可判断肝、腹主动脉旁淋巴结有无转移。

4.MRI 检查

对直肠癌的 T 分期及术后盆腔、会阴部复发的诊断较 CT 优越。

三、治疗

(一)手术治疗

手术切除仍是结直肠癌的主要治疗方法。手术切除的范围原则上应包括肿瘤在内的足够的两端肠段,一般要求距肿瘤边缘 10cm,还应包括切除区域的全部系膜。直肠癌切除的范围包括癌肿下缘下 5cm 的直肠系膜、周围淋巴结及受浸润的组织。由于近年来保留盆腔自主神经(PANP)、全结肠系膜切除术(TME)等新观念的融入,以及直肠癌浸润转移规律的重新认识和吻合器的广泛使用,使直肠癌手术得到了不断完善和发展,低位直肠癌的保肛率也较以往明显提高,有效降低了直肠癌局部复发率,提高了患者的生存率和手术后生活质量。

1.结直肠癌的内镜治疗

(1)套圈切除:适用于有蒂、亚蒂或无蒂的早期结直肠癌。

(2)黏膜切除:包括镜下黏膜切除术和内镜黏膜下剥离术,适用于距肛门 16cm 以内的早期结直肠癌。

(3)经肛门内镜显微手术适用于距肛门 16cm 以内的早期结直肠癌。优点是切除后创面可以缝合,避免了术后出血、穿孔等并发症。在完成上述内镜腺癌的局部治疗后,应当高度重视对切除肿瘤基底面的病理学检查,若发现癌细胞,提示体内癌组织残余,需要再次进行根治性手术。

2.右半结肠癌的手术

右半结肠癌应包括盲肠、升结肠、结肠肝曲部癌,都应进行右半结肠切除术。无法切除时可行回—横结肠侧—侧吻合,解除梗阻。右半结肠的切除范围包括末端回肠 10～20cm、盲肠、升结肠、横结肠右半部和大网膜。在根部结扎回结肠动脉、右结肠动脉和中结肠动脉右支。淋巴结的清扫范围包括结扎血管根部的淋巴结及其切除区域的淋巴结。

3.横结肠癌的手术

由于横结肠肝曲、脾曲癌在治疗上分别采取右半结肠切除术和左半结肠切除术,所以从治疗的角度看,横结肠癌主要指横结肠中部癌。手术方式为横结肠切除术。切除范围包括横结肠及其系膜、部分升结肠和降结肠、大网膜。

4.左半结肠切除术

左半结肠切除术包括结肠脾曲、降结肠和乙状结肠癌。部分乙状结肠癌如癌肿小,位于乙状结肠中部,而且乙状结肠较长,也可行单纯乙状结肠切除术。常规的左半结肠切除术的切除范围应包括横结肠左半、降结肠和乙状结肠及其相应的系膜、左半大网膜。

5.直肠癌的手术

切除的范围包括癌肿、足够的两端肠段、受侵犯的邻近器官的全部或部分、四周可能被浸润的组织及全直肠系膜。如伴有能切除的肝转移癌应同时切除。中低位直肠癌的手术应遵循全直肠系膜(TME)原则,其具体要求是:首先,直视下的锐性解剖直肠系膜周围盆筋膜壁层和脏层之间无血管的界面;其次,切除标本的直肠系膜完整无撕裂,或在癌肿下缘 5cm 切断直肠系膜。

直肠癌根据其部位、大小、活动度、细胞分化程度等有不同的手术方式。

(1)局部切除术:是指完整地切除肿瘤及其周围 1cm 的全层肠壁。它区别于传统的直肠癌根治术,手术仅切除肿瘤原发病灶,不行区域淋巴结清扫,多用于早期癌,也有根治性切除的含义。

直肠癌具备如下条件者可考虑做局部切除:①肿瘤位于直肠中下段;②肿瘤直径 2cm 以下,占肠壁周径应小于 30%;③大体形态为隆起型,无或仅有浅表溃疡形成;④肿瘤 T 分期为 T_1 期;⑤组织学类型为高分化、中分化腺癌。

局部切除手术的入路:经肛途径;经骶后途经,包括经骶骨途径和经骶骨旁途径;经前路括约肌途径,经阴道后壁切开括约肌和肛管、直肠,切除肿瘤。

(2)腹会阴联合直肠癌切除术(APR):即 Miles 手术,原则上适用于腹膜反折以下的直肠癌。切除范围包括乙状结肠远端、全部直肠、肠系膜下动脉及其区域淋巴结、全直肠系膜、肛提肌、坐骨直肠窝脂肪、肛管及肛门周围 5cm 直径的皮肤、皮下组织及全部肛管括约肌,于左下腹行永久性结肠造口。

(3)直肠低位前切除术(LAR):即 Dixon 手术,或称经腹直肠癌切除术,是目前应用最多的直肠癌根治术,原则上适用于腹膜反折以上的直肠癌。大样本的临床病理学研究提示,直肠癌向远端肠壁浸润的范围小于结肠,只有不到 3% 的直肠癌向远端浸润超过 2cm。是否选择Dixon 术主要取决于患者的全身情况、肿瘤分化程度、浸润转移范围及肿瘤下缘距齿状线的距离。应在术前做好评估,正确判断肿瘤浸润、进展的程度并结合术中具体情况个性化对待。一般要求癌肿距齿状线 5cm 以上,远端切缘距癌肿下缘 2cm 以上,以能根治、切除肿瘤为原则。由于吻合口位于齿状线附近,为防止患者术后出现腹泻可通过行结肠"J"贮袋改善排便功能。

6.姑息手术

结直肠癌的姑息性手术方式主要包括:①姑息性减瘤术,即切除肿瘤的原发灶和转移灶的大部分,肉眼尚有癌的残留;②姑息性减状手术,即不切除肿瘤,只是解除肿瘤引起的症状。具体采取何种手术方式,要根据肿瘤性质、转移情况及患者全身状况等综合情况评定。

7.结直肠癌腹腔镜手术

肠癌腹腔镜手术已被普遍接受。直肠癌腹腔镜手术尚处于临床试验阶段。但根据目前国内开展该手术的大医院的资料显示,已经取得与传统开放性手术相同的治疗效果。

(二)辅助治疗

1.化疗

(1)术前化疗:多用于局部晚期直肠癌,通常与放疗联合应用。也越来越多地应用于潜在可切除的结直肠癌肝转移的患者。

(2)术后化疗:对 TNMⅢ 期的根治性切除术后患者应采用辅助性化疗。化疗方案有多种,常用的方案为氟尿嘧啶类药物及甲酰四氢叶酸联合或不联合第三代铂类药物(奥沙利铂)。对 TNMⅡ 期患者术后是否需要辅助化疗尚有争议,目前认为高危 TNMⅡ 期患者应该行术后辅助化疗。

2.放疗

结直肠癌的放疗主要是针对中下段直肠癌而言,直肠癌大多数为腺癌,对放射线敏感度较低。放疗主要用于:①根治术的辅助治疗;②体外照射加近距离照射用于有禁忌或拒绝手术的直肠癌患者;③姑息性体外照射治疗加近距离照射用于晚期直肠癌缓解疼痛、改善症状。

术前放疗可以提高手术切除率,目前常用的方法是"三明治"疗法,即术前外照射＋手术＋术后外照射。临床上取得了较满意的效果。

3.同期放化疗

对于 $T_{3\sim4}N_0$ 或 $T_xN_{1\sim2}M_0$ 的中低位直肠癌患者,目前常规在手术前同期给予化疗及放疗,又称为新辅助放化疗,可使肿瘤缩小和降期,有利于提高保肛手术成功率,降低局部复发率,但对生存期提高不明显。

4.分子靶向治疗

常用的靶向药物包括以表皮生长因子受体(EGFR)信号传导通路为靶点和血管内皮生长因子(VEGF)为靶点的两类药物。针对晚期结直肠癌,靶向药物与化疗药物联合应用可以显著提高有效率,且不明显增加不良反应。

四、护理

(一)手术护理

1.术前护理

(1)心理护理:针对患者焦虑、悲观、恐惧、绝望、忧郁等心理问题,应主动介绍住院环境和同室病友;鼓励患者倾诉,减轻心理上的压力;加强与患者沟通,讲解负性心理对治疗和恢复的不利影响;护士及时将患者的心理需求向医生进行反馈,并积极配合医生对患者进行疏导,说明手术治疗的必要性,介绍手术过程,并利用实例教育说服患者,减轻或消除患者对手术后果的疑虑;增强患者手术治疗的信心。

(2)营养支持:有研究显示,约58%的结直肠肿瘤患者在确诊时即存在营养不良的状况,并存在预后不良的风险,而在术前肠道准备过程中,饮食的限制和反复腹泻会加重患者营养不良的程度。患者的营养状态与预后、术后并发症、治疗耐受性和生活质量均呈正相关。

结直肠癌主要以老年人为主,大多存在营养不良的问题,为提高患者对手术耐受程度,促进患者康复,术前应加强营养及合理膳食指导,必要时经静脉补充营养及维生素。针对贫血患者给予输血,纠正贫血及低蛋白血症。

可遵医嘱视患者不同情况给予术前服用肠内营养制剂。有研究结果显示,术前服用肠内营养制剂进行营养支持治疗,改善了患者术前的营养状态,提高了手术的耐受力。同时,还显著减轻了术后胰岛素抵抗和分解代谢,降低外科应激。由于术前口服肠内营养制剂后肠道对其吸收充分,残余粪便少,连续服用2～3天后排便量明显减少,肠道清洁度高,故术前3天服用肠内营养制剂、术前1天口服电解质液清洁洗肠的方法已被广泛应用。研究结果显示,结直肠肿瘤患者应用肠内营养制剂进行肠道准备与传统机械性肠道准备相比,在术后吻合口瘘、切口感染、腹腔感染的发生率和术后住院时间等方面差异无统计学意义。

(3)肠道准备:术前3天进食少渣、半流质饮食,口服缓泻剂;术前2天进食流食,继续口服缓泻剂;如无肠道梗阻,于手术前日口服电解质清肠剂或遵医嘱给予全消化道灌洗;术前1天下午遵医嘱口服肠道不吸收抗生素或术前静脉使用抗生素;术前1天晚上或术日晨清洁灌肠。

(4)术前训练:教会患者深呼吸、有效咳嗽、翻身和床上排便,注意保暖。

(5)其他:针对合并全身疾病者,术前应根据具体情况进行对症治疗。

2.术后护理

(1)严密观察生命体征变化:术后给予患者去枕平卧位,15分钟监测1次血压。患者清醒后,脉搏、呼吸平稳,每30～60分钟监测血压1次。平稳后根据病情及医嘱逐渐延长间隔时间。

(2)体位:麻醉清醒生命体征平稳后,嘱患者取30°半卧位,以减小缝合口张力,利于引流管或会阴部伤口的引流。对肠造瘘术后患者指导其取患侧卧位,防止造口袋渗漏引起伤口污染,影响伤口愈合。

(3)引流管的护理:将引流管分别标识,妥善固定,以免扭曲受压、堵塞、脱落,保持引流通畅,护理人员详细观察并记录引流液的性质、量、色等。

(4)做好会阴部伤口的观察与护理:Miles手术由于会阴部伤口创面大,易出血和感染,所以会阴部伤口渗出较多时应随时更换伤口敷料,并注意渗液的颜色。如颜色鲜红、敷料渗湿较快并伴有心率加快和血压下降,应考虑出血,立即通知医生并做好抢救准备。会阴部伤口填塞物取出后,可遵医嘱开始坐浴,每天2次,直到伤口完全愈合。常用高锰酸钾溶液,温度为38～40℃,稀释到1:5000或1:10 000。配制好的水溶液通常只能保存2小时左右,因而要现用现配。由于高锰酸钾放出氧的速度慢,患者在用药时一定保证坐浴时间在10分钟以上,这样才能保证药物较好地吸收。

(5)保持尿管通畅:术后训练膀胱功能,尽早拔除尿管。Miles术后患者则适当延长留置尿管时间。拔除尿管后注意观察患者有无排尿困难、尿潴留,必要时测残余尿,当残余尿大于100mL,仍需再置尿管。如有泌尿系统感染,应遵医嘱给予抗感染治疗。

(6)饮食指导:肠蠕动恢复后给予流食,如藕粉、米汤、鸡汤、鱼汤。无异常后改为半流食,避免进食刺激性及产气食物,避免易引起便秘的食物。肠道手术的患者由于禁食和肠功能的紊乱,手术后也都存在不同程度的营养不良,应评估患者目前的营养状况和过去的饮食习惯,与患者共同制订饮食计划,使其合理地摄取营养,保证顺利康复。

(7)活动:生命体征平稳后鼓励患者进行深呼吸、咳嗽、翻身、床上做肢体活动,手术后尽早让患者离床活动,活动时防止跌倒。

(8)术后并发症的观察及护理。

1)出血:术后应严密观察生命体征及伤口情况,如伤口渗血较多且伴有血压下降和心率加快,应立即通知医生并做好抢救准备。同时观察患者引流管情况,观察引流液性质及引流量。另外,患者排血性便时应记录颜色、性质和量,谨防腹腔内出血。会阴部有伤口的患者应注意会阴伤口渗血情况。

2)感染:多与术中无菌情况、急症手术、围术期免疫抑制剂应用、患者营养状况、基础病及吻合口瘘等情况相关。应观察患者伤口、会阴伤口情况,观察引流液的颜色和性状,遵医嘱合理给予患者抗生素治疗,注意患者体温变化,注意做好高热的护理,糖尿病患者还要注意血糖变化。

3)肠梗阻:表现为腹胀、停止排气和排便,此时应嘱患者禁食水,置胃管并持续有效地胃肠减压。对于肠麻痹造成的肠梗阻,通过胃肠减压,灌肠并配合药物治疗可得到缓解;对于吻合口狭窄或其他原因造成的肠梗阻,可采用手术解除肠梗阻。

(二)造口及造口患者的护理

肠造口术是结直肠肿瘤外科手术治疗中最常施行的术式之一,既是疾病治疗的需要,也是改善患者生活质量的重要手段。随着直肠吻合器的广泛使用及早期诊断质量的提高,直肠癌低位/超低位保肛手术开展的越来越多,其中永久性肠造口手术的患者在逐年减少,行保护性回肠造口的患者数量在不断增加。一般保护性回肠造口术后6~12周,最长至6个月,远端吻合口通畅、患者一般情况良好、病情稳定可酌情行还纳手术。尽管如此,每年约有10万人需要接受造口手术。肠造口术根据目的分为排泄粪便的肠造口术(人工肛门)和排泄尿液的肠造口术(尿路造口);根据造口位置分为经腹膜内肠造口术和经腹膜外造口术;根据造口肠段分为回肠造口术和结肠造口术(盲肠造瘘术、升结肠造口术、横结肠造口术、降结肠造口术和乙状结肠造口术);根据用途分为永久性肠造口术和暂时性肠造口术。造口手术的实施解救了许多患者的生命,但同时也给患者带来了身体和心灵上的创伤。因此,应重视造口患者的康复护理和健康教育,根据造口患者的自身情况,全面评估患者,制订围术期个体化的护理计划,更好地促进造口患者的术后康复,提升生活质量。

1.造口术前定位

术前选择造口位置对造口患者是非常重要的,一个位置选择得当、结构完美的肠造口可以使患者以后的生活过得更有信心,故术前应根据患者的病情、手术方式、患者腹部的形状、皱褶及特征,与患者共同选择一个最合适、最易贴袋的造口位置。

常用方法是术前备皮后根据拟造口肠管的解剖位置,在患者平卧、坐、下蹲和站立等体位时暴露腹部,确定造口位置,用记号笔标记成直径为 2cm 的圆圈。定位时应注意预计造口位置应位于腹直肌内,患者能自己见到造口,便于自我护理。造口周围皮肤有足够的平整范围,便于造口用品使用。位置隐蔽,不影响康复后的衣着。造口袋不妨碍腰带。对于特殊体型患者,与手术医生一起探讨理想的造口位置,以不影响患者术后自我护理为宜。

2.造口术后的观察和护理

择期造口术返回病房后并不立刻打开造口,而是用凡士林油纱覆盖,此时护士应注意观察造口的血运和水肿情况,正常造口应为鲜红色。

术后 2~3 天造口开放后,可用生理盐水棉球彻底清洁肠造口周围皮肤,涂上保护膜等产品,以防排出稀便浸润皮肤而出现皮炎。不可用过氧化氢、乙醇、碘伏等消毒液。研究证实,0.9％氯化钠溶液是唯一安全的清洗溶液,对造口黏膜无刺激性。

在使用前要测量好造口的大小,造口袋底座环裁剪适当(一般比造口大 1~2mm 为宜),避免造口袋底座环裁剪过小而压迫造口影响造口的血液循环,或过大引起渗漏,刺激造口周围皮肤。

撕去旧造口袋时要一手按压皮肤,一手轻揭造口袋,自上而下缓慢将造口袋底盘揭除。待皮肤完全干燥后将裁剪好的造口袋贴于造口周围,轻轻按压粘贴处 10~30 分钟。底板粘贴时间一般不超过 7 天,避免皮肤皮脂腺和汗腺的分泌物在底板下积聚而影响皮肤的功能。

3.造口并发症护理

(1)造口并发症。

1)出血:出血常发生在术后 72 小时内,多数是肠造口黏膜与皮肤连接处的毛细血管及小静脉出血,用纱布稍加压迫即可止血;若出血量过多,可以用 1％肾上腺素溶液浸润的纱布压迫或用云南白药粉外敷后用纱布压迫止血。

2)缺血坏死:原因为术中损伤结肠边缘动脉,提出肠管时牵拉张力过大,或者因造口开口太小或缝合过紧而影响肠壁血供。

处理方法:术后选用透明开口袋以便于观察造口血运情况,发现异常及时通知医生处理。

3)皮肤黏膜分离:多发生在术后 1~3 周,肠造口开口端肠壁黏膜部分坏死、黏膜缝线脱落、伤口感染、营养不良、糖尿病导致肠造口黏膜缝线处愈合不良,使皮肤与肠造口黏膜分离形成开放性伤口。

处理方法:护理时除加强全身支持治疗外,还要注意造口黏膜分离处的护理。黏膜皮肤分离较浅的可先用温热生理盐水(36.5~37.5℃)冲洗伤口,阻止伤口变冷,有利于伤口愈合。冲洗后使用保护粉及保护膜,再涂防漏膏保护,避免粪便污染,最后粘贴造口袋。较深的黏膜皮肤分离应在分离处填塞藻酸盐或银离子敷料,其他步骤与较浅分离相同。

4)水肿:原因是腹壁及皮肤开口过小。轻微者不用处理,严重者用高渗盐水湿敷。同时注意造口袋裁剪技巧。

5)狭窄:原因是手术时皮肤或腹壁内肌肉层开口过小或造口局部二期愈合。程度较轻者可自行扩肛,具体方法为戴手套黏润滑剂,从小指至中指依次轻轻进入造口,中指停留 3~5 分钟,每天 1 次,需要长期进行。

6)脱垂:原因为肠管固定于腹壁不牢固,腹压增加或腹部肌肉软弱。

处理方法:选择正确尺寸的造口袋,可容纳脱垂的肠管,最好选用一件式造口袋。指导患者了解肠梗阻和肠坏死的症状和体征,如有异常及时就诊。如脱垂严重者需手术治疗。

(2)造口周围并发症。

1)过敏性皮炎:原因为皮肤接触致敏原,触发变态反应。患者多为过敏体质,造口产品的各部件均可能成为过敏原,如底板、腰带。但应区分某些食物和药物出现的过敏红疹,这种红疹不局限于造口周围皮肤,在身体的其他部位也出现。

处理方法:行过敏试验,评估是否由造口袋等产品引起过敏,方法为在每种使用物品上贴小标签,使用 24~48 小时后,检查试验处皮肤反应情况,以确定致敏原。在造口周围皮肤外涂类固醇类药物,待透皮吸收后拭去,表面喷洒无痛保护膜或使用其他保护膜产品后粘贴造口袋。

2)粪水性皮炎:结肠造口粪便中高浓度细菌和肠液中蛋白酶的腐蚀及食糜经常浸渍,可导致皮肤潮红、溃烂。

处理方法:及时清洗溢入皮炎区的粪水,在肠造口术后,切口愈合拆线前使用清洗液或对造口黏膜和周围皮肤无刺激的生理盐水(研究表明使用普通清水也可),然后用干棉球或干纱布轻蘸干,通常在皮炎处撒上造口护肤粉,用于棉签抹匀,并把多余粉剂轻轻清除,以免影响粘胶的粘贴性能。再使用皮肤保护膜(有含乙醇和不含乙醇的无痛保护膜两种,如皮损超过 3cm×3cm 面积,患者局部疼痛明显,可使用不含乙醇的皮肤保护膜)保护造口周围皮肤,可起到保护皮肤免受黏胶损害、化学刺激及粪便和尿液刺激的作用。

3)皮肤机械性损伤:多为造口袋选择不当,强行剥离或频繁更换引起。

处理方法:造口袋粘贴时动作轻柔,避免损伤。造口袋佩戴时间不宜过长。

4)放射性皮炎:皮肤放疗可引起小血管损伤、皮肤相对缺血、表皮变薄及皮肤弹性纤维破坏。

处理方法:放疗时,尽量采用侧野照射,避免造口及其周围皮肤受到放射损伤,尽量减少接触对皮肤有刺激的物品,如油脂类、有机溶剂,尽可能减少更换造口袋的次数,揭除造口袋时动作应轻柔。有研究认为三度以上的放射性皮炎可使用新型软聚硅酮敷料。

5)造口周围感染致皮肤炎(多为白念珠菌感染):造口周围体毛过密或多汗,易产生毛囊炎或湿疹。

处理方法:对细菌、真菌感染引起的皮炎选用适当的抗生素软膏、抗真菌剂。局部外涂红霉素等抗生素软膏抗感染,必要时全身使用抗生素;周围皮肤红肿者,可用高渗盐水湿敷,烤灯照射。另外造口周围体毛过密或多汗,易产生毛囊炎或湿疹,应将体毛剃除。

6)造口旁疝:发生的主要原因为术后持续性腹压增加、腹壁肌肉薄弱、造口位置不当、未在腹直肌内以及造口位于腹壁肌肉薄弱的部位。

处理方法:术后 6~8 周应避免增加腹压的工作,避免体重增长过快,指导患者了解肠梗阻的症状和体征。一旦出现造口疝,轻者可佩戴腹带扶托,指导患者重新选择适合的造口袋,采用造口灌洗者要停止灌洗。

4.造口工具的选择

目前用于肠造口护理的器械种类较多,有一件式、二件式、加锁式、小型肛门袋、造口栓等。患者可根据造口、皮肤状态、生活习惯及经济能力选择适合自己的造口用品。一般两件式造口袋使用范围较广,即把造口袋分成底座与储粪袋两部分。两件式造口袋效果较好,较少发生并发症,并且可保持5~7天。储粪袋从底座上取下清洗后可再用,较受患者欢迎。

5.造口患者健康教育

(1)饮食指导:嘱患者合理饮食,食物应新鲜、多样化。造口患者为了减少异味,保持大便通畅,应以低渣、无刺激食物为主,避免食用辣椒、芥末、胡椒、咖啡等刺激性食物,多食用新鲜的绿叶蔬菜。减少食用易致便频及产气的食物,如干豆类、土豆、不熟的水果等,这些食物在肠道细菌的作用下可产生大量的硫化氢、沼气等,造成腹胀、频繁排气、异味。大量食用碳酸类饮食及啤酒会产生较多的二氧化碳,也会造成排气增多,应避免或减少食用。易产生恶臭的食物,如鱼、洋葱、生萝卜、生葱、生蒜应减少或适度食用。

(2)并发症观察:指导患者学会造口常见并发症的观察及处理办法,如遇异常情况及时到医院就诊。

(3)日常生活指导:指导患者穿着宽松舒适的衣服,避免腰带压迫造口,男性患者可穿背带裤,女性患者可穿连衣裙。外出及旅行时随身携带造口用品,以备不时之需。日常活动中避免增加腹压的动作,咳嗽或打喷嚏时用手按压造口部位,腹壁肌肉薄弱者宜使用腹带加以支持固定。淋浴时可佩戴或取下造口用品,中性肥皂或浴液不会刺激造口,也不会流入造口。游泳前清空造口袋并减少进食。

(4)性生活指导:对造口进行耐心的呵护,保持造口的健康状态是患者进行性生活的必要条件。护理措施包括性生活前保持造口周围皮肤清洁,更换干净的造口袋,避免胀袋及排泄物因挤压渗漏;条件允许的患者可进行造口灌洗,因为灌洗后患者一般在48小时内无大便排出,因此可佩戴肉色的迷你造口袋或在造口处放置造口栓或纱布即可。女性患者进行性生活时可使用润滑剂或变换体位。房事前放好防护用品,尽可能排除外在影响因素,还可以指导患者用适量精油熏香或香水除掉异味,为夫妻的性生活创造宽松的环境和良好的氛围。

6.造口患者心理护理

(1)心理护理干预:根据患者存在的心理特点进行针对性的心理护理干预,使患者能积极配合治疗,能正确面对自己的缺点和不足。介绍同病种造口志愿者现身说法,增强造口患者康复的信心,勇敢面对生活。针对术后生活中可能出现的不便,护理人员应向患者详细解说其原因,告诉患者这是治疗疾病必不可少的结果,让患者能正确认识术后生活中的不便,坦诚面对,消除其羞耻感和自卑感,术后生活更有自信,社会交往也能正确处理。住院期间护理人员要教会患者及其家属结肠造口的护理方法,并让患者及其家属经常训练如何进行结肠造口护理,学会人工肛门袋的使用,教会他们自我护理方法,以便术后生活得更顺利。

(2)让患者全面了解自己的病情:医护人员应耐心地给患者介绍行造口术的原因、发展规律和重点护理方法。让患者能清楚了解自身造口的特点,需要采取的护理手段,消除其对治疗结果的担心。

(3)积极争取患者家属的配合:患者的心理问题首先需要其家属的全力理解和支持,家属也是患者社会交往中最多接触也是最早接触的人,他们的支持在很大程度上影响患者疾病的态度。因此,争取患者家属和亲友的大力配合,使患者能感受到家庭和社会的温暖,有助于他们树立信心,正确面对自己的病情,积极适应生活,勇敢面对社会交往。

(三)化疗及靶向治疗不良反应的护理

1.化疗不良反应

(1)疲乏:帮助患者正确认识癌因性疲乏、及时进行准确的评估、提供相应行为干预、制订有氧运动计划、调整睡眠及给予相应的营养支持来改善疲乏。

(2)恶心、呕吐:如症状程度较轻,无须处理;但重度的须按医嘱处理。另外,保持病房空气清新,无异味。在化疗前后应遵医嘱按时使用止吐药,利用音乐、电视等多媒体方法分散注意力或根据患者喜好选择气味清香的植物或水果(如柠檬、玉兰花等),闻其香味,减轻不良反应的发生。呕吐后漱口,及时清理呕吐物。

(3)食欲减退:食物应新鲜、多样化,给予高热量、高蛋白、高维生素且易消化的食物,避免过酸、过辣的食物,少食多餐,多进液体饮食,并创造一个良好的进餐环境。如食欲极差者,可遵医嘱予以静脉营养药物支持治疗。有口腔黏膜炎者应注意口腔清洁,用含漱液含漱,每天 4 次或 5 次,给予口腔黏膜保护剂喷涂溃疡部位,促进愈合,禁食刺激性食物。

(4)便秘:进食清淡易消化饮食,少食多餐,同时增加食物多样性,以增进食欲。务必多饮水,保证每天饮水量在 3000mL 左右,每天早餐空腹饮酸牛奶 300mL 或淡盐水 500mL,每天进食粗粮、新鲜蔬菜和水果等,如海带、白菜、芹菜等,使食物纤维在肠道内充分吸收水分而膨胀,达到增加粪便容积和重量,刺激肠蠕动,促进排便。必要时口服助便药物,也可适当增加运动量,如散步、做操。

2.靶向治疗不良反应

西妥昔单抗是本病一线用药,使用时应注意观察患者有无过敏反应,有无快速出现的气道梗阻(支气管痉挛、喘鸣、声嘶)和(或)低血压等症状,如有症状立即请医生处理;注意患者有无干咳、呼吸困难等肺毒性症状,警惕间质性肺病(ILD)的发生;注意患者有无痤疮样皮疹、皮肤干燥及皲裂、炎症性及感染性后遗症(如睑炎、唇炎、蜂窝织炎、囊肿)等,皮肤症状以痤疮样皮疹最常见,痤疮样皮疹常见于面部、上胸部、背部,也可发展到肢体,并以滤泡样损害为特征。应指导患者避免暴露于阳光之中,外出时戴帽子,穿戴遮光用品,并嘱其保持生活规律,避免刺激性食物,保持皮肤的清洁,避免使用刺激性洗面奶,避免挤压痤疮造成感染。皮肤干燥的患者予以涂抹无刺激的润肤产品,发生皲裂时予润肤产品局部敷裹。注意患者有无指甲异常。指甲异常是使用西妥昔单抗治疗的一个典型不良反应,发生率较痤疮样皮疹低,表现为指甲不同程度的疼痛、压痛和皲裂,最长可持续至停药后 3 个月。早期可用 2% 的碘酒涂擦或用热水、75% 的乙醇浸泡患指,晚期可切开引流或拔甲。

其他常见不良反应包括虚弱感、发热、腹痛、腹泻、恶心、呕吐等。西妥昔单抗联合伊立替康化疗时,须密切观察患者有无延迟性腹泻的发生。

(四)放疗不良反应的护理

1.放射性胃肠炎

放疗后患者易出现放射性胃肠炎,伴随恶心、呕吐、腹痛、腹胀、食欲下降等症状。预防的关键在于指导患者合理健康饮食。进食高热量、高维生素、高蛋白等易消化食物。多食用新鲜的蔬果,避免辛辣刺激的饮食。每天补充足够的水分,以利于排除体内毒素。

2.放射性皮肤损伤与会阴部伤口延迟愈合

放疗期间照射野皮肤会出现充血、色素沉着和皮肤瘙痒。指导患者勿搔抓,保持照射野皮肤干燥、清洁,保持标记线清晰,避免使用肥皂、浴液等擦洗。保持肛周、造瘘口周围皮肤清洁,及时清除肠道排泄物,避免各种刺激。宜穿纯棉内衣,以减少对皮肤的摩擦。定期检查放射野皮肤,若有红肿、发痒,可涂抹放疗皮肤保护剂。Miles术后患者会阴部伤口可能出现延迟愈合,指导患者卧床时取侧卧位,尽量使臀裂处皮肤、黏膜分开,可不穿内裤,严重时坐浴。合并感染时要抗感染治疗,保持创面清洁、干燥,以利于愈合或遵医嘱局部应用抗感染药物或敷料。

3.放射性膀胱炎

放疗剂量达到1500～2000cGy可出现放射性膀胱炎。护理人员应嘱患者多饮水,每天保证3000mL,以增加尿量,预防放射性膀胱炎的发生。

4.放射性直肠炎

放疗可导致放射性直肠炎,患者可出现腹痛、腹泻、便血、大便次数增多、里急后重、肛门坠胀、刺痛等,注意对症处理。可指导患者应用0.1%苯扎溴胺坐浴,可缓解肛门坠胀与里急后重感,同时能起到保持肛周清洁的作用,坐浴时指导患者进行肛提肌、肛门括约肌的伸缩,以提高控便能力。

5.骨髓抑制

放疗可影响患者骨髓造血功能而引起免疫力下降,增加感染概率。治疗过程中注意监测患者的血常规的变化情况,一旦出现异常要暂停治疗并及时对症处理。对于血小板减少的患者,应密切观察其有无出血倾向,必要时给予止血治疗。

(李　静)

第十一节　肠梗阻护理

肠梗阻是肠内容物由于各种原因不能正常运行、顺利通过肠道,是常见的外科急腹症之一。

一、分类与发病机制

(一)分类

1.按肠梗阻发生的基本原因可分为3类

(1)机械性肠梗阻:是各种机械性原因导致的肠腔狭窄、肠内容物通过障碍。临床以此型最常见。主要原因包括:①肠腔堵塞,如结石、粪块、寄生虫及异物等;②肠管受压,如肠扭转、腹腔肿瘤压迫、粘连引起的肠管扭曲、腹外疝及腹内疝等;③肠壁病变,如肠肿瘤、肠套叠及先天性肠道闭锁等。

(2)动力性肠梗阻:为神经反射异常或毒素刺激造成的肠运动紊乱,而无器质性肠腔狭窄。可分为:①肠麻痹,见于急性弥散性腹膜炎、腹内手术、低钾血症等;②肠痉挛,持续时间短且少,见于慢性铅中毒和肠道功能紊乱。

(3)血运性肠梗阻:较少见,是由于肠系膜血管栓塞或血栓形成,使肠管缺血、坏死而发生肠麻痹。

2.按肠壁有无血运障碍可分为2类

(1)单纯性肠梗阻:只是肠内容物通过受阻,而无肠壁血运障碍。

(2)绞窄性肠梗阻:是指梗阻并伴有肠壁血运障碍者。除血运性肠梗阻外,还常见于绞窄性疝、肠扭转、肠套叠等。

肠梗阻还可按梗阻部位分为高位肠梗阻(如空肠上段)和低位肠梗阻(如回肠末段和结肠)两种;根据梗阻的程度,又分为完全性肠梗阻和不完全性肠梗阻;按病程分为急性肠梗阻和慢性肠梗阻。

(二)病理生理

肠梗阻的病理生理可分为局部及全身性变化。

1.局部改变

单纯机械性肠梗阻发生之后,梗阻以上部位肠管因大量积液、积气而扩张,为克服梗阻而蠕动增强,产生阵发性腹痛和呕吐,梗阻部位越低,时间越长,症状越明显。如果是急性完全性的梗阻,可因肠管高度膨胀而肠壁变薄,肠壁血管受压,单纯性肠梗阻可转为绞窄性肠梗阻。绞窄性肠梗阻肠壁缺血性坏死成紫黑色,由于受累肠壁通透性增加,腹腔内出现带有粪臭的渗出物,缺血坏死处的肠壁还可能破溃穿孔。

2.全身变化

(1)体液丧失:由于不能进食及频繁呕吐和肠腔积液,再加上肠管高度膨胀,血管通透性增强使血浆外渗,导致水分和电解质大量丢失,造成严重的脱水、电解质紊乱及代谢性酸中毒。

(2)细菌繁殖和毒素吸收:由于梗阻以上的肠腔内细菌大量繁殖并产生大量毒素以及肠壁血运障碍致通透性增加,细菌和毒素可以透过肠壁引起腹腔内感染,经腹膜吸收引起全身性感染和中毒。

(3)呼吸和循环功能障碍:肠管内大量积气、积液引起腹内压升高,膈肌上抬,影响肺的通气及换气功能;腹内压的增高阻碍了下腔静脉血的回流,而大量体液的丧失、血液浓缩、电解质紊乱、酸碱平衡失调、细菌的大量繁殖及毒素的释放等均可导致微循环障碍,严重者还可致多系统器官功能障碍综合征。

二、护理

(一)护理评估

1.健康史

注意询问有无腹部手术或外伤史,有无腹外疝、腹腔炎症及肿瘤病史,有无习惯性便秘,既往腹痛史及本次发病的诱因等。

2.身体状况

(1)症状。

1)疼痛:单纯性机械性肠梗阻由于梗阻部位以上肠蠕动增强,患者表现为阵发性腹部绞痛；如为绞窄性肠梗阻，腹痛间歇期缩短，呈持续性剧烈腹痛；麻痹性肠梗阻腹痛特点为全腹持续性胀痛；肠扭转所致的闭袢性肠梗阻多为突发性持续性腹部绞痛伴阵发性加剧。

2）呕吐：与肠梗阻的部位、类型有关。高位肠梗阻呕吐出现早而频繁，呕吐物为胃液、十二指肠液和胆汁；低位肠梗阻呕吐出现迟而少，呕吐物为带臭味粪样物；绞窄性肠梗阻呕吐物为血性或棕褐色液体；麻痹性肠梗阻呕吐呈溢出性。

3）腹胀：腹胀出现在梗阻发生一段时间之后，其程度与梗阻部位有关，高位肠梗阻腹胀轻，低位肠梗阻腹胀明显。麻痹性肠梗阻表现为显著的均匀性腹胀。

4）肛门排气、排便停止：完全性肠梗阻发生之后出现不排气、不排便。但在完全性肠梗阻早期，尤其是高位肠梗阻，可因梗阻部位以下肠内有粪便和气体残存，仍可自行或灌肠后排出，不能因此而否认梗阻的存在。某些绞窄性肠梗阻如肠套叠、肠系膜血管栓塞或血栓形成可排出血性黏液样便。

（2）体征。

1）腹部体征。①视诊：机械性肠梗阻常可见肠型及蠕动波，腹痛发作时更明显。肠扭转时因扭转肠袢存在而腹胀多不对称。②触诊：单纯性肠梗阻腹壁软，可有轻度压痛；绞窄性肠梗阻压痛加重，有腹膜刺激征；有压痛的包块多为绞窄的肠袢。③叩诊：绞窄性肠梗阻时，因坏死渗出增多，会有移动性浊音。④听诊：机械性肠梗阻时肠鸣音亢进，有气过水声或金属音。如肠鸣音减弱或消失，提示腹膜炎形成，发生了麻痹性肠梗阻。

2）全身体征：单纯性肠梗阻早期可无全身表现；严重肠梗阻者可有脱水、代谢性酸中毒体征，甚至体温升高、呼吸浅快、脉搏细速、血压下降等中毒和休克征象。

3.心理—社会状况

评估患者的心理情况，有无接受手术治疗的心理准备；有无过度焦虑或恐惧；是否了解围术期的相关知识。了解患者的家庭、社会支持情况，包括家属对肠梗阻相关知识的掌握程度，对患者经济和心理的支持情况等。

4.辅助检查

（1）实验室检查。

1）血常规：肠梗阻患者出现脱水、血液浓缩时可出现血红蛋白、血细胞比容及尿比重升高。而绞窄性肠梗阻多有白细胞计数及中性粒细胞比例的升高。

2）血气分析及血生化检查：血气分析、血清电解质、血尿素氮及肌酐检查可出现异常。

（2）X线检查：肠梗阻发生4～6小时后，腹部立位或侧卧透视或摄片可见多个气-液平面及胀气肠袢；空肠梗阻时，空肠黏膜的环状皱襞可显示鱼肋骨刺状改变。

5.治疗要点及反应

肠梗阻的治疗原则是纠正因梗阻所引起的全身生理紊乱和解除梗阻。具体治疗方法要根据肠梗阻类型、程度及患者的全身情况而定。

（1）非手术疗法：主要适用于单纯性粘连性肠梗阻、麻痹性或痉挛性肠梗阻。最重要的措施是胃肠减压，吸出梗阻部位以上的气体和液体，可减轻腹胀，降低肠腔压力，改善肠壁血循环，减少肠腔内细菌和毒素的吸收，有利于改善局部和全身情况。同时要纠正水电解质紊乱和酸碱失衡，必要时可输血浆或全血，及时使用抗生素防治感染。

（2）手术治疗：适用于各种绞窄性肠梗阻、肿瘤及先天性肠道畸形引起的肠梗阻及经非手术疗法不能缓解的肠梗阻。常用的手术方式有肠粘连松解术、肠套叠或肠扭转复位术、肠切除吻合术、肠短路吻合术、肠造口或肠外置术等。

（二）护理诊断

1.体液不足

与频繁呕吐、肠腔内大量积液及胃肠减压有关。

2.急性疼痛

与肠蠕动增强或肠壁缺血有关。

3.体温升高

与肠腔内细菌繁殖有关。

4.潜在并发症

腹腔感染、肠粘连。

（三）护理目标

患者的体液平衡得以维持；疼痛缓解；体温维持在正常范围。

（四）护理措施

1.非手术疗法及手术前护理

（1）一般护理。

1）体位：取低半卧位，有利于减轻腹部张力，减轻腹胀，改善呼吸和循环功能；休克患者应改成平卧位，并将头偏向一侧，防止误吸而导致窒息或吸入性肺炎。

2）饮食护理：早期多须绝对禁食禁水，梗阻解除后 12 小时可进少量流食，48 小时后试进半流质饮食。

（2）病情观察：非手术疗法期间应密切观察患者生命体征、症状、体征及辅助检查的变化，高度警惕绞窄性肠梗阻的发生。出现下列情况者应高度怀疑发生绞窄性肠梗阻的可能：①起病急，腹痛持续而固定，呕吐早而频繁；②腹膜刺激征明显，体温升高、脉搏增快、血白细胞计数升高；③病情发展快，感染中毒症状重，休克出现早或难纠正；④腹胀不对称，腹部触及压痛包块；⑤移动性浊音或气腹征（＋）；⑥呕吐物、胃肠减压物、肛门排泄物或腹腔穿刺物为血性；⑦X线检查显示孤立、胀大肠袢，不因时间推移而发生位置的改变，或出现假肿瘤样阴影。

（3）治疗配合。

1）胃肠减压：一般采用较短的单腔胃管。低位小肠梗阻，可应用较长的米-阿氏管，其下端带有可注气的薄膜囊，借肠蠕动推动气囊将导管带到梗阻部位。注意固定胃管，保持通畅，持续负压吸引。每天用滴管向插有胃管的鼻孔内滴入数滴液状石蜡，减少胃管对鼻黏膜的刺激。如从胃管注入豆油等，每次只能注入 100mL 左右，以免呕吐。

2）解痉止痛：单纯性肠梗阻可肌内注射阿托品以减轻腹痛，禁用吗啡类止痛药，以免掩盖病情。

3）记录出入液体的数量和性状：包括呕吐物、胃肠减压引流物、尿及输入液体。

4）液体疗法护理：急性肠梗阻可出现不同程度的体液失衡，应根据脱水的性质和程度、血清电解质浓度测定和血气分析结果制订补液方案。

5)防治感染和中毒:应用抗生素防治感染和中毒,对单纯性肠梗阻时间较长,特别是绞窄性肠梗阻以及手术治疗的患者应该及早使用。

6)有手术指征者,积极做好术前常规护理。

2.手术后护理

原则上同急性腹膜炎的手术后护理,但应注意以下几点。

(1)胃肠减压:在肠蠕动恢复前,继续保持有效胃肠减压,注意引流液的颜色和量。

(2)饮食调整:术后禁饮食,通过静脉输液补充营养。当肛门排气后,即可拔除胃管。拔管当天可每隔 1～2 小时饮水 20～30mL;第 2 天喝米汤 50～80mL,每 2 小时 1 次,每天 6～7 次;第 3 天改进流食,每次 100～150mL,以藕粉、蛋汤、肉汤为宜,每天 6～7 次;第 4 天可增加稀粥;1 周后改半流食,如蛋羹、面片,每天 5～6 餐;2 周后可吃软食,忌生硬、油炸及刺激性食物(酒、辛辣食物),每天 5～6 餐,直至完全恢复。

(3)早期活动:术后应鼓励患者早期活动,以利于肠功能恢复,防止肠粘连。

3.心理护理

向患者解释该病治疗的方法及意义;介绍手术前后相关知识;消除患者的焦虑和恐惧心理,鼓励患者及其家属配合治疗。

三、健康教育

(1)少食刺激性强的辛辣食物,宜食营养丰富、高维生素、易消化吸收的食物;反复发生粘连性肠梗阻的患者少食粗纤维食物,避免暴饮暴食,饭后忌剧烈活动。

(2)便秘者应注意通过调整饮食、腹部按摩等方法保持大便通畅,无效者可适当予以口服缓泻剂,避免用力排便。

(3)加强自我监测,若出现腹痛、腹胀、呕吐等不适,及时就诊。

(4)保持心情愉悦,每天进行适量体育锻炼。

(李　静)

第十二节　急性阑尾炎护理

急性阑尾炎是阑尾的急性化脓性感染,是腹部外科的常见病,在急腹症中最为多见。

一、病因

阑尾腔梗阻是促使阑尾炎发生的重要原因。阑尾是与盲肠相通的弯曲盲管,管腔狭小,蠕动慢,易被食物残渣、粪石及寄生虫等因素造成腔内梗阻,此时腔内分泌物积聚,压力增高,黏膜受损,腔内细菌即可乘机侵入引起感染。当胃肠道功能紊乱时,阑尾管壁痉挛造成排空和管壁血运障碍,也易致细菌侵入发生感染。

二、分类

急性阑尾炎据其病理严重程度,可分为单纯性、化脓性和坏疽性 3 种病理类型,临床表现也会依次加重。急性阑尾炎的演变主要取决于机体免疫力,其结局可能有 3 种情况。①炎症消退:炎症完全消退,不遗留病理改变,或瘢痕性愈合,留下阑尾腔狭窄,与周围组织粘连,易复发;或迁延成慢性阑尾炎。②炎症局限化:化脓性、坏疽性阑尾炎被大网膜包裹,粘连成炎症包块;或形成阑尾周围脓肿。③炎症扩散:阑尾坏疽穿孔形成弥散性腹膜炎;细菌扩散到肝门静脉系统,引起肝门静脉炎;病情恶化可致感染性休克。

三、护理

(一)护理评估

1.健康史

了解疾病发生的诱因,有无急性肠炎、慢性炎性肠病、蛔虫病等,以便做好预防指导;了解既往有无类似发作史,如属慢性阑尾炎急性发作,更应给患者解释手术治疗的必要性;还应了解患者的年龄;成年女性患者应了解有无停经、月经过期、妊娠等。

2.身体状况

(1)腹痛:急性阑尾炎典型的表现为转移性右下腹痛。因初期炎症仅局限于黏膜和黏膜下层,由内脏神经反射引起上腹或脐周出现疼痛,范围较弥散。数小时后炎症波及阑尾浆膜层和壁腹膜,刺激了躯体神经,此时腹痛转移并固定于右下腹。若病情发展快,腹痛一开始即可局限于右下腹,而无转移性右下腹痛病史。若持续性剧痛范围扩大,波及腹大部或全腹,是阑尾坏死或穿孔并发腹膜炎的表现。

(2)消化道症状:早期有反射性恶心、呕吐。部分患者因肠功能紊乱可有便秘或腹泻。如盆位阑尾炎时,炎症刺激直肠和膀胱,引起排便次数增多、里急后重及尿痛。若并发弥散性腹膜炎,可出现腹胀等麻痹性肠梗阻症状。

(3)全身表现:多数患者早期仅有乏力、低热。炎症加重可有全身中毒症状,如寒战、高热、脉快、烦躁不安或反应迟钝等。阑尾穿孔引起弥散性腹膜炎时,可有心、肺、肾等器官功能不全的表现。若发生化脓性门静脉炎,还可引起轻度黄疸。

(4)体征。

1)右下腹压痛:是急性阑尾炎的重要体征。压痛点通常位于麦氏点,也可随阑尾位置变异而改变,但始终表现为一个固定位置的压痛。有些患者在发病早期腹痛尚未转移至右下腹时,即可出现右下腹固定压痛。压痛的程度与炎症程度相关,若阑尾炎症扩散,压痛范围也随之扩大,但压痛点仍以阑尾所在部位最明显。

2)腹膜刺激征:包括压痛、反跳痛、腹肌紧张。这是壁腹膜受炎症刺激的一种防御性反应,常提示阑尾炎症加重,有炎性渗出、化脓、坏疽或穿孔等。但在特殊年龄阶段、体质较弱及阑尾位置变化的患者,如小儿、老人、孕妇、肥胖、虚弱者及盲肠后位阑尾炎等,腹膜刺激征可不明显。

3.心理—社会状况

了解患者及其家属对急性腹痛及阑尾炎的认知程度、心理承受能力及对手术的认知程度；妊娠期患者及其家属对胎儿风险的认知程度、心理承受能力及应对方式。

4.辅助检查

(1)实验室检查：多数患者的血常规检查可见白细胞计数和中性白细胞比例增高。尿常规可有少量红细胞，为输尿管受局部炎症刺激所致。如尿中出现大量红细胞，提示可能是输尿管结石。

(2)B超检查：可显示阑尾肿大或阑尾周围脓肿。

5.治疗要点及反应

急性阑尾炎宜行阑尾切除术，延误治疗可发生急性腹膜炎，术后应注意防治内出血、切口感染、粘连性肠梗阻以及阑尾残端破裂所形成的粪瘘等并发症。但对单纯性阑尾炎及较轻的化脓性阑尾炎，也可试用抗生素、中药等非手术疗法。对有局限化倾向的阑尾周围脓肿则不宜手术，采用抗感染等非手术疗法，待肿块消失后 3 个月，再行手术切除阑尾。

(二)护理诊断

1.急性疼痛

与阑尾炎症、手术创伤有关。

2.体温过高

与化脓性感染有关。

3.潜在并发症

急性腹膜炎、术后出血、术后切口感染、术后粘连性肠梗阻、术后粪瘘等。

(三)护理目标

患者疼痛缓解；体温恢复正常；非手术治疗后的患者能说出预防方法。

(四)护理措施

1.非手术疗法及手术前的护理

(1)一般护理。

1)体位：卧床休息，取半卧位。

2)饮食和输液：禁食或流质饮食，并做好静脉输液护理。

(2)病情观察：观察患者的意识、生命体征、腹部症状和体征及血白细胞计数的变化。例如，体温明显增高，脉搏、呼吸加快或白细胞计数持续升高或腹痛加剧且范围扩大或出现腹膜刺激征，说明病情加重。同时，应注意各种并发症的发生。

(3)治疗配合。

1)抗感染：遵医嘱应用有效的抗生素，注意药物用量及配伍禁忌。

2)对症护理：有明显发热者，可给予物理降温；对诊断明确的剧烈疼痛者，可遵医嘱给予解痉或止痛药，禁用吗啡或哌替啶。

此外，按胃肠道手术常规做好手术前准备。

2.手术后护理

(1)一般护理。

1)体位：根据不同的麻醉方式安置适当的体位。血压平稳后改为半卧位。

2)饮食:术后1~2天胃肠功能恢复,肛门排气后可给流质饮食,如无不适改半流质饮食。术后4~6天给软质普食。

3)早期活动:轻症患者术后当天麻醉反应消失后,即可下床活动,重症患者在床上多翻身、活动四肢,待病情稳定后,及早起床活动,以促进肠蠕动恢复,防止肠粘连发生。

(2)病情观察:密切观察生命体征、腹部症状和体征,及时发现并发症。

(3)配合治疗:遵医嘱使用抗生素,并做好静脉输液护理。

(4)术后并发症的观察和护理。

1)腹腔内出血:常发生在术后24小时内,表现为腹痛、面色苍白、脉速、血压下降等内出血表现。一旦发生,立即将患者置于平卧位,快速静脉输液、输血,报告医生并做好紧急手术止血的准备。

2)切口感染:切口感染是术后最常见的并发症。表现为术后3天左右切口出现红肿、压痛甚至波动感,体温升高。遵医嘱给予抗生素、理疗等治疗,如已化脓应拆线引流。

3)腹腔脓肿:多见于化脓性或坏疽性阑尾炎术后。常发生在术后5~7天,表现为体温升高或下降后又上升,并有腹痛、腹胀、腹部包块或排便、排尿改变等。腹腔脓肿一经确诊,积极配合医生行B超引导下抽脓、冲洗或置管引流。

4)粘连性肠梗阻:粘连性肠梗阻是阑尾切除术后较常见的远期并发症,与局部炎症重、手术损伤、切口异物、术后卧床等多种因素有关。术后早期离床活动可预防此并发症。

5)粪瘘:少见,其主要表现为发热、腹痛,并有少量粪性肠内容物从腹壁流出。经抗感染、支持疗法、局部引流等处理后,大多数能闭合,如经久不愈可考虑手术。

3.心理护理

向患者及其家属讲解手术目的、方法、注意事项,使患者能积极配合治疗。

(李 静)

第十三节 直肠肛管良性疾病护理

直肠肛管良性疾病主要有痔、肛裂、直肠肛管周围脓肿、肛瘘和直肠息肉等,都属于外科范畴的常见疾病。

一、病因与发病机制

(一)痔

痔是直肠下端黏膜下和肛管皮肤下的静脉丛扩张、迂曲形成的静脉团。直肠上静脉丛属门静脉系统,且无静脉瓣膜,又位于门静脉系的最低处,静脉回流困难;直肠上、下静脉丛壁薄、位置表浅,且缺乏周围组织支持,易于形成静脉扩张。痔可分为内痔、外痔和混合痔,痔可发生于任何年龄段,但随着年龄增长发病率增高。内痔位于齿状线上方,由直肠上静脉丛扩张、迂曲而成。好发于截石位3、7、11点处,表面覆盖直肠黏膜。外痔位于齿状线下方,由直肠下静脉丛扩张、迂曲而成,表面覆盖肛管皮肤。外痔常于用力排便时发生皮下静脉丛破裂而形成血栓性外痔。混合痔则为同一部位的直肠上、下静脉丛扩张、迂曲、融合而形成的痔,兼有内痔和外痔的表现。

(二)肛裂

肛裂是肛管皮肤全层裂开后所形成的小溃疡,好发于肛管的后正中线,以中年女性多见,可分为急性肛裂和慢性肛裂。急性肛裂是指新近发生的肛裂,裂口边缘整齐,底红,无瘢痕形成;慢性肛裂因损伤反复发生或由肛窦、肛腺炎症向下蔓延而成,裂口边缘增厚纤维化,底部肉芽组织苍白。

(三)直肠肛管周围脓肿

直肠肛管周围脓肿是指直肠肛管周围软组织间隙的急性化脓性感染及脓肿形成。绝大部分直肠肛管周围脓肿由肛窦炎、肛腺感染引起,也可继发于肛周的软组织感染、损伤、内痔、肛裂及药物注射等。肛腺开口于肛窦,因肛窦开口向上,便秘、腹泻时易引发肛窦炎,感染可向上、下、外扩散至直肠肛管周围间隙。向上可形成骨盆直肠窝脓肿;向下导致肛周皮下脓肿是最常见的脓肿;向外则形成坐骨直肠窝脓肿。

直肠肛管周围脓肿破溃或切开后易形成肛瘘,脓肿形成是直肠肛管周围炎症的急性阶段,而肛瘘则是慢性期。

(四)肛瘘

肛瘘是指直肠下部或肛管与肛周皮肤间形成的慢性感染性管道,常为直肠肛管周围脓肿的并发症,可由脓肿自行溃破或切开引流后形成,少数是结核分枝杆菌感染或由损伤引起。典型的肛瘘由内口、瘘管、外口3部分组成,其内口多位于齿状线附近,外口位于肛周皮肤。按瘘管位置高低分类,则以肛门外括约肌深部为界,瘘管位于肛门外括约肌深部以下者为低位肛瘘,在肛门外括约肌深部以上并跨越外括约肌深部称为高位肛瘘;按瘘管、瘘口数量分类,则以一个内口、一个外口和一条瘘管为单纯性肛瘘,有多个瘘口和瘘管为复杂性肛瘘。

(五)直肠息肉

直肠息肉是自直肠黏膜向肠腔突出的隆起性病变。直肠息肉种类很多,病理上分为肿瘤性息肉和非肿瘤性息肉。肿瘤性息肉可分为管状腺瘤、绒毛状腺瘤和混合性腺瘤,可有恶变倾向;非肿瘤性息肉分为增生性(化生性)息肉、炎性息肉和幼年性息肉等。

少数患者直肠和结肠满布息肉,称为息肉病,呈家族性发病。肿瘤性息肉和息肉病有恶变倾向,以后者发生率最高。

二、护理

(一)肛裂

1.护理评估

(1)健康史:询问患者有无长期便秘史,了解患者的饮食习惯。

(2)身体状况。

1)疼痛:为主要症状,表现为排便时及排便后肛门出现剧痛。排便时由于粪便冲击和扩张肛管产生剧烈的疼痛;便后由于肛门括约肌痉挛性收缩,再度出现持续时间更长的剧痛。因疼痛有两次高峰,故又称为"马鞍型"疼痛。

2)便秘:肛裂形成后患者由于惧怕疼痛而不敢排便,排便次数减少导致便秘,而便秘又使肛裂加重,形成恶性循环。

3)出血:由于排便时粪便擦伤溃疡面或撑开肛管撕拉裂开,创面常有少量出血。其主要表现为粪块表面带血或手纸染血。

(3)心理—社会状况:由于疼痛和便血,患者产生焦虑和恐惧心理。

(4)辅助检查:已确诊为肛裂者,不宜行直肠指检或肛镜检查。肛门视诊可发现肛管后方正中线有一个单发的纵行的梭形裂开或溃疡。

(5)治疗要点与反应。

1)非手术治疗:原则是解除括约肌痉挛、止痛、软化大便,促进局部愈合。治疗措施:①温水或1:5000高锰酸钾溶液坐浴;②口服缓泻剂或液状石蜡润肠通便;③扩肛疗法,局麻下用手指扩张肛管,解除括约肌痉挛,达到止痛目的。

2)手术治疗:主要适用于经久不愈、保守治疗无效且症状较重者。手术治疗方法如下:①肛裂切除术,疗效较好,但愈合较慢;②肛管内括约肌切断术,缓解疼痛效果较好,治愈率高,但手术不当可导致肛门失禁。

2.护理诊断

(1)急性疼痛:与肛管病变、手术创伤有关。

(2)便秘:与饮水或纤维素摄入量不足、惧怕排便时疼痛、身体活动少有关。

(3)潜在并发症:尿潴留、肛门失禁、出血、感染等。

3.护理目标

减轻或缓解患者疼痛;恢复正常排便;患者有无并发症发生。

4.护理措施

(1)一般护理。

1)调节饮食:多饮水,多吃蔬菜、水果及富含纤维素的食物;忌饮酒,少食辛辣食物。

2)保持大便通畅:养成定时排便习惯,避免排便时间过长。必要时可服缓泻剂或液状石蜡。

3)肛门坐浴:坐浴具有清洁肛门、改善局部血液循环、促进炎症吸收、缓解括约肌痉挛、减轻疼痛的作用。可采用温水或1:5000高锰酸钾溶液坐浴,水温40~43℃,每天2~3次,每次20~30分钟。

4)直肠肛管检查配合与护理。①检查体位。侧卧位:多取左侧卧位,此体位适用于年老体弱的患者。膝胸位:临床上最常用,适用于较短时间的检查。截石位:常用于手术治疗。蹲位:适用于检查内痔脱出或直肠脱垂者。②检查方法。视诊:用双手分开患者臀部,观察肛门及周围皮肤,注意有无裂口、瘘管,肛门外有无肿物脱出。直肠指检:检查直肠肛管壁有无肿块、触痛,肛门有无狭窄,退出手指后注意指套有无黏液血迹。内镜检查:观察肛门内肛窦、肛乳头及直肠黏膜的颜色,注意有无内痔、息肉等,肛门狭窄、肛周急性感染、肛裂者及妇女月经期不做内镜检查。③检查记录:先写明何种体位,再用时钟定位法记录病变的部位。如:膝胸位时肛门前方正中6点,后方正中12点;截石位时定位点与此相反。

（2）手术前护理：按一般外科手术前常规护理。每晚坐浴，清洁肛门、会阴部。手术前应排空大便，必要时手术当天早晨清洁灌肠，以减少肠道内粪便。

（3）手术后护理。

1）一般护理：具体如下。①饮食：术后3天内进少渣半流质饮食。②体位：平卧位或侧卧位，臀部垫气圈，以防伤口受压引起疼痛。③保持大便通畅：直肠肛管手术后一般不必限制排便，要保持大便通畅，术后3天未排者，可口服液状石蜡或缓泻剂，但禁忌灌肠。

2）病情观察：应注意敷料染血情况，以及血压、脉搏变化。术后出血是最常见的并发症。注意观察有无肛门失禁、切口感染等其他并发症。

3）治疗配合：具体如下。①止痛：肛管术后因括约肌痉挛，或肛管内敷料填塞过紧引起伤口疼痛。可按医嘱给予止痛药，必要时松解填塞物。②伤口护理：直肠肛管手术后，伤口多数敞开不缝合，需每天换药。每次排便后或更换敷料前用1：5000高锰酸钾溶液坐浴。③并发症的护理。尿潴留：患者术后常因手术、麻醉、疼痛等引起尿潴留，可用诱导、下腹部按摩、热敷等方法处理，多能自行排尿。若无效，应予导尿。若因肛管内填塞敷料引起尿潴留，应及时松解填塞敷料。肛门失禁：手术如切断肛管直肠环，可造成肛门失禁，粪便外流可造成局部皮肤的糜烂，应保持肛周皮肤的清洁、干燥，可在局部皮肤涂氧化锌软膏减少刺激以保护皮肤。

（4）心理护理：直肠肛管疾病反复发作导致的疼痛和便血或身体上散发出的异味，给患者生活和工作带来痛苦和不适，从而使患者产生焦虑和恐惧心理，应给患者讲解疾病治疗的方法，及时消除其焦虑和恐惧心理。

5.护理评价

患者肛周的疼痛是否缓解或减轻；便秘是否得到有效控制；有无并发症发生。

6.健康指导

直肠肛管疾病治愈后，如不注意自我保健，仍有复发的可能。患者平时应多饮水、多吃粗纤维食物。戒烟酒，避免辛辣、刺激性食物。保持大便通畅，养成每天定时排便的习惯。每天坚持适量的体育运动。

（二）直肠肛管周围脓肿

1.护理评估

（1）健康史：询问患者是否有肛缘瘙痒、刺痛、流出分泌物等表现，了解患者有无肛周软组织感染、损伤、内痔、肛裂、药物注射等病史。

（2）身体状况。

1）肛门周围脓肿：最常见。以局部症状为主，主要表现为肛周持续性跳动性疼痛，病变处明显红肿，有硬结和压痛，脓肿形成后有波动感。全身感染症状不明显。

2）坐骨直肠间隙脓肿：较常见。初期局部症状不明显，以全身感染症状为主。如寒战、乏力、食欲缺乏等。肛门局部从持续性胀痛加重为显著性跳痛，可有排尿困难和里急后重。直肠指检时患侧有深压痛，甚至波动感。如不及时切开，脓肿破溃可形成肛瘘。

3）骨盆直肠间隙脓肿：较少见。位置较深，全身感染中毒症状更为明显，如寒战、发热、全身不适等；局部有直肠刺激症状和膀胱刺激症状。直肠指检可扪及肿胀及压痛，可有波动感。诊断主要靠穿刺抽脓。

（3）心理—社会状况：肛周疼痛可使患者产生焦虑心理。

（4）辅助检查。

1）直肠指检：直肠肛管周围脓肿有重要意义。病变部位表浅时可触及压痛性包块，甚至有波动感；深部脓肿则可有患侧深压痛，有时可扪及局部隆起。

2）实验室检查：可见白细胞计数和中性粒细胞比例增高。

3）诊断性穿刺：局部穿刺抽到脓液则可确诊。

（5）治疗要点与反应：及早使用抗生素，局部热敷、理疗或温水坐浴，口服缓泻剂或液状蜡以减轻排便时疼痛。如已形成脓肿应及时切开引流。

2.护理诊断

（1）急性疼痛：与炎症刺激和手术有关。

（2）体温过高：与毒素吸收有关。

（3）潜在并发症：肛瘘。

3.护理目标

使患者的疼痛减轻或缓解；体温恢复正常；无肛瘘发生。

4.护理措施

（1）一般护理：卧床休息，给予高蛋白、高能量、高维生素、高纤维饮食，少食辛辣刺激性食物，多饮水，保持大便通畅。局部热敷理疗、肛门坐浴，促进炎症吸收。

（2）对症处理：疼痛者，给予穿刺抽脓，降低脓腔内压力，缓解疼痛。高热者，给予物理降温，或遵医嘱给予药物降温。

（3）治疗配合。

1）抗生素使用：遵医嘱使用有效抗生素，注意药物的配伍禁忌和不良反应。

2）切口护理：切开引流术后，保持切口清洁干燥，及时换药。

（4）肛门坐浴：以减轻疼痛，促进炎症吸收。

5.护理评价

患者的疼痛是否减轻或缓解；体温是否恢复正常。

6.健康指导

患者平时应多饮水、多吃粗纤维食物。戒烟酒，避免辛辣刺激性食物。保持大便通畅，养成每日定时排便的习惯。每天坚持适量的体育运动。

（三）肛瘘

1.护理评估

（1）健康史：询问患者有无肛门及周围组织损伤的病史，了解有无结核杆菌感染。

（2）身体状况：外口流出少量的脓性、血性、黏液性分泌物为主要症状。较大的高位肛瘘常有粪便及气体排出。当外口堵塞或假性愈合时，脓液不能排出，可出现直肠肛管周围脓肿症状，随脓肿破溃，脓液流出后，症状可缓解。肛周皮肤可见单个或多个瘘口，呈红色乳头状隆起，挤压时有少许脓液排出。

（3）心理—社会状况：因有粪便流出，常有臭味，患者有自卑感。

（4）辅助检查。

1）肛门视诊：可见肛周皮肤有突起或凹陷的外口，挤压有少许脓液流出。

2）直肠指检：可触及条索状瘘管。

（5）治疗要点与反应：肛瘘不能自愈，须手术治疗，常用的术式如下。①瘘管切开术或瘘管切除术：适用于低位肛瘘。②挂线疗法：适用于高位单纯性肛瘘的治疗或高位复杂性肛瘘的辅助治疗。将橡皮筋穿入瘘管内，然后收紧、结扎橡皮筋，使被结扎组织受压坏死，起到慢性切割作用，将瘘管切开；瘘管在慢性切开的过程中，底部肉芽组织逐渐生长修复，可以防止发生肛门失禁。

2.护理诊断

（1）急性疼痛：与炎症刺激和手术有关。

（2）体温过高：与毒素吸收有关。

（3）潜在并发症：肛门失禁。

3.护理目标

使患者的疼痛减轻或缓解；体温恢复正常；无肛瘘发生。

4.护理措施

（1）手术前护理。

1）体位与饮食：采取自由体位。给予高蛋白、高能量、高维生素饮食。少食辛辣刺激性食物，多饮水。

2）肠道准备：术前3天，给予流质饮食，减少粪便形成，保持大便通畅；使用肠道不吸收的抗生素，减少术后感染；术前一天晚和术晨分别进行清洁灌肠；术晨禁饮食。

3）抗感染：遵医嘱使用抗生素，注意配伍禁忌和不良反应。

4）保持局部清洁：勤洗患处，及时换药，保持局部清洁干燥。

5）其他护理：做好术前准备，如进行血常规、尿常规、大便常规检查等。

（2）术后护理。

1）体位与饮食：卧床休息，减少出血和疼痛，3天后起床活动。给予高蛋白、高能量、高维生素、易消化、易吸收的食物，多饮水，减少粪便形成，保持大便通畅。

2）抗感染：术后继续遵医嘱使用抗生素，防治切口感染。

3）病情观察：观察切口有无出血，有无红、肿、热、痛等感染迹象，有无大便失禁。如有异常及时报告医生进行处理。

4）切口护理：及时换药，保持切口清洁干燥；每天便后，清洗肛门，温水坐浴，以减轻疼痛，防治切口感染。

（3）心理护理：与患者及其家属进行有效沟通，解释手术的必要性和重要性，使患者及其家属能更好地配合治疗和护理操作。

5.护理评价

疼痛是否缓解；体位是否恢复正常；有无并发症发生。

6.健康指导

加强锻炼，增强机体抵抗力。及时治疗肛周脓肿，防止肛瘘发生。多食蔬菜和水果，保持大便通畅,少食辛辣刺激性食物。

(四)痔

1.护理评估

(1)健康史:了解患者有无长期饮酒、好食辛辣等刺激性食物的习惯,有无长期使腹内压增高的因素,如长期的坐与站立或便秘、前列腺增生、腹水、妊娠和盆腔肿瘤等。

(2)身体状况。

1)内痔:主要表现是无痛性便血和痔核脱出。临床上按病情轻重可分为 3 期,见表 3-10。

表 3-10　内痔分期

分期	身体状况
Ⅰ期	便时无痛性出血或便后滴血,便后出血可自行停止,无痔核脱出
Ⅱ期	便时出血,量大甚至喷射而出,便时痔核脱出,便后自行回纳
Ⅲ期	偶有便血,站立、便秘等腹内压增高时痔核脱出,需用手回纳,当脱出的痔核被嵌顿时,可引起局部剧烈疼痛,嵌顿痔核可发生坏死和感染

2)外痔:主要表现为肛门不适、潮湿,有时伴局部瘙痒。当发生血栓性外痔时,局部出现剧烈疼痛,肛门外可见暗紫色圆形肿物,触痛明显。

3)混合痔:同时兼有内痔和外痔的临床特点。

(3)心理—社会状况:病程长,出血、疼痛等反复发作,影响生活和工作,患者有焦虑和恐惧感。

(4)辅助检查:采取肛门视诊、直肠指检、肛门镜检查。一般首先做肛门视诊,Ⅰ期、Ⅱ期内痔直肠指检不能触及,肛门镜检可见暗红色、质软半球形肿物,Ⅲ期内痔患者蹲位,可有痔块突出。外痔可见肛缘皮肤肿胀,有暗紫色圆形硬结,有触痛。

(5)治疗要点与反应:无症状的痔无须治疗,有症状痔的治疗目标是减轻及消除症状而非根治,首选非手术治疗。

1)非手术治疗:具体如下。①一般治疗:适用于痔初期。教会患者养成良好的饮食和排便习惯,多摄入粗纤维食物,多饮水,忌酒及刺激性食物,保持大便通畅。便后热水坐浴改善局部血液循环。肛管内应用抗生素,促进炎症吸收。血栓形成时,先局部热敷,外用抗炎止痛药,无效再手术。嵌顿性痔及早手法回纳。②注射疗法:适用于Ⅰ～Ⅱ期内痔。注射硬化剂(如 5%鱼肝油酸钠、5%二盐酸奎宁注射液等)于黏膜下痔血管周围,产生无菌性炎症反应,黏膜下组织、静脉丛纤维化,使痔萎缩而愈,治疗效果较好。③胶圈套扎法:适用于各期内痔,利用橡皮圈的弹性套扎痔核(也可用粗丝线结扎),使其缺血、坏死、脱落,而达到治疗目的。④冷冻疗法:用液态氮造成痔核冻伤、坏死脱落而治愈。适用内痔出血不止、年老体弱不宜手术者。

2)手术治疗:适用于Ⅱ～Ⅲ期内痔,发生血栓、嵌顿等并发症的痔及以外痔为主的混合痔。方法有痔单纯切除术、激光切除痔核、血栓性外痔剥离术。

2.护理诊断

(1)急性疼痛:与外痔血栓形成、手术创伤等有关。

(2)便秘:与饮水或纤维素摄入量不足、惧怕排便时疼痛、身体活动少有关。

（3）潜在并发症：尿潴留、出血、感染等。

3.护理目标

使患者的肛周疼痛缓解或减轻；便秘得到有效控制；无并发症发生。

4.护理措施

（1）一般护理。

1）调节饮食：多饮水，多吃蔬菜、水果及富含纤维素的食物；忌饮酒，少食辛辣食物。

2）保持大便通畅：养成定时排便的习惯，避免排便时间过长。必要时可服缓泻剂或液状石蜡。

3）肛门坐浴：此法具有清洁肛门、改善局部血液循环、促进炎症吸收、缓解括约肌痉挛、减轻疼痛的作用。

4）局部用药：如局部使用马应龙痔疮膏。

（2）手术前护理：按一般外科手术前常规护理。每晚坐浴，清洁肛门、会阴部。手术前应排空大便，必要时手术当日早晨清洁灌肠，减少肠道内粪便。

（3）手术后护理。

1）一般护理：术后3天内进少渣半流质饮食。平卧位或侧卧位，臀部垫气圈，以防伤口受压引起疼痛。术后保持大便通畅，术后3天未排便者。可口服液状石蜡或缓泻剂，但禁忌灌肠。

2）病情观察：注意血压、脉搏变化，局部有无渗血。术后出血是最常见的并发症。观察有无尿潴留、切口感染等其他并发症。

（4）治疗配合。

1）止痛：肛管术后因括约肌痉挛，或肛管内敷料填塞过紧引起伤口疼痛。可按医嘱给予止痛药，必要时松解填塞物。

2）伤口护理：直肠肛管手术后，伤口多数敞开不缝合，需每日换药。每次排便后或更换敷料前用1：5000高锰酸钾溶液坐浴。

3）尿潴留的护理：患者术后常因手术、麻醉、疼痛等引起尿潴留。可用诱导、下腹部按摩、热敷等方法处理，多能自行排尿；若无效，应予导尿。若因肛管内填塞敷料引起尿潴留，应及时松解填塞敷料。

三、心理护理

直肠肛管疾病反复发作给患者生活和工作带来痛苦和不适，使其产生焦虑和恐惧心理，故应给患者讲解疾病治疗的方法，及时消除其焦虑和恐惧心理。

（一）护理评价
患者的肛周疼痛是否缓解或减轻；便秘是否得到有效控制；有无并发症发生。

（二）健康指导
注意自我保健，平时应多饮水、多吃粗纤维饮食。戒烟酒，避免辛辣刺激性食物。保持大便通畅，养成每天定时排便的习惯。每天坚持适量的体育运动。

（李　静）

第十四节　急性化脓性腹膜炎护理

急性化脓性腹膜炎是由化脓性细菌,包括需氧菌和厌氧菌或两者混合引起的腹膜的急性炎症。急性化脓性腹膜炎累及整个腹膜腔称为急性弥散性腹膜炎,若仅局限于病灶局部称为局限性腹膜炎,并可形成脓肿。根据发病机制分为原发性腹膜炎和继发性腹膜炎。腹膜腔内无原发病灶,细菌经血行泌尿道、女性生殖道等途径播散至腹膜腔,引起腹膜炎,称为原发性腹膜炎。原发性腹膜炎占2%,病原菌多为溶血性链球菌、肺炎双球菌或大肠杆菌,多见于儿童,患者常伴有营养不良或抵抗力低下。临床所称的急性腹膜炎多指继发性的化脓性腹膜炎,是急性化脓性腹膜炎中最常见的一种,占98%,也是一种常见的外科急腹症。

一、病因

(一)继发性腹膜炎

最常见,占98%。腹腔内有原发病灶,主要的致病菌是胃肠道内的常驻菌群,其中以大肠杆菌最多见,其次为厌氧拟杆菌、链球菌等,大多为混合感染。

1.腹内脏器穿孔、破裂

急性阑尾炎穿孔和胃、十二指肠溃疡穿孔是继发性腹膜炎最为常见的原因,其他原因有急性胆囊炎并发穿孔、胃肠道肿瘤坏死穿孔等;腹部损伤引起内脏破裂也是常见原因。

2.腹内脏器炎症扩散

见于绞窄性疝、绞窄性肠梗阻、急性阑尾炎、急性胰腺炎,由于含有细菌的渗出液在腹腔内扩散,引起继发性腹膜炎。

3.其他

如手术后腹腔污染、吻合口瘘及医源性损伤等。

(二)原发性腹膜炎

不多见。腹腔内无原发病灶,细菌多由血源性感染进入腹腔而引起腹膜炎,多见于儿童、肝硬化并发腹水或肾病等,患者常伴有营养不良或抵抗力低下。

二、病理

腹膜受胃肠内容物或细菌刺激后,立即发生充血、水肿,随之产生大量浆液性渗出液。一方面,可以稀释腹腔内毒素及消化液,以减轻对腹膜的刺激;另一方面,可以导致严重脱水、蛋白质丢失和电解质紊乱。渗出液中逐渐出现大量中性粒细胞、巨噬细胞,可吞噬细菌及微细颗粒。坏死组织、细菌和凝固的纤维蛋白,可使渗出液变为浑浊,继而成为脓液。腹膜炎形成后,根据患者的防御能力和感染的严重程度,产生不同转归。轻者,依靠邻近肠管及大网膜的粘连,使病变局限成为局限性腹膜炎;重者,炎症迅速扩散,形成弥散性腹膜炎。腹膜严重充血、广泛水肿并渗出大量的液体引起脱水和电解质紊乱,肠管麻痹,肠腔内大量积液使血容量明显减少,广泛的毒素吸收可引起感染性休克、全身衰竭甚至死亡。

三、临床表现

随着腹膜炎的不同阶段而有所不同,早期常仅为腹膜炎的表现,后期则可能因并发腹腔脓肿而有不同表现。

(一)急性腹膜炎

1.腹痛

腹痛是最主要的症状。疼痛剧烈,呈持续性,患者常难以忍受;深呼吸、咳嗽、转动身体时,疼痛加剧,故患者多不愿改变体位。疼痛以原发部位最显著,随炎症扩散而延及全腹。

2.恶心、呕吐

在发病早期常有反射性的恶心、呕吐,较轻微,吐出物多为胃内容物;并发麻痹性梗阻时,吐黄绿色胆汁,甚至粪样肠内容物。

3.中毒症状

多数患者有发热、脉搏加快,随着病情发展有高热、脉速、呼吸浅快、大汗、口干等全身表现,病情严重者出现代谢性酸中毒及感染性休克,甚至死亡。

4.腹部体征

腹胀明显,腹式呼吸减弱或消失,腹部膨隆。腹肌紧张、腹部压痛、反跳痛为急性化脓性腹膜炎患者的重要体征,称为腹膜刺激征。压痛最明显的区域常为原发病灶所在处。突发而剧烈的刺激,如胃酸和胆汁。幼儿或极度虚弱的患者,腹肌紧张可以很轻微而被忽视。当腹腔内积液较多时,有移动性浊音。腹部听诊肠鸣音减弱或消失。

(二)腹腔脓肿

1.膈下脓肿

脓液积聚在膈肌以下、横结肠及其系膜以上的间隙内,称为膈下脓肿。膈下脓肿是腹腔内脓肿最为重要的一种。其临床特点是全身中毒症状明显,而局部症状隐匿。患者有发热,初期为弛张热,脓肿形成后可为持续高热或中等发热,逐渐出现乏力、消瘦。可有肋缘下或剑突下持续钝痛,深呼吸时疼痛加重,脓肿刺激膈肌时可引起呃逆。

2.盆腔脓肿

盆腔位于腹腔最低点,腹膜炎时,腹腔内炎性渗出物易积聚于此而形成盆腔脓肿。因盆腔面积小,吸收能力弱,所以它的特点是局部症状明显而全身中毒症状轻。典型的表现是直肠或膀胱刺激征,如里急后重、排便次数增加而量少等,直肠指检时直肠前壁饱满并有触痛。

四、辅助检查

(一)实验室检查

白细胞计数和中性粒细胞比例增高,甚至出现中毒颗粒。但病情严重或机体反应低下时,白细胞计数并不高,仅有中性粒细胞比例升高或中毒性颗粒出现。

(二)影像学检查

1.腹部 X 线检查

可见肠胀气、多个气—液平面等肠麻痹征象;如空腔脏器穿孔,膈下可见游离气体。

2.B超检查

显示腹腔内有不等量液体。

3.CT检查

对腹腔内实质性脏器的病变有确诊价值,有助于原发病的诊断。

(三)腹腔穿刺及腹腔灌洗

根据抽出的液体性质、气味、浑浊度,进行涂片、细菌培养以及淀粉酶的测定等有助判断病因。

五、治疗

积极处理原发病灶,消除病因,清理或引流脓腔,促使炎症局限;形成脓肿者做脓腔引流。

(一)非手术治疗

对病情较轻或病程较长,已经超过 24 小时、腹部体征已减轻或炎症已出现局限化趋势的继发性腹膜炎及原发性腹膜炎者可行非手术治疗。非手术治疗也为手术前的准备工作,包括禁食、胃肠减压,静脉输液纠正水电解质紊乱,合理使用抗生素,以及镇静、止痛、吸氧等。

(二)手术治疗

继发性腹膜炎患者病情严重或经非手术治疗无效者,采取手术治疗。适应证:①经非手术治疗 6～8 小时后(一般不超过 12 小时),腹膜炎症状和体征无缓解或反而加重者;②腹腔内原发病严重,如胃肠穿孔,绞窄性肠梗阻或腹腔内器官破裂等;③腹腔内原发病严重,出现严重的肠麻痹或中毒症状或合并休克。具体措施有处理原发病灶、彻底清理腹腔、充分引流。

六、护理

(一)护理诊断

1.腹痛

与腹膜炎反应和刺激、毒素吸收有关。

2.体温过高

与腹膜炎毒素吸收有关。

3.体液不足

与大量渗出、高热或体液丢失有关。

4.潜在并发症

腹腔脓肿、伤口感染。

(二)护理措施

1.一般护理

(1)体位:术前无休克者,取半卧位,促使渗出液流向盆腔,减少毒素吸收,利于感染局限,同时可避免腹胀所致的膈肌抬高,减轻对呼吸和循环的影响。术后全麻未清醒者平卧 6 小时,待血压、脉搏平稳后改为半卧位。

(2)禁食、胃肠减压:持续胃肠减压,吸出胃肠道内容物和气体,改善胃肠壁血液循环,减少内容物继续流入腹腔,减轻腹胀和腹痛。对于长时间禁食的患者,应尽早考虑肠外营养支持。

(3)止痛:已明确诊断者,可选用哌替啶,减轻患者痛苦。对诊断不明者,禁用止痛药。

(4)对症护理:减少腹部按压,减轻疼痛;休克患者,应予吸氧治疗;高热患者,给予物理或药物降温。

2.控制感染

合理应用抗生素:抗感染时需根据致病菌种类应用抗生素。抗生素的使用不能完全替代手术治疗。

3.维持体液平衡,稳定生命体征

(1)遵医嘱补液:迅速建立静脉通道,遵医嘱补充液体和电解质,纠正水电解质和酸碱平衡失调。必要时输血或血浆,维持有效循环血量。

(2)记录液体出入量:维持每小时尿量 30～50mL,保持液体出入平衡。

(3)治疗休克:合并休克时,予抗休克治疗。必要时需检测中心静脉压(CVP)、血清电解质及血气分析等指标。

4.并发症预防及护理

(1)加强病情观察:检测体温、脉搏、血压和呼吸,密切监测生命体征变化。对危重患者,注意其循环、呼吸及肾功能监测。观察患者腹部症状和体征,注意腹痛和腹胀是否加剧,观察有无膈下脓肿和盆腔脓肿的表现,若发现异常,及时报告处理。

(2)保证有效引流。

1)固定妥当:正确连接各种引流装置,妥善固定引流管。防止脱出和受压。多根引流管时,贴上标签标明各种位置。

2)维持有效负压:负压引流者及时调整负压,维持有效引流。

3)观察和记录:观察记录引流物的颜色、性质、量。保持引流通畅,防止引流管阻塞。

4)拔管:引流量减少,颜色澄清,患者体温及白细胞恢复正常,可考虑拔管。

(3)保持切口干燥:保持敷料是否干燥,有渗血或渗液及时更换敷料。观察切口愈合情况,及时发现切口感染征象。

(4)适当活动:鼓励患者早期下床活动,促进康复。

七、健康教育

(1)有消化道疾病的患者,及时到医院就诊,以免延误病情。

(2)有消化道疾病病史患者,若出现恶心、呕吐、腹痛、发热等症状,应立即到医院就诊。

(李　静)

第四章　内分泌系统疾病护理

第一节　下丘脑与垂体疾病护理

一、尿崩症

尿崩症(DI)是由于下丘脑—神经垂体病变引起精氨酸升压素(AVP,又称为血管升压素,ADH)严重缺乏或部分缺乏(称为中枢性尿崩症,CDI)或肾脏对 AVP 不敏感,致肾远曲小管和集合管对水的重吸收减少(称为肾性尿崩症,NDI),从而引起的以多尿、烦渴、低比重尿和低渗尿为特征的一组综合征。

尿崩症可发生于任何年龄,但以青少年为多见,且男性多于女性。另外,根据 ADH 缺乏的程度可分为完全性尿崩症和部分性尿崩症。

(一)临床表现

尿崩症的主要临床表现为多尿、烦渴与多饮,起病常较急,一般起病日期明确。患者尿量明显增加,一般每天排尿量变化不大,一昼夜多为 5～10L,尿比重低,多在 1.001～1.005,尿渗透压在 100～300mmol/L,低于血浆渗透压。儿童患者易有夜间遗尿。

尿量多少与 ADH 缺乏的程度有关,同时也与尿中溶质量有关,高盐、高蛋白质饮食使尿中溶质增加,尿量更大。由于大量排出低渗尿液,机体失水,血容量减少,血浆渗透压则升高,引起烦渴,大量饮水,喜凉饮,以保持血浆渗透压不致过高,血容量接近正常。

患者皮肤黏膜干燥、虚弱、倦怠、失眠、记忆力减退、心悸、便秘,进餐必须是稀食。通常情况下,由于大量饮水补充体液,健康可不受影响,仅影响夜间睡眠。当病变累及口渴中枢时,口渴感消失或由于脑创伤致意识丧失或麻醉手术等情况下,若不及时补充足量水分可致严重缺水,血浆渗透压与血清钠浓度明显升高而危及生命,多见于继发性尿崩症。

下丘脑、垂体手术引起的尿崩症于手术后当时或几天内发生。若仅仅是因为麻醉和手术使 ADH 释放暂时受抑制,多尿现象常于 1 周内消失。若手术损伤破坏了下丘脑、视上核或神经垂体束则发生永久性尿崩症。也有一部分患者开始由于 ADH 释放受抑制发生多尿,大约持续 1 周,待 ADH 释放功能恢复时又好转,但贮备的 ADH 全部释放完毕则出现永久性尿崩症。

肾上腺皮质激素与 ADH 拮抗,抑制 ADH 释放,并增加溶质的排出,当尿崩症合并垂体前叶功能减退时,由于垂体前叶分泌的促肾上腺皮质激素(ACTH)减少使肾上腺皮质激素缺乏,上述的各种作用因而减弱可使尿崩症症状改善。而在给尿崩症患者补充肾上腺皮质激素后,有可能多饮多尿症状反加重。尿崩症在妊娠中期常加重,是由于这时肾上腺皮质激素增加,抑制 ADH 的分泌并拮抗其作用,同时由于肾上腺皮质激素及甲状腺激素增加,使尿中溶质排出增多致尿量更增。分娩后尿崩症减轻,婴儿吸吮乳头也促使 ADH 释放。

(二)辅助检查

典型尿崩症的诊断不难。其特点是:①尿量多,一般 4～10L/d;②低渗尿,尿渗透压小于血浆渗透压,一般低于 200mmol/L,尿比重多在 1.001～1.005;③禁水试验不能使尿渗透压和尿比重升高;④ADH 或去氨升压素(DDAVP)治疗有明显效果。

凡有多尿、烦渴、多饮者首先应检查有无糖尿病等(由于大量溶质排出)引起的渗透性利尿。若尿糖检查阴性,血糖不高,且尿比重很低,在 1.001～1.005 则应考虑尿崩症的可能性。

利用血浆、尿渗透压测定可以诊断尿崩症,方法安全可靠。

1.禁水试验

(1)原理:正常人禁止饮水一段时间后,由于体内水分减少,血浆渗透压升高,AVP 分泌增加,促进远端肾小管对水的重吸收,故尿浓缩,尿量减少,尿比重及渗透压升高。尿崩症患者由于缺乏 AVP,禁水后尿量仍多,尿比重及渗透压仍低。

(2)方法:本试验应在严密观察下进行。禁水前测体重、血压、尿量与尿比重或渗透压,禁水时间为 8～12 小时,禁水期间每 2 小时排尿 1 次,测尿量、尿比重或渗透压,每小时测体重与血压。如患者排尿较多,体重下降 3％～5％或血压明显下降,应立即停止试验,给患者饮水。

(3)结果分析。

1)正常人禁水后尿量明显减少,尿比重＞1.020,尿渗透压＞800mmol/L,不出现明显失水。

2)尿崩症患者禁水后尿量仍多,尿比重＜1.010,尿渗透压低于血浆渗透压。

3)部分性尿崩症患者禁水后尿量部分减少,尿比重为 1.010～1.020,尿渗透压可大于血浆渗透压。

2.禁水—升压素试验

(1)原理:禁水一定时间后,当尿液浓缩至最大渗透压而不能再上升时,注射升压素。正常人禁水后血浆渗透压升高,AVP 大量释放,体内已有足够的 AVP,所以注射外源性升压素后,尿渗透压不再升高,而尿崩症患者由于体内 AVP 缺乏,注射升压素后,尿渗透压可进一步升高。

(2)方法:禁水时间视患者多尿程度而定,一般为 4～18 小时,当尿渗透压达到高峰平顶,继续禁水而尿渗透压不再增加时,抽血测血浆渗透压,然后皮下注射升压素 5U,注射后 1 小时和 2 小时排尿,测尿渗透压,对比注射前后的尿渗透压。

(3)结果分析:禁水后注射升压素的反应。

1)正常人尿渗透压不再升高,仅少数人可稍升高,但不超过 5％。

2)尿崩症患者尿渗透压可进一步升高,较注射前至少升高 9％以上,AVP 缺乏的程度越重,增加的百分比越多。

3)肾性尿崩症患者无反应,尿量无减少,尿渗透压无改变。

3.高渗盐水试验

正常人在静脉滴注高渗盐水后,血浆渗透压升高,AVP 大量释放,尿量明显减少,尿比重升高,而尿崩症患者尿量不减少,尿比重不升高,但注射升压素后尿量明显减少,尿比重明显升高,此方法用于与精神性烦渴多尿的鉴别,目前临床上已少用。

4.血浆 AVP 测定

正常人血浆 AVP 值为 2.3~7.4pmol/L,禁水后可明显升高。本病患者则低于正常水平,禁水后也不升高或升高不多。肾性尿崩症患者往往升高。

5.影像学检查

(1)磁共振扫描:正常人可在神经垂体区域显示 T_1 相高增强信号,本症患者这种高增强信号消失。

(2)中枢性尿崩症的病因诊断:尿崩症诊断确定之后,必须尽可能明确病因。应进行下丘脑至蝶鞍部位 CT 扫描或 MRI 检查,以发现颅内占位病变,颅咽管瘤是继发性尿崩症常见的原因,常有钙化阴影。

(三)治疗

轻症患者,每天尿量在 3~4L,不影响生活及工作,可不必治疗,但应减少饮食中的食盐量,避免高蛋白以减少渗透性利尿。药物治疗应用鞣酸升压素,作用时间长,间隔 3~4 天注射一次,宜从小剂量开始,并同时限制饮水量,以防水中毒发生,长期应用疗效逐渐降低。垂体后叶素水剂作用时间短,需 1 天多次注射,很不方便。去氨升压素粉剂自鼻腔吸入,长期应用刺激鼻黏膜发生萎缩,影响疗效。此外,还有口服醋酸去氨升压素片剂。垂体后叶素有升压作用,且含催产素,不能用于孕妇。人工合成的去氨升压素(DDAVP)由鼻黏膜吸入,作用强,维持时间长,升压作用小,不含催产素。

非垂体后叶激素类药物也为临床常用。安妥明、氯磺丙脲等通过刺激 ADH 分泌或加强 ADH 的效用以改善多尿现象。服氯磺丙脲可发生低血糖,必须小心。氢氯噻嗪对中枢性和肾性尿崩症均有一定疗效,该药抑制钠重吸收,使体内轻度缺钠,加强水重吸收,使用时要同时限制钠入量。氢氯噻嗪可致低钾血症,需注意补充。氢氯噻嗪对肾性尿崩症也有效。

继发性中枢性尿崩症应首先考虑病因治疗,如不能根治,可选择上述药物治疗。

(四)护理

1.护理评估

(1)健康史:在评估尿崩症患者时,应注意评估患者的典型症状如烦渴、大量饮水程度。既往有无本病的诱发因素,如手术治疗、头部受伤以及服用过药物(如锂盐)等。另外,还应注意患者有无脱水症状,如皮肤弹性下降、口干等。

(2)身体状况:评估患者是否有多尿、烦渴、多饮的表现;患者是否表现为皮肤黏膜干燥、虚弱、倦怠、失眠、记忆力减退、心悸、便秘。

(3)心理—社会状况:尿崩症患者因经常口渴、多尿,频繁饮水而产生恐惧、焦虑和无助,在对患者进行评估的同时,向患者进行解释说明,缓解患者的不良心理状况。

2.护理诊断

(1)体液不足:与内分泌调节功能障碍、下丘脑—神经垂体部位病变引起的多尿有关。

（2）知识缺乏：缺乏疾病相关知识缺乏。

3.护理措施

（1）一般护理：尿崩症患者由于尿量较多、烦渴明显，可提供患者喜欢的冷饮料，如冷开水，以保证患者摄入足够的水分。不要过多摄入含糖量高的饮料，以防止血糖升高，血浆渗透压升高，产生利尿效果。

（2）病情观察。

1）准确记录患者尿量、尿比重、饮水量，观察液体出入量是否平衡以及体重变化。如患者出现乏力、食欲缺乏、便秘、发热、皮肤干燥、倦怠、睡眠不佳等症状；头痛、恶心、呕吐、胸闷、虚脱、昏迷血压下降等现象，遵医嘱予胃肠补液，监测尿量、尿比重、体重等指标。

2）对各种症状严重的尿崩症患者，在治疗时给予及时纠正高钠血症，积极治疗高渗性脑病，正确补充水分，恢复正常血浆渗透压。但如果原来的高渗状态下降过快，易引起脑水肿，因此在补液治疗时，应控制输液速度，不可输注过快，在给患者输注含糖液体时，应观察患者意识，监测血糖，以免发生高血糖和渗透性利尿，如果患者血糖升高，主诉头晕、恶心等不适，应及时通知医生。

（3）对症护理。

1）对于多尿、多饮者应预防脱水，根据患者的需要供应水。监测尿量、饮水量、体重，从而监测液体出入量，正确记录，并观察尿色、尿比重、血电解质、血浆渗透压等情况。

2）如患者夜间因多尿而出现失眠、疲劳以及焦虑等，应给予护理照料。

3）保持皮肤、黏膜的清洁。

（4）用药护理：尿崩症为终身疾病，需长期用药，其中以去氨升压素为最佳。使用方法为口服或喷鼻，使用时应向患者及其家属介绍药物的基本知识和治疗方法，该药不良反应为头痛、腹痛、皮肤潮红，治疗时如果不限制水分的摄入，可能导致水分滞留，体重增加，血钠减少，严重时会产生头痛、恶心及其他低钠血症症状，重者可出现痉挛现象。因此，服用该药应每日监测体重、血电解质等变化。对于使用氢氯噻嗪治疗的患者应指导患者低钠饮食，由于该药有排钾作用，使用期间应定时监测血钾，以防发生低钾血症。

（5）禁水-升压素试验护理（表4-1）

表4-1 禁水-升压素试验护理

护理措施	措施依据
评估患者基础生命体征（脉搏、呼吸、血压、体温），每小时监测并记录	可以了解患者在试验过程中有无直立性低血压、心动过速
试验过程中让患者绝对禁水（包括不能洗手等方式接触水）	绝对禁水才能保证试验结果的准确性
严密监测患者禁水期间的病情，每小时监测体重、血压、尿量、尿比重、尿渗透压和血浆渗透压	患者禁水后连续两次尿渗透压差<30mmol/h，继续禁水。直到渗透压不再增加时（这时尿渗透压达到高峰平顶）。如果患者在禁水过程中发生严重脱水，体重下降3%或血压明显下降，应立即停止试验，并通知医生，让患者饮水

护理措施	措施依据
遵医嘱予患者皮下注射垂体后叶素。继续每小时监测尿量、尿比重、尿渗透压	尿崩症患者注射垂体后叶素后,尿渗透压进一步升高。肾性尿崩症患者注射垂体后叶素后,仍无反应

(6)心理护理:详细评估患者及其家属对疾病的心理冲突程度及对接受治疗的心理状态,通过护理活动与患者建立良好的护患关系,鼓励患者及时治疗,解除其顾虑和恐惧,增强其信心。

(五)健康教育

(1)患者由于多尿、多饮,要嘱患者在身边备足温开水。

(2)注意预防感染,尽量休息,适当活动。

(3)指导患者记录尿量及体重的变化。

(4)遵医嘱用药,用药期间出现不良反应及时就诊,不得自行停药。

(5)门诊定期随访。

二、垂体瘤

垂体瘤是一组从腺垂体和垂体后叶及颅咽管上皮残余细胞发生的肿瘤,是常见的鞍区良性肿瘤,占颅内肿瘤的第3位。近年随着医学检查技术发展,垂体瘤的发病率明显增加,有学者估计其发病率为0.02%,临床有明显症状者约占颅内肿瘤的10%,尸检发现率为22.5%～27%。垂体瘤可发生在任何年龄,以31～40岁者居多,21～30岁和41～50岁者次之。催乳素瘤女性的发病率明显高于男性,女性高达1/1050,男性也高达1/2800,而其他各型垂体瘤无明显性别差异。垂体瘤患者可于起病后不同时期有轻重不等的临床表现。

(一)发病机制

1.垂体细胞自身内在缺陷

现在运用分子生物学技术已弄清大多数有功能的和无功能腺瘤是单克隆源性的,源于某一单个突变细胞的无限增殖。发生变异的原因为癌基因的激活和(或)抑癌基因的失活。

2.旁分泌和自分泌功能紊乱

下丘脑的促垂体激素和垂体内的旁分泌或自分泌激素可能在垂体瘤的促进阶段起一定作用。生长激素释放激素有促进生长激素分泌和生长激素细胞有丝分裂的作用。分泌生长激素释放激素的异位肿瘤可引起垂体生长激素(GH)瘤。某些生长因子如甲状旁腺素相关蛋白、血小板衍化生长因子、转化生长因子、白介素、胰岛素样生长因子等在不同的垂体瘤中都有较高水平的表达,它们可能以旁分泌或自分泌的方式促进垂体瘤细胞的生长和分化。神经生长因子的缺乏对于催乳激素(PRL)瘤的发生和发展起一定的促进作用。

3.下丘脑调节功能紊乱

下丘脑抑制因子的作用减弱对肿瘤的发生可能也有促进作用。肾上腺性库欣综合征患者在做肾上腺切除术后,皮质醇对下丘脑促肾上腺皮质激素释放激素分泌的负反馈抑制减弱,使该激素分泌增多,患者很快就发生促肾上腺皮质激素(ACTH)腺瘤,这说明缺乏正常的靶腺激素负反馈机制及随后的下丘脑调节功能紊乱对 ACTH 腺瘤的发生可以起促发作用。慢性原发性甲状腺功能减退症患者也常发生垂体 TSH(促甲状腺激素)瘤,并可伴有高催乳素血症,故 TSH 瘤的发生是在促进阶段起作用而非在起始阶段。

(二)临床表现

1.内分泌亢进征象

有分泌功能的垂体瘤在早期即可出现。

(1)PRL 瘤。

1)女性 PRL 瘤:主要以 PRL 增高、雌激素减少所致的闭经、泌乳、不孕为临床特征。月经失调和月经稀少是先于闭经的早期临床表现,PRL<2.73nmol/L(60ng/mL)即可出现。青春期前发生 PRL 瘤可引起发育延迟和月经初潮延迟,随后月经稀少最终闭经;青春期后发生 PRL 瘤表现为逐渐出现的继发性闭经,即早期为正常排卵性月经,随后发展为虽有排卵而黄体期缩短,进而出现无排卵月经,最后月经稀少,闭经。泌乳:PRL 瘤患者30%~80%泌乳,当血 PRL>9.1nmol/L(200ng/mL)时多有泌乳。可为自发的多乳汁溢出,更多的是挤压乳房时小量的触发泌乳;双侧或单侧持续或间断泌乳。不孕:PRL 瘤目前已成为不孕症的最常见原因。已婚 PRL 瘤患者中 1/3 表现为不孕。围绝经期症状:部分患者可因雌激素水平低,出现面部阵发性潮红,性情急躁,性欲减退或丧失,阴道干燥,性交困难。

2)男性 PRL 瘤:并不少见。由于临床症状隐匿,早期诊断较为困难,往往发展至大腺瘤时才作出诊断。性功能减退:早期症状表现为性欲减退或丧失、阳痿、精子减少或无精。性欲减退的症状是缓慢和波动进行的,待患者意识到性功能减退而就诊时,CT 或 MRI 检查证实腺瘤已较大。男性乳房发育、泌乳:男性 PRL 瘤患者泌乳的不到 1/3,且多为少量自发性泌乳。男性不育,男性患者胡须少而且生长缓慢、阴毛减少、睾丸软小,应检查 PRL 水平。

(2)GH 腺瘤:由于 GH 分泌过多,早期数毫米微腺瘤即可致代谢紊乱,引起骨骼软组织和内脏过速生长等一系列变化。生长过度:儿童或青少年生长异常迅速,持续长高至骨骺闭合时身高达 2m 或以上者,尤其伴性腺发育不良,男性睾丸、阴茎幼稚,女性阴道、大阴唇发育差,乳房发育不良,应检查 GH 水平。肢端肥大:常是患者最早出现的临床表现,多见于 30~50 岁,患者自觉相貌有改变,手套、帽子、鞋子、戒指变小等。

(3)ACTH 腺瘤:肥胖是最常见的临床表现。典型患者呈以躯干为主的向心性肥胖,满月脸、水牛背、锁骨上窝脂肪垫增厚和腹壁脂肪肥厚;也有某些患者表现为全身肥胖。多数患者体重增加,少数患者体重不增加,但也总有向心性肥胖和特征性的脸部征象。皮肤紫纹多见于年轻患者,常见于腹部、大腿内侧、臀部;紫纹越宽、颜色越深,诊断意义越大。多毛见于 65%~75% 的女性患者,但程度一般不重,表现为眉毛浓黑、面颊毳毛增多,阴毛增多呈男性分布。高血压:75%~85% 的患者有高血压,50% 以上患者舒张压>100mmHg。精神症状见于 85% 的患者,可表现为情感障碍(抑郁症、欣快)、注意力和理解力减退和自主神经功能障碍(失眠、性欲减退)等。

(4)TSH 腺瘤:罕见,不到垂体瘤的 1%,临床表现为甲亢症状。

(5)促性腺激素(GnH)腺瘤:很罕见,早期可无症状,发展逐渐表现为阳痿、闭经、性欲减退或丧失、睾丸萎缩、精子数目减少等。

2.压迫症状

肿瘤向鞍外扩展压迫邻近组织结构可引起压迫症状,这类症状最多见,往往为患者就医的主要原因。

(1)头痛:垂体瘤早期约 2/3 的患者有头痛,主要位于眶后、前额和双颞部,程度轻,持续性隐痛或间歇性发作。引起头痛的主要原因是鞍隔与周围硬脑膜因肿瘤向上生长而受到牵拉。

(2)视力、视野障碍:垂体腺瘤向鞍外生长压迫视神经和视交叉,可出现不同程度的视力减退、双颞侧视野缺损和眼底病变,严重者可双目失明。眼底检查可见神经色泽变淡,视神经乳头原发性萎缩。

(3)肿瘤向外发展:压迫或进入海绵窦可使第Ⅲ、第Ⅳ、第Ⅴ对脑神经受累,造成一侧眼球运动障碍和突眼等症;肿瘤累及麦氏囊影响第Ⅴ对脑神经可引起继发性三叉神经痛、面部麻木和感觉异常等;肿瘤破坏鞍底或蝶窦可有脑脊液鼻漏;肿瘤影响下丘脑可引起嗜睡、不规则发热、多食等,可有肥胖生殖无能症。

3.垂体前叶功能减退的表现

垂体瘤患者的垂体激素分泌减少的表现一般较轻,进展较慢,直至腺体有 3/4 被毁坏后,临床上才出现明显的垂体前叶功能减退症状。但是,有时垂体激素分泌减少也可成为本病的突出表现,在儿童期尤为明显,表现为身材矮小和性发育不全。肿瘤还可影响到下丘脑及垂体后叶,导致血管升压素的合成和排泄障碍引起尿崩症。在出现垂体前叶功能减退症的垂体瘤患者中,性腺功能减退约见于 3/4 的患者,不出现严重的应激状态,肾上腺皮质功能通常可以维持正常,但由于垂体 ACTH 储备不足,在应激时可出现急性肾上腺皮质功能减退称为肾上腺危象。

4.垂体卒中

垂体瘤易发生瘤的出血称为垂体卒中,其发生率为 5%～10%。垂体卒中起病急剧,表现为额部或一侧眶后剧痛,可放射至面部,并迅速出现不同程度的视力减退,严重者可在数小时内双目失明,常伴眼球外肌麻痹,尤以动眼神经(第Ⅲ对脑神经)受累最为多见,也可累及滑车神经(第Ⅳ对脑神经)和面神经。有的患者出现急性垂体功能衰竭的表现。

5.多发性内分泌病Ⅰ型

合并胰岛细胞瘤、甲状旁腺肿瘤和类癌瘤等称为多发性内分泌病Ⅰ型。

(三)实验室检查

1.内分泌腺体功能检查

内分泌腺体功能检查是诊断垂体瘤的重要依据。

(1)垂体激素基础值测定和动态试验:测定相应激素基础值是早期诊断的重要佐证,一般应检查 6 种腺垂体激素水平[包括 PRL、GH、ACTH、TSH、卵泡刺激素(FSH)、促黄体生成素(LH)等],当某一激素水平有变化时应检测其靶腺或靶器官、组织激素的水平。肿瘤细胞的激素分泌呈自主性,除血循环激素水平升高外,在早期就开始有昼夜分泌节律紊乱的特点。由于腺垂体激素分泌的影响因素多,呈脉冲式释放,需多次测定,测定结果只作为筛选指标,有时需结合动态试验综合评价垂体内分泌功能状态。有学者曾提到血 PRL＞9.1nmol/L(200ng/mL)有确诊 PRL 瘤的价值。

(2)垂体前叶功能试验:功能性腺瘤应立足于本激素增高的基础来鉴定增高的性质是否表达了瘤体的自主性。

2.放射学检查

除了蝶鞍X线摄片和薄层断层蝶鞍摄影外,CT和MRI的应用对垂体瘤的早期诊断有很大帮助。

(1)蝶鞍X线摄片:瘤体<5mm的微腺瘤蝶鞍可正常,但部分微腺瘤,特别是接近垂体表面的局限性小节,可使局部骨质变薄,正位像鞍底左右不对称,局限性凹陷,侧位像鞍底呈双边轮廓。GH腺瘤有的鞍底增厚,蝶鞍呈方凹型。本法简单、普及、费用低,不失为一项常规检查,也是决定进一步检查的基础,但结果正常不否定垂体瘤存在。

(2)薄层断层蝶鞍摄影:采用间距2mm的薄层断面,可发现鞍底有局部骨质吸收变薄、囊泡状膨出、鞍底倾斜、骨质破坏等微小改变,对早期诊断鞍内肿瘤帮助更大。蝶窦形态及其纵隔变异等情况也比X线摄片更清晰,但放射剂量偏大,对患者有一定危害。

(3)蝶鞍区CT扫描:CT可显示肿瘤密度、大小、形态和发展方向,是目前诊断垂体瘤的主要方法。采用高分辨率CT直接增强,薄层1.5mm断面,做蝶鞍区冠状位扫描和矢状位重建及轴位检查,可提高微腺瘤的发现率。但对<5mm的微腺瘤CT增强其发现率仅为30%。

(4)MRI检查:垂体瘤的影像学检查宜首选MRI,其可发现直径>3mm的垂体微腺瘤,而且可显示下丘脑结构,能更好地显示肿瘤及其与下丘脑组织的解剖关系,对于临床判断病变有肯定的价值。垂体微腺瘤典型表现为T_1低信号,T_2高信号,还可见垂体上缘膨凸,以冠状面显示最佳,但少数也有短或等T_1与T_2。MRI增强薄层断层扫描对<5mm微腺瘤发现率为50%~60%。但要了解蝶鞍区骨质改变不如X线和CT检查。

(5)气脑和脑血管造影:有助于了解垂体肿瘤向鞍外和鞍旁生长范围。

(6)放射性核素显像技术:应用于鞍区疾病的放射性核素显像技术发展迅速,如PET、铟—二乙烯三戊乙酸—奥曲肽扫描及碘—酪氨酸—奥曲肽扫描已开始用于临床垂体瘤的诊断。

(四)治疗

1.手术治疗

经蝶鞍手术,下列情况应做手术治疗:①视力、视野受损;②脑神经受压,出现复视和眼球运动受限;③肿瘤体积大;④出现垂体卒中;⑤颅内压升高;⑥放疗后复发;⑦诊断性探查。

2.放疗

放疗对无功能性垂体瘤有一定效果。放疗适应证:①肿瘤体积较小,视力、视野未受影响;②患者全身情况差,年老体弱,有其他疾病,不能耐受手术者;③手术未能切除全部肿瘤,有残余肿瘤组织者,术后加做放疗。

3.激素替代治疗

有腺垂体功能减退者,应补充外源性激素,纠正内分泌紊乱。需手术或放疗者,在施行这些治疗前先用药物纠正内分泌紊乱,改善全身代谢情况,增强体质和抵抗力。

（五）护理

1.疼痛的护理

（1）评估患者疼痛的诱发因素、疼痛部位、性质、频率。评估患者对于控制疼痛使用过的方法的有效性。

（2）与患者共同讨论能够缓解疼痛的方法，如放松、深呼吸、转移注意力等。

（3）遵医嘱给予患者止痛药，并向患者讲解药物的作用、不良反应以及如何尽量减少不良反应的发生，用药后评价效果。

2.饮食护理

库欣综合征患者由于皮质醇分泌增多，患者可发生继发性糖尿病，因此对于血糖异常的患者应给予糖尿病饮食，限制每日总热量，鼓励患者饥饿时可进食含糖量少的蔬菜，如黄瓜、番茄等。

3.自我形象紊乱的护理

（1）鼓励患者说出对疾病导致的身体外形改变的感受以及患者预期希望有哪些改变，如体重、胸围、腰围等。

（2）通过健康指导，使患者理解身体外形改变的原因，并逐步让患者接受目前的外形改变。

（3）指导患者在能够耐受的条件下进行正确的运动。

4.活动和安全护理

（1）评估患者活动能力。与患者共同讨论能够采取的活动，并共同制订合理的活动计划以及目标，避免因活动出现不适。

（2）库欣综合征患者由于骨质疏松，可发生病理性骨折。为患者提供一个安全的活动环境，并指导患者在一个安全的环境内进行活动，以防受伤。

5.预防感染

为患者提供清洁的病室环境，勤通风，指导患者注意个人卫生，预防感染。

6.焦虑的护理

（1）评估患者的应对方式、压力来源和适应技巧。

（2）与患者及其家庭成员共同探讨患病过程中的心理状况，提高家庭支持。

（3）指导患者家属避免对患者使用批评性语言，多给予鼓励和称赞。

（六）健康教育

（1）应与患者一起讨论改善疼痛的方法，如如何进行放松；如何保证身体的舒适；合理使用止痛药物等。

（2）应与患者交流感受，鼓励患者说出感受，教给患者应对不良心理状况的方法，如倾诉、转移注意力、听音乐等。

（3）保证患者能够了解并说出使用药物的作用和不良反应。

（4）对于出院的患者做好出院前的指导，包括饮食、活动、用药、随诊等。

三、腺垂体功能减退症

腺垂体功能减退症指腺垂体激素分泌减少或缺乏所致的综合征，可以是单种激素减少或缺乏或多种促激素同时缺乏。

(一)病因

1.先天遗传性

腺垂体激素合成障碍可有基因遗传缺陷,如垂体先天发育缺陷、胼胝体及前联合发生异常、漏斗部缺失;转录因子突变可见于特发性垂体单一或多激素缺乏症患者。

2.垂体瘤

为成人最常见原因,腺瘤可分为功能性和无功能性。

3.下丘脑病变

如肿瘤、炎症、浸润性病变、肉芽肿(如结节病)等,可直接破坏下丘脑神经内分泌细胞,使释放激素分泌减少。

4.垂体缺血性坏死

围生期因某种原因引起大出血、休克、血栓形成,使腺垂体大部缺血坏死,临床称为希恩综合征。糖尿病血管病变使垂体供血障碍也可导致垂体缺血性坏死。

5.蝶鞍区手术、放疗和创伤

因放疗或手术损伤正常垂体组织损伤,引起腺垂体功能减退。

6.感染和炎症

如巨细胞病毒、艾滋病、结核杆菌、真菌等感染引起的脑炎、脑膜炎、流行性出血热、梅毒或疟疾等,损伤下丘脑和垂体。

7.其他

糖皮质激素长期治疗、垂体卒中、空泡蝶鞍、海绵窦处颈内动脉瘤等。

(二)临床表现

据估计,50%以上腺垂体组织破坏后才有症状。促性腺激素、GH和PRL缺乏为最早表现;TSH缺乏次之;然后可伴有ACTH缺乏。

1.性腺功能减退

女性有产后大出血、休克、昏迷病史,产后无乳、停经、性欲减退、不育、阴道分泌物减少,外阴、子宫和阴道萎缩,阴道炎、性交痛、毛发脱落,尤以阴毛、腋毛为甚。成年男子性欲减退、阳痿、睾丸松软缩小、胡须稀少,无男性气质、肌力减弱、皮脂分泌减少,骨质疏松。

2.甲状腺功能减退

患者易疲劳、畏寒、体重增加、记忆力减退、反应迟钝、嗜睡、精神抑郁、便秘、月经不调、肌肉痉挛等。体检可见表情淡漠,面色苍白,皮肤干燥发凉,粗糙脱屑,颜面、眼睑和手足皮肤水肿,声音嘶哑,毛发稀疏、眉毛外1/3脱落。由于高胡萝卜素血症,手脚皮肤呈姜黄色。

3.肾上腺皮质功能减退

全身皮肤色素加深,暴露处、摩擦处、乳晕、瘢痕等处尤为明显,黏膜色素沉着见于牙龈、舌部、颊黏膜等处,为垂体ACTH、黑素细胞刺激素(MSH)分泌增多所致。所不同的是本病由于缺乏黑素细胞刺激素,故有皮肤色素减退,面色苍白,乳晕色素浅淡,而原发性慢性肾上腺功能减退症则表现为皮肤色素加深。

4.垂体危象

在全垂体功能减退症基础上,各种应激如感染、败血症、腹泻、呕吐、失水、饥饿、寒冷、急性心肌梗死、脑血管意外、手术、外伤、麻醉及使用镇静催眠药、降糖药等均可诱发垂体危象。临床呈现：①高热型（＞40℃）；②低温型（＜30℃）；③低血糖型；④低血压、循环虚脱型；⑤水中毒型；⑥混合型。各种类型可伴有相应的症状，突出表现为消化系统、循环系统和神经精神方面的症状，如高热、循环衰竭、休克、恶心、呕吐、头痛、意识不清、谵妄、抽搐、昏迷等严重垂危状态。

（三）实验室检查

1.性腺功能测定

女性有血雌二醇水平降低，没有排卵及基础体温改变，阴道涂片未见雌激素作用的周期性改变；男性见血睾酮水平降低或正常低值，精液检查见精子数量减少，形态改变，活动度差，精液量少。

2.肾上腺皮质功能

24 小时尿 17-羟皮质类固醇及游离皮质醇排量减少，血浆皮质醇浓度降低，但节律正常，葡萄糖耐量试验示血糖低平曲线。

3.甲状腺功能测定

血清总甲状腺素（TT_4）、游离甲状腺素（FT_4）降低，总三碘甲状腺原氨酸（TT_3）、游离三碘甲腺原氨酸（FT_3）可正常或降低。

4.腺垂体分泌激素

如 FSH、LH、TSH、ACTH、GH、PRL 均减少低于正常。

5.垂体储备功能测定

可做促甲状腺激素释放激素（TRH）、PRL、促黄体素释放激素（LHRH）兴奋试验，垂体功能减退者无增加，延迟上升者可能为下丘脑病变。

6.影像学检查

可用 X 线、CT、MRI 检查了解病变部位、大小、性状及其对邻近组织的侵犯程度。

（四）治疗

1.病因治疗

肿瘤患者可通过手术、放疗和化疗等措施，对于鞍区占位性病变，首先必须解除压迫及破坏作用，减轻和缓解颅内高压症状，提高生活质量。对于出血、休克而引起缺血性垂体坏死，关键在于预防，加强产妇围生期的监护，及时纠正产科病理状态。

2.激素替代治疗

腺垂体功能减退症采用相应靶腺激素替代治疗能取得满意的效果，如改善精神和体力活动，改善全身代谢及性功能，防治骨质疏松，但需要长期，甚至终身维持治疗。治疗过程中应先补给糖皮质激素，然后补充甲状腺激素，以防肾上腺危象的发生。对于老年人、冠心病、骨密度低的患者，甲状腺激素宜从小剂量开始，并缓慢递增剂量为原则。一般不必补充盐皮质激素。除儿童垂体性侏儒症外，一般不必应用人 GH。GH 可使骨骼肌肉生长，减少体内脂肪量，但应防止肿瘤生长。

3.垂体危象处理

（1）首先给予静脉推注 50% 葡萄糖注射液 40～60mL 以抢救低血糖，继而补充 10% 葡萄糖盐水,每 500~1000mL 中加入氢化可的松 50~100mg 静脉滴注,以解除急性肾上腺功能减退危象。

(2)有循环衰竭者按休克原则治疗,有感染败血症者应积极抗感染治疗,有水中毒者主要应加强利尿,可给予泼尼松或氢化可的松。

(3)低温与甲状腺功能减退有关,可给予小剂量甲状腺激素,并用保暖毯逐渐加温。禁用或慎用麻醉药,镇静催眠药或降糖药等。

(4)高热者,用物理降温法,并及时去除诱因,慎用药物降温。

(五)护理

1.基础护理

(1)饮食护理:本病患者均消瘦,体质差,部分患者合并贫血,故应注意加强营养,鼓励患者进食鱼汤、牛奶、橙汁等高热量、高蛋白、高维生素、易消化清淡饮食,少量多餐,尽可能多进食以补充营养的不足,增强机体免疫力,同时注意饮食卫生,避免胃肠道感染。

(2)生活指导:保持皮肤清洁,注意个人卫生,督促患者勤换衣、勤洗澡。保持口腔清洁,避免到人多拥挤的公共场所,畏寒的患者注意保暖,足部可放置 50℃ 的热水袋,外用毛巾包裹防止烫伤。鼓励患者活动,减少皮肤感染和皮肤完整性受损的机会;告知患者要注意休息,避免劳累、情绪激动以及各种刺激诱发垂体危象,夜间睡眠差者忌用镇静药,为提高患者的睡眠质量,鼓励患者白天适量活动,晚上睡前用热水泡脚,保持夜间房间的安静,努力为患者休息创造一个良好的环境,保障患者不靠药物入眠。

(3)心理护理:患者在患此病后,阴毛、腋毛及眉毛脱落,头发稀疏伴性功能低下,故长期心情抑郁,思想负担重,羞于与人交谈,对疾病存在恐惧心理和悲观情绪,同时认为自己给家人、医院及社会造成麻烦和经济负担。医护人员应了解患者的思想及生活情况,及时给予安慰和理解,鼓励患者说出内心的感受,树立战胜疾病的信心;护士注意与患者交流的方式、方法及语言技巧,充分利用暗示因素来影响患者的心境;加强语言的解释性、礼貌性。

2.疾病护理

(1)观察病情:监测生命体征变化,观察精神、神志、语言状态、体重、乏力等,准确记录出入量。

(2)用药的护理:因患者需要长期激素替代治疗,在治疗过程中,除密切观察药物的疗效和不良反应外,还应告知患者药物不良反应的症状,同时注意精神状态的观察,精神紊乱可能与激素水平低下对脑的直接或间接作用,如低血压、低血糖、电解质紊乱等综合因素有关。常规量激素替代下发生精神障碍的可能原因是靶腺激素长期严重缺乏,高级神经系统已产生一定适应,患者对外源激素异常敏感。用药同时密切观察患者的意识情绪变化,告知患者家属激素的不良反应及注意事项,以便发现问题及时处理,防止消极行为的发生,忌用镇静药、麻醉药,慎用降糖药。

(3)皮肤的护理:患者应定时翻身,保护受压皮肤的完整性,必要时给予受压部位热敷或按摩。给患者用水时,水温较正常人稍低,室温保持在 20~28℃。

(六)健康教育

(1)环境:要安静、舒适、温度、湿度适宜。注意保暖。

（2）饮食护理：鼓励患者进食高热量、高蛋白、高维生素饮食，少食多餐。

（3）用药指导：告知患者坚持终身服药的重要性和必要性以及随意停药或变更药物剂量的危害。护士应向患者及其家属详细讲明本病的性质以及药物的用法、用量、不良反应。

（4）避免诱因：如遇应激情况如感冒、手术等应及时与内分泌科医师联系，及时调整肾上腺皮质激素的用量，尽量少用镇静药物以及降血糖药物。

（5）随身携带患者识别卡，注明姓名、年龄、联系地址，标明疾病名称，以便患者发生病情变化时及时得到救治。

（6）定期门诊随访。

四、垂体功能减退性危象

垂体功能减退性危象简称垂体危象，是腺垂体功能减退症严重的并发症，是内分泌科急危重症之一，常在应激状态下发生，其临床表现复杂多样，在非专科医院及基层医院很容易被误诊，若不及时抢救，往往危及患者生命。

（一）诱因

严重感染、腹泻、呕吐、脱水、饥饿、寒冷、急性心肌梗死、脑卒中、严重低血糖、手术、外伤、麻醉及使用镇静催眠药等。

（二）发病机制

（1）先天遗传性垂体瘤为成人垂体危象最常见的原因，肿瘤可分为功能性和无功能性。肿瘤增大可压迫正常垂体组织，使其功能减退或功能亢进，与腺垂体功能减退症合并存在。

（2）下丘脑病变，如炎症、浸润性病变（淋巴瘤、白血病）等，可直接破坏下丘脑神经内分泌细胞，释放激素分泌减少，蝶鞍区手术、放疗和创伤；垂体瘤切除可能损伤正常垂体组织，术后放疗更加重垂体损伤。严重头部损伤可引起颅底骨折、损毁垂体柄和垂体门静脉血液供应。

（3）鼻咽癌放疗也可损坏下丘脑和垂体致缺血性坏死；妊娠期腺垂体增生肥大，血供丰富，围生期因某种原因引起大出血、休克、血栓形成，使腺垂体大部分缺血坏死和纤维化，临床称为希恩综合征。

（4）感染，如巨细胞病毒、人类免疫缺陷病毒、结核杆菌等感染引起的脑炎、脑膜炎、流行性出血热、梅毒等，损伤下丘脑和垂体；糖皮质激素长期治疗可抑制下丘脑 CRH-垂体 ACTH，突然停用后可出现医源性腺垂体功能减退；垂体卒中可见于垂体内突然出血、瘤体突然增大，压迫正常垂体组织和邻近视神经视束，呈现急诊垂体危象。

（三）临床表现

（1）高热型：体温>40℃。

（2）低温型：体温<30℃。

（3）低血糖型：血糖可<2.8mmol/L。

（4）低血压、循环衰竭型。

（5）水中毒型。

（6）混合型。

各种类型有相应的症状，突出表现为循环系统、消化系统和神经精神方面的症状，如高热、循环衰竭、休克、恶心、呕吐、头痛、意识不清、谵妄、抽搐、昏迷等严重危险状态。

（四）治疗

所有病例明确诊断后根据危象的病因和类型，加强针对性治疗。

1.补充葡萄糖

先给予静脉推注 50％葡萄糖注射液 40～60mL，抢救低血糖，继之改为 10％葡萄糖注射液维持输入，切忌间歇静脉滴注高渗糖，避免刺激胰岛素释放加重低血糖症。

2.应用皮质激素

第 1 个 24 小时用量 200～300mg，以解除急性肾上腺功能减退危象，以后渐减量，1 周内过渡到口服。危象解除后，继续应用小剂量糖皮质激素及甲状腺素口服替代治疗，如果为育龄期妇女，还应用人工月经周期药物口服以保持第二性征及有较高的生活质量。

3.加强垂体危象诱因控制及对症支持治疗

有感染者应积极抗感染；有循环衰竭者按休克原则治疗，纠正酸碱平衡及电解质紊乱；水中毒者应利尿；低温与甲状腺功能减退有关，可以补充小剂量甲状腺激素，并用物理手段逐渐加温。禁用或慎用麻醉剂、镇静药、催眠药或降糖药。

4.注意事项

(1)对水中毒、失钠、低体温型患者糖皮质激素剂量不可过大，因为使用肾上腺皮质激素使肾小球滤过率增加，排钠增加。不补充钠可引起低钠昏迷和加重水中毒。

(2)补液量应根据病情调整，一般不低于体重的 6％，由于低血糖较多见，故第 1 个 1000mL 液体应含葡萄糖 50g 以上，水中毒型患者应尽量控制补液。

(3)垂体危象的低钠多为慢性，补钠时应缓慢，低血钠的纠正应在 3 天以上，每天血钠提高＜10mmol/L，血钠达 125mmol/L 可不予治疗。

(4)补充甲状腺激素应在糖皮质激素之后，否则加重肾上腺皮质功能衰竭。低温型患者在使用糖皮质激素的同时补充甲状腺激素。

（五）急救和护理

(1)备齐急救物品，积极配合抢救。

(2)一旦发生垂体危象，立即报告医生并协助抢救。

1)迅速建立静脉通道，遵医嘱给予静脉注射 50％葡萄糖注射液 40～60mL 以抢救低血糖，然后静脉滴注 5％葡萄糖盐水 500～1000mL＋氢化可的松 50～100mg，以解除肾上腺功能减退危象。

2)循环衰竭者快速补液，按抗休克原则治疗。

3)败血症者及时抽取血培养，进行药敏试验和静脉使用抗生素抗感染。

4)水中毒者加强利尿，可给予泼尼松或氢化可的松。

5)低体温与甲状腺功能减退有关，可给予小剂量甲状腺素，并采取保暖措施使患者体温回升。高温者给予降温治疗。

6)慎用麻醉剂、镇静催眠药和降糖药等，以防止诱发昏迷。

(3)保持呼吸道通畅，给予氧气吸入。

(4)严密监测病情。

（5）做好基础护理。

1）低体温者注意保暖。

2）高温者给予冰袋等物理降温或遵医嘱使用退热药。

3）做好口腔护理、皮肤护理,保持排尿通畅,防止尿路感染。

（六）健康教育

（1）坚持正规的激素治疗,不能随意减量或停药,发生感染或其他应激状态时及时就诊,在医生指导下调整用药。

（2）适当锻炼,增强体质,冬天注意保暖,避免发生感染。

（3）注意饮食和卫生,避免腹泻、呕吐、脱水、饥饿。

（4）患者发生急性心肌梗死、脑卒中、严重低血糖、手术、外伤时要及时调整治疗方案。

（5）禁用或慎用麻醉剂、镇静催眠药和降糖药等,以防诱发昏迷。

（6）患者出现高热、循环衰竭、休克、恶心、呕吐、头痛、意识不清、谵妄、抽搐、昏迷症状时要及时就诊和处理。

（秦建丽）

第二节　肾上腺疾病护理

一、肾上腺危象

机体在应激状态下,血皮质醇明显升高,以适应需要。肾上腺皮质功能减退时,该调节机制受损,导致在严重应激状态下,产生一系列肾上腺皮质激素缺乏的急性临床表现,如高热、循环衰竭、胃肠功能紊乱、情感淡漠、精神萎靡、躁动不安、谵妄甚至昏迷,称为肾上腺危象,必须立即处理,否则危及患者生命。

（一）诱因

严重感染、各种应激、创伤、中断治疗、严重基础病如心力衰竭、低血糖等。

（二）发病机制

肾上腺危象主要的发病机制是急性肾上腺皮质激素分泌绝对或相对不足。人在应激状态下皮质醇分泌量是基础分泌量的 $2\sim7$ 倍。当肾上腺急性损害或在原有损害的基础上出现应激状态时,就会出现急性肾上腺皮质激素分泌不足,其中主要是盐皮质激素分泌不足。这种状态下会使肾小管、唾液腺、汗腺及胃肠道钠离子重吸收减少,同时丢失水分,并伴有钾、氢离子潴留。当糖皮质激素分泌不足时由于糖异生减少而出现低血糖,由于糖皮质激素也有较弱的盐皮质激素的作用,也能造成保钠排钾。当分泌不足时会协同增加失钠离子、失水及钾离子、氢离子潴留。

（三）临床表现

肾上腺危象时患者糖皮质激素和盐皮质激素常同时缺乏,表现如下。

1.发热

多见,可达 40℃以上,但有时体温可低于正常。

2.消化道症状

早期常表现为厌食、恶心、呕吐,如能及时识别和治疗,很快好转。也可表现为腹泻、腹痛等症状。

3.神经系统症状

萎靡不振、软弱无力、情感淡漠、嗜睡、极度衰弱或烦躁不安、谵妄、意识模糊,甚至昏迷。

4.循环系统症状

心率快,可达 160 次/分;血压下降,四肢厥冷,循环衰竭,甚至休克。

5.脱水症状

存在不同程度的脱水表现。

(四)实验室检查

典型的是三低两高,即低血糖、低钠血症,但血钠很少低于 120mmol/L,低皮质醇、高钾血症,但血钾很少超过 7mmol/L,高尿素氮。中度酮症酸中毒,血浆二氧化碳结合力(CO_2CP)为 15～20mmol/L。

(五)治疗

肾上腺危象为内科急症,应积极抢救。主要为静脉滴注糖皮质激素,补充盐水、葡萄糖及治疗存在的应激状态。

1.补充盐水

典型的危象患者液体损失量大约是细胞外液的 1/5,故于初治的第 1、第 2 天内应迅速补充生理盐水(每天 2500～3000mL)。对于以糖皮质激素缺乏为主,脱水不甚严重者,补水量适当减少。有低血糖时可加用 10％～50％葡萄糖。有高钾血症时,在补充激素和糖后大多能降至正常。在补液到 3L 左右时可酌情补充钾盐。当 $CO_2CP<9.9$mmol/L,可适当补充碳酸氢钠。

2.糖皮质激素

立即静脉注射氢化可的松或琥珀酸氢化可的松 100mg,于最初 5～6 小时氢化可的松总量应达到 500～600mg。如静脉滴注地塞米松,应同时肌内注射去氧皮质酮 2mg。第 2、第 3 天可减量至 300mg,分次静脉滴注。如病情好转,继续减至每天 200mg,继而 100mg。呕吐停止,可进食者,可改为口服醋酸可的松或醋酸泼尼松,一般须在 1 周以上。当口服剂量减至每天 60mg 以下时,应加用 9α-氟氢可的松。

(六)护理

(1)肾上腺危象的患者要绝对卧床休息,按医嘱迅速及时准确地进行静脉穿刺并保证静脉通道的畅通,按医嘱补充生理盐水、葡萄糖和糖皮质激素。正确加入各种药品,注意观察药物疗效,并准备好各种抢救药品,积极与医生配合,测定患者血压、脉搏、呼吸等生命体征的变化,记好出入量及护理记录。

(2)按时正确抽血及留取各种标本送检。

(3)鼓励患者饮水并补充盐分,昏迷患者及脱水严重患者可插胃管进行胃肠道补液,并按昏迷常规护理。

(4)在用大剂量氢化可的松治疗过程中,应注意观察患者有无面部及全身皮肤发红以及有无激素所致的精神症状等出现。

(5)健康教育:①避免诱因,预防发生;②尽早识别和处理。

二、高血压危象

高血压危象是指在高血压基础上,某些诱因使周围小动脉发生暂时性强烈痉挛,引起血压进一步的急剧升高而出现的一系列危险表现,是一种致命性的临床综合征。嗜铬细胞瘤可在短时间内分泌大量儿茶酚胺释放入血,导致血压急剧升高,收缩压达200~300mmHg,舒张压达130~180mmHg,患者出现意识变化、剧烈头痛、恶心呕吐、心动过速、面色苍白、呼吸困难等。如不及时抢救,可导致死亡。

(一)诱因

情绪激动、体位改变、吸烟、饮酒、创伤、排便、屏气、灌肠、腹膜后充气造影、麻醉诱导期、药物(如组胺、胍乙啶、胰升糖素、甲氧氯普胺)等。有些患者无明显诱因。

(二)发病机制

高血压危象的发生机制目前多数学者认为是由于高血压患者在诱发因素的作用下,血液循环中肾素、血管紧张素Ⅱ、去甲基肾上腺素和精氨酸升压素等收缩血管活性物质突然急骤升高,引起肾脏出、入球小动脉收缩或扩张。这种情况若持续性存在,除了血压急剧升高外,还可导致压力性多尿,继而发生循环血容量减少。血容量的减少又反射性引起血管紧张素Ⅱ、去甲肾上腺素和精氨酸升压素生成和释放增加,使循环血中血管活性物质和血管毒性物质达到危险水平,从而加重肾小动脉收缩。

(三)临床表现

1.血压

舒张压>130mmHg,血压突然升高。

2.眼底视网膜病变

出血、渗出和(或)视神经盘水肿。必要时可散瞳检查。新发的出血、渗出、视神经盘水肿情况存在则提示高血压急症。

3.神经系统表现

表现为头痛、嗜睡、抽搐、昏迷。注意评估意识状态、有无脑膜刺激征、视野改变及局部病理性体征等。

4.心脏

可出现急性左心衰竭。患者出现呼吸困难。检查可发现心脏扩大、颈静脉怒张、双肺底湿啰音、病理性第三心音或奔马律。

5.肾脏

患者有少尿、氮质血症、尿毒症的表现。腹部听诊可发现肾动脉狭窄导致的杂音。

6.胃肠道

有恶心、呕吐症状。

(四)治疗

高血压危象患者需要及早准确评估病情风险。对于高血压亚急症,需要密切监测,调整口服降压药、逐渐控制血压。对于高血压急症,需要快速、平稳降压,减轻靶器官损害,积极查找病因。当患者发生高血压危象时,应立即抢救,具体措施如下。

(1)给予氧气吸入。

(2)立即应用酚妥拉明 1～5mg,以 5%葡萄糖注射液稀释后静脉注射,同时严密观察血压变化。当血压下降至 160/100mmHg 左右即停止推注,然后以酚妥拉明 10～15mg 溶于 5%葡萄糖生理盐水 500mL 中缓慢静脉滴注,也可舌下含服钙通道阻滞剂硝苯地平 10mg 以降低血压,并继续监测血压变化。

(3)有心律失常、心力衰竭者做相应处理。

(五)急救配合与护理

(1)卧床休息,吸氧,抬高床头以减轻脑水肿,加用床挡以防患者因躁动而坠床。

(2)按医嘱给予快速降压药物如酚妥拉明等。

(3)持续心律(率)、血压监测,每 15 分钟记录 1 次测量结果。

(4)因情绪激动、焦虑不安可加剧血压的升高,应专人护理,及时安抚患者,告知头痛及其他不适症状可随药物的起效而得到控制,使患者安静。

(5)若有心律失常、心力衰竭、高血压脑病、脑卒中和肺部感染者,协助医生处理并给予相应的护理。

(六)健康教育

(1)告知患者应调整生活方式以控制血压,如减肥、戒烟、调整饮食结构、减少酒精摄入量、控制情绪、消除社会心理紧张刺激,保持机体内环境的稳定。

(2)根据病情选择合适的运动,如绘画、散步、爬楼梯、慢跑、打太极拳、骑单车等;运动量应循序渐进,以不引起疲劳为宜。

(3)告知药物的名称、剂量、用法、不良反应,遵医嘱服药,如出现头晕、胸闷、血压控制不理想等情况应及时就诊。

三、原发性醛固酮增多症

原发性醛固酮增多症简称原醛症,是由于肾上腺皮质病变致醛固酮分泌增多,引起潴钠排钾,体液容量扩张而抑制了肾素—血管紧张素系统,属于不依赖肾素—血管紧张素的盐皮质激素过多症。以往认为此病占高血压患者中的 0.4%～2.0%,近年采用血浆醛固酮浓度与血浆肾素活性比值(同一血样,无药物或其他因素干扰)对血钾正常的高血压病患者进行筛查,发现近 10%为原发性醛固酮增多症。

(一)病因与发病机制

原醛症可分为醛固酮瘤、特发性醛固酮增多症和糖皮质激素可抑制性醛固酮增多症等。

1.醛固酮瘤

主要为肾上腺皮质腺瘤,绝大多数为一侧单个腺瘤,极少数为双侧腺瘤,又称为康恩综合征。此型临床上最多见,占原醛症的 60%～85%。肾上腺肿瘤仅占 1%。

2.特发性醛固酮增多症

特发性醛固酮增多症简称特醛症,为第二多见的类型,占 10%～40%。双侧肾上腺小球带增生,有时伴结节。病因可能与对血管紧张素Ⅱ的敏感性增强有关,静脉滴注此药后,醛固酮分泌增多的反应高于正常人和醛固酮瘤患者;血管紧张素转换酶抑制剂可使患者醛固酮分泌减少,高血压、低钾血症改善,而对醛固酮瘤患者作用不明显。血清素拮抗剂——赛庚啶可使特醛症患者醛固酮分泌减少,提示在本型中存在着经血清素介导的兴奋醛固酮分泌的因素。少数有双侧性肾上腺结节样增生,患者对兴奋肾素—血管紧张素系统的试验(如直立体位、限钠摄入、注射利尿剂等)及抑制性试验(如高钠负荷等)均无反应,称为原发性肾上腺增生所致原醛症,极少数患者只有单侧肾上腺增生,切除后可治愈。

3.糖皮质激素可抑制性醛固酮增多症(GRA)

GRA又称为ACTH依赖性醛固酮增多症。本病为常染色体显性遗传,此型有家族性发病倾向,但也可散发,较多见于青少年男性。此型病因不明,肾上腺皮质呈大、小结节性增生,但也可为皮质腺瘤,临床与原醛症类似,其特征是给予小剂量(0.5～1.5mg/d)地塞米松,1～2周后可改善症状;此外血中皮质醇动态正常,但连续数天投给ACTH时,醛固酮分泌可持续上升。有学者认为此型的病因是分泌醛固酮的细胞上有异常的ACTH受体,也有学者认为患者的醛固酮来自束状带,在用地塞米松后,醛固酮和束状带的其他产物都受到抑制,而患者的球状带对内源性肾素—血管紧张素的反应仍然存在。

4.醛固酮癌

醛固酮癌为分泌大量醛固酮的肾上腺皮质癌,极少见,往往同时还会分泌糖皮质激素、雄激素。肿瘤体积较大,直径多超过3cm,切面或显示出血、坏死,肿瘤的恶性质在细胞学上常难以确定,转移病灶的存在支持该诊断。

5.异位分泌醛固酮的肿瘤

异位分泌醛固酮的肿瘤可见于卵巢肿瘤或肾脏内的肾上腺残余。

(二)临床表现

1.高血压

高血压为最早且最常见的综合征,可早于低钾血症3～4年出现,几乎见于每一病例的不同阶段。一般不呈恶性病变,但随着病情进展,血压渐高,大多数在170/100mmHg左右,高时可达210/130mmHg,以舒张压升高较明显,但一般不十分严重。患者诉头痛、头晕、耳鸣等,可有弱视及高血压眼底病等,酷似一般高血压,高血压可能是由钠重吸收增加,细胞外液容量扩张所致,属盐依赖性高血压,对降压药疗效较差,如有肾小动脉硬化症和慢性肾盂肾炎,高血压更顽固。

2.神经肌肉功能障碍

(1)阵发性肌无力和麻痹:此症状甚为常见。一般说来血钾越低,肌病越重。诱因有劳累、服失钾性利尿剂(氢氯噻嗪、呋塞米等)、受冷、紧张、腹泻、大汗等多种应激。肌肉软弱麻痹常突然发生,可于任何时间出现,往往在清晨起床时忽感双下肢不能自主移动。发作轻重不一,重者常累及双上肢,以至全身。有时竟累及呼吸肌,发生呼吸肌麻痹。初发时常伴有感觉异常,如蚁走感或麻木或肌肉隐痛,常继以弛缓性瘫痪,反射常消失或降低,一般为双侧对称性,持续时间可从数小时至数天,甚而数周,多数为4～7天。发作自每年几次至每天多次,轻者意识清醒,重者可模糊甚至昏迷。一般可自行恢复,但重者必须及早抢救,给予口服或静脉滴注钾剂后,麻痹即暂时缓解。一般脑神经支配的肌肉不受影响。

(2)阵发性手足搐搦及肌肉痉挛:有 1/3 的患者出现手足搐搦及肌肉痉挛,伴以低钙束臂征(Trousseous 征)及低钙击面征(Chvostek 征)阳性,可持续数天至数周,可与阵发性麻痹交替出现,发作时各种反射亢进。在低钾严重时,由于神经肌肉应激性降低,手足搐搦可比较轻微或不出现,而经过补钾,应激功能恢复,手足搐搦变得明显。此组表现与碱中毒时游离钙降低有关,加之低镁血症使手足搐搦更明显。

(3)心脏表现:由于低钾对心肌的影响,可发生心律失常,以期前收缩、阵发性室上性心动过速较常见,最严重时可发生心室颤动。心电图呈低血钾图形,Q-T 间期延长,T 波增宽或倒置,U 波明显,TU 波融合成双峰。由于患者合并高血压,故后期常伴心肌肥大,心脏扩大,甚至发生心力衰竭。近年来引人注目的是醛固酮与器官纤维化,尤其是与心肌纤维化的发生发展有密切关系,本病患者的心脏异常除上述因素外还可能有其他因素的参与。

(4)泌尿系统表现:由于长期大量失钾,肾小管功能紊乱,浓缩功能损伤,患者常诉多尿,尤为夜尿增多,以致失水而引起烦渴、多饮、尿量增多,每天可达 3000mL,比重偏低,常在 1.015 以下,但垂体后叶素(ADH)治疗无效。患者常易并发尿路感染。久病者可因肾小动脉硬化而发生蛋白尿与肾功能不全症。

(5)其他:儿童患者可因长期缺钾等代谢紊乱而出现生长发育障碍。本病的特点是不出现水肿,但病程长者可因肾功能不全或伴有心力衰竭而出现水肿。缺钾时胰岛素的释放减少,有时可出现糖耐量减低。

(三)实验室检查

1.实验室检查

多数患者血钾低于正常,2~3mmol/L;尿钾排出增多,在低钾血症情况下,每日尿钾排出量仍>25mmol。血钠一般在正常高限或略高于正常,血镁可低于正常。尿钾多在 25mmol/24h 以上。血浆醛固酮明显升高,尿醛固酮大多高于正常(21.32mmol/24h)。血浆肾素—血管紧张素低于正常。动脉血气分析可有血 pH 和 CO_2 结合力略高于正常,病程久并伴肾功能损害的患者,CO_2 结合力可在正常范围。心电图(ECG)可出现低血钾变化。

2.特殊检查

(1)平衡餐试验:普食条件下将患者每天钠、钾摄入量分别控制在 160mmol 和 60mmol,共 8 天,于第 5、第 6、第 7 天抽血测血 Na^+、血 K^+、CO_2 结合力,并分别留 24 小时尿测尿 Na^+、K^+、pH,第 8 天于早晨 8 时抽血测血醛固酮及留 24 小时尿测尿醛固酮。原醛症患者血钠为正常高水平或略高于正常,尿钠<150mmol/24h,也可>160mmol/24h,表现为"脱逸"现象。血钾<3.5mmol/L,尿钾>30mmol/24h,血 CO_2 结合力可高于正常,呈碱血症,而尿 pH 呈中性或弱碱性。

(2)低钠试验:每天钠摄入量限制在 10~20mmol,钾摄入量为 60mmol,连续 7 天,每天测血压,第 5、第 6、第 7 天各测血 Na^+、血 K^+、CO_2 结合力,并留 24 小时尿测尿 Na^+、K^+、pH。第 7 天同时测血醛固酮及 24 小时尿醛固酮排出量。在此期间,原醛症患者尿钾排出量明显减少,血钾有所升高,尿钠数天内迅速减少,降至 10~20mmol/24h,达到平衡。血及 24 小时尿醛固酮无显著改变。

（3）高钠试验：每天摄入 240mmol，钾仍为 60mmol，连续 7 天，每天测血压，第 5、第 6、第 7 天抽血测血 Na^+、血 K^+、CO_2 结合力，并留 24 小时尿测尿 Na^+、K^+、pH 值。第 7 天同时测血及 24 小时尿醛固酮。原醛症患者尿钾排量增多，血钾下降，血压升高，症状及生化变化显著，血及 24 小时尿醛固酮不受抑制。对低钾血症不明显的患者可做此试验，若临床及生化表现明显，则不做此试验，以免加重病情。

（4）螺内酯试验：螺内酯 100mg，4 次/天口服，共 7 天，每日测血 Na^+、血 K^+、pH，观察血压及临床症状。原醛症患者服药 1 周后尿钾减少，尿钠增多，血钾上升，血钠下降，血 CO_2 结合力下降，尿 pH 呈酸性，症状改善，血压有不同程度下降。

（5）肾素—血管紧张素测定及动态试验：原醛症患者原来降低的血浆肾素活性在低钠饮食或呋塞米 0.7mg/kg 及立位刺激下无显著上升。血浆肾素活性正常基值 0.46ng/(mL·h)，正常人激发值为 2.96～4.00ng/(mL·h)；血管紧张素 II 正常基值 24.11～27.89ng/(mL·h)，正常人激发值为 38.84～51.16ng/(mL·h)。

3.定位检查

可行 B 超、肾上腺 CT 和（或）MRI 检查，[131]I-胆固醇肾上腺扫描及肾上腺血管造影。肾上腺血管造影以静脉造影价值较大，并可通过静脉导管分别自左右两侧静脉取血测醛固酮，以鉴别腺瘤或增生以及腺瘤定位。

（四）治疗

原醛症的治疗分为手术治疗和药物治疗两个方面。腺瘤及癌及早切除为本症根治疗法，增生者手术疗效较差，仅可使血钾纠正而不能满意降压。近年来已趋药物治疗，难以确诊为腺瘤或增生者需要手术治疗。

1.腺瘤（癌）

术前必须做好准备，宜用适当低盐饮食，补充氯化钾 3～6g/d，螺内酯 120～240mg/d，分 3～4 次口服，待血钾正常，血压降至正常或接近正常后手术。术前准备需 3～4 周，手术前肌内注射醋酸可的松 100mg，术中静脉滴注氢化可的松 100～300mg，术后递减，1 周后停药。一般腺瘤切除后 50%～70% 血压可恢复正常，如术后有持续性高血压，可能由肾小动脉硬化等肾缺血所致，可进一步给予螺内酯治疗。

对于原发性肾上腺增生的患者，可行肾上腺大部切除术或单侧肾上腺切除术，手术效果较好，若术前无法明确鉴别特醛症和原发性肾上腺增生，可行螺内酯试验。对该试验反应良好的患者（血钾上升，血压下降），预示手术效果较好，醛固酮癌预后较差，发现时往往已失去手术根治机会，化疗药物如双氯苯二氯乙烷、氨鲁米特、酮康唑等可暂时减轻醛固酮分泌过多所致的临床症状，但对病程演进无明显改善。

2.增生

一般采用药物治疗。螺内酯疗法如前述，长期应用此药可出现男子乳房发育、阳痿，女性月经失调、乳房胀感等不良反应，可改用氨苯蝶啶或阿米洛利，以助保钾排钠，同时应补钾（氯化钾 3～6g/d，分次口服）并加用降压药，可选择钙通道阻滞剂、醛固酮受体阻滞剂及 α 受体阻滞剂等。对地塞米松可抑制性醛固酮增多症患者应予地塞米松治疗，1～2mg/d 口服，约 2 周后即可降压见效，特醛症患者还可用血管紧张素转换酶抑制剂治疗。

（五）护理

1.饮食护理

过量醛固酮引起体内高钠低钾,血容量增多,血压升高,心脏负荷增加。

(1)减少钠盐摄入,对血压特别高、血钠高者宜用低盐饮食,每天钠摄入量限制在80mmol左右。

(2)多吃新鲜蔬菜,多饮牛奶,补充钙和钾盐。

(3)减少脂肪摄入。

(4)限制饮酒。

2.运动指导

由于血压升高,患者常诉头晕、头痛,病程长者可出现脑、心、肾并发症。肌无力及周期性麻痹与血钾降低程度平行,血钾越低,肌肉受累越重,尤其是在劳累或服用氢氯噻嗪、呋塞米等促进排钾的利尿剂后。麻痹以下肢多见,严重时累及四肢。低钾严重时,由于神经肌肉应激性降低,手足搐搦可较轻或不出现,而在补钾后,手足搐搦往往变得明显。护理上应注意以下问题。

(1)评估患者病情和活动能力,根据病情适当休息,保持病室安静。

(2)保证充足的睡眠。

(3)根据年龄和身体状况选择合适的运动,避免剧烈运动和情绪激动。

3.口服药物的护理

(1)正确服用螺内酯:螺内酯可以纠正患者的低钾血症,减轻高血压,是治疗原醛症的一线药物。但长期应用可出现男子乳腺发育、阳痿,女性月经不调等不良反应。在服药过程中要注意监测患者的高血压和低钾血症是否得到改善,及时留取患者的血、尿标本复查电解质。不良反应明显者告知医生,必要时可改为氨苯蝶啶或阿米洛利,以助排钠保钾。

(2)部分患者需同时使用钙通道阻滞剂、血管紧张素转换酶抑制剂或糖皮质激素治疗,要严格遵医嘱用药,监测血压和不良反应。

4.术前护理

(1)低盐饮食。

(2)遵医嘱螺内酯治疗,以纠正低钾血症,减轻高血压,每天螺内酯120～240mg,分次服用,待血钾正常,血压下降后,减至维持量时,即进行手术。

5.术中护理

静脉滴注氢化可的松100～300mg。

6.术后护理

(1)遵医嘱逐步递减氢化可的松用量,直至停药。

(2)观察血压和电解质紊乱是否纠正。

7.心理护理

(1)医护人员充分理解和尊重患者。

(2)引导患者面对现实,指导患者进行自我心理调节,使患者树立战胜疾病的信心,以最佳的心理状态接受治疗。

（3）告知家属和亲友，要关心爱护患者，给予患者精神和经济上的支持，减轻患者的心理压力。

（六）健康教育

（1）进行疾病相关知识教育。根据家属的意见和患者的心理承受能力，以适当的方式和语言与患者讨论病情，对手术患者进行术前和术后健康指导，向患者讲解手术治疗的必要性，术前应做的准备如服用药物控制血压，保证水电解质平衡，补钾治疗，用药后的不良反应等，使患者配合治疗。

（2）对长期服用药物治疗的患者，指导患者遵医嘱合理用药，定时随诊，监测肝、肾功能和电解质，对于长期服用激素治疗的患者注意讲解激素治疗的不良反应等。

（3）指导患者进行适当的功能锻炼，与患者一起制订活动计划。

（4）嘱患者坚持按时服药，定期复诊。

四、肾上腺皮质功能减退症

肾上腺皮质激素是维持生命的基本要素，在肾上腺皮质激素中最重要的是皮质醇、醛固酮和雄性类固醇激素。当两侧肾上腺绝大部分被破坏，出现种种皮质激素不足的表现，称为肾上腺皮质功能减退症（ACI），又称为艾迪生病。按病因可分为原发性和继发性，按病程可分为慢性和急性。急性肾上腺皮质功能减退又称为肾上腺危象，多表现为循环衰竭、高热、胃肠功能紊乱、惊厥、昏迷等症状，病势危急，须及时抢救。

ACI多见于成年人，男性多于女性，自身免疫所致者，女性多于男性。临床表现以虚弱乏力、体重减轻、色素沉着、血压下降等为特征。

（一）临床表现

1.早期症状不典型

可能在多年后才引起注意。偶有部分病例，因感染、外伤、手术等应激而诱发肾上腺危象，才被临床发现。

2.色素沉着

皮肤和黏膜色素沉着，多呈弥散性，以暴露部、经常摩擦部位和指（趾）甲根部、瘢痕、乳晕、外生殖器、肛门周围、牙龈、口腔黏膜、结膜为明显。部分患者可有片状色素脱失区。继发性肾上腺皮质功能减退症患者的 MSH 和 ACTH 水平明显降低，故均无色素沉着现象。

3.乏力

乏力程度与病情轻重程度相平行，轻者仅劳动耐量差，重者卧床不起。是电解质紊乱、脱水、蛋白质和糖代谢紊乱所致。

4.胃肠道症状

出现食欲缺乏、恶心、呕吐、上腹、右下腹或无定位腹痛，有时有腹泻或便秘。多喜高钠饮食，经常伴有消瘦。消化道症状多见于病程长、病情严重者。

5.心血管症状

由于缺钠、脱水和皮质激素不足，患者多有低血压（收缩压及舒张压均下降）和直立性低血压,心脏较小,心率减慢,心音低钝。

6.低血糖表现

由于体内胰岛素拮抗物质缺乏和胃肠功能紊乱,患者血糖经常偏低,但因病情发展缓慢,多能耐受,症状不明显。仅有饥饿感、出汗、头痛、软弱、不安。严重者可出现震颤、视物模糊、复视、精神失常,甚至抽搐、昏迷。本病对胰岛素特别敏感,即使注射很小剂量也可以引起严重的低血糖反应。

7.精神症状

精神不振、表情淡漠、记忆力减退、头晕、嗜睡。部分患者有失眠、烦躁,甚至谵妄和精神失常。

8.肾上腺危象

患者抵抗力低下,任何应激性负荷如感染、外伤、手术、麻醉等均可诱发急性肾上腺皮质功能减退性危象。

9.原发病表现

如结核病、各种自身免疫疾病及腺体功能衰竭综合征的各种症状。

10.其他

对麻醉剂、镇静剂甚为敏感,小剂量即可致昏睡或昏迷。性腺功能减退,如阳痿、月经紊乱等。

(二)辅助检查

1.X线检查

腹部平片及肾上腺CT扫描示肾上腺区有钙化阴影,则可肯定肾上腺结核所致艾迪生病的诊断。此外,肾上腺CT扫描如发现双肾上腺萎缩,也有助于自身免疫性肾上腺炎的诊断。如能测定血中抗肾上腺抗体则对自身免疫性肾上腺炎是一个很好的指标。胸部除注意肺部有无病灶外,尚应注意心脏大小;必要时应摄头颅片。

2.血液检查

嗜酸性粒细胞计数、血细胞比容,血尿素氮、钠、钾、氯及血糖,必要时行糖耐量试验、血浆皮质醇测定及其昼夜节律、促皮质素放射免疫测定。

3.血、尿皮质醇水平测定

多数患者血、尿皮质醇及尿17-羟皮质类固醇测定低于正常,也可在正常低限,故需多次测定。

4.ACTH试验(促肾上腺皮质激素兴奋试验)

ACTH试验是艾迪生病确诊的重要指标,可测定肾上腺皮质分泌皮质醇的储备功能。方法:将促肾上腺皮质激素25U加入5%葡萄糖注射液500mL中每天匀速静脉滴注8小时,共3天,于对照日及刺激第1天、第3天分别留24小时尿测定尿游离皮质醇或17-羟皮质类固醇水平。艾迪生病患者基础对照值低于正常及促肾上腺皮质激素刺激3天后仍无显著上升反应,而正常人促肾上腺皮质激素刺激1天后即可比对照日上升1~2倍。如病情较重者,应同时用地塞米松治疗,以防止发生肾上腺危象。

5.血浆促肾上腺皮质激素及其相关肽 N-POMC 的测定

用放射免疫法测定血浆促肾上腺皮质激素及相关肽 N-POMC 水平,可较正常人高 5～50 倍,而继发性肾上腺皮质功能低下者一般低于正常或在正常低限,故此项检查对艾迪生病的诊断有极重要意义。

(三)治疗

一旦确诊,应立即治疗,并终身用药。

1.常规治疗

即补充日常状态下,维持正常功能的生理剂量的肾上腺皮质激素,部分患者需同时补充糖及盐皮质激素。氢化可的松最符合生理性,应为首选。给药方式应符合皮质激素的昼夜分泌节律,清晨服 2/3,下午服 1/3,故氢化可的松早上服 20mg,下午 5～6 点服 10mg 或醋酸可的松早上 25mg,下午 12.5mg。如患者血钠及血压偏低,则加用 9α-氟氢可的松,上午一次口服 0.05～0.1mg,同时患者应有充分的食盐摄入量。

2.应激时治疗

肾上腺皮质功能减退症患者在应激状态时,由于抵抗力低下,肾上腺皮质储备功能减低,因此需增加肾上腺皮质激素的补充量,视应激程度轻重增加氢化可的松每天 50～200mg,不能进食及病情重者可用静脉滴注。同时需去除诱因,应激过后,再逐渐减至原来的基础用量。

3.病因治疗

如为结核患者,应给予积极的抗结核治疗。如为自身免疫性肾上腺且伴有其他脏器的自身免疫疾病,应给予相应的治疗。如肾上腺病变为恶性肿瘤转移所致,应寻找原发病灶,进行相应治疗。

(四)护理

1.护理评估

(1)健康史:在评估时应了解患者疾病诱发因素,如既往有无结核感染史、有无长期服用激素治疗、外伤史及手术史等。

(2)身体状况:评估患者是否有逐渐加重的全身不适、乏力、倦怠、食欲减退、恶心、体重下降、头晕和直立性低血压等症状,观察患者皮肤黏膜色素沉着情况,注意观察患者有无肾上腺危象的发生。

(3)心理—社会状况:本病由于肾上腺皮质激素缺乏,患者中枢神经处于抑郁状态,易产生情绪低落、抑郁淡漠或有违拗症、注意力不集中,多失眠。有时因血糖过低而发生神经精神症状,严重者有昏厥,甚至昏迷。应评估患者对疾病的认知程度、心理承受程度以及经济状况等。

2.护理诊断

(1)体液不足:与醛固酮分泌不足引起的水钠排泄增加,胃肠功能紊乱引起恶心、呕吐、腹泻有关。

(2)营养失调:低于机体需要量:与糖皮质激素缺乏导致食欲下降、消化功能不良有关。

(3)活动无耐力:与皮质醇激素缺乏导致的肌无力、疲乏有关。

(4)自我形象紊乱:与垂体 ACTH、黑色细胞刺激素和促脂解素分泌增多以及皮质醇缺乏有关。

（5）知识缺乏：缺乏服药方法、预防肾上腺危象的知识。

（6）潜在并发症：肾上腺危象、水电解质紊乱。

3.护理措施

（1）饮食护理：ACI患者由于肾上腺皮质激素分泌不足，患者常有食欲减退、嗜咸食、体重减轻、恶心、呕吐、胃烧灼感、消化不良、腹泻、腹胀及腹痛等症状，影响患者进食，护理上应注意以下两点。

1）进食高碳水化合物、高蛋白、高钠饮食。在病情许可的情况下，鼓励患者多摄取水分，一般每天摄入3000mL以上；注意避免进食含钾丰富的食物，防止高钾血症的发生，以免诱发心律失常。

2）摄入足够的食盐（每天8～10g）以补充失钠量。如出现大量出汗、呕吐、腹泻等应增加食盐的摄入量。

（2）活动指导：ACI患者常感乏力，易疲劳、反应迟钝，常因血压低而出现头晕、视物模糊或直立性低血压。活动指导时要注意以下几点。

1）给予安全的环境，保证患者充分休息。

2）病情许可的情况下选择适当的活动方式和量，注意安全，以不感疲倦为宜。

3）指导患者在起床下床活动或改变体位时动作宜慢，防止发生直立性低血压。

（3）病情观察。

1）记录每天出入量，观察患者皮肤颜色、湿度和弹性，注意有无脱水表现。

2）监测血糖、电解质；监测心脏变化，注意有无心律失常。

3）观察患者有无恶心、呕吐、腹泻情况并记录。

4）观察血压及肢体有无水肿。

（五）健康教育

1.预防发生

（1）加强营养及体育锻炼，增强机体抵抗力，避免感染结核等。

（2）早期发现：若患者皮肤色素沉着、乏力、消瘦、头晕、视物模糊、直立性晕厥，应尽早检查。确诊本病后，立即给予高盐饮食及激素替代治疗。

（3）去除病因。积极预防应激（如感染、外伤），避免危象发生。

2.饮食指导

（1）指导患者进食高碳水化合物、高蛋白、高钠饮食。

（2）在病情许可的情况下，鼓励患者多摄取水分，一般每天摄入3000mL以上。

（3）注意避免进食含钾丰富的食物，防止高钾血症的发生，以免诱发心律失常。

（4）摄入足够的食盐（每天8～10g）以补充失钠量。如出现大量出汗、呕吐、腹泻等应增加食盐的摄入量。

3.用药指导

（1）教会患者认识所服用药物的名称、剂量、用法及不良反应。

（2）指导患者认识到随意停药的危险性，必须严格按医嘱服用药物，不得随意减量或停药。

4.观察与随访

(1)指导患者定期随访。

(2)如果出现肾上腺危象征象时立即就医。

(3)外出时携带识别卡片,发生意外时及时得到救助。

五、皮质醇增多症(库欣综合征)

皮质醇增多症即通常所称的库欣综合征(Cushing syndrome,CS),是指肾上腺皮质分泌过量糖皮质激素(主要是皮质醇)而出现的一系列临床症状与体征,主要临床表现为向心性肥胖、满月脸、多血质外貌、皮肤紫纹、痤疮、高血压、高血糖、骨质疏松等。临床上通常分为ACTH依赖性和ACTH非依赖性两大类。

库欣综合征女性发病率明显高于男性,各年龄均可发病,但成人多于儿童,主要见于20~45岁女性,异位ACTH综合征主要见于50岁以后的男性。

(一)临床表现

1.向心性肥胖

为本病的特征。患者表现为面如满月,胸、腹、颈、脂肪增厚。疾病后期,因肌肉消耗、脂肪转移,四肢显得相对瘦小和面部、躯干肥胖形成明显的对比。

2.蛋白质代谢障碍

蛋白质过度消耗,皮肤变得菲薄,毛细血管脆性增加,轻微的损伤即可引起瘀斑。在下腹部、臀部等处,因脂肪沉积,皮肤弹力纤维断裂,可通过菲薄的皮肤透见微血管的红色,形成典型的紫纹。病程较久者肌肉萎缩,骨质疏松,脊椎可发生压缩畸形,身材变矮,有时呈佝偻、骨折,常易感染。儿童患者生长发育受抑制。

3.糖代谢障碍

血糖升高,患者出现类固醇性糖尿病。

4.电解质紊乱

低钾血症使患者乏力加重,引起肾脏浓缩功能障碍。部分患者因高钠而有轻度水肿。

5.高血压

患者常伴有动脉硬化和肾小动脉硬化,因而在治疗后部分患者血压仍不能降至正常。长期高血压可并发左心室肥大、心力衰竭和脑血管意外。

6.抵抗力下降

患者对感染的抵抗力减弱,故皮肤真菌感染多见,且较严重;化脓性细菌感染不容易局限化,可发展成蜂窝织炎、菌血症、败血症。

7.造血系统及血液改变

皮质醇刺激骨髓,使红细胞计数和血红蛋白含量偏高,加之患者皮肤变薄,故面容呈多血质。大量皮质醇使白细胞及中性粒细胞增多,促使淋巴组织萎缩、淋巴细胞和嗜酸性粒细胞的再分布。

8.性功能障碍

女性患者大多出现月经减少、不规则或停经,轻度多毛、痤疮常见,明显男性化者少见,但如出现，要警惕为肾上腺癌。男性患者性欲减退、阴茎缩小、睾丸变软。

9.神经、精神障碍

常有不同程度的精神、情绪异常，如烦躁、失眠多梦、性格改变、抑郁、少言等，严重者精神变态，个别可发生类偏狂。

10.多毛

汗毛、阴毛、腋毛增多变粗，发际低下，眉浓，女性上唇出现小须，阴毛可呈男性分布。

11.异位 ACTH 综合征

可无库欣综合征的特征表现，但有色素沉着及低钾血症表现。

12.消化系统症状

少数患者可并发消化性溃疡，有消化道出血、黑便史。个别患者可伴有胆结石。

13.蛋白尿并发尿路感染

有类固醇性糖尿病及尿路结石者常有蛋白尿，易并发尿路感染，有血尿、脓尿、肾绞痛等，后期多有肾衰竭。

14.皮肤

色素沉着。

15.其他

垂体肿瘤引起的库欣综合征还可引起头痛、视力减退及视野缺损等压迫症。

(二)辅助检查

1.实验室检查

(1)糖皮质激素测定:库欣综合征患者的糖皮质激素升高,昼夜分泌节律消失。

1)尿 17-羟皮质类固醇(17-OHCS)升高:>20mg/24h,如>25mg/24h,诊断意义更大。

2)尿游离皮质醇(P)升高:>110μg/24h,由于尿 P 反映 24 小时的皮质醇的水平,受其他因素影响比血皮质醇小,故诊断价值较高。

3)血浆皮质醇基础值(早上 8 时)升高:其昼夜节律消失。正常人血浆皮质醇的分泌有昼夜节律,一般早上 8 时分泌最高,夜间 12 时最低。库欣综合征患者下午 4 时与夜间 12 时的分泌量不减少,甚至更高,正常的昼夜分泌节律消失。在测定血皮质醇时,须排除时差等因素对昼夜节律的影响,防止假阳性。

(2)血浆 ACTH 测定:血浆 ACTH 测定可以鉴别 ACTH 依赖型库欣综合征与非 ACTH 依赖型库欣综合征。ACTH 也有昼夜分泌节律,早上 8 时最高,晚上最低,库欣综合征患者 ACTH 的昼夜节律消失。肾上腺增生和异位 ACTH 综合征血浆 ACTH 测定值高于正常,而肾上腺腺瘤或腺癌,由于自主分泌皮质醇,对垂体 ACTH 有明显的反馈抑制,其血浆 ACTH 测定值低于正常。

2.地塞米松抑制试验

(1)小剂量地塞米松抑制试验:口服地塞米松 2.25mg/d,每 8 小时 0.75mg,连续 2 天。此试验仅能鉴别单纯性肥胖症,本病患者肾上腺皮质功能不能被小剂量地塞米松所抑制(试验前后以 24 小时尿 OHCS 或血浆皮质醇作为对照),而单纯性肥胖者往往能被抑制,结果基本正常[正常人 24 小时尿 17-OHCS 可抑制到 8.5～10.2μmol/L(2.5～3.0mg)或基值的 50%以下]

或午夜 11 时服地塞米松 1mg,本病患者次晨血浆皮质醇不受抑制。

（2）大剂量地塞米松抑制试验：地塞米松 8.25mg/d,分 3 次口服,连续 2 天。此试验可鉴别皮质增生或肿瘤,增生者可被抑制到基值的 50％以下,但大多大结节性肾上腺增生患者可不受抑制。肾上腺肿瘤者不受抑制。异位 ACTH 综合征也不被抑制（支气管类癌除外）。本试验也可以 24 小时尿游离皮质醇为对照。

（3）午夜一次口服大剂量地塞米松抑制试验：即晨 8 时测血皮质醇,午夜 11 时口服地塞米松 8mg,次晨 8 时再测血皮质醇。以次晨血皮质醇下降 50％以上为正常反应。临床意义同上述经典的口服大剂量抑制试验。

（4）静脉连续输注地塞米松抑制试验：其方法是上午 9 时开始试验,试验前测 30、15、0 分钟皮质醇,取其均值。而后即开始经静脉注射地塞米松溶液（溶液配制为生理盐水 350mL 加地塞米松 7mg）,每小时输液 50mL,于试验第 5、第 7 小时分别测定血 P,试验当天结束。如第 5 小时血 P 下降达 $3.67\mu g/L$（100nmol/L）,第 7 小时下降达 $6.88\mu g/L$（190nmol/L）,即认为试验阳性,符合库欣综合征。未达上述标准者则考虑肾上腺肿瘤或异位 ACTH 综合征。

3.CRH 兴奋试验

一般认为,给予外源性 CRH 后,库欣综合征患者的 ACTH、P 及其代谢产物升高,而肾上腺皮质肿瘤或异位性 ACTH 综合征患者则不受影响（Kaye 标准：CRH 刺激后,血 P 升高 20％以上,血 ACTH 升高 50％以上为阳性反应）。

4.ACTH 试验

经连续 2 天每 8 小时静脉滴注 ACTH 25U 且皮质增生者,24 小时尿 17-OHCS 显著增加,3～7 倍于基值；皮质腺瘤者则反应较差,约可升高 2 倍,且仅半数可有反应；皮质癌肿者对 ACTH 刺激无反应；异位性 ACTH 综合征者也有双侧肾上腺增生,对 ACTH 反应性增加,少数分泌 ACTH 特别高者,因其对肾上腺皮质的刺激已达最大限度,故再注射外源性 ACTH 也可无反应。

5.美替拉酮（化学名：双吡啶异丙酮,SU4885）试验

此药可抑制肾上腺皮质激素生物合成中所需的 11-β 羟化酶,从而抑制皮质醇、皮质酮等合成,形成多量 11-去氧皮质醇等中间代谢产物,以致尿中 17-酮类固醇或 17-OHCS 排泄量显著增加。

6.影像学检查

（1）X 线检查。

1）蝶鞍 X 线片或分层 X 线摄片：蝶鞍增大,有助于垂体瘤诊断。

2）肾上腺的 X 线片：对肾上腺占位性病变定位有帮助,但不能鉴别结节性增生与腺瘤。

（2）CT 检查：对于直径＞10mm 的垂体腺瘤,CT 分辨率良好,对直径＜10mm 的垂体微腺瘤,CT 有可能要遗漏,阳性率可达 60％。所以 CT 未发现垂体瘤者,不能排除微腺瘤的可能。对肾上腺增生与腺瘤的检查,作用大,分辨率好,因为肾上腺腺瘤的直径往往＞2cm。

（3）MRI 检查：库欣综合征中 MRI 是首选方法,可较好分辨下丘脑垂体及蝶鞍旁结构（海绵窦、垂体柄和视交叉）,但对直径＜5mm 的肿瘤分辨率只有 50％。

（4）B 超检查：属无创伤检查,方便、价廉、较准确,常与 MRI、CT 一起作为库欣综合征的

定位诊断。

7.其他

(1)^{131}I-19-碘化胆固醇肾上腺扫描能显示肾上腺腺瘤部位和功能。腺瘤侧浓集,对侧往往不显影。

(2)岩下窦 ACTH 测定:选择性静脉取血测 ACTH,若患者经生化检查为库欣综合征,而CT 等扫描为阴性,可做此检查。

库欣综合征患者患侧岩下窦血 ACTH 与外周血 ACTH 的比值≥2∶1,异位 ACTH 综合征则岩下窦血与末梢血不会有梯度(一般≤1.5∶1);若一侧岩下窦血 ACTH 水平与对侧相比≥1.4,说明垂体腺瘤局限于这一侧。另外,选择性静脉取血查 ACTH,还可判定可疑肿瘤部位,是否有异位 ACTH 分泌。双侧岩下窦取血(IPSS)如结合 CRH 试验,可使诊断精确性达 100%。

(三)治疗

(1)肾上腺腺瘤或肾上腺腺癌应行肿瘤切除或(和)同侧肾上腺切除。

(2)异位 ACTH 综合征应手术切除产生异位激素的原发癌肿。

(3)皮质醇分泌抑制剂适用于晚期癌不能切除时或切除后癌肿复发转移者。

(4)肾上腺增生的治疗:①垂体无病变者,行肾上腺次全切除或全切除术,再加垂体放疗;②垂体瘤者行垂体瘤切除术或行颅外伽马刀切除术;③疑为垂体癌肿者,应早期切除垂体。

(5)对肾上腺次全切除或全切除的患者,手术前后必须按预定计划补充肾上腺糖皮质激素,并防治感染,纠正高钠低钾血症及低钾性碱中毒。

(6)对肾上腺全切除的患者可择期做异体肾上腺移植。

(四)护理

1.护理评估

(1)健康史:询问患者有无肾上腺皮质激素用药史及用药情况;询问患者体态改变或肥胖开始的时间、发展速度,有无肿瘤病史;询问患者有无睡眠形态的改变、乏力、肌肉无力、骨痛、易骨折,还应询问患者是否易发生感染、皮下瘀斑、食欲增强等改变。

(2)身体状况:评估患者有无脂肪代谢障碍、蛋白质代谢障碍、糖代谢障碍、电解质紊乱、心血管病变、神经精神障碍及其他改变。

(3)心理—社会状况:由于皮质醇分泌的增多可引起患者体形改变,精神症状的产生如易激动、焦虑、妄想、抑郁、失眠、情绪失控,甚至自杀,因此在评估患者心理时应注意精神状况的评估。

2.护理诊断

(1)自我形象紊乱:与库欣综合征引起身体外观改变有关。

(2)体液过多:与皮质醇增多引起的水钠潴留有关。

(3)有感染的危险:与皮质醇增多导致机体免疫力下降有关。

(4)有受伤的危险:与代谢异常引起的钙吸收障碍,导致骨质疏松有关。

(5)活动无耐力:与蛋白质代谢障碍引起的肌肉萎缩有关。

(6)无效性生活形态:与体内激素水平变化有关。

(7)焦虑:与 ACTH 增加引起患者情绪不稳定、烦躁有关。

(8)有皮肤完整性受损的危险:与皮肤干燥、菲薄、水肿有关。

(9)潜在并发症:心力衰竭、脑卒中、类固醇性糖尿病。

3.护理措施

(1)饮食护理:由于高血浆皮质醇水平导致患者物质代谢紊乱,患者出现轻到中度甚至重度肥胖,机体长期处于负氮平衡状态,糖耐量降低,甚至出现类固醇糖尿病、高血压、低钾血症、骨质疏松、抵抗力下降等。所以饮食要注意以下 3 点。

1)适量摄入低盐、高钾、高蛋白、低碳水化合物、低热量的食物,预防和控制水肿。

2)鼓励患者食用柑橘类、枇杷、香蕉、南瓜等含钾高的食物。

3)鼓励患者进食富含钙及维生素 D 的食物。

(2)运动和休息:保证患者在休息的基础上适当运动,不能过劳,注意安全。将患者安置于安静、舒适的环境中,尽量采取平卧位,抬高双下肢,有利于静脉回流。骨质疏松有腰背痛者适当限制运动,防止骨折。

(3)病情观察。

1)评估患者水肿情况,每天测量体重变化,记录 24 小时液体出入量,监测电解质浓度和心电图变化。

2)密切观察生命体征变化,定期监测血常规,注意有无感染征象。

3)注意患者精神、情绪变化,观察睡眠情况。

(4)用药护理。

1)应用利尿剂的护理:水肿严重时,根据医嘱给予利尿剂,观察疗效及不良反应。如出现心律失常、恶心、呕吐、腹胀等低钾症状和体征时,及时处理。

2)糖皮质激素替代治疗的护理:在激素治疗过程中,应观察血压、电解质。永久性替代治疗的患者应坚持服药,不宜中断药物,防止肾上腺危象发生。

3)服用阻断皮质醇生成药物时的护理:在使用药物过程中,应注意观察药物的不良反应,如低血压、头晕、嗜睡、口干、恶心呕吐、头痛、腹泻、皮疹等症状,定期复查肝功能等。

(5)肾上腺切除术的术前护理。

1)心理护理和指导:①术前应向患者及其家属介绍手术的目的、方式、过程、预期效果及成功的病例,消除患者的恐惧及焦虑情绪,使其以良好的心态接受手术,积极配合治疗;②鼓励患者进食高蛋白及高维生素饮食等,注意个人卫生及保暖,减少剧烈运动,预防骨折发生。

2)术前准备:术前必须做好充分准备,防止急性肾上腺皮质功能不全。①纠正水电解质、酸碱平衡失调、低钾碱中毒,将血糖控制在正常水平等。②遵医嘱舒张血管,降低血压,恢复血容量,纠正心律失常,改善心功能等。③术前 6～12 小时开始给氢化可的松静脉滴注。④手术前夜常规灌肠,术晨放置尿管、胃管。

(6)肾上腺切除术的术中护理:手术期间遵医嘱给予氢化可的松 100～200mg 加入 5％葡萄糖盐水 500～1000mL 中缓慢滴注,肿瘤切除后加快滴注速度。如发生低血压、休克或皮质醇危象等情况,应及时给予对症及急救治疗,并立即加大皮质醇用量,直至病情好转。

(7)肾上腺切除术的术后护理。

1)患者麻醉未清醒时应去枕平卧,头偏向一侧,以防呕吐物引起呼吸道阻塞。患者清醒后鼓励其进行有效呼吸,术后6小时血压平稳后,可取半坐卧位,协助其翻身,防止压疮发生及促进肠功能恢复。

2)由于二氧化碳(CO_2)气腹对循环、呼吸系统有一定的影响,可出现一过性高碳酸血症,严重时可发生肺栓塞或CO_2进入皮下出现皮下气肿,临床上表现为类似呼吸性酸中毒症状,皮肤捻发音。因此,术后常规给予患者持续低流量吸氧,以提高氧分压,促进CO_2排出。

3)观察患者有无乏力、烦躁,注意呼吸频率和深度,监测血氧饱和度及生化各指标,必要时进行血气分析。

4)积极配合治疗。①术后第1天:氢化可的松静脉滴注量共200～300mg,有休克者需加量至300～500mg;同时肌内注射醋酸可的松50mg,每6小时1次或地塞米松1.5mg,每6小时1次。②术后第2天和第3天:氢化可的松每天100～200mg静脉滴注或地塞米松1.5mg肌内注射每8小时1次或醋酸可的松50mg肌内注射每8小时1次。③术后第4天和第5天:氢化可的松每天50～100mg静脉滴注或地塞米松1.5mg肌内注射每12小时1次或醋酸可的松50mg肌内注射每12小时1次。④术后第6天及以后:糖皮质激素改为维持量,泼尼松5mg 3次/天,以后逐渐减至维持量。

5)引流管的护理及观察:肾上腺切除术患者术后均常规留置后腹腔引流管及尿管,及时观察记录引流液的色、性质,准确记录24小时尿量及后腹腔引流量,保持引流管及尿管的通畅,防止受压、扭曲、脱落,严格执行无菌操作,每天更换引流袋1次。术后2～4天可拔除导尿管。

6)疼痛与切口的观察及护理:术后患者对疼痛基本能忍受,可通过采取舒适体位与患者交谈,分散注意力或使用镇痛剂等缓解术后切口疼痛症状。术后第2天换药1次。

(8)心理护理:由于疾病导致身体外形和活动能力改变,加之皮质醇水平增高,CS患者可出现不同程度的精神和情绪改变,表现为欣快感、失眠、注意力不集中、情绪不稳定,甚至焦虑、抑郁或躁狂。

1)评估患者对身体保护的感觉及认知,多与患者接触和交流,鼓励患者表达其感受,语言温和,耐心倾听。

2)讲解疾病有关知识。

3)指导患者恰当修饰外形。

4)建立良好的家庭互动关系。

5)促进患者社会交往。

(9)感染和外伤的预防与护理。

1)感染的预防与护理:患者抵抗力下降,易发生感染。应保持病室环境和床单位整洁,室内温度、湿度适宜;严格无菌操作,杜绝交叉感染;加强对患者及其家属的日常生活指导,保持皮肤、口腔和用具的清洁卫生,减少感染机会。

2)外伤的预防与护理:广泛骨质疏松和骨痛患者要注意休息,避免过劳;优化环境设施布置,防止外伤和骨折;变动体位和护理操作时动作轻柔,防止骨折和皮下出血等。

（五）健康教育

（1）指导患者正确地摄取营养平衡的饮食，饮食注意低盐、含钾丰富、高蛋白、高维生素、低胆固醇、低碳水化合物。

（2）指导患者在日常生活中，要注意预防感染，皮肤保持清洁，防止外伤、骨折。

（3）遵医嘱服用药，不擅自减药或停药。

（4）定期门诊随访。

六、嗜铬细胞瘤

嗜铬细胞瘤（PHEO）起源于肾上腺髓质、交感神经节或其他部位的嗜铬组织，瘤组织持续或间断地释放大量儿茶酚胺（CA）入血，引起持续性或阵发性高血压和多个器官功能及代谢紊乱。

典型的 PHEO 临床上引起高血压伴有"头痛、心悸、出汗"三联症，诊断不难。但其临床表现存在许多不典型的表现，如腹痛、呕吐、气促、心力衰竭、低血压甚至猝死，若不及时诊断，贻误治疗，可造成严重的心、脑、肾血管损害，治疗棘手，预后差，最终可致残、致死。

PHEO 约占高血压患者病因的 1%（儿童高血压中比例增高），可发生于任何年龄，以20～50岁多见，男女发病率相差无几。少数患者有家族史。

PHEO 是内分泌性高血压的重要原因，是可治愈的继发性高血压病因之一，临床诊断关键在于要考虑到其可能性，早期发现、正确诊断、及时治疗。

（一）临床表现

1.高血压

（1）阵发性高血压型：平时血压不高，发作时血压一般在 200～250/100～150mmHg 或更高。常伴有心动过速、剧烈头痛、视物模糊、面色苍白、大汗淋漓、精神紧张、恐慌等。严重者可并发急性左心衰竭、心律失常、高血压危象、脑血管意外等。发作历时数十秒到数小时。随病程进展发作次数增多且持续时间延长。

（2）持续性高血压型：持续性高血压的表现酷似高血压病，发展快者似急进型高血压，不同之处是患者有儿茶酚胺分泌过多的某些表现，如头痛、畏热、多汗、肌肉震颤、消瘦、乏力、精神紧张、焦虑、心动过速、心律失常、直立性低血压等。

儿童及青年患者病情发展较快，与急进性高血压相似，短期内可出现眼底病变，多为三度，并可有出血、乳头水肿、视神经萎缩，以致失明。另外，尚可发生氮质血症或尿毒症、心力衰竭、高血压脑病。

嗜铬细胞瘤若得不到及时诊断和治疗，经一定时间（可长达数十年），则可出现诸多高血压心血管系统严重并发症，包括左心室肥大、心脏扩大、心力衰竭、冠状动脉粥样硬化、肾小动脉硬化、脑血管病变等。

2.低血压及休克

少数患者血压升高不明显，甚至可有低血压，严重者出现休克，另外，可有高血压与低血压交替出现的现象，直立性低血压较为多见。

发生低血压的原因为:肿瘤坏死、瘤体内出血,导致儿茶酚胺释放锐减乃至骤停。大量儿茶酚胺引起心肌炎、心肌坏死,从而诱发严重心律失常、心力衰竭或心肌梗死以致心排血量锐减,诱发心源性休克。肿瘤分泌大量肾上腺素,兴奋β肾上腺素能受体,引起周围血管扩张。部分瘤体可分泌较多多巴胺,多巴胺抵消了去甲肾上腺素的升压作用。大量的儿茶酚胺引起血管强烈收缩,微血管壁缺血缺氧,通透性增高,血浆渗出,有效血容量减少,血压降低。

3.心脏表现

在疾病发展过程中因长期血压过高而引起左心室肥厚、心脏扩大、心力衰竭、冠状动脉粥样硬化性心脏病、心肌梗死。心电图可出现穿壁性心肌梗死图形,这种心电图的表现又可消失。大量儿茶酚胺可引起儿茶酚胺性心脏病如心律不齐、期前收缩、阵发性心动过速,甚至出现心室颤动。病理解剖结果证实部分患者可发生心肌退行性变,如心肌炎、心肌坏死等多种心肌损害。这可能与激素直接作用于心肌有关。

4.高代谢症候群

嗜铬细胞瘤同时分泌去甲肾上腺素和肾上腺素或仅分泌肾上腺素,可表现为高代谢症候群。产热多于散热可导致发热,肝糖原分解加速及胰岛素分泌抑制可引起高血糖、基础代谢率升高、肌肉消耗及疲乏无力等。

(二)辅助检查

1.实验室检查

(1)尿儿茶酚胺:嗜铬细胞瘤持续性高血压及阵发性高血压发作期尿儿茶酚胺常成倍升高,超过正常值(去甲肾上腺素<885mmol/24h,肾上腺素<273nmol/24h)2倍以上有诊断意义。

(2)尿VMA:儿茶酚胺最终代谢产物香草基杏仁酸(VMA)常显著升高(正常尿排量为$15\sim35\mu mol/24h$)。

(3)血浆儿茶酚胺:可反映瞬间的血浆浓度,对于嗜铬细胞瘤阵发性高血压发作和激发试验血压升高有很高的诊断价值。正常基础值为$100\sim500pg/mL$,$500\sim1000pg/mL$为可疑诊断,$2000pg/mL$或基础状态偏高而发作时明显升高或每半小时持续升高1次,有高度诊断意义。

2.特殊检查

(1)激发试验:适用于阵发性高血压型间歇期,试验前应停用降压药1周以上,试验前后应监测血浆儿茶酚胺浓度。激发试验前先行冷加压试验,嗜铬细胞瘤患者中最高血压较其发作时及激发试验中的水平为低。

血压高于22.6/13.3kPa(170/100mmHg)时不宜采用冷加压试验。组胺激发试验取磷酸组胺$0.07\sim0.14mg$,加生理盐水0.5mL稀释,静脉注射,以后15分钟内每分钟各测血压1次。嗜铬细胞瘤患者可于注射后2分钟内血压急剧升高,收缩压升高(60mmHg),舒张压升高(40mmHg)。酪胺激发试验取酪胺1mg静脉注射,酪胺可促使嗜铬细胞患者贮存的儿茶酚胺释放,收缩压升高(20mmHg)。胰高糖素试验,给患者静脉注射胰高糖素1mg,$1\sim3$分钟血压明显升高,血浆儿茶酚胺升高3倍以上或$2000pg/mL$。

(2)阻滞试验:适用于持续性高血压型和阵发性高血压发作时。酚妥拉明试验时,酚妥拉明(苄胺唑啉)为肾上腺素能α受体阻滞剂,静脉注射 5mg 后,每分钟测血压一次,共测 15~20 分钟,嗜铬细胞瘤患者多于注射后 2 分钟内血压迅速下降,收缩压下降>30mmHg,舒张压下降>25mmHg,且持续 3~5 分钟者为阳性。一度下降后迅速回升者为假阳性。正常人及其他高血压患者收缩压下降一般不超过 4.0kPa(30mmHg)。此试验前应先停用镇静剂、麻醉剂及降压药物(特别是利血平)8~10 天,否则易引起假阳性结果。注意测血压时应固定一侧上臂及取同一姿势测压。久病者如发生肾小球硬化和肾性高血压患者,注射酚妥拉明后血压下降可不明显而发生假阴性结果。

3.定位诊断

一般多在应用α受体阻滞剂控制血压后进行。

(1)B超定位检查:为首选的无创伤检查,经济方便,阳性率比较高,对直径 1cm 以上的肿瘤常能显示。

(2)CT 扫描:准确度、可靠度及阳性率高于 B 超,也为无创伤性检查,90%以上的肿瘤可准确定位。但在注射造影剂强化检查前应注意先用α受体阻滞剂控制血压,否则有引发高血压的可能。

(3)磁共振成像(MRI):尤其对嗜铬细胞瘤合并妊娠的患者及肾上腺以外的肿瘤,具有较高的诊断价值。

(4)动脉导管术:为创伤性检查,自股动脉插管入腹主动脉并在不同水平采血测儿茶酚胺浓度,根据浓度差来推断肿瘤的位置。

(5)间碘苄胍(MIBG)闪烁扫描:同位素标记的 MIBG 因其结构与儿茶酚胺相近,可被交感嗜铬组织和嗜铬细胞瘤细胞摄取和浓集,故可显示嗜铬细胞瘤和恶性嗜铬细胞瘤的转移灶,也能显示其他的胺前体摄取及脱羧细胞(APUD)瘤。本方法特异性强,敏感度可达 90%。

(三)治疗

嗜铬细胞瘤一旦确诊并定位,应及时切除肿瘤,否则有肿瘤突然分泌大量儿茶酚胺(CA),引起高血压危象的潜在危险。

1.术前准备和药物治疗

(1)α肾上腺素能受体阻滞剂:酚妥拉明适用于治疗高血压危象或手术中控制血压,不适于长期治疗。酚苄明用于术前准备,术前 7~10 天,初始剂量每天 10mg,口服,平均递增 0.5~1.0mg/(kg·d),分为 2 次/天,直至血压接近正常,大多数患者每天需 40~80mg。服药过程中应严密监测卧、立位血压和心率的变化。应用哌唑嗪时易致严重的直立性低血压,故应在睡前服用,尽量卧床。乌拉地尔在降压的同时不增加心率。

(2)β肾上腺素能受体阻滞剂:应在使用α受体阻滞剂的情况下使用β受体阻滞剂,否则可能导致严重的肺水肿、心力衰竭或诱发高血压危象等。这类药物包括普萘洛尔(心得安)、阿替洛尔、美托洛尔、艾司洛尔等。

(3)其他:①钙通道阻滞剂,可用于术前联合治疗,尤其适用于伴冠心病或 CA 心肌病患者或与α、β受体阻滞剂合用进行长期降压治疗,常用硝苯地平;②血管紧张素转换酶抑制剂(ACEI),卡托普利;③血管扩张剂,硝普钠主要用于嗜铬细胞瘤患者的高血压危象发作或手术中血压持续升高者;④儿茶酚胺合成抑制剂,常见的不良反应有嗜睡、抑郁、消化道症状、锥体外系症状(如帕金森病等),减量或停药后上述症状可很快消失。

2.^{131}I-MIBG 治疗

主要用于恶性及手术不能切除的嗜铬细胞瘤。

3.嗜铬细胞瘤所致高血压危象的治疗

抬高床头,立即给予静脉注射酚妥拉明 1～5mg。密切观察血压,血压降至 160/100mmHg 左右时,停止注射。继之,以 10～15mg 溶于 5％葡萄糖生理盐水 500mL 中,缓慢静脉滴注。

4.恶性嗜铬细胞瘤的治疗

恶性嗜铬细胞瘤可以在腹膜后复发或是转移到骨、肺、肝脏等处。复发有可能在第 1 次术后的数年或数十年后才发生,需要长期随诊观察。放疗虽效果不是很好,但对控制骨转移有好处。可以联合应用化疗、^{131}I-MIBG 治疗。

5.家族性嗜铬细胞瘤的处理

家族性嗜铬细胞瘤通常是多发的或累及双侧肾上腺,而且复发率高,其治疗还是一个难题。可供选择的方案有对小的、无功能的肿瘤进行随诊观察、肿瘤侧肾上腺切除、预防性双侧肾上腺切除等。在双侧肾上腺全切术后应注意长期皮质激素替代治疗。

6.术后处理

在肿瘤切除后,患者血压很快下降。如术后仍存在持续性高血压,可能是肿瘤未切除干净或已伴有原发性高血压或肾性高血压。儿茶酚胺在手术后 7～10 天即可恢复正常水平。因此在术后 1 周时要测定 CA 或其代谢物以明确肿瘤是否完全切除。

对于不能手术的患者或者恶性肿瘤扩散的患者,可以长期药物治疗。多数肿瘤生长很慢。应用肾上腺素能受体阻滞剂以及 α-甲基酪氨酸长期治疗可有效抑制儿茶酚胺合成。

(四)护理

1.护理评估

(1)健康史:询问患者有无疾病的家族史。询问疾病的起病情况与发作形式,有无诱因,主要症状及其特点,血压升高是阵发性还是持续性等。询问患者有无头痛、心悸和多汗三联症等。询问患病后检查和治疗经过、当前用药情况等。

(2)身体状况:评估患者高血压的水平,观察心、脑、肾有无继发性的损害,定期监测血压。评估患者全身状况是否耐受手术。阵发性高血压患者评估发作的诱因。本病的临床表现个体差异甚大,从无症状和体征到突然发生恶性高血压、心力衰竭或脑出血等。

(3)心理—社会状况:评估患者对疾病的认知程度、心理承受程度等。患者高血压发作时可有剧烈头痛、濒死感、心悸、大汗淋漓、四肢厥冷、恶心、呕吐等症状,患者可表现为精神紧张、焦虑、无助感。需评估患者情绪状态,能否正确面对疾病,是否有信心配合治疗。

2.护理诊断

(1)组织灌注无效:与去甲肾上腺素分泌过量所致的持续性高血压有关。

(2)疼痛、头痛:与血压升高有关。

(3)睡眠形态紊乱:与疼痛、焦虑及环境改变有关。

(4)活动无耐力:与疾病、治疗限制有关。

(5)自理能力缺陷:与视力下降、听力下降有关。

（6）便秘：与儿茶酚胺增高使肠蠕动及张力减弱有关。

（7）焦虑：与患病早期病因诊断不明、担心疾病治疗及预后有关。

（8）潜在并发症：心肌梗死、脑血管意外。

3.护理措施

（1）饮食护理。

1）根据血糖、糖耐量适时调整饮食,采用低糖、低盐、高热量、高蛋白质、高维生素、易消化饮食。

2）避免饮用含咖啡因的饮料。

（2）休息和运动。

1）急性发作时应绝对卧床休息,保持环境安静,避免刺激。

2）室内光线宜偏暗,减少探视。

3）护理人员操作应集中进行,以免过多打扰患者。

4）高血压发作间歇期患者可适当活动,但不能剧烈活动。

（3）病情观察：高血压是本病患者的特征性表现,可表现为阵发性高血压或持续性高血压伴阵发性加剧。

1）密切观察血压变化,注意阵发性或持续性高血压、高血压和低血压交替出现或阵发性低血压、休克等病情变化,定时测量血压并做好记录,测量时应固定使用同一血压计,嘱患者采用同一体位,并尽可能做到由同一人进行测量。

2）观察有无头痛及头痛的程度、持续时间,有无其他伴随症状。

3）观察患者发病是否与诱发因素有关。

4）记录液体出入量,监测患者水电解质变化。

（4）用药护理。

1）α受体阻滞剂在降低血压的同时易引起直立性低血压,增加患者发生意外的危险性。要严密观察患者的血压变化及药物不良反应,指导患者服药后平卧 30 分钟,缓慢更换体位,防止跌伤等意外。另外,患者还可能出现鼻黏膜充血、心动过速等,要及时发现和处理。

2）头痛剧烈者按医嘱给予镇静剂。

（5）手术患者的护理。

1）术前遵医嘱用药控制血压。

2）麻醉诱导期、手术过程中尤其在接触肿瘤时,可诱发高血压危象、心律失常和休克。在血压骤升时可采用酚妥拉明静脉注射,然后静脉滴注或以硝普钠静脉滴注控制血压。

3）嗜铬细胞切除后,血压一般降至 90/60mmHg。若血压骤降,周围循环不良,应立即给予补充全血或血浆,必要时可用适量去甲肾上腺素静脉滴注,但不可用缩血管药物来代替补充血容量。

（6）心理护理。

1）因本病发作突然,症状严重,患者常有恐惧感,渴望早诊断早治疗。

2）要主动关心患者,向其介绍有关疾病知识、治疗方法及注意事项。

3）患者发作时,要守护在患者身边,使其具有安全感,消除患者的恐惧心理和紧张情绪。

（五）健康教育

1.保持身心愉快

指导患者充分休息，生活有规律，避免劳累，保持情绪稳定、心情舒畅。

2.术后的配合治疗

告知患者当双侧肾上腺切除后，需终身应用激素替代治疗，并说明药物的作用、服药时间、剂量、过量或不足的征象、常见的不良反应。指导患者定期复诊，以便及时调整药物剂量。

3.携带疾病识别卡

嘱患者随身携带识别卡，以便发生紧急情况时能得到及时处理。

（秦建丽）

第三节　甲状腺疾病护理

一、甲状腺功能亢进症

甲状腺功能亢进症简称甲亢，是由各种原因导致正常的甲状腺素分泌的反馈机制丧失，引起循环中甲状腺素异常分泌增多而出现的以全身代谢亢进为主要特征的疾病的总称。

（一）病因与发病机制

目前认为原发性甲亢是一种自身免疫性疾病，其淋巴细胞产生的两类 G 类免疫球蛋白，即长效甲状腺激素（LATS）和甲状腺刺激免疫球蛋白（TSI）能抑制垂体前叶分泌 TSH，并与甲状腺滤泡壁细胞膜上的 TSH 受体结合，导致甲状腺分泌大量甲状腺素。继发性甲亢和高功能腺瘤的发病原因也未完全明确，患者血中长效甲状腺刺激激素等的浓度不高，可能与结节本身自主性分泌紊乱有关。

（二）临床表现

轻重不一，典型表现有甲状腺激素分泌过多综合征、甲状腺肿大及突眼征三大主要症状。

1.甲状腺激素分泌过多综合征

由于甲状腺激素分泌增多和交感神经兴奋，患者可出现高代谢综合征和各系统功能受累，表现为性情急躁、易激惹、失眠、双手颤动、疲乏无力、怕热多汗、皮肤潮湿；食欲亢进但体重减轻、肠蠕动亢进和腹泻；月经失调和阳痿；心悸、脉快有力（脉率常在 100 次/分以上，休息与睡眠时仍快）、脉压增大。其中脉率增快及脉压增大常作为判断病情程度和治疗效果的重要指标。合并甲状腺功能亢进性心脏病时，出现心律失常、心脏增大和心力衰竭。少数患者伴有胫前黏液性水肿。

2.甲状腺肿大

甲状腺肿大呈弥散性、对称性，质地不等，无压痛，多无局部压迫症状。甲状腺触诊可触及震颤，听诊时闻及血管杂音。

3.突眼征

可分为单纯性突眼（与甲亢时交感神经兴奋性增高有关）和浸润性突眼（与眶后组织的自身免疫炎症有关）。典型者双侧眼球突出、眼裂增宽。严重者，上下眼睑难以闭合，甚至不能盖住角膜；瞬目减少；眼向下看时上眼睑不随眼球下闭；上视时无额纹出现；两眼内聚能力差；甚至伴眼睑肿胀、结膜充血水肿等。

甲状腺肿大、性情急躁、易激动、失眠、怕热多汗、食欲亢进但消瘦明显。心悸、脉快有力、脉压增大、内分泌功能紊乱（如月经失调、阳痿等）。

（三）辅助检查

1.实验室检查

（1）血清甲状腺素（T_4）检测：T_4增高可以诊断甲亢，游离T_4较总T_4更有意义。

（2）血清三碘甲腺原氨酸（T_3）检测：甲亢早期或复发性甲亢T_3增高，游离T_3比T_4敏感。

（3）促甲状腺激素释放激素（TRH）刺激试验：血清T_3、T_4不增高而疑有甲亢的患者给予TRH，无反应者多为甲亢。

2.特殊检查

（1）甲状腺摄^{131}I率测定：摄碘率增高伴有高峰前移者可诊断为甲亢。

（2）甲状腺扫描：甲状腺扫描能区分甲亢类型，原发性甲亢表现为甲状腺两叶碘均匀分布，而继发性甲亢或高功能腺瘤则表现为"热结节"。

（四）治疗

目前普遍采用的3种疗法是抗甲状腺药物治疗、放射性碘治疗和手术治疗。

甲状腺大部切除术是目前对中度以上甲亢最常用且有效的方法，能使90%～95%的患者获得痊愈，手术死亡率低于1%。主要缺点是有一定的并发症和4%～5%的患者术后复发，也有少数患者术后发生甲状腺功能减退。

手术适应证：①继发性甲亢或高功能腺瘤；②中度以上的原发性甲亢；③腺体较大，伴有压迫症状，或胸骨后甲状腺肿等类型的甲亢；④抗甲状腺药物或^{131}I治疗后复发者或坚持长期用药困难者。此外，甲亢对妊娠可造成不良影响（流产、早产等），而妊娠又可能加重甲亢，故妊娠早、中期的甲亢患者凡具有上述指征者仍应考虑手术治疗。

手术禁忌证：①青少年患者；②症状较轻者；③老年患者或有严重器质性疾病不能耐受手术治疗者。

（五）护理

1.护理评估

（1）健康史：患者有无家族遗传史、有无自身免疫性疾病。另外，精神刺激、病毒感染、严重应激和过度劳累等原因对本病的发病也有重要影响。

（2）身体状况。

1）高代谢综合征：由于T_3、T_4分泌增多，导致交感神经兴奋性增高和新陈代谢加速，常有心悸、乏力、怕热、多汗、消瘦、食欲亢进、体重下降等。①神经系统：神经过敏，多言好动，紧张焦虑，焦躁易怒，失眠不安，注意力不集中，记忆力减退，手、眼睑震颤，腱反射亢进等。②心血管系统：心悸、胸闷、气短、第一心音亢进。心搏出量增加可致收缩压增高，外周血管扩张，血管阻力下降，可致舒张压下降，导致脉压增大。心动过速，心律失常以房性期前收缩最常见。合并甲状腺毒症心脏病时，可出现心脏增大和心力衰竭，心律失常则以心房颤动多见。③消化系统：胃蠕动增快，食欲亢进，消瘦，排便频繁。重者可有肝大、肝功能异常，偶有黄疸。④肌肉与骨骼系统:可伴发周期性瘫痪和近端肌肉进行性无力、萎缩。也可伴发重症肌无力及骨质疏松。⑤生殖系统:女性常有月经减少或闭经。男性有勃起功能障碍,偶有乳腺发育。⑥造血系统:淋巴细胞、单核细胞增高,但白细胞总数降低。伴发血小板减少性紫癜。

2)甲状腺肿:程度不等的甲状腺肿大,呈弥散性、对称性,质地中等,无压痛。甲状腺上下极可触及震颤,闻及血管杂音,为本病重要的体征。

3)突眼征:可分为单纯性突眼和浸润性突眼两类。①单纯性突眼:与甲状腺毒症导致的交感神经兴奋性增高有关。②浸润性突眼:称为 Graves 眼病,与眶周组织的自身免疫炎症反应有关。表现为眼内异物感、胀痛、畏光、流泪、视力下降。检查见突眼,眼睑肿胀,结膜充血水肿,眼球活动受限。严重者可形成角膜溃疡,全眼炎,甚至失明。

2.护理诊断

(1)焦虑或恐惧:与精神过敏、对手术有顾虑有关。

(2)营养失调:低于机体需要量:与甲亢高代谢状况有关。

(3)疼痛:与手术切口、不当的体位改变、吞咽有关。

(4)潜在并发症:呼吸困难或窒息等。

3.护理措施

(1)一般护理。

1)给予高热量、高蛋白、高维生素饮食,限制含纤维素高的食物,应食用无碘盐,避免进食含碘丰富的食物,如海带、紫菜等。禁用对中枢神经有兴奋作用的浓茶、咖啡等刺激性饮料,戒烟、酒,注意补充水分。

2)室温保持在 20℃ 左右,避免强光和噪声刺激。

3)避免提供刺激、兴奋的消息,以减少患者激动、易怒的精神症状。

4)让患者及其家属了解其情绪、性格改变是暂时的,可因治疗而改善。

5)活动以不感到疲劳为度,以免病情加重。有心力衰竭或严重感染者应严格卧床休息。

(2)症状护理:有突眼者,须经常点滴眼液,外出戴茶色眼镜,以避免强光与灰尘的刺激,睡前涂眼药膏,戴眼罩,并抬高头部,低盐饮食,以减轻眼球后软组织水肿。

(3)药物护理。抗甲状腺药物的常见不良反应:①粒细胞减少,严重者可致粒细胞缺乏症,主要发生在治疗后 2～3 个月,需要定期复查血常规,当白细胞低于 $3×10^9/L$ 或中性粒细胞低于 $1.5×10^9/L$ 时应停药;②皮疹;③中毒性肝病,用药前后要检查肝功能。

(4)甲状腺术前、术后护理。

1)完善术前检查:①颈部透视或摄片,了解气管有无受压或移位;②检查心脏有无扩大、杂音或心律失常等,并做心电图检查;③喉镜检查,确定声带功能;④测定基础代谢率,了解甲亢程度,选择手术时机;⑤检查神经肌肉的应激反应是否增高,测定血钙、血磷含量,了解甲状旁腺功能状态。

2)术前药物准备:术前通过药物降低基础代谢率是甲亢患者手术准备的重要环节。有以下几种方法。①单服碘剂:常用碘剂为复方碘化钾溶液,每日 3 次口服,第 1 天每次 3 滴,第 2 天每次 4 滴,依此逐日每次增加 1 滴至每次 16 滴为止,然后维持此剂量。碘剂具有刺激性,可在饭后经凉开水稀释服用,或把碘剂滴在饼干、面包片上吞服,以减少对口腔和胃黏膜的刺激。

服用碘剂 2～3 周后患者情绪稳定,睡眠良好,体重增加,脉率每分钟 90 次以下,脉压恢复正常,基础代谢率(BMR)在＋20％以下,便可进行手术。需要注意的是由于碘剂不能抑制 T_4 的合成,一旦停服,储存于甲状腺滤泡内的甲状腺球蛋白大量分解,将使甲亢症状重新出现甚至加重,因此,碘剂应仅在手术前和甲状腺危象时使用,凡不准备手术的患者不宜服用。②硫脲类药物加用碘剂:先用硫脲类药物,待甲亢症状得到基本控制后停药,改服 2 周碘剂,再行手术。由于硫脲类药物能使甲状腺肿大充血,手术时极易发生出血,增加手术困难和危险,因此服用硫脲类药物后必须加用碘剂。③普萘洛尔单用或合用碘剂:对于不能耐受碘剂或合并应用硫脲类药物,或对此两类药物无反应的患者,主张与碘剂合用或单用普萘洛尔做术前准备。由于普萘洛尔在体内的有效半衰期不到 8 小时,故最后一次服用须在术前 1～2 小时,术后继续口服 4～7 天。另外,术前不用阿托品,以免引起心动过速。

3)术后护理:①体位和引流,患者血压平稳或全麻后取半坐卧位,以利呼吸和引流切口内积血,手术野常规放置橡皮片或引流管引流 24～48 小时,引流积血可预防术后气管受压;②活动,变换体位时用手置于颈后以支撑头部,避免颈部弯曲、过伸或快速的头部运动;③饮食,先给予患者少量温水或凉水,若无呛咳、误咽等不适,可给予微温流质饮食,饮食过热可使手术部位血管扩张,加重渗血,以后逐步过渡到半流质饮食和软食;④药物:患者术后继续服用复方碘化钾溶液,逐日减少,直至病情平稳。

(5)主要并发症的预防与护理。

1)术后呼吸困难和窒息:最常见原因为切口内出血压迫气管,其次是喉头水肿、气管塌陷、双侧喉返神经损伤。多发生于术后 48 小时内,是最危急的并发症。表现为进行性呼吸困难、发绀,甚至窒息,可有切口渗血。术后床旁应常规放置气管切开包。如发现患者呼吸困难、切口局部张力较大,须立即进行床旁抢救,及时剪开缝线,迅速除去血肿。对喉头水肿者立即用大剂量激素,呼吸困难无好转时行环甲膜穿刺或气管切开。

2)喉上神经、喉返神经损伤:①喉返神经损伤,一侧喉返神经损伤,大多引起声音嘶哑;双侧喉返神经损伤,可出现失声或呼吸困难,甚至窒息,需立即行气管切开;②喉上神经损伤,外支损伤(运动神经),引起环甲肌瘫痪,声带松弛、音调低钝;内支损伤(感觉神经),可使喉部黏膜感觉丧失,在进食特别是饮水时容易发生误咽、呛咳;锉夹、牵拉、血肿压迫而致损伤者多为暂时性,经理疗等处理后,一般在 3～6 个月内可逐渐恢复。

3)手足抽搐:手术时甲状旁腺被误伤,患者血钙浓度下降,神经肌肉的应激性提高。多在术后 1～3 天出现。抽搐发作时,立即静脉注射 10％葡萄糖酸钙或氯化钙 10～20mL。发生手足抽搐后,应适当限制患者肉类、乳品和蛋类等食品的摄入。

4)甲状腺危象:诱因可能为应激、感染、治疗反应、手术准备不充分等。临床表现为体温≥39℃、心率≥140 次/分、恶心、厌食,呕吐、腹泻、大汗、休克、神情焦虑、烦躁、嗜睡或谵妄、昏迷,可合并心力衰竭、肺水肿。

治疗:①抑制甲状腺激素(TH)合成,首选口服 PTU;②抑制 TH 释放,给予复方碘溶液;③静脉滴注氢化可的松或地塞米松,可加强应激反应能力;④血液透析,可以降低血浆 TH 浓度;⑤对症治疗,吸氧,物理降温,补足液体,抗感染,烦躁时加用镇静药或使用异丙嗪进行人工冬眠;禁用阿司匹林。

预防:预防甲状腺危象最关键的是充分的术前准备,术后继续服用碘剂,逐渐减量。

(六)健康教育

(1)服用抗甲状腺药物的开始3个月,每周查血常规1次,每隔1~2个月做甲状腺功能测定,定期测量体重。脉搏减慢、体重增加是治疗有效的标志。若出现高热、恶心、呕吐、腹泻、突眼加重等,应警惕甲状腺危象的可能,及时就诊。

(2)对妊娠期甲亢患者,药物首选PTU,禁用放射碘治疗,慎用普萘洛尔,产后如需继续服药,则不宜哺乳。

二、甲状腺肿瘤

(一)甲状腺腺瘤

甲状腺腺瘤是最常见的甲状腺良性肿瘤,腺瘤周围有完整的包膜。按形态学可分为滤泡状腺瘤和乳头状囊性腺瘤,临床以前者多见。

本病以40岁以下女性多见,且多数患者无不适症状,常在无意间或体检时发现颈部有圆形或椭圆形结节,多为单发。结节表面光滑,边界清楚,包膜完整,无压痛,随吞咽上下移动。腺瘤一般生长缓慢,但乳头状囊性腺瘤因囊壁血管破裂所致囊内出血时,瘤体在短期内可迅速增大并伴局部胀痛。

(二)甲状腺癌

甲状腺癌是头颈部较常见的恶性肿瘤,约占全身恶性肿瘤的1%,女性发病率高于男性。除髓样癌外,多数甲状腺癌起源于滤泡上皮细胞。

1.分类

按肿瘤的病理类型可分为以下四种。

(1)乳头状癌:约占成人甲状腺癌的70%,而儿童甲状腺癌都是乳头状癌。多见于中青年女性,低度恶性,生长较缓慢,较早可出现颈淋巴结转移,但预后较好。

(2)滤泡状癌:约占甲状腺癌的15%。多见于50岁左右的女性,肿瘤生长较迅速,属中度恶性;可经血液转移至肺、肝、骨和中枢神经系统,预后较乳头状癌差。

(3)未分化癌:占甲状腺癌的5%~10%,多见于老年人。发展迅速,高度恶性,其中约50%早期即有颈淋巴结转移。肿瘤除侵犯气管、喉返神经或食管外,还常经血液转移至肺和骨,预后很差。

(4)髓样癌:约占甲状腺癌的7%,常伴家族史。来源于滤泡旁细胞(C细胞),可分泌降钙素,瘤内有淀粉样物沉积;较早出现淋巴结转移,且可经血行转移至肺和骨,恶性程度中等。预后比乳头状癌和滤泡状癌差,但略好于未分化癌。

2.临床表现

发病初期多无明显症状,仅在颈部出现单个、质地硬而固定、表面高低不平,随吞咽上下移动的肿块。未分化癌肿块可在短期内迅速增大,并侵犯周围组织;因髓样癌组织可产生激素样活性物质,患者可出现腹泻、心悸、颜面潮红和血清钙降低等症状,并伴其他内分泌腺体的增生。晚期癌肿除伴颈淋巴结肿大外,常因喉返神经、气管或食管受压而出现声音嘶哑、呼吸困难或吞咽困难等;若颈交感神经节受压可引起霍纳综合征;若颈丛浅支受累可出现耳、枕和肩等处疼痛。甲状腺癌远处转移多见于扁骨(颅骨、椎骨、胸骨、骨盆等)和肺。

(三)护理

1.护理评估

(1)健康史:注意患者的年龄、性别,了解有无结节性甲状腺肿等甲状腺疾病史,有无相关疾病的家族史,有无碘治疗史。

(2)身体评估。

1)甲状腺腺瘤:本病以40岁以下女性多见,且多数患者无不适症状,常在无意间或体检时发现颈部有圆形或椭圆形结节,多为单发。结节表面光滑,边界清楚、包膜完整,无压痛,随吞咽上下移动;质地依瘤体性质而异,腺瘤质地较软,而囊性者质韧。腺瘤一般生长缓慢,但乳头状囊性腺瘤因囊壁血管破裂导致囊内出血时,瘤体在短期内可迅速增大并伴局部胀痛。

2)甲状腺癌:早期多无症状,偶尔发现甲状腺肿块,质硬,不光滑,吞咽时活动度低。分化高的甲状腺癌发展缓慢,分化低的甲状腺癌常迅速增大而有压迫症状,如吞咽困难、呼吸不畅、声音嘶哑、霍纳综合征。颈淋巴结转移率高,有时转移灶可大于原发灶。

(3)心理社会状况。

1)心理状态:患者常在无意中发现颈部肿块,病史短且突然,或因已存在多年的颈部肿块在短期内迅速增大,因而担忧肿块的性质和预后,表现为惶恐、焦虑和不安,故需正确了解和评估患者患病后的情绪、心情和心理变化状况。

2)认知程度:患者及其家属对疾病、手术和预后的不同认知程度会影响患者对手术和治疗的依从性及疗效。护士对患者及其家属应分别做好评估:①对甲状腺疾病的认知态度;②对手术的接受程度;③对术后康复知识的了解程度。

(4)辅助检查。

1)实验室检查:除血生化和尿常规检查外,测定甲状腺功能和血清降钙素有助于髓样癌的诊断。

2)影像学检查:①B超检查,测定甲状腺大小,探测结节的位置、大小、数目及与邻近组织的关系,结节若为实质性且呈不规则反射,则恶性可能性大;②X线检查,颈部X线摄片可了解有无气管移位、狭窄,胸部及骨骼X线片有助于排除肺和骨转移的诊断。

3)细针穿刺细胞学检查:这是明确甲状腺结节性质的有效方法,准确率可达80%以上。

4)放射性核素扫描:甲状腺癌的放射性^{131}I或^{99m}Tc扫描多提示为冷结节且边缘较模糊。

(5)治疗:甲状腺腺瘤可诱发甲亢(20%)和恶变(10%),故应早期行腺瘤侧甲状腺大部或部分(小腺瘤)切除;切除标本须即刻行病理学检查,以明确肿块病变性质。若为恶性病变需按甲状腺癌治疗。

甲状腺腺瘤手术切除是各型甲状腺癌的基本治疗方式,并辅助应用核素、甲状腺激素和放射外照射等治疗。

2.护理诊断

(1)焦虑:与颈部肿块性质不明、环境改变、担心手术及预后有关。

(2)潜在并发症:呼吸困难和窒息、喉返神经和(或)喉上神经损伤、手足抽搐等。

(3)清理呼吸道无效:与咽喉部及气管受刺激、分泌物增多及切口疼痛有关。

3.护理措施

甲状腺肿瘤患者的护理与甲亢患者的护理措施基本相同,如无甲亢,则不需术前应用碘剂等药物准备。甲状腺癌全切后需终身依赖外源性甲状腺激素。注意加强肿瘤患者心理护理;颈淋巴结清扫术后,注意颈部及肩关节的功能训练,教会患者颈部检查方法,并定期复查。

(四)健康教育

1.心理调适

甲状腺癌患者术后存有不同程度的心理问题,故应指导患者调整心态,正确面对现实,积极配合治疗。

2.功能锻炼

为促进颈部功能恢复,术后患者在切口愈合后可逐渐进行颈部活动,直至出院后 3 个月。颈淋巴结清扫术者,因斜方肌不同程度受损,功能锻炼尤为重要,故在切口愈合后即应开始肩关节和颈部的功能锻炼,并随时保持患侧上肢高于健侧的体位,以防肩下垂。

3.治疗

甲状腺全切除者应遵医嘱坚持服用甲状腺素制剂,以预防肿瘤复发;术后需加行放疗者应遵医嘱按时治疗。

4.随访

教会患者颈部自行体检的方法;患者出院后须定期随访,复诊颈部、肺部和甲状腺功能等。若发现结节、肿块或异常应及时就诊。

(李　静)

第四节　糖尿病护理

糖尿病(DM)是由于胰岛素绝对或相对不足,引起以高血糖为主要特征,伴脂肪、蛋白质代谢紊乱的一组慢性内分泌代谢性疾病。临床上以高血糖为主要特点,典型病例可出现多尿、多饮、多食、消瘦等表现,即"三多一少"症状。随着病程延长可出现肾、眼、足等部位的病变,且无法治愈。本病为终身疾病,迄今尚无根治方法,但可防可治。

一、病因与发病机制

糖尿病的病因与发病机制较为复杂,至今尚未完全明了。目前认为糖尿病是由多种原因引起,与遗传因素、环境因素和自身免疫有关。

(一)1 型糖尿病

1 型糖尿病主要是以遗传性易感人群为背景的、由病毒感染所致的胰岛 β 细胞自身免疫反应,引起 β 细胞破坏和功能损害,导致胰岛素分泌绝对不足。

(二)2 型糖尿病

2 型糖尿病与遗传因素和环境因素的关系更为密切,发病机制与胰岛素抵抗和胰岛素分泌缺陷有关。环境因素包括老龄化、现代社会西方生活方式(体力活动减少、高热量方便食物摄入过多等)、肥胖、精神刺激、多次妊娠和分娩等。2型糖尿病有些患者的基础胰岛素分泌正常,空腹时肝糖输出不增加,故空腹血糖正常或轻度升高,但在进餐后出现高血糖。另一些患者进餐后胰岛素分泌持续增加,分泌高峰延迟,餐后3~5小时血浆胰岛素水平呈现不适当的升高,引起反应性低血糖,并可成为这些患者的首发症状。

二、病　理

糖尿病时胰岛素分泌和(或)胰岛素作用缺陷致胰岛素绝对或相对不足,引起一系列的代谢紊乱。

(一)碳水化合物代谢

糖尿病时,葡萄糖在肝、肌肉和脂肪组织的利用减少以及肝糖输出增多是发生高血糖的主要原因。

(二)脂肪代谢

由于胰岛素不足,脂肪组织摄取葡萄糖及从血浆清除三酰甘油的能力下降,脂肪合成代谢减弱,脂蛋白脂酶活性低下,血浆中游离脂肪酸和三酰甘油浓度增高。这些改变增高了心血管病的危险性。在胰岛素极度缺乏时,储存脂肪的动员和分解加速,血游离脂肪酸浓度进一步增高。肝细胞摄取脂肪酸后,经β氧化生成乙酰辅酶A,合成乙酰乙酸,乙酰乙酸进而转化为丙酮和β-羟丁酸,三者统称为酮体。当酮体生成超过组织利用和排泄能力时,大量酮体堆积形成酮症,可进一步发展至酮症酸中毒。

(三)蛋白质代谢

肝脏、肌肉等组织摄取氨基酸减少、蛋白质合成代谢减弱、分解代谢加速,导致负氮平衡,患者乏力、消瘦、组织修复和抵抗力降低,儿童生长发育障碍和延迟。

三、临床表现

1型糖尿病多发生于青少年,起病急,症状明显且重,可以酮症酸中毒为首发。2型糖尿病多见于40岁以上成人或老年人,多为肥胖体型,起病缓慢,症状较轻。

(一)代谢紊乱综合征

典型表现为"三多一少",即多尿、多饮、多食和体重减轻。

1.多尿

血糖升高后,不能被充分利用,随肾小球滤出而不能完全被肾小管重吸收,以致形成渗透性利尿,出现多尿。血糖越高,排出的尿糖越多,尿量也越多。

2.多饮

因多尿失水,刺激口渴中枢,出现烦渴多饮,饮水量和饮水次数都增多,以此补充水分。排尿越多,饮水也越多,成正相关。

3.多食

由于葡萄糖不能被机体充分利用而随尿排出,患者常感饥饿,导致食欲亢进、易饥多食。

4.体重减轻

外周组织对葡萄糖利用障碍,使脂肪和蛋白质分解加速以补充能量,加之失水,患者体重明显减轻、形体消瘦,以致疲乏无力,精神不振。

(二)急性并发症

1.糖尿病酮症酸中毒(DKA)

DKA 是糖尿病最常见的急性并发症之一,因体内胰岛素严重缺乏引起的高血糖、高血酮、代谢性酸中毒的一组临床综合征。最常发生于 1 型糖尿病患者,原因多是由于中断胰岛素治疗或胰岛素用量不足。2 型糖尿病患者在某些诱因下也可发生。常见诱因有:①感染,以呼吸道、泌尿道、消化道感染最常见;②饮食不当,摄入过多的甜食、脂肪或过度限制碳水化合物;③应激、创伤、手术、精神刺激、妊娠和分娩等;④其他包括某些药物如糖皮质激素的应用,某些疾病如库欣病、肢端肥大症、胰升糖素瘤等。

(1)产生机制:在糖尿病病情加重时,脂肪分解加速,大量脂肪酸经在肝脏氧化产生大量乙酰乙酸、β羟丁酸和丙酮,三者统称为酮体。如酮体超过组织的氧化利用则血酮体升高,称为酮血症,尿中出现酮体,称为酮尿症,临床统称为酮症。当代谢紊乱加剧时,血酮体浓度超过体内酸碱平衡调节能力时,血 pH 下降,导致酮症酸中毒,发生昏迷。

(2)临床表现:DKA 早期常无明显表现,随着血酮酸的积聚,逐渐出现一系列症状。早期表现为原有糖尿病症状加重或首次出现,如极度烦渴、尿多、乏力、疲劳等。进入酸中毒失代偿期后病情迅速恶化,出现食欲减退、恶心、呕吐或腹痛(易误诊为急腹症),伴有头痛、烦躁、呼吸深大、呼气中有烂苹果味(丙酮味)、面颊潮红、口唇樱红。后期出现严重脱水,表现为尿量减少、皮肤黏膜干燥无弹性、眼球下陷、声音嘶哑、脉搏细速、血压下降、四肢厥冷,最终意识模糊以至昏迷。脱水加之厌食、恶心、呕吐使电解质摄入减少,引起电解质代谢紊乱,如低钾血症。但由于血液浓缩、肾功能减退时钾潴留以及酸中毒,钾从细胞内转移到细胞外,因此血钾浓度可正常或增高,掩盖体内严重缺钾。

2.高渗性非酮症糖尿病昏迷(HNDC)

简称高渗性昏迷,是一种较少见的糖尿病严重急性并发症。多见于老年 2 型糖尿病患者。约 2/3 的患者发病前无糖尿病史或症状轻微,可因:应激和感染;心肾衰竭;严重呕吐、大面积烧伤、禁食、腹泻;高糖摄入和输入等引起。其临床特征为严重的高血糖、高钠血症、脱水、血浆渗透压升高而无明显的酮症酸中毒表现。脱水可继发醛固酮分泌增多加重高血钠,使血浆渗透压增高,脑细胞脱水,从而导致本症突出的神经精神症状,表现为嗜睡、幻觉、定向障碍、昏迷等。由于极度高血糖和高血浆渗透压,血液浓缩,黏稠度增高,易并发动静脉血栓形成,尤以脑血栓为严重,导致较高的病死率。

3.低血糖反应

成年人空腹血糖浓度低于 2.8mmol/L 称为低血糖,由低血糖导致的昏迷称为低血糖昏迷。常见于糖尿病患者节食过度或突然加大运动量,注射胰岛素剂量过大,口服降糖药使用不当(盲目加量或未按时进餐)等情况下,及糖尿病肾病患者肾功能恶化时,胰岛素排泄延缓,但未及时减少胰岛素用量等。低血糖反应也是某些 2 型糖尿病患者的最初症状,这类患者多为餐后低血糖,由于进餐后胰岛素的释放慢于血糖水平的升高,因此当血液中的胰岛素浓度达到高峰时,血糖水平已开始下降,从而发生低血糖反应。临床表现为饥饿乏力,头晕头痛,冷汗淋漓,心悸气短,心动过速,恶心呕吐,视物模糊,周身发抖,甚至精神错乱,行为异常,嗜睡昏迷,四肢抽搐乃至死亡。部分老人和糖尿病神经病变者会在没有任何不适的情况下,突然意识消失,这是一种非常危险的低血糖,又称为未察觉低血糖。低血糖可发于白天,也可发于夜间。夜间处于睡眠状态的低血糖发作可使患者从梦中惊醒,伴有冷汗淋漓,烦躁不安,心动过速。

4.感染

常出现皮肤疖、痈等化脓性感染,重者可出现败血症或脓毒血症;皮肤真菌感染(足癣、体癣、甲癣)很常见,若发生化脓性感染可导致严重后果。泌尿生殖系统感染也较常见,女性患者常见真菌性阴道炎以及肾盂肾炎、膀胱炎等,常反复发作。糖尿病合并肺结核的发病率高,病变多呈渗出干酪样坏死,易形成空洞,扩展播散较快。

5.乳酸性酸中毒(LA)

LA是一种较少见而严重的糖尿病急性并发症,一旦发生,病死率可高达50%以上,尤其血乳酸$>25mmol/L$,病死率高达80%。乳酸是糖酵解的中间代谢产物,葡萄糖在无氧条件下分解成为乳酸。为维持体内平衡,可由肝脏的糖异生作用和肾脏的排泄加以清除,但当肝肾功能障碍时则易发生乳酸堆积而致酸中毒。主要见于服用双胍类药物的老年糖尿病合并慢性心、肺疾病或肝肾功能障碍患者,因感染、脱水、血容量减少、饥饿等所诱发。临床起病较急,轻症可仅有疲乏无力、恶心、食欲降低、头晕、困倦、呼吸稍深快。中至重度可有恶心、呕吐、头痛、头晕、全身酸软、口唇发绀、深大呼吸(不伴酮味)、血压和体温下降、脉弱、心率快,可有脱水表现、意识障碍、四肢反射减弱、肌张力下降、瞳孔扩大、深度昏迷或出现休克。本病症状与体征可无特异性,轻症临床表现可不明显,常被原发或诱发疾病的症状所掩盖,容易误诊或漏诊。

(三)慢性并发症

慢性并发症是糖尿病防治的重点和难点。

1.大血管病变

与非糖尿病患病人群比较,糖尿病患者中动脉粥样硬化的发病率较高,发病年龄较轻,病情进展较快,是2型糖尿病患者的主要死亡原因,以累及心、脑、肾等生命器官和危害严重为特点,引起冠心病、高血压、缺血性或出血性脑血管病、肾动脉硬化、肢体动脉硬化。肢体动脉硬化可有下肢疼痛、感觉异常、间歇性跛行,严重时可致肢端坏疽。

2.微血管病变

主要表现在视网膜、肾、神经、心肌组织,以糖尿病肾病和视网膜病变为重要,二者常并行。

(1)糖尿病肾病:肾小球硬化症是主要的糖尿病微血管病变之一,常见于糖尿病病史超过10年者,是1型糖尿病患者的主要死因。典型表现为蛋白尿、水肿和高血压,晚期出现氮质血症,最终发生肾衰竭。

(2)糖尿病性视网膜病变:是成年人失明的主要原因之一。在2型糖尿病患者中有20%～40%出现视网膜病变,约8%的患者可出现严重视力丧失,常见于病史超过10年的糖尿病患者。病变早期为非增殖性视网膜病变,表现为视网膜出血、渗出等,发展至后期则属增殖性视网膜病变,表现为新生血管形成,机化物增生,以至出现视网膜剥离,导致失明。其他眼部并发症还可见视网膜黄斑病、白内障、青光眼、屈光改变、虹膜睫状体病变等。

(四)神经病变

神经病变是有糖尿病病史 10 年内最常见的并发症。在年龄超过 40 岁及吸烟、血糖控制差者更常见。以多发性周围神经病变最多见,首先表现为对称性肢端感觉异常,呈袜子或手套状分布,伴瘙痒、麻木、针刺、灼热或如踏棉垫感,有时伴痛觉过敏;随后有肢体隐痛、酸痛、刺痛或烧灼样痛,夜间及寒冷季节加重。后期运动神经受累,出现肌张力减弱、肌力减弱,以至肌萎缩和瘫痪。自主神经病变也较常见,表现有瞳孔缩小且不规则、对光反射消失、排汗异常、胃肠功能失调、直立性低血压、尿失禁、尿潴留等。

(五)糖尿病足

糖尿病足是指因糖尿病血管病变和(或)神经病变及感染等因素,导致糖尿病患者足或下肢组织破坏的一种病变,是糖尿病患者截肢、致残的主要原因。糖尿病足的症状和体征因病程和病变严重程度而不同。轻者只有脚部微痛、皮肤表面溃疡;中度者可以出现较深的穿透性溃疡合并软组织炎;严重者在溃疡同时合并软组织脓肿、骨组织病变,脚趾、脚跟或前脚背局限性坏疽,甚至可以出现全脚坏疽。常见诱因有趾间或足部皮肤瘙痒而搔抓皮肤;溃破、水疱破裂、烫伤;修脚损伤、碰撞伤及新鞋磨伤;吸烟等。由于神经营养不良及外伤,还可引起营养不良性关节炎(沙尔科关节),受累关节有广泛性骨质破坏和畸形。

四、辅助检查

(一)尿糖测定

尿糖阳性为诊断糖尿病的重要线索,但尿糖阴性不能排除糖尿病可能,因尿糖值还与肾糖阈的高低有关。在监测血糖条件不足时,每天 4 次尿糖定性检查:3 餐前、晚上(9～10 时)和 24 小时尿糖定量可作为判断疗效的指标。

(二)血糖测定

血糖测定是诊断糖尿病的主要依据,也是判断糖尿病病情和控制情况的主要指标。常用指标有空腹血糖(FPG)和餐后 2 小时血糖(2hPG)。诊断糖尿病时常用静脉血浆测定,治疗过程中随访血糖控制程度时可用便携式血糖仪进行毛细血管全血测定。

(三)葡萄糖耐量试验

当血糖高于正常范围而又未达到诊断糖尿病标准时,需进行口服葡萄糖耐量试验(OGTT)。测定空腹及开始饮葡萄糖水后 1 小时、2 小时静脉血浆葡萄糖水平。对于胃切除术后、胃空肠吻合术后或吸收不良综合征者,可行静脉葡萄糖耐量试验。

(四)糖化血红蛋白 A1(HbA1c)和糖化血浆白蛋白测定

糖化血红蛋白是由血红蛋白与葡萄糖非酶化结合而成的,与血糖浓度呈正相关。因红细胞寿命约为 120 天,故该指标可反映取血前 8～12 周内血糖的总水平,作为糖尿病总体控制情况的监测指标之一。目前已将 HbA1c 检查作为糖尿病疗效判断,调整治疗的金指标,正常值为 3.8%～6.5%。血浆白蛋白也可与葡萄糖非酶化结合形成果糖胺,正常值为 1.7～2.8mmol/L,可反映糖尿病患者近 2～3 周内血糖总的水平,也为糖尿病患者近期病情监测的指标。

（五）其他

未获控制的糖尿病者可有血三酰甘油、胆固醇升高，而高密度脂蛋白常降低；合并糖尿病肾脏病变时，可有肾功能改变；合并酮症酸中毒时，血、尿酮体升高，pH 在 7.35 以下，CO_2 结合力可降至 $13.5\sim9.0$ mmol/L，血糖可达 $16.7\sim33.3$ mmol/L；合并高渗性糖尿病昏迷时，血浆渗透压可达 $330\sim460$ mmol/L，血钠达 155mmol/L，血糖可达 33.3mmol/L 以上。为了解糖尿病患者胰岛 β 细胞功能，尚可进行胰岛素释放试验及 C 肽测定。

五、诊断要点

目前我国采用 WHO 糖尿病诊断标准，诊断应以静脉血浆葡萄糖值为标准。

（一）糖尿病诊断标准

（1）糖尿病症状，加随机血糖（指不考虑上次用餐时间，一天中任意血糖水平）$\geqslant$ 11.1mmol/L；或 FPG$\geqslant$7.0mmol/L，空腹定义为至少 8 小时内无热量摄入；或 OGTT 2 小时血浆葡萄糖$\geqslant$11.1mmol/L。

（2）无糖尿病症状者，需另日重复检查以明确诊断。2010 年 ADA 指南已将 HbA1c$\geqslant$6.5% 作为糖尿病诊断标准之一。但 HbA1c$<$6.5% 也不能排除糖尿病，需进一步行糖耐量检查。

（二）WHO 规定的糖尿病性低血糖症的诊断标准

（1）具有低血糖的症状。

（2）血糖$\leqslant$2.8mmol/L。

（3）服糖（即碳水化合物）后可使症状迅速缓解。

六、治疗

强调早期治疗、长期治疗、综合治疗、治疗措施个体化的原则，其目标在于纠正代谢紊乱，消除症状，防止或延缓并发症的发生，维持健康和劳动能力，保障儿童生长发育，延长寿命，降低病死率，提高生活质量。国际糖尿病联盟提出糖尿病现代治疗的 5 个要点：饮食控制、体育锻炼、自我血糖监测、药物治疗和糖尿病教育。

（一）饮食控制

饮食控制是糖尿病基础治疗之一，需严格和长期坚持。

（二）体育锻炼

体育锻炼也为糖尿病基础治疗之一，尤其对于 2 型肥胖的糖尿病患者更重要。运动有利于减轻体重，提高胰岛素敏感性，改善血糖，减少降糖药物的用量。

（三）自我血糖监测（SMBG）

这是近年来糖尿病患者管理方法的主要进展之一。经常检查血糖水平，为调整药物剂量提供依据。还需每 $2\sim3$ 个月复查 HbA1c，了解糖尿病病情程度，以便及时调整治疗方案。每年 $1\sim2$ 次全面复查，了解血脂水平，心、肾、神经、眼底情况，以便尽早发现一些并发症，给予相应的治疗。

(四)药物治疗

1.口服降糖药物

糖尿病患者经基础治疗(饮食控制、体育锻炼)2周后血糖未达标者,可予以药物治疗。

(1)作用机制。

1)磺酰脲类:是临床最为重要的降血糖药。除了都具有刺激胰岛 β 细胞分泌胰岛素的作用以外,某些药物还可增加周围组织对胰岛素的敏感性,抑制肝糖原的产生和输出,加强外周组织对葡萄糖的摄取利用,适用于 2 型糖尿病有胰岛素分泌、空腹血糖高、体重正常或较轻者。本类药物起效慢,故一般在餐前半小时服用。此类药物主要不良反应为低血糖,在老年人,或治疗初期使用剂量过大或剂量增加太快时,较易发生,以格列本脲发生率最高。格列本脲除强烈与胰岛细胞膜上的磺酰脲受体结合外,还渗入细胞内与胰岛素分泌颗粒结合,使胰岛素持久分泌,易致严重的低血糖。偶见肝功能损害、白细胞减少、皮疹等,一旦出现应立即停药。长期使用刺激胰岛分泌可引起高胰岛素血症,并有使体重增加的倾向。

2)非磺脲类:属于超短效药物,主要是模拟生理胰岛素第一时相分泌,用于控制餐后高血糖,餐时服用,在每次进餐前即刻口服,不进餐不服药。适用于 2 型糖尿病有胰岛素分泌、空腹血糖正常而餐后血糖增高者。不良反应有头痛、头晕,低血糖反应较磺脲类少。

3)双胍类:本类药物主要是抑制肝糖原的分解,并增加胰岛素在外周组织(如肌肉)的敏感性。单独使用本类药物不会引起低血糖,但可引起胃肠系统的不适感而减少食欲,故可降低体重,为肥胖的 2 型糖尿病患者首选药物。食物不影响药物活性和代谢,可于餐前、餐后或睡前口服。大剂量服用此类药物,可引起消化道反应,如口干、口苦、口中有金属味、恶心、呕吐、腹泻等。因本类药促进无氧糖酵解,产生乳酸,如有肝、肾功能不全或缺氧情况时,可诱发乳酸性酸中毒。

4)葡萄糖苷酶抑制剂:本类药物可抑制小肠的 α-糖苷酶,导致食物中碳水化合物不能在此段肠腔全部分解成单个葡萄糖,从而延缓葡萄糖的肠道吸收、降低餐后高血糖。适用于空腹血糖正常而餐后血糖明显升高的 2 型糖尿病。本类药物应餐时服用,与第一口主食嚼碎同服。不良反应有腹胀、产气增多、腹泻等,随用药时间延长,此类症状可好转或消失。单用不引起低血糖,与其他降糖药合用可增加疗效,但也增加低血糖发生机会。

5)胰岛素增敏剂:作用机制为提高靶组织对胰岛素作用的敏感性,减轻胰岛素免疫。用于 2 型糖尿病有胰岛素免疫者。本类药物每天服用 1 次,时间固定,单独使用本类药物不会引起低血糖。主要不良反应是水肿,有心力衰竭倾向或肝病者不用或慎用。

(2)用药原则:在详细了解病史基础上,可联合用药,以达到疗效互补,而药量和不良反应最小。降糖药中的任何两种均可联合应用,但同类降糖药不可合用,任何一类口服药均可与胰岛素联用。用药个体化,从小剂量开始,非肥胖者首选胰岛素促泌剂,肥胖者宜选用不增加体重、不刺激胰岛素分泌的药物,肥胖且伴有胰岛素免疫者可用胰岛素增敏剂。

2.胰岛素

适用于 1 型糖尿病;糖尿病酮症酸中毒;高渗性昏迷;糖尿病合并重症感染、消耗疾病、各种慢性并发症急性发病时以及外科手术前后、妊娠和分娩;2 型糖尿病患者经饮食控制、口服药物治疗效果不佳者。

(1)胰岛素的种类。

1)按来源不同分类:动物胰岛素(从猪和牛的胰腺中提取)、半合成人胰岛素、生物合成人胰岛素(现阶段临床最常使用的胰岛素)。

2)按药效时间长短分类:分为超短效、短效、速效、中效和长效 4 种。

3)胰岛素治疗方案与模式:临床胰岛素治疗方案多采取模拟生理性胰岛素分泌的模式,包括基础胰岛素和餐时胰岛素两部分的补充。方案的选择应高度个体化,按照血糖达标为驱动的阶梯治疗方案,尽早控制血糖平稳达标。

4)胰岛素给药剂量:起始剂量从小剂量开始,0.25U/(kg·d),全天 12～20U。1 型糖尿病每超过目标血糖 2.8mmol/L 左右需增加 1U 速/短效胰岛素。2 型糖尿病每超过目标血糖 1.7mmol/L 左右需增加 1U 速/短效胰岛素,每隔 1～2 天调整剂量。全天 24 小时 6 次指血血糖平均值＞12mmol/L,总剂量应增加 10%;血糖平均值＜6mmol/L,总剂量宜降低 10%。注射胰岛素 2 小时后的指血血糖＜4mmol/L者,相应的餐前胰岛素注射量也应减少 10%。

(2)各型糖尿病治疗方案的选择。

1)1 型糖尿病:首选胰岛素强化治疗方案。强化治疗方案是模拟胰岛素生理分泌的治疗方案,是最易控制血糖达标的方案,良好的血糖控制有助于减少并发症的发生。

2)2 型糖尿病:非肥胖 2 型糖尿病患者经 2～4 周饮食运动治疗后,若 FPG≥7.0mmol/L和(或)餐后 2 小时血糖≥10mmol/L,则应开始口服药物治疗。肥胖 2 型糖尿病患者仅餐后血糖增高,建议饮食及运动,若体重减轻或不变,血糖达标,则无须药物治疗;若体重不变,血糖未达标,则加强饮食及运动治疗并加用二甲双胍或糖苷酶抑制剂。新诊断的 2 型糖尿病患者,如有明显的高血糖症状和(或)血糖及 HbA1c 水平明显升高,一开始即考虑胰岛素治疗,加或不加其他药物。

(五)糖尿病教育

教育已成为本病治疗的重要环节,也是其治疗成败的关键。教育患者认识糖尿病的危害及防治措施,并积极主动配合治疗,使血糖达标。

(六)胰腺移植和胰岛细胞移植

主要用于 1 型糖尿病患者,可解除对胰岛素的依赖,提高生活质量。但两者均因技术等方面的原因未能普及。

七、护理

(一)护理诊断

(1)营养失调:低于机体需要量:与胰岛素分泌缺陷和(或)作用缺陷所致的糖、蛋白质、脂肪代谢紊乱有关。

(2)有感染的危险:与糖尿病所致的血糖升高、营养不良、微循环障碍等有关。

(3)潜在并发症:糖尿病酮症酸中毒、高渗性非酮症昏迷、感染、低血糖反应等。

(4)知识缺乏:缺乏糖尿病治疗及自我保健知识。

(二)护理措施

1.饮食护理

首先让患者了解饮食治疗的目的和意义,以及具体实施的步骤,使之能够积极配合并长期坚持。

(1)控制总热量:是糖尿病饮食治疗的首要原则。摄入的热量能够维持正常体重或略低于理想体重为宜。每周应定期测量体重,超重/肥胖者减少体重的目标是在 3～6 个月期间体重减轻 5%～10%;消瘦者应通过均衡的膳食营养计划恢复并长期维持理想体重。根据患者年龄、性别、身高、体重查表或计算出理想体重,[理想体重(kg)=身高(cm)-105(若年龄>40岁,则该数字为100)],参照理想体重和活动强度计算每天所需总热量。肥胖者必须减少热量摄入,消瘦者可适当增加热量达到增加体重。儿童、孕妇、哺乳期妇女、营养不良和患慢性消耗性疾病者可酌情增加热量。

(2)合理分配热量。

1)碳水化合物:摄入适量。目前主张不要过严地控制碳水化合物,糖类应占总热量的50%～60%,每天进食量可在 250～300 克,肥胖应在 150～200 克。谷类是日常生活中热量的主要来源,每 50 克的米或白面供给碳水化合物约 38 克。提倡用粗制米、面和一定量杂粮,如燕麦片、莜麦粉、荞麦粉、窝窝头、绿豆、白芸豆等。忌食葡萄糖、蔗糖、蜜糖及其制品,如糖果、甜点、冰激凌及含糖饮料等。

2)蛋白质:摄入充足。蛋白质约占总热量的12%～15%,成人每天每千克理想体重 0.8～1.2g,动物蛋白质应占 1/3 以上,食用瘦肉、鱼、鸡、鸡蛋、牛奶、豆类等。儿童、孕妇、哺乳期妇女、营养不良和伴消耗性疾病时,蛋白质宜增至每千克理想体重 1.5～2.0g;若伴糖尿病肾病应限制在每千克理想体重 0.6～0.8g,应限制植物蛋白的食用。

3)脂肪:限制摄入量。脂肪约占总热量的30%或更低。应限制含饱和脂肪酸的脂肪如牛油、羊油、猪油、奶油等动物性脂肪,可用植物油如豆油、花生油、芝麻油、菜籽油等含不饱和脂肪酸的油脂,但椰子油除外。花生、核桃、榛子、松子仁等脂肪含量也不低,也要适当控制。少食动物内脏、鱼子、蛋黄等胆固醇高的食物。

4)膳食纤维:摄入适量。每天饮食中纤维素含量不少于 40g,因纤维素可延缓糖和脂肪吸收,增加饱腹感,减少食量和降糖降脂。提倡食用绿叶蔬菜、麦麸、豆类、整谷、含糖分低的水果等。但是含纤维素食物也不能吃多,否则不容易消化。

5)维生素和无机盐:凡是病情控制不好的患者,易并发感染或酮症酸中毒,要注意补充维生素和无机盐,尤其是 B 族维生素,以改善神经症状。粗粮、干豆类、蛋、动物内脏和绿叶蔬菜含 B 族维生素较多。新鲜蔬菜含维生素 C 较多,应注意补充。每天食盐要在 6g 以下,防止高血压的发生。

6)戒烟限酒:饮酒可干扰血糖控制和饮食治疗计划的执行,吸烟可导致血管收缩,不利于糖尿病患者血液循环。

7)适时补水:糖尿病患者除了避免含糖饮料外,每天要补充适量的水分。无心肾合并症的糖尿病患者每天饮水量至少 1500mL。中老年及长期血糖升高的患者,口渴中枢已不敏感,因而口渴症状常不明显,但体内脱水现象仍然存在。喝水有利于体内代谢毒物的排泄,有预防糖尿病酮症酸中毒的作用。另外,喝水可改善血液循环,对老年患者可预防脑血栓的发生。

(3)规律进餐:将热量换算成重量,根据生活习惯、病情和药物治疗的需要制订食谱,规律进餐。三餐热量分配一般为 1/5、2/5、2/5 或 1/3、1/3、1/3,也可按 4 餐分配为 1/7、2/7、2/7、2/7。提倡少食多餐,以减轻餐后胰岛负担,也可避免餐后高血糖及药物高峰时出现低血糖。两餐之间饥饿时,可吃些蔬菜如黄瓜充饥或采用加餐的办法,加餐的量应是从正餐中减去的,而不是额外增加的量。

2.体育锻炼

适用于 2 型糖尿病肥胖者和血糖在 16.7mmol/L 以下者,以及 1 型糖尿病稳定期患者。根据年龄、性别、体力、病情及有无并发症等不同条件,进行有规律的运动,循序渐进,并长期坚持。

(1)运动方式:应选择有氧运动方式,如散步、慢跑、骑自行车、健身操、游泳、太极拳等,根据年龄、性别、身体状况及个人喜好选择。

(2)运动强度:运动时最大(心)脉率应达到=(170-年龄)×(50%～70%),且以不感到疲劳为宜,若出现呼吸费力、胸闷、头晕、大汗等应立即停止。每次运动至少 150 分钟,每周至少 3 次,无体力锻炼的时间不能连续超过 2 天。对无禁忌证的 2 型糖尿病患者鼓励每周至少进行 2 次耐力运动。

(3)运动注意事项。

1)运动要避开恶劣天气,随身携带甜食和糖尿病卡以应急需。

2)以早餐或晚餐后半小时至 1 小时为运动最佳时间,以免发生低血糖。

3)若在运动中出现饥饿感、心悸、头晕及四肢无力或颤抖等,表明发生了低血糖,应立即停止运动,并进甜食,一般休息 15 分钟左右即可缓解,否则即送医院治疗。

4)血糖>14mmol/L、血酮增高,有应激情况,严重的心脑血管病变、眼底或肾脏病变及 1 型糖尿病病情不稳定者,应避免运动或减少运动量,以免诱发 DKA 或心绞痛、心肌梗死、心律失常或眼底出血等。

3.用药护理

(1)口服药物。

1)药物治疗应建立在控制饮食及适量运动的基础上,告知患者遵医嘱按时按剂量服药,不可随意增减,定时定量进餐,并适当运动。

2)向患者讲述有关药物的不良反应,嘱其一旦发现,应及时向医护人员报告,同时注意监测肝、肾功能。

3)监测用药后血糖、糖化血红蛋白的变化,以便及时调整治疗方案。

4)注意降糖药与其他药物的相互作用,如水杨酸盐、普萘洛尔、磺胺、胍乙啶、利血平、可乐定等,能增强磺酰脲类药物的降糖作用,故在服用时应及时调整药物剂量,并严密监测血糖。异博定、硝苯吡啶、噻嗪类利尿剂、速尿、利福平、苯巴比妥及口服避孕药,可以减弱磺脲类的降糖作用,故服用降糖药时应尽量避免同时使用。

(2)胰岛素。

1)使用胰岛素的注意事项如下。①注射时间准确:一般中长效胰岛素注射时间与进餐关系可不严格要求,餐前餐后注射均可。但短效制剂在进餐前半小时注射,必须强调与进餐配合,超短效制剂必须在餐前10分钟注射。因为进餐时间正是药物开始发挥作用的时间,不配合可能有发生低血糖的危险。②注射剂量准确:胰岛素剂型众多,特别注意每毫升的含量,以免发生剂量过大或不足,应使用胰岛素专用注射器准确抽吸。现有胰岛素笔更方便、剂量更精确。当需混合使用长、短效胰岛素时,应先抽短效,再抽长效,然后轻轻摇匀,不可反向操作,以免长效胰岛素混入短效胰岛素中,影响胰岛素的疗效。③注射部位的选择与轮换:胰岛素注射部位通常选择上臂前外侧、大腿内侧、臀部及腹部进行皮下注射。腹部是优选部位,因为腹部的皮下脂肪较厚,可减少注射至肌肉层的危险,捏起腹部皮肤最容易,同时又是吸收胰岛素最快的部位。一般在肚脐两侧旁开3～4指的距离外注射。推药后应停留5～10秒再拔针,以免药液外溢。为避免皮下组织萎缩或增厚,影响吸收,应有计划、有标记地逐一轮换注射部位,同一部位各注射点间距不小于1指宽(2cm)。多次注射需选择不同部位,2周内同一部位不应注射两次。④正确储存:胰岛素为蛋白质类激素,不可冰冻,未开封的胰岛素可以放置于2～8℃的冰箱保鲜层中保存。正在使用的胰岛素可以保存在室温环境下,但应避免受热及日光照射。若短效制剂出现不澄清或中、长效制剂呈块状,则不能使用。

2)胰岛素泵治疗:内生胰岛功能明显缺乏时,"胰岛素替代疗法"可采用持续性皮下胰岛素输注(CS11),使用短效或速效胰岛素,根据血糖变化规律个体化设定基础输注量(持续或分段)和餐前剂量(冲击量)。但价格昂贵,限制其推广。

3)观察胰岛素疗效和不良反应。①胰岛素不良反应。a.低血糖反应:最常发生,危险性较大。主要与用量过大、进食不规律、运动过多有关。低血糖表现为出汗、颤抖、心悸、软弱无力、面色苍白、四肢冰冷感、头晕、烦躁、甚至昏迷。b.过敏反应:局部注射部位可发生红肿、瘙痒、皮疹、血管神经性水肿,甚至发生过敏性休克。c.脂肪营养不良:较为少见,在注射部位出现红肿、发热、皮下小结、皮下脂肪萎缩或增生等。②定期监测血糖、糖化血红蛋白的变化,以及时调整胰岛素剂量。告知患者使用胰岛素的常见不良反应,预防低血糖的发生,应注意胰岛素注射时间和进食时间相配合。低血糖反应的处理:急查血糖,并迅速补充15g含糖食物,如糖果1～2粒、面包1～2片、饼干5～6块、甜果汁或糖水半杯、1汤匙蜂蜜,饭、粉、面一小碗,一般15分钟左右好转。10～15分钟后,若症状还未消失可再吃一次。静脉推注50%葡萄糖注射液40～60mL是低血糖抢救最常用和有效的方法,神志不清者症状可迅速缓解。必要时可注射胰高血糖素。

4.预防感染

(1)向患者讲解糖尿病易合并感染的原因以及感染可能带来的不良后果,使其能够注意保持皮肤、呼吸道、口腔、会阴部及足部等的清洁,避免发生感染。一旦发现感染症状,应及时就医,不可自行处理。

(2)足部护理。

1)评估危险因素。①足溃疡史。②缺血合并神经性血管病变症状,如运动引起的腓肠肌疼痛;神经病变体征,足发热、皮肤不出汗、肌肉萎缩、鹰爪样趾、压力点的皮肤增厚或胼胝形成,但足背动脉搏动和血液充盈良好;缺血性周围血管病变,足发凉、皮肤苍白或发绀,足背动脉搏动减弱或消失。③足畸形。④其他危险因素:视力下降、关节炎、鞋袜不合适等。⑤个人因素:老年人、经济条件差、独居、拒绝治疗和护理等。

2)预防足部外伤:①不要赤足或穿拖鞋行走,以防刺伤或踢伤;②冬天谨防烫伤或冻伤足部;③每天检查鞋内有无异物,保持里衬平整,不穿新皮鞋,以免磨破足部皮肤;袜子平软、清洁、透气性好,以棉袜为佳,勤换鞋袜,避免足部受压;趾甲不要剪得太短,应与脚趾齐;有鸡眼或胼胝时,要找皮肤科医师治疗,不要自行处理。

3)保持足部清洁:每天用温水(<40℃)洗脚,每次不超过10分钟,脚趾缝间要洗干净,用柔软而吸水性强的毛巾擦干;如足部皮肤干燥,适当涂抹润肤膏。

4)促进足部血液循环:①注意足部保暖,避免暴露于寒冷或潮湿环境中;②每天进行适度的小腿和足部运动,如甩腿、提脚跟、坐下起立动作等;③经常按摩足部,方法是从趾尖开始向上至膝关节按摩,早、中、晚各1次,每次10分钟。

5)足部检查:①每天检查了解足部有无感觉减退、麻木、刺痛、水肿等;观察足部皮肤颜色、温度及足背动脉搏动情况;检查趾甲、趾间、足背、足底,观察是否有水疱、裂口、擦伤及胼胝、鸡眼、足癣等,是否发生红肿、青紫、水疱、溃疡或坏死等,若发现异常及时就医;②定期做足部的感觉测试,主要有痛觉、温度觉、触觉和压力觉等。

6)控制血糖、戒烟:发生足部溃疡的危险性及其发展均与血糖控制不佳关系密切,应从早期指导患者控制和监测血糖,同时说服患者戒烟,防止吸烟刺激血管,加重供血不足。

7)糖尿病足的处理:有溃疡者及时局部用药,难以治愈的溃疡可用生物制剂、生长因子等;血管病变者用活血化瘀、扩血管疗法,改善微循环;有水肿、溃疡不易愈合者,可用利尿剂、血管紧张素转化酶抑制剂(ACEI)等;有坏疽者,必要时行截肢治疗。

5.并发症护理

(1)DKA:密切观察病情变化,一旦发现原有糖尿病症状加重,并伴有酸中毒和脱水症状,应立即通知医生处理并配合抢救。救治原则为迅速扩容,以增加尿量促进酮体排泄,纠正高血糖,防止低钾血症。

1)补液:静脉补液对重症DKA尤为重要,不但有利于脱水的纠正,且有助于血糖的下降和酮体的消除。①补液总量:一般按患者体重(kg)的10%估算,成人DKA一般补水4~6L。②补液速度:按先快后慢为原则。原则上前4小时输入总失水量的1/3~1/2,在前12小时内输入量为4000mL左右,达输液总量的2/3。其余部分于24~28小时内补足。③补液种类:开始以生理盐水为主,若开始输液时血糖不是严重升高或治疗后血糖下降至13.9mmol/L后,应输入5%葡萄糖注射液或糖盐水,以利消除酮症。④对老年、心血管疾患患者,输液注意不宜太多、太快,以免发生肺水肿。

2)胰岛素降血糖:①小剂量胰岛素疗法,输注胰岛素0.1U/(kg・h),能有效降低血糖,避免脑水肿、低血糖、低钾血症等不良反应;②当血糖降至13.9mmol/L时,改生理盐水为5%葡萄糖注射液(按每3~4g葡萄糖加1U胰岛素计算);③尿酮转阴后,可恢复平时皮下注射胰岛素的治疗;④用药过程中要严密监测血糖、血酮、尿酮,避免血糖下降过快、过低,引发脑水肿。

3)纠正酸中毒及补钾。①慎补碱:DKA经输液和胰岛素治疗后,酮体水平下降,酸中毒可自行纠正,一般不必补碱。补碱指征为血pH<7.1,HCO$_3^-$<5mmol/L。应采用等渗碳酸氢钠溶液,补碱不宜过多过快。②补钾:应根据血钾和尿量补钾。治疗前血钾低于正常,立即开始

补钾,前2～4小时通过静脉输液每小时补钾约13～20mmol/L;血钾正常、尿量＞40mL/h,也立即开始补钾;血钾正常,尿量＜30mL/h,暂缓补钾,待尿量增加后再开始补钾;血钾高于正常,暂缓补钾。治疗过程中定时检测血钾和尿量,调整补钾量和速度。

4)治疗诱因和并发症:积极控制严重感染,防治休克、心力衰竭、心律失常、肾功能、脑水肿等严重并发症。

(2)高渗性非酮症糖尿病昏迷:抢救治疗大致与DKA相近,应积极补液(必要时考虑输注0.45％氯化钠低渗溶液),使用胰岛素,参考每小时尿量补钾,并治疗诱因和并发症。

八、健康教育

(1)糖尿病健康教育包括行为、心理素质教育。倡导健康的饮食、运动等生活方式,改变某些不良的生活习惯,不吸烟、少饮酒。

(2)教会患者要监测血糖变化,学会尿糖测定、便携式血糖计的使用和胰岛素注射技术,学会糖尿病饮食配制及自我保健。

(3)告知患者积极配合治疗,养成良好的遵医行为,可以一定程度地预防和延缓并发症的发生,而感染、应激、妊娠和治疗不当等会加重病情。

(4)指导患者及其家属识别低血糖反应,掌握正确的处理方法。不可随意减药和停药。

(5)指导患者定期复查,如有症状加重等情况应立即就诊。

(潘紫霄)

第五节　痛风护理

痛风是由尿酸过量产生或尿酸排泄不充分引起的尿酸堆积造成的,尿酸结晶堆积在软骨、软组织、肾脏以及关节处。在关节处的沉积会造成剧烈的疼痛。

痛风是一种由于嘌呤代谢紊乱所导致的疾病,过去我国发病率较低,随着人们生活水平的提高,近年来,痛风已成为常见病和多发病,其中95％为男性,临床发现我国痛风患者有年轻化发展的趋势,引起医学界的高度警惕和关注。

一、病因

血液中尿酸长期增高是痛风发生的关键原因。人体尿酸主要来源于两个方面。

(1)人体细胞内蛋白质分解代谢产生的核酸和其他嘌呤类化合物,经一些酶的作用而生成内源性尿酸。

(2)食物中所含的嘌呤类化合物、核酸及核蛋白成分,经过消化与吸收后,经一些酶的作用生成外源性尿酸。

尿酸的生成是一个很复杂的过程,需要一些酶的参与。这些酶大致可分为两类:促进尿酸合成的酶,主要为5-磷酸核酸-1-焦磷酸合成酶、腺嘌呤磷酸核苷酸转移酶、磷酸核糖焦磷酸酰胺转移酶和黄嘌呤氧化酶;抑制尿酸合成的酶,主要是次黄嘌呤—鸟嘌呤核苷转移酶。痛风就是由于各种因素导致这些酶的活性异常,例如促进尿酸合成酶的活性增强,抑制尿酸合成酶的活性减弱等,从而导致尿酸生成过多。或者由于各种因素导致肾脏排泄尿酸发生障碍,使尿酸在血液中聚积,发生高尿酸血症。

高尿酸血症如长期存在,尿酸将以尿酸盐的形式沉积在关节、皮下组织及肾脏等部位,引起关节炎、肾脏结石或痛风性肾病等一系列临床表现。

本病为外周关节的复发性急性或慢性关节炎,是因过饱和高尿酸血症使体液中的单钠尿酸盐结晶在关节、肌腱内及其周围沉积所致。

二、临床表现

原发性痛风发病年龄大部分在 40 岁以上,多见于中老年,男性占 95％,女性多于绝经期后发病,青少年患者不到 1％,常有家族遗传史。痛风临床表现的过程可分为 4 个阶段:无症状期、急性关节炎期、间歇期和慢性关节炎期。

(一)无症状期

仅有血尿酸持续或波动性升高。从血尿酸升高至症状出现可长达数年至数十年,有些终身不出现症状,称为无症状高尿酸血症,只有在发生关节炎时才称为痛风。

(二)急性关节炎期

急性关节炎是原发性痛风最常见的首发症状。初发时往往为单关节,后来变为多关节。其中,以踇趾的踇趾关节为好发部位,其次为足底、踝、足跟、膝、腕、指和肘关节。第一次发作通常在夜间,数小时内局部即出现红、热及明显压痛,关节迅速肿胀,并伴有发热、白细胞增多与红细胞沉降率增快等全身症状。疼痛往往十分剧烈,轻度按压便可有剧烈疼痛,患者常在夜间痛醒而难以忍受。受寒、劳累、酗酒、食物过敏、进富含嘌呤食物、感染、创伤和手术等为常见诱发因素。

(三)间歇期

少数患者终身只发作一次便不再复发,也有患者间隔 5～10 年以后再发,一般在 6 个月至 2 年内会第 2 次发作。通常病程越长,发作越多,病情也越重,并出现 X 线改变。

(四)慢性关节炎期

多见于未经治疗或治疗不规则的患者。其病理基础是痛风石在骨关节周围组织引起损伤所致,故又称为痛风性慢性关节炎。此期关节炎发作较频,间歇期缩短,疼痛日渐加剧,甚至发作之后不能完全缓解。痛风石的出现是尿酸盐沉积在软骨、滑膜、肌腱和软组织的结果,为本期常见的特征性表现。痛风石以耳郭及踇趾、指间、掌指、肘等关节较为常见,也可见于尺骨鹰嘴滑车和跟腱内。痛风石虽然不痛,但终因痛风石形成过多和关节功能毁坏而造成手、足畸形。痛风石表面的皮肤可以变得十分菲薄,甚至溃破,排出白色粉末状的尿酸盐结晶,此时病变已至后期。

(五)肾脏病变

病程较长的痛风患者约 1/3 有肾脏损害,表现为以下 3 种形式。

1.痛风性肾病

为尿酸盐在肾间质组织沉积所致。早期可仅有间歇性蛋白尿和显微镜血尿,随着病程进展,蛋白尿逐渐转为持续性,肾脏浓缩功能受损,出现夜尿增多、等渗尿等。晚期发展为慢性肾功能不全。部分患者以痛风性肾病为最先的临床表现,而关节炎症状不明显,易与肾小球肾炎和原发性高血压合并肾病变混淆。

2.尿酸性肾石病

部分患者可以尿酸性肾结石为首发表现。细小泥沙样结石可随尿液排出无症状,较大结石常引起肾绞痛、血尿及尿路感染症状。

3.急性肾衰竭

大量尿酸盐结晶堵塞在肾小管、肾盂及输尿管内,引起尿路梗死。患者突然出现少尿,甚至无尿,如不及时处理可迅速发展为急性肾衰竭。

(六)辅助检查

1.血尿酸测定

用尿酸氧化酶法测得的血清尿酸正常范围为 $150\sim380\mu mol/L(2.4\sim6.4mg/dL)$(男性)和 $100\sim300\mu mol/L(1.6\sim3.2mg/dL)$(女性)。男性高尿酸血症者一般 $>420\mu mol/L$,女性 $>360\mu mol/L$。

2.尿酸测定

痛风患者在限制嘌呤饮食后,尿酸仍超过 $3.75mmol/d(600mg/d)$,提示尿酸生成增多。

3.滑囊液检查

急性痛风性关节炎时,关节滑囊液内可发现双折光性的针形尿酸盐结晶,常伴多形核白细胞增多。

4.痛风结节内容物检查

痛风结节破溃物或穿刺液内可发现尿酸结晶。

5.特殊检查

X线检查、关节镜等有助于发现骨、关节的相关病变或尿酸性尿路结石影。

三、治疗

(一)目的

尽快终止急性关节炎发作;预防关节炎复发;纠正高尿酸血症;防治尿酸盐沉积于肾、关节等引起的并发症。

(二)急性发作期的治疗

迅速控制急性发作的措施如下。

1.非甾体抗炎药(NSAID)

NSAID可有效缓解急性痛风症状,现已成为一线用药。非选择性NSAID如吲哚美辛等常见的不良反应是胃肠道症状,也可能加重肾功能不全,影响血小板功能等。必要时可加用胃保护剂,活动性消化性溃疡者禁用,伴肾功能不全者慎用。不良反应为骨髓抑制、肝肾功能损害、脱发、抑郁。

2.秋水仙碱

秋水仙碱是有效治疗痛风急性发作的传统药物,一般首次剂量为1mg,以后每1～2小时给予 0.5mg,24 小时总量不超过 6mg。秋水仙碱不良反应较多,主要是严重的胃肠道反应,如恶心、呕吐、腹泻、腹痛等,也可引起骨髓抑制、肝细胞损害、过敏、神经毒性等。不良反应与剂量相关,肾功能不全者应减量使用。低剂量(如 0.5mg,2 次/天)使用对部分患者有效,不良反应明显减少,但起效较慢,因此在开始用药第 1 天,可合用 NSAID。

3.糖皮质激素

迅速有效、缓解率高,停药复发,一般在上述两种方法无效或禁忌时使用。

4.一般治疗

卧床休息;低嘌呤(少吃动物内脏、海鲜、豆制品等)饮食;多饮水(2000mL/d);碱化尿液(使尿 pH＞6.0);戒酒(尤其是啤酒);暂缓使用抑制尿酸(UA)排泄和促进 UA 生成的药物。

(三)间歇期和慢性期的治疗

原则:纠正高尿酸血症;预防急性发作;防止肾脏及慢性关节并发症。

方法:生活指导;降低血 UA(促进 UA 排泄、减少 UA 合成);碱化尿液(碳酸氢钠 0.5～1.0g,每天 3 次,口服;尿 pH 在 6.2～6.8);其他,如非甾体抗炎药的应用、痛风石的处理等。

1.饮食治疗

根据食物含嘌呤的多少将食物分为 3 类。第 1 类为含嘌呤高的食物,每 100g 食物含嘌呤 100～1000mg,如动物内脏;肉馅、肉汤;鲤鱼、鲭鱼、鱼卵、小虾、蚝、沙丁鱼等;鹅、鹧鸪,此外还有酵母。以上食物在急性期与缓解期禁用。第 2 类为含嘌呤中等量的食物,每 100g 食物含嘌呤 90～100mg,如牛、猪及绵羊肉;菠菜、豌豆、蘑菇、干豆类、扁豆、芦笋、花生等。第 3 类为含微量嘌呤的食品,如牛奶、鸡蛋、精白面、米、糖、咖啡、可可及除第 2 类所列食物以外的蔬菜及水果类。

急性期与缓解期膳食的选择:急性期应严格限制嘌呤含量高的食物的摄入,以限制外源性嘌呤的摄入。可选用第 3 类食物,以牛奶、鸡蛋为膳食中优质蛋白质的主要来源,以精白面、米为热量的主要食物。由于蛋白质摄入能加速痛风患者尿酸的合成,故每天摄入量不宜超过 1g/kg。避免第 1 类食品,有限量地选用第 3 类食品,每周 2 天选用第 3 类食品,5 天选用第 2 类(含中量嘌呤的食物)。应继续维持理想体重,脂肪的限量摄入要长期坚持。

鼓励选食碱性食品:增加碱性食品摄取,可以降低血清尿酸的浓度,甚至碱化尿液,从而增加尿酸在尿中的可溶性,促进尿酸的排出。应鼓励患者选食蔬菜和水果等碱性食物,既能促进排出尿酸,又能供给丰富的维生素和无机盐,利于痛风的恢复。例如,蔬菜、马铃薯、甘薯、乳类、柑橘等。

鼓励患者多饮水,每天液体摄入总量需达 2500～3000mL,使排尿量每天达 2000mL 以上,防止结石的形成。为防止尿液浓缩,让患者在睡前或半夜饮水,准确记录患者的饮水量和尿量。

2.运动疗法

适当运动,可预防痛风发作;减少内脏脂肪摄入;提倡有氧运动。

3.消除应激状态

紧张、过度疲劳、焦虑、强烈的精神创伤等因素易诱发痛风。告知患者要劳逸结合,保证睡眠,生活要有规律,消除各种心理压力。

4.养成良好的生活习惯

避免暴饮暴食或饥饿,节制烟酒,酒在体内代谢可产生乳酸。不喝浓茶、咖啡等饮料。肥胖者平均尿酸值会增高 59.5～119μmol/L,所以最好维持理想体重,如需减体重,则以每月减轻 1kg 为宜。

5.避免使用影响 UA 排泄的药物

妥善处理诱发因素,对青霉素、四环素、大量噻嗪类及氨苯蝶啶等利尿剂、维生素 B_1 和维生素 B_2、胰岛素和小剂量阿司匹林(<2g/d)等影响尿酸排泄的药物要少用或禁用。

6.降尿酸药物

(1)排尿酸药:急性发作控制 3～5 天或 1 周后使用,小剂量开始,7～10 天后逐渐加量,以免诱发急性发作。具体药物有丙磺舒、磺吡酮、苯溴马隆。其作用机制为抑制 UA 在近端肾小管的重吸收,增加 UA 排泄,使血 UA 降低。本药适用于肾功能正常、尿酸排泄不多、无肾结石者。当内生肌酐清除率<30mL/min 时无效。不良反应轻,偶有胃肠道反应、过敏、粒细胞减少。服药期间多饮水,不宜与水杨酸、利尿剂等抑制尿酸排泄的药物合用。

(2)抑制尿酸生成药:主要有别嘌呤,其作用机制是通过抑制黄嘌呤氧化酶,使尿酸生成减少,适用于尿酸生成过多或不适合使用排尿酸药物者。不良反应有过敏性皮炎,重者发生剥脱性皮炎、肝功能损害、急性肝细胞坏死、骨髓抑制等。上述不良反应多发生在肾功能不全的患者,故若有肾功能不全,别嘌呤的剂量应减半。不能与巯嘌呤、硫唑嘌呤合用,防止抗癌药浓度升高。

四、护理诊断

(一)关节疼痛
(1)观察疼痛的部位、性质和程度。

(2)急性发作时应多卧床休息,同时抬高肢体以减少不适,减轻棉被、床单对脚趾的压力,对发炎的关节可施以冷敷,达到止痛的效果,行动时可使用拐杖;没有症状时可做适度的关节运动。卧床休息至疼痛缓解后 72 小时,缓解期方可选择针灸止痛。

(3)抬高患肢,避免负重。

(4)按医嘱给予口服药物治疗。

(二)生活自理能力下降
(1)鼓励患者生活自理。

(2)卧床期间协助患者使用便盆。

(3)外出时有专人护送(用轮椅)。

(4)指导患者使用减轻负重的方法,如拐杖等。

(5)信号灯放在患者床边,随时满足患者的需要。

(三)知识缺乏
(1)介绍疾病的发展过程,及时防治高血压、冠心病、糖尿病和肥胖,避免受寒、劳累、感染、创伤和进食高嘌呤饮食等诱发因素。

（2）饮食指导：低嘌呤饮食，其目的是减少外源性尿酸生成。嘌呤含量高的食物有动物内脏、浓肉汤、鱼子、虾子、蚝黄等。蛋白质摄入为 1g/(kg·d)，以蛋类、乳类等单细胞食物为佳，脂肪每天摄入量＜50g，戒酒。多饮水达 2000～3000mL/d。低盐、多维生素饮食。

（3）监测尿的 pH 及尿酸排出量，保持血尿酸在正常范围。

（4）有家族史者应及早普查。

五、健康教育

（1）避免精神紧张、过度劳累、尿路感染、感冒、关节外伤等导致痛风急性发作的诱因。如存在感染应积极治疗。原发性痛风除酶缺陷外，大多数原因尚不清楚，但研究发现，当患者有上述诱因存在时，更易引起痛风的急性发病，而痛风每发作一次对人体关节和肾脏都是一次新的损害，会使病情更加严重。如果能避免诱因所致的痛风反复发作，就能大大改善预后，提高生活质量。

（2）积极治疗高血压、高脂血症、肥胖、糖尿病、动脉硬化和冠心病等伴随病症，研究认为，这些疾病与痛风有相似之处，即均属于多基因遗传疾病，并且常同时存在，可以相互影响。因此，要想提高痛风治疗效果，就要很好地监测和治疗这些伴随疾病，如定期复查血压、血脂、血糖和肾功能，采取措施减轻体重，限制饮食，必要时服用调节血脂的药物。

（3）维持标准体重，特别是 40 岁以上患者和已经进入绝经期的妇女一定要节制饮食，避免发胖而加重病情。可以长期坚持运动如快步走或慢跑，每天 30 分钟，每周至少 5 次。

（4）避免使用减少尿酸排出的药物，如噻嗪类利尿剂包括氢氯噻嗪、呋塞米、阿司匹林、烟酸等。

（5）痛风性关节炎的患者要避免关节过度活动，注意关节保暖。急性发作期关节疼痛时要卧床休息，遵医嘱予以药物治疗，可同时配合物理治疗。疼痛消失 3 天后再逐步恢复活动，坚持锻炼。

（6）定期复查血尿酸，如高于 360μmol/L，要及时就诊，遵医嘱服用降尿酸药物，如别嘌呤醇和苯溴马隆等。

（潘紫霄）

第五章 泌尿系统疾病护理

第一节 急性肾小球肾炎护理

急性肾小球肾炎简称急性肾炎,是临床常见的肾脏疾病。以链球菌感染后肾炎最常见。通常急性起病,可出现血尿、蛋白尿、水肿、高血压。该病常见于小儿和青少年,也偶见于老年人,男性发病率高于女性,为(2～3)∶1。随着对急性链球菌感染早期诊断和治疗认识的提高,本病的发病率已经显著下降。

一、病因

(一)β-溶血性链球菌

其 A 组 1、4、12、29 型等"致肾炎菌类"易致上呼吸道感染(扁桃体炎)或皮肤感染(脓疱疮)。

(二)其他细菌

(1)肺炎球菌。

(2)脑膜炎球菌。

(3)淋球菌。

(4)伤寒杆菌等。

(三)病毒

(1)水痘-带状疱疹病毒。

(2)腮腺炎病毒。

(3)EB 病毒等。

(四)其他

支原体、原虫及寄生虫等感染后也可发生本病。

二、发病机制

细菌抗原进入机体激发抗体产生,结果是循环中或在原位形成的抗原—抗体复合物沉积于肾小球毛细血管壁上,激活补体,引起肾损害。临床上,其他感染引起的急性肾炎很难与链球菌感染后肾小球肾炎相区别。

三、病理

毛细血管内增生性肾炎（又称为弥漫增生性肾炎或弥漫性内皮系膜性肾炎）。

（一）光镜

光镜下呈弥漫病变，肾小球中以内皮及系膜细胞增生为主要表现，早期可见中性粒细胞及单核细胞浸润。

（二）电镜

可见上皮下有驼峰状大块电子致密物。

（三）免疫荧光

可见 IgG 及 C3 呈粗颗粒状沉积于系膜区及毛细血管壁。

四、临床表现

本病在感染 1～3 周后起病，可轻可重，轻者呈亚临床型（仅尿常规及血清 C3 异常），重者呈现急性肾衰竭。本病呈自限性过程，常在数月内自愈。

（一）少尿、血尿

大部分患者起病时尿量减少，少数为少尿（<400mL/d）。多在 1 周后尿量渐多，几乎所有患者有肉眼血尿或镜下血尿。

（二）高血压

约 80％患者在病初水钠潴留时，出现轻、中度高血压，利尿后血压逐渐恢复正常。少数患者出现严重高血压、高血压脑病、急性左心衰竭。

（三）水肿

约 90％患者出现水肿，典型者为晨起眼睑水肿，一般不重。水肿严重者可表现为全身凹陷性水肿。

（四）急性肾损伤

多为一过性肾功能异常，出现血肌酐和尿素氮轻度增高，尿量增多数天之后可恢复正常，极少数出现急性肾衰竭。

（五）心力衰竭

多出现在成年人及老年人，由于循环血容量急骤增加，尤其原有心脏病者，可出现心力衰竭。可有左、右心衰竭的典型表现。

（六）脑病

儿童患者较多见。可有剧烈头痛、恶心、呕吐、嗜睡、意识不清、黑矇，严重者可出现阵发性惊厥及昏迷。

五、辅助检查

（一）尿液检查

肾小球源性红细胞尿。蛋白尿一般不严重，但有大约 20％的病例可出现大量蛋白尿

（>3.5g/d）。尿沉渣可见白细胞,也可见各种管型(颗粒状管型、红细胞管型及白细胞管型)。

（二）血生化检查

(1)血清补体 C3 及总补体在起病时下降,8 周内逐渐恢复至正常。

(2)血清抗链球菌溶血素 O 抗体升高。

(3)循环免疫复合物及血清冷球蛋白可呈阳性。

六、诊断与鉴别诊断

（一）诊断标准

(1)起病前 1～3 周有链球菌(或其他细菌)感染的证据。

(2)有血尿、蛋白尿、水肿、高血压,甚至少尿及氮质血症。

(3)血清 C3 下降并于 8 周内恢复正常。

(4)急性病毒感染后肾炎可有全身多系统受累症状,但无低补体血症。

（二）鉴别诊断

非典型病例,少尿 1 周以上,肾功能呈进行性下降者或病情于 1～2 个月不见好转者,应及时行肾活检以除外下列疾病。

1.新月体肾炎

(1)有急性肾炎的临床表现。

(2)短期内(数周至数月)进入尿毒症。

2.系膜毛细血管性肾炎

(1)有急性肾炎的临床表现。

(2)病情持续进展无自愈倾向。

(3)血清 C3 持续降低,在 8 周内不能恢复正常。

3.系膜增生性肾炎

包括 IgA 肾病及非 IgA 肾病。

(1)具有急性肾炎表现。

(2)血清 C3 正常。

(3)IgA 肾病者潜伏期短(多于感染后数小时至 3 天内出现肉眼血尿),部分病例血清 IgA 升高。

4.系统性红斑狼疮肾炎

(1)可以有前驱感染,潜伏期不定。

(2)病情持续进展,病变累及全身多系统。

(3)抗核抗体、抗双链 DNA 抗体和抗 Sm 抗体阳性。

5.过敏性紫癜肾炎

(1)可有前驱感染,潜伏期不定。

(2)反复发作,可有自限性。

(3)病变可累及皮肤、胃肠、关节。

（4）无低补体血症。

七、治疗

本病是自限性疾病，因此常以对症处理为主。

（一）休息

必须卧床休息，直至肉眼血尿及水肿消失，血压恢复正常。血肌酐恢复正常后可逐步增加活动。

（二）饮食

富含维生素的低盐饮食，肾功能正常者蛋白质摄入量应保持正常，约为 $1.0g/(kg \cdot d)$。有肾功能不全者应限制蛋白质摄入，并给予优质蛋白（富含必需氨基酸的动物蛋白）。水肿重且尿少者，应控制入水量。

（三）对症治疗

1.感染病灶的治疗

当病灶细菌培养阳性时，应使用青霉素（对青霉素过敏者用大环内酯类抗生素）10～14 天。扁桃体病灶明显者，可考虑扁桃体切除。手术时机为肾炎病情稳定（尿蛋白＜＋，尿沉渣红细胞＜10 个/HP），且扁桃体无急性炎症为宜。手术前、后应用青霉素 2 周。

2.利尿

通常使用噻嗪类利尿剂如双氢克尿噻（DHCT）25mg，3 次/天，必要时用袢利尿剂如呋塞米 20～60mg/d。

3.降压

利尿后血压控制仍不理想者，可选用降压药。

4.纠正心力衰竭

在利尿、降压治疗效果欠佳时可考虑。

（1）硝酸甘油 5mg＋5％葡萄糖注射液 100～150mL 缓慢静脉滴注。

（2）硝普钠 25mg＋5％葡萄糖注射液中静脉滴注，初起剂量为 $0.5\mu g/(kg \cdot min)$，最大剂量为 $8\mu g/(kg \cdot min)$，治疗不应超过 3 天。

（3）酚妥拉明 10mg＋5％葡萄糖注射液 100～150mL 静脉滴注，以减轻心脏前后负荷，控制心力衰竭。

上述药物均需依患者的血压调整滴速。

（4）必要时可用洋地黄制剂。

5.透析

急性肾衰竭有透析指征时，应及时给予透析。

八、护理

（一）护理诊断

1.体液过多

与肾小球滤过功能下降致水钠潴留有关。

2.潜在并发症

急性肾衰竭、急性心力衰竭、高血压脑病、电解质紊乱。

3.有皮肤完整性受损的危险

与皮肤水肿有关。

4.活动无耐力

与疾病所致的高血压、水肿有关。

5.知识缺乏

缺乏急性肾小球肾炎相关知识。

6.焦虑/恐惧

与疾病病情进展快有关。

(二)护理目标

(1)维持体液平衡,水肿消失,血压恢复正常。

(2)未出现急性肾衰竭、急性心力衰竭、高血压脑病、电解质紊乱等并发症。

(3)保持皮肤完整性,无破溃、受损。

(4)活动能力恢复。

(5)患者了解急性肾小球肾炎相关知识,了解相关预防和康复知识,自我照顾和管理能力提高。

(6)患者焦虑/恐惧减轻,配合治疗和护理,树立战胜疾病的信心。

(三)护理措施

1.休息与活动

急性期应卧床休息,待水肿消退、肉眼血尿消失、血压恢复正常后,下床活动并逐步增加活动量。患儿应待红细胞沉降率正常后才可上学。2年内应避免劳累及重体力劳动。

2.饮食护理

(1)保证热量供给,每天不少于126kJ/kg,可给予高糖、易于消化和吸收的食物。

(2)盐:有水肿、高血压时严格限制钠盐摄入(<3g/d),以减轻水肿和心脏负担。当病情好转、血压下降、水肿消退、尿蛋白减轻后,由低盐饮食逐渐过渡到普通饮食,防止长期低钠饮食及应用利尿剂引起水电解质紊乱或其他并发症。

(3)水:严格记录24小时的出入水量。尿量>1000mL/d可不限水,少尿时每天入水量为不显性失水量(约500mL)加上前一天的24小时尿量。入水量包括饮食、饮水、服药、输液等所含水的总量。

(4)钾:少尿、无尿或血钾升高时,限制含钾高的食物。注意见尿补钾,尿量增多后补充含钾高的食物。

(5)蛋白质:肾功能正常时,给予正常量的蛋白质摄入为1.0g/(kg·d),出现氮质血症时,限制蛋白质的摄入为0.5g/(kg·d),优质动物蛋白占50%以上,如牛奶、鸡蛋、鱼等,以防增加血中含氮代谢产物的潴留。病情好转,尿量增多(>1000mL/d),可增加蛋白质摄入但不超过0.8g/(kg·d),病情稳定2个月后,蛋白质逐渐恢复正常量。

3.皮肤护理

(1)水肿较严重的患者应着宽松、柔软的棉质衣裤、鞋袜。协助患者做好全身皮肤黏膜的清洁,指导患者注意保护好水肿的皮肤,如清洗时注意水温适当、勿过分用力;避免擦伤、撞伤、跌伤、烫伤。阴囊水肿等严重的皮肤水肿部位可用中药芒硝粉袋干敷或硫酸镁溶液敷于局部。水肿部位皮肤破溃应用无菌敷料覆盖,必要时可使用 1∶5 稀释的碘伏溶液局部湿敷,以预防或治疗破溃处感染,促进创面愈合。

(2)注射时严格无菌操作,采用 5～6 号针头,保证药物准确及时地输入,注射完拔针后,应延长用无菌干棉球按压穿刺部位的时间,减少药液渗出。严重水肿者尽量避免肌内和皮下注射,尽力保证患者皮肤的完整性。

4.病情观察

(1)定期测量患者体重,观察体重变化和水肿的部位、分布、程度和消长情况,注意有无腹水及胸腔、心包积液的表现;观察皮肤有无红肿、破损、化脓等情况发生。

(2)监测生命体征,尤其是血压的变化,注意有无剧烈头痛、恶心、呕吐、视物模糊,甚至意识不清、抽搐等高血压脑病的表现以及有无呼吸困难、发绀、咳嗽、咳粉红色泡沫样痰等急性左心衰竭表现。

(3)准确记录 24 小时出入量,如经治疗尿量没有恢复正常,反而进一步减少,提示严重的肾实质损害。同时密切监测追踪尿常规、肾小球滤过率、血尿素氮、血肌酐、血浆蛋白、血清电解质等变化。

5.用药护理

遵医嘱使用利尿剂、降压药及抗生素。密切观察药物的疗效、可能出现的不良反应,如利尿剂使用后可能出现的低钾、低氯等电解质紊乱,耳鸣、眩晕、听力丧失等暂时性耳毒性不良反应;降压过程中直立性低血压的预防及抗生素使用过程中过敏反应的观察与处理。

6.心理护理

患者多为儿童及青少年,血尿、血压升高、严重的水肿可能让患者恐惧不安、限制患者活动,可导致焦虑、烦躁、抑郁等负性心理。护士应充分理解患者的感受和心理压力,通过健康教育使患者及其家属了解病情、疾病的临床表现、治疗、预后等,了解急性期卧床休息及恢复期限制运动的重要性。卧床期间,护士尽量多关心、巡视,及时解决患者的合理需要。

九、健康教育

(一)休息与活动

急性期注意休息,限制活动量;平时适当参加体育锻炼,增强体质。注意选择合适的运动方式与运动量,避免过度劳累。

(二)预防感染和交叉感染

及时治疗感冒、咽炎、扁桃体炎、皮肤感染,实施预防感染的措施,如及时添减衣被和清洁皮肤,避免大汗、淋雨及过度劳累;注意居住环境的通风,少去人员拥挤的公共场所。在幼儿园、小学等儿童集中的场所,特别要注意预防呼吸道感染,做好隔离工作。

（三）饮食指导

使患者了解合理饮食对疾病康复的意义，指导患者及其家属制订正确的饮食计划并认真实施。建议患者戒烟、戒酒。

（四）定期随访

急性肾小球肾炎临床症状消失后，蛋白尿、血尿等仍可能存在1～2年，故应定期随访直至完全康复。

十、特别关注

（一）饮食护理

注意患者水、钠、钾和蛋白质的摄入。

（二）皮肤护理

严重水肿患者，保持皮肤完整性，预防感染。

（三）预防感染

预防上呼吸道感染。

（四）合理体育锻炼

注意锻炼身体，增强体质，以提高机体抗病能力。

（潘紫霄）

第二节　肾病综合征护理

肾病综合征（NS）是由多种肾脏疾病引起的具有共同临床表现的一组综合征。诊断标准是：尿蛋白大于3.5g/d，血浆白蛋白低于30g/L，水肿，血脂升高。其中前两项为诊断所必需。其可分为肾炎性肾病和单纯性肾病。

一、病因与发病机制

NS可分为原发性肾病综合征及继发性肾病综合征两大类，可由多种不同病理类型的肾小球病所引起。

原发性肾病综合征：原发于肾小球疾病（如急性肾炎、急进性肾炎、慢性肾炎）过程中的肾病综合征，是免疫介导性炎症所致的肾损害。

继发性肾病综合征：继发于过敏性紫癜肾炎、系统性红斑狼疮、乙肝病毒相关性肾炎、糖尿病肾病、肾淀粉样变性、骨髓瘤性肾病等。

引起NS的肾小球疾病病理类型多样，不同的病理类型对激素的敏感性不相同，预后和进展不相同。微小病变型肾病和轻度系膜增生性肾小球肾炎的预后好。

（一）大量蛋白尿

在正常生理情况下，肾小球滤过膜具有分子屏障及电荷屏障作用，当这些屏障作用受损时，原尿中白蛋白含量增多，当其增多明显超过近曲小管回吸收量时，形成大量白蛋白尿。在此基础上,凡增加肾小球内压力及导致高灌注、高滤过的因素(如高血压、高蛋白饮食或大量输注血浆蛋白)均可加重尿蛋白的排出。

(二)低白蛋白血症

发生 NS 时大量白蛋白从尿中丢失,促进白蛋白肝脏代偿性合成增加。当肝脏白蛋白合成增加不足以克服丢失和分解时,则出现低白蛋白血症。此外,NS 患者因胃肠道黏膜水肿导致饮食减退、蛋白质摄入不足、吸收不良或丢失,这也是加重低白蛋白血症的原因。

除血浆白蛋白减少外,血浆的某些免疫球蛋白(如 IgG)和补体成分、抗凝及纤溶因子、金属结合蛋白及内分泌素结合蛋白也可减少,尤其是肾小球病理损伤严重,出现大量蛋白尿和非选择性蛋白尿时更为显著。患者易产生感染、高凝、微量元素缺乏、内分泌紊乱和免疫功能低下等并发症。

(三)水肿

NS 时低白蛋白血症、血浆胶体渗透压下降,使水分从血管腔内进入组织间隙,是造成 NS 水肿的基本原因。

(四)高脂血症

与肝脏合成脂蛋白增加和脂蛋白分解减弱相关。

二、临床表现

(一)水肿

水肿是 NS 患者最常见的症状,也可能是唯一明显的体征。水肿常较重,全身性,随体位移动,晨起以眼睑、头枕部、腰骶部水肿明显,起床活动后以下肢为主,呈对称性和凹陷性。严重时全身可出现腹水、胸腔积液。男性儿童会出现睾丸水肿。水肿明显时可有尿量减少。

(二)大量蛋白尿

部分患者可能发现尿液泡沫增多,经久不消失。

(三)低白蛋白血症

可能出现营养不良表现,如面色苍白、疲乏无力、头晕、直立性低血压等,但都不如水肿明显。

(四)并发症

1.感染

感染与蛋白质营养不良、免疫功能紊乱及应用糖皮质激素治疗有关。常见感染部位顺序为呼吸道、泌尿道、皮肤。感染是 NS 的常见并发症,是导致 NS 复发和疗效不佳的主要原因之一,甚至造成死亡,应予以高度重视。

2.血栓、栓塞并发症

由于血液浓缩、高脂血症、凝血及纤溶系统失衡,所以血液处于高凝状态。水肿越重的患者越容易发生。其中以肾静脉血栓最为常见(发生率为 $10\% \sim 50\%$,其中 3/4 的病例因慢性形成,临床并无症状)。此外,肺血管栓塞,下肢静脉、下腔静脉、冠状血管血栓和脑血管血栓也不少见。血栓、栓塞并发症是直接影响 NS 治疗效果和预后的重要原因。

3.急性肾衰竭

NS 患者可因有效血容量不足而致肾血流量下降,诱发肾前性氮质血症。扩容利尿有效。少数病例可因双侧肾静脉血栓或肾间质高度水肿压迫肾小管引起急性肾衰竭,表现为少尿甚或无尿,扩容利尿无效。

4.蛋白质及脂肪代谢紊乱

长期低蛋白血症可导致营养不良、小儿生长发育迟缓;免疫球蛋白减少造成机体免疫力低下、易感染;高脂血症还将增加动脉粥样硬化,并可促进肾小球硬化,促进肾脏病变的慢性进展。

三、辅助检查

(一)尿液检查

24 小时尿蛋白定量大于 3.5g。

(二)血液检查

血浆清蛋白低于 30g/L,血总胆固醇和(或)三酰甘油血症升高。

(三)肾功能检查

内生肌酐清除率正常或降低,血肌酐、尿素氮可正常或升高。

(四)肾穿刺活检

有助于明确肾小球病变的病理类型,指导治疗及判断预后。

四、诊断要点

诊断包括 3 个方面:确诊 NS,确认病因(必须首先除外继发性的病因和遗传性疾病,才能诊断为原发性 NS;最好能进行肾活检,作出病理诊断),判定有无并发症。

五、治疗

(一)主要治疗

抑制免疫与炎症反应。

1.糖皮质激素

(1)起始足量,常用药物为泼尼松 1mg/(kg·d),口服 8 周,必要时可延长至 12 周。

(2)缓慢减药,足量治疗后每 2～3 周减原用量的 10%,当减至 20mg/d 左右时症状易反复,应更加缓慢减量。

(3)长期维持,最后以最小有效剂量(10mg/d)再维持半年左右。激素可采取全日量顿服或在维持用药期间两日量隔日一次顿服,以减轻激素的不良反应。水肿严重、有肝功能损害或泼尼松疗效不佳时,可更换为甲泼尼龙(等剂量)口服或静脉滴注。

根据患者对糖皮质激素的治疗反应,可将其分为激素敏感型(用药 8～12 周内 NS 缓解)、激素依赖型(激素减药到一定程度即复发)和激素抵抗型(激素治疗无效)3 类,其各自的进一步治疗有所区别。

长期应用激素的患者可出现感染、药物性糖尿病、骨质疏松等不良反应,少数病例还可能发生股骨头无菌性缺血性坏死,需加强监测,及时处理。

2.环磷酰胺

这是最常用的细胞毒性药物,用于激素依赖型或激素抵抗型的患者,协同激素治疗。

3.环孢素

作为二线药物用于治疗激素及细胞毒性药物无效的难治性 NS。价格较昂贵,具有厌食、恶心、呕吐、疼痛及牙龈增生伴出血等不良反应,停药后易复发,这使其广泛应用受到限制。

4.霉酚酸酯(MMF)

也称为骁悉,选择性抑制 T、B 淋巴细胞增殖及抗体形成,达到治疗目的。

(二)对症治疗

1.利尿消肿

经激素、限钠、限水无效者,可用。利尿治疗的原则是不宜过快过猛,以免造成血容量不足,加重血液高凝倾向,诱发血栓、栓塞并发症。

(1)噻嗪类、袢利尿剂和保钾利尿剂合用。

(2)渗透性利尿剂:上述药物无效时,可选用不含钠的右旋糖酐 40(低分子右旋糖酐)或淀粉代血浆(706 代血浆),250～500mL 静脉滴注,隔日 1 次。加用袢利尿剂可增强利尿效果。因分子量小,可一过性提高血浆胶体渗透压;经过肾小球滤过,使肾小管液高渗,减少水钠重吸收,利于消肿。但对少尿(尿量<400mL/d)患者应慎用此类药物,因少尿时,与肾小管内蛋白形成管型,阻塞肾小管,诱发急性肾功能衰竭。

(3)提高血浆胶体渗透压:血浆或白蛋白等静脉输注均可提高血浆胶体渗透压,促进组织中水分回吸收并利尿,由于输注的蛋白 24～48 小时内从尿中排出,会加重肾脏损伤,必须严格掌握适应证,对严重低蛋白血症、严重感染、高度水肿而又少尿(尿量<400mL/d)的 NS 患者,在必须利尿的情况下方可考虑使用。

2.减少尿蛋白

持续性大量蛋白尿本身可导致肾小球高滤过,促进肾小球硬化。血管紧张素转换酶抑制剂(ACEI)或血管紧张素 Ⅱ 受体阻滞剂(ARB),除可有效控制高血压外,均存在不依赖于降低全身血压的减少尿蛋白作用。

六、护理

(一)体液过多

1.相关因素

与低白蛋白血症、血浆胶体渗透压下降有关。

2.临床表现

组织稀疏及低垂部位呈凹陷性水肿,严重者有全身水肿,胸腔、腹腔等有积液,甚至有急性肺水肿发生。

3.护理措施

(1)水肿明显的患者应限制水、钠摄入,钠的摄入量应控制在 2～3g/d,禁用腌制食品,尽量少用味精。水的摄入量视患者的具体情况而定,若尿量每天在 1000mL 左右,可不限水。

(2)卧床休息:水肿明显,大量蛋白尿者应卧床休息,可增加肾血流量,有利于利尿,减轻水肿,卧床时应注意活动下肢,避免发生下肢深静脉血栓。大量胸腔积液、腹水而致呼吸困难者,予以半坐卧位,必要时给予吸氧。当尿蛋白减少到 2g/24h 时,可恢复室外活动。整个治疗及恢复阶段,应避免剧烈运动。

(3)观察水肿的部位、范围、程度及消长情况,定期测体重。有腹水的患者必要时需测量腹围。

(4)注意观察利尿剂的治疗效果及有无电解质紊乱等症状。正确记录 24 小时尿量,利尿时以每天尿量 2000～2500mL,体重下降 1kg 左右为标准。观察患者有无食欲缺乏、软弱无力、恶心、呕吐等低钾血症症状,定期抽血查电解质情况。

(5)输液时控制输液滴速及总量,预防心力衰竭的发生。

(6)保持皮肤清洁,避免破损,注射时应推开皮下水分,拔针后应延长按压时间至液体不外渗为止。阴囊水肿严重者给予软毛巾或拖带托起。

(二)有感染的危险

1.相关因素

与低蛋白血症及应用激素、细胞毒性药物等有关。

2.临床表现

体温升高、皮肤感染、尿路刺激征、咳嗽、咳痰等症状。

3.护理措施

(1)密切观察生命体征,尤其是体温的变化,定期监测血常规、尿常规及各种标本的培养,如痰标本、中段尿、咽拭子等,以便及早发现,及早治疗。

(2)告知患者保持口腔卫生,每天用碳酸氢钠漱口至少 2 次,保持会阴部清洁。注意保护全身皮肤的清洁和完整。对于水肿患者尤其要保护好水肿处皮肤,护理时动作应轻柔,以免造成皮肤破损。卧床患者水肿以骶部明显,应加强翻身。男性患者睾丸处水肿,必要时予以抬高,以减轻水肿。

(3)注意保暖,不与有感染的患者接触,劝说亲友及家属减少探视人数和次数。同时,做好病室空气的清洁消毒。

(4)严格无菌操作,保持皮肤的完整性。

(三)营养失调:低于机体需要量

1.相关因素

与低白蛋白血症、胃肠道黏膜水肿导致的吸收障碍有关。

2.临床表现

低蛋白血症导致患者全身水肿。

3.护理措施

(1)合理膳食。

1)适量优质蛋白饮食:肾病综合征患者每天从尿中丢失相当数量的蛋白质,为了代偿蛋白质丢失,必须给予高蛋白饮食,而长期高蛋白饮食又会加重肾脏负担,加速病情恶化,因此蛋白的摄入量应为每天每千克体重 1g,并以优质蛋白为主。

2)低脂饮食:限制动物内脏、肥肉等含胆固醇和脂肪丰富的食物摄入,多吃富含多聚不饱和脂肪酸的食物如植物油、鱼油,以及富含可溶性纤维的食物如燕麦等。

3)提供足够热量:肾病综合征患者由于蛋白丢失较多、胃肠道黏膜水肿、食欲减退、进食量减少,处于总热量不足状态,饮食上应提供足够热量,每天每千克体重供给的热量不少于126kJ。应注意各种维生素和微量元素的补充。

(2)定期监测血白蛋白、前白蛋白及尿蛋白情况,以便及时反映治疗效果。

(四)知识缺乏

1.相关因素

与缺乏对疾病及相关药物的了解有关。

2.临床表现

患者对疾病的发生不了解,对药物服用的注意事项不清楚。

3.护理措施

(1)告知患者休息、饮食、防寒保暖、预防感染对本病治疗及预防复发的重要性,使患者能自觉积极地配合。

(2)用药指导。

1)应用激素治疗时应注意以下几点:①起始用量要足,如泼尼松起始量为 $1mg/(kg \cdot d)$,共服 8~12 周;②减药、撤药要慢,有效病例每 2~3 周减原用量的 10%,当减至 20mg/d 左右时疾病易反跳,更应谨慎;③维持用药要久,最后以最小剂量 10~15mg/d 作为维持量,再服 6~12 个月或更久。

2)应用环磷酰胺的不良反应及注意事项:不良反应有骨髓抑制、中毒性肝炎、性腺抑制、脱发及出血性膀胱炎。用药过程中应注意复查血常规及肝功能,若白细胞计数低于 $4 \times 10^9/mL$ 和(或)肝功能异常,则应停用;保持口腔、会阴清洁卫生;用药时多饮水,促进药物排泄,减少出血性膀胱炎的发生概率。

3)应用环孢素的注意事项:服药期间应定期监测血药浓度,观察有无肝肾毒性、高血压、高尿酸血症等不良反应的出现。

七、健康教育

(一)心理指导

肾病综合征是一组肾小球疾病引起尿蛋白丢失,从而引起的一组临床综合征,其预后与肾脏的病理密切相关。因此,应告知患者行肾穿刺活检术的必要性。做好患者的心理护理,指导患者正确配合肾穿刺活检术,并根据病理类型进行用药。同时,用亲切的语言安慰和指导患者用药的必要性,使患者理解并能积极配合治疗。

(二)饮食指导

(1)低盐优质蛋白饮食:根据肾病综合征病理类型和对药物敏感性的不同,尿蛋白的转阴时间也不同。在尿蛋白还未转阴、肾功能正常时,蛋白质的摄入以适量优质蛋白为主,为 $1g/(kg \cdot d)$,过多摄入蛋白易加重蛋白从肾小球的漏出,从而加重肾脏负担。若尿蛋白转阴,则可增加蛋白质的摄入,肾病综合征水肿时,应严格控制钠盐的摄入,避免进食含钠丰富的食物,如腌制品、罐头类食物、咸菜等。

(2)低脂饮食:避免摄入动物内脏、动物表皮、动物油等高脂食物,烹饪以清蒸为主,避免煎、炸等较为油腻的烹调方法。

(3)肾病综合征伴肾功能不全者应控制蛋白的摄入,以低蛋白饮食加 α-酮酸治疗为主,延缓肾功能的进一步恶化,同时减少含磷物质的摄入,如坚果类食物、蘑菇、海产品、干果类等。

(4)激素治疗时饮食上以低糖、低盐、低脂为原则,减轻类固醇性糖尿病的发生概率,同时避免水钠潴留的发生。

(三)用药指导

1.糖皮质激素治疗

(1)清晨服用:一般激素的服用为每天清晨顿服或隔日顿服,此时为人体分泌最低峰,服用激素影响最小。

(2)不可随意减量或漏服:激素治疗在于长期性,指导患者坚持服用,根据检查指标和医师的医嘱进行减量,避免复发。

(3)不良反应:常见不良反应为库欣综合征,应做好患者的心理指导;还易出现肠道反应、类固醇性糖尿病、骨质疏松等,应加用胃肠道保护药如奥美拉唑等,进食低糖饮食,口服钙剂,多晒太阳,促进钙吸收。

2.使用其他药物治疗的观察

如环磷酰胺、抗血小板聚集药的临床观察。

(四)活动与休息指导

肾病综合征在尿蛋白未转阴、水肿仍存在的情况下,以卧床休息为主。卧床休息时应注意活动踝关节,促进下肢静脉血液回流,减少下肢深静脉血栓形成的危险。

当水肿消失、血压正常、尿中蛋白消失、各种生化检查均正常后,此时尿中红细胞仍可继续存在一段时间,此时可进行轻体力的工作,但要注意休息,劳逸结合,保证生活规律。

(五)出院指导

1.避免诱发因素

感染是肾病综合征复发的常见诱因,因此应注意卫生,预防感染。在幼儿园、小学等儿童集中的场所,特别要注意预防呼吸道感染,注意口腔清洁和保持皮肤卫生,避免复发。当感染存在时,应积极进行抗感染治疗,及时的抗感染治疗可避免肾病综合征的复发。激素的敏感性是复发的另一常见因素,因此应在医师指导下用药,在服用过程中应观察尿蛋白情况,尤其在激素减至 20mg/d 的时候应特别注意。

2.规律服药,按时随访

根据检查结果及医师的意见逐渐进行药物调整,当出现尿液泡沫增多、眼睑水肿等情况时,应高度怀疑肾病综合征复发,及时就诊,早期治疗。

3.避免使用肾毒性药物

如四环素类、氨基糖苷类、磺胺类及镇痛药等,患者在应用此类药物时要认真阅读药物说明书或咨询医师,切勿自己用药。

(潘紫霄)

第三节 急性肾衰竭护理

急性肾衰竭（ARF）是指由各种病因引起的肾功能在短期内（数小时或数天）急剧下降的临床综合征，主要表现为少尿或无尿，血尿素氮和肌酐迅速升高，水、电解质、酸碱失衡，尿毒症症状。

一、病因

ARF有广义和狭义之分，广义的ARF分为肾前性急性肾衰竭、肾性急性肾衰竭和肾后性急性肾衰竭3类。狭义的ARF是指急性肾小管坏死（ATN）。

（一）肾前性急性肾衰竭
常见病因包括急性血容量不足（各种原因的体液丢失和出血）、有效动脉血容量减少和肾内血流动力学改变等。

（二）肾性急性肾衰竭
最常见的是急性肾小管坏死，大多数是可逆的。引起ATN的常见原因是肾缺血或肾毒性物质（药物、重金属盐类、工业毒物、生物毒素等）损伤肾小管上皮细胞。其次为各种肾小球疾病、急性肾间质疾病等。

（三）肾后性急性肾衰竭
肾后性ARF的特征是急性尿路梗阻，常见的原因有双侧尿路结石、肿瘤等。

二、临床表现

ATN分为起始期、维持期（少尿期）及恢复期3个阶段。

（一）起始期
患者遭受一些ATN的病因，但尚未发生明显的肾实质损害，此阶段ARF是可预防的。但随着肾小管上皮发生明显损伤，肾小球滤过率（GFR）突然下降，ARF临床表现明显，则进入维持期。此期患者主要是原发病表现。

（二）维持期
又称为少尿期。一般持续1～2周，肾小球滤过率保持在低水平，许多患者出现少尿；但部分无明显少尿，尿量在400mL/d以上，此种类型称为非少尿型ARF；病情大多轻，预后较好。

1.全身表现

（1）消化系统症状：恶心、呕吐、腹泻、食欲减退等，甚至消化道出血。

（2）循环系统：多因尿少、水钠潴留所致。可出现高血压、心力衰竭、肺水肿、心律失常、心包炎等。心力衰竭是本病的主要死因之一。

（3）呼吸系统：感染高发，感染是ARF另外一个常见且严重的并发症。除此之外，肺水肿可导致呼吸困难、咳嗽、憋气等。

（4）神经系统症状：出现意识障碍、躁动、谵妄、昏迷等尿毒症脑病症状。

（5）血液系统：可有出血倾向及轻度贫血表现。

2.水、电解质和酸碱平衡失调

（1）进行性氮质血症：血肌酐绝对值每天升高≥44.2μmol/L，高分解代谢者，每天平均增加≥176.8μmol/L。

（2）高钾血症：肾排钾减少，酸中毒和组织分解过快是主要原因，可诱发各种心律失常，是急性肾衰竭最严重的并发症，是起病第1周死亡最常见的原因。

（3）代谢性酸中毒：患者合并高分解状态，酸性代谢产物增多，同时肾排泄酸减少。

（4）稀释性低钠血症、低氯血症、高磷血症、低钙血症等，但不如慢性肾衰竭明显。

（三）恢复期

此期持续1～3周，肾小球滤过率逐渐恢复，少尿型患者开始出现利尿，可有多尿表现，每天尿量可达3000～5000mL或更多，这是肾功能开始恢复的标志。与肾小球滤过率相比，肾小管上皮细胞的功能恢复相对延迟，需数月才能恢复。多尿期早期仍可有高钾血症，后期则易发生低钾血症，易发生感染、心血管并发症和上消化道出血等。

三、辅助检查

（一）血液检查

可有轻至中度贫血，白细胞增多，血小板减少。血肌酐平均每天增加≥44.2mmol/L。血pH低于7.35。血清钾升高＞5.5mmol/L，血清钠正常或偏低，血清钙降低，血清磷升高。

（二）尿液检查

尿比重低且固定，在1.010～1.015；尿蛋白定性在±～＋，以小分子蛋白为主。尿渗透浓度与血渗透浓度之比低于1∶1。尿钠增高，多在20～60mmol/L，滤过钠排泄分数（即尿钠、血钠之比/尿肌酐、血肌酐之比×100）大于1，肾衰指数（尿钠浓度与尿肌酐、血肌酐比值之比）常大于1。若肾衰指数和滤过钠排泄分数都小于1，为肾前性ARF，也可通过补液和呋塞米试验来进行区别。

（三）影像学检查

尿路超声对排除尿路梗阻很有帮助。

（四）肾活检

排除肾前性和肾后性原因后，肾脏ARF是肾活检的指征。

四、诊断

急性肾衰竭一般是基于血肌酐的绝对或相对值的变化诊断，如血肌酐绝对值每天平均增加44.2μmol/L或88.4μmol/L，或在24～72小时内血肌酐值相对增加25％～100％。

根据原发病因，肾功能急速进行性减退，结合相应临床表现和实验室检查，可诊断。

五、治疗

（一）及时纠正可逆性病因，尽早干预治疗

在急性肾损伤（AKI）起始期及时干预能最大限度地减轻肾脏损伤，促进肾功能恢复。对

于各种严重外伤、严重脓毒血症、心力衰竭、急性失血等都应积极治疗。

(二)营养支持治疗

优先通过胃肠道提供营养,重症 AKI 患者常有明显胃肠道症状,可先从胃肠道补充部分营养让患者胃肠道适应,然后逐渐增加热量。酌情限制水、钠盐及钾盐的摄入。

(三)并发症治疗

1.容量过负荷

少尿期患者应严密观察每天出入量及体重变化。每天补液量应为显性失液量加上非显性失液量减去内生水量。

2.高钾血症

高钾血症是 ARF 的重要死亡原因之一。高钾血症患者要禁用库血、限制摄入含钾高的食物、纠正酸中毒。当血钾>6.5mmol/L 时应紧急处理。

(1)10％葡萄糖酸钙 10～20mL 缓慢静脉注射,可拮抗钾对心肌的毒害作用。

(2)5％碳酸氢钠静脉注射。

(3)10％葡萄糖注射液 500mL 加胰岛素 10U 静脉滴注,可促进糖原合成,促使钾进入细胞内。

(4)阳离子交换树脂 15～20g 口服,每天 3～4 次。

(5)血液透析清除钾。

3.代谢性酸中毒

当血浆实际碳酸氢根低于 15mmol/L 时,应给予 5％碳酸氢钠 100～250mL 静脉滴注,并动态监测动脉血气。

4.急性左心衰竭

通过透析清除水分,治疗容量过负荷所致的心力衰竭最为有效。

5.感染

尽早根据细菌培养和药物敏感试验合理选用对肾脏无毒性作用的抗生素治疗,并注意调整药物剂量。

(四)血液透析或腹膜透析治疗

早期预防性透析治疗可减少急性肾衰竭发生感染、出血和昏迷等威胁生命的并发症。

(1)有水钠潴留或急性左心衰竭者。

(2)严重高钾血症,血钾>6.5mmol/L。

(3)高分解代谢状态。

(4)无高分解代谢状态,但无尿 2 天或少尿 4 天以上。

(5)血肌酐 442μmol/L 或血尿素氮为 21.4～28.6mmol/L 及以上。

(6)二氧化碳结合力在 13mmol/L 以下。

(7)少尿 2 天以上,并伴有体液过多、持续呕吐、烦躁或嗜睡、血钾在 6mmol/L 以上、心电图疑有高钾血症图形等任何一种情况者。

(五)恢复期治疗

恢复期治疗主要根据患者的情况加强营养和增加活动量来治疗,定期随访肾功能,避免使用肾毒性的药物。

六、护理

（一）体液过多

1.相关因素

与肾小球滤过功能受损有关。

2.临床表现

患者出现水肿、胸腔积液等，甚至出现呼吸困难、端坐呼吸等症状。

3.护理措施

（1）准确记录 24 小时出入量，密切观察生命体征的变化，尤其是血压的情况。每天定时测量体重并记录。

（2）观察有无水肿及水肿的部位、程度、范围，观察有无头晕、乏力、心悸、呼吸困难等心力衰竭表现；观察有无头痛、嗜睡、意识障碍、共济失调等水中毒或稀释性低钠血症的症状。

（3）监测血肌酐、血尿素氮及血电解质的变化，发现异常及时处理。

（4）维持出入液量平衡。

1）少尿期严格控制水、钠摄入：在纠正原有的体液缺乏后，每天的入液量应为前一天的尿量加上显性失水量（包括大便、呕吐物、渗出液、引流液等的总和）和非显性失水量，约为 500mL。如果有发热，体温每增加 $1℃$，应增加入液量 $0.1mL/(kg \cdot h)$。钠的摄入应不超过丢失量。少尿期还应注意避免含钾高的食物如香蕉、橘子、蘑菇、牛瘦肉、海带、豆制品等的摄入，以免加重高钾血症。

2）多尿期应预防水电解质紊乱：多尿期一般用半量等渗盐水补充排出的尿量，如果尿素氮＜21.4mmol/L，即使体液呈负平衡和体重下降，也不宜补液，但可自由饮水。若尿量持续在 3000～4000mL/d，应注意有无低钾血症的表现，如食欲缺乏、恶心、呕吐、乏力等。

在实际应用中，补液量的计算一般以 500mL 为基础补液量，再加前一天的出液量。下列几点可作为观察补液量是否合适的指标：①皮下无水肿或脱水征象；②每天体重不增加，若体重增加超过 0.5kg 或以上，提示补液过多；③血清钠浓度正常，若偏低，且无失盐基础，提示体液潴留；④中心静脉压在 6～10cmH$_2$O(0.59～0.98kPa)，若高于 12cmH$_2$O(1.17kPa)，提示体液过多；⑤胸部 X 线片示血管影正常，若显示肺充血征象，提示体液潴留；⑥心率快、血压升高、呼吸加速，若无感染征象，应怀疑体液过多。

（5）若应用利尿剂和降压药，应观察用药疗效，即密切观察患者的尿量和血压变化，根据病情随时调整药物的剂量。少尿时应慎用保钾利尿剂和血管紧张素转化酶抑制剂，以免诱发高钾血症。

（二）营养失调：低于机体需要量

1.相关因素

与摄入不足、消耗增加有关。

2.临床表现

出现低蛋白血症、电解质紊乱等症状。

3.护理措施

(1)ARF患者少尿期的营养非常重要,每天最少摄入糖类100g,适当限制蛋白质的摄入,为0.5g/(kg·d),尽量给予高生物价的动物蛋白,尽量减少钠、钾摄入,进食富含多种维生素和必需氨基酸的食物。

(2)恢复期的患者应适当补充蛋白质,避免食用豆制品。

(3)对恶心、呕吐的患者,遵医嘱予以止吐药,必要时静脉补充营养物质。

(三)有感染的危险

1.相关因素

与机体抵抗力下降、透析有关。

2.护理措施

(1)严密观察患者的生命体征,尤其是体温变化,观察有无感染的先驱症状如心动过速、呼吸急促等,及时报告医师予以处理。

(2)注意病室的通风、消毒,限制探视人员数量和频次,告知患者注意保暖,防止发生交叉感染。

(3)注意口腔、皮肤、会阴部卫生,加强患者的营养支持。卧床患者应注意定时翻身叩背,防止压疮和肺部感染的发生。

(4)行透析治疗患者感染的防治详见透析章节。

七、健 康 教 育

(一)心理指导

AKI患者治愈后还有一定的心理负担,应做好患者的心理疏导,告知患者治愈后一般无后遗症,在治愈后1~2年避免使用肾毒性药物。

(二)饮食指导

(1)AKI在透析时由于蛋白质的丢失,应进食高优质蛋白饮食,为1.2~1.5g/(kg·d),恢复期开始给予营养丰富的食物,保证营养的供给。

(2)电解质:少尿期应控制钠盐及含钾高食物的摄入,如腌制食物、罐头、味精含量高的食物、香蕉、橘子等,多尿期则不需多加控制,可根据血电解质的情况适当补充。

(三)用药指导

(1)使用保护肾功能的药物的观察。

(2)禁用对肾脏有毒性的药物,如四环素类、氨基糖苷类、磺胺类及镇痛药等,用药时要认真阅读药物说明书,切勿滥用。

(四)活动与休息指导

AKI少尿期时应以卧床休息为主,恢复期可恢复适量活动,活动量应逐渐增加,以患者自身不感到疲劳为原则,注意劳逸结合。

(五)出院指导

1.监测肾功能恢复情况

一般在出院后3个月、6个月、1年各检查1次,若有异常,应及时就医治疗。

2.避免使用肾毒性药物

如非甾体抗炎药、氨基糖苷类药物、四环素类及镇痛药等,对于原发病应积极进行治疗,避免再次诱发 AKI。

（潘紫霄）

第四节 慢性肾衰竭护理

慢性肾衰竭(CRF)是各种慢性肾脏疾病进行性发展的最终结局,是一种主要表现为肾功能减退、肾小球滤过率(GFR)下降、代谢产物潴留、水电解质和酸碱平衡紊乱的全身各系统症状的临床综合征。

一、病因

主要有原发性和继发性肾小球肾炎、糖尿病肾病、高血压肾小动脉硬化、梗阻性肾病、药物性肾病、遗传性肾病等。发达国家糖尿病肾病、高血压肾小动脉硬化多见,我国以慢性肾小球肾炎、糖尿病肾病、高血压肾小动脉硬化多见。随着我国高血压、糖尿病患者发病率的上升,所并发的肾脏损伤也逐年上升,必须提高重视。

为加强对 CRF 病因的认知,早期防治 CRF,医学界提出慢性肾脏病(CKD)的概念,即各种原因引起的慢性肾脏结构和功能障碍(肾脏损伤病史＞3 个月),或不明原因的 GFR 下降(GFR＜60mL/min)超过 3 个月。早期发现 CKD、减慢 CKD 进展是一项非常重要的公共卫生问题。

二、临床表现

(一)全身各系统表现

1.消化系统

胃肠道症状是最早、最常出现的症状。初期表现为食欲缺乏、腹部不适,以后出现恶心、呕吐、呃逆、腹泻、消化道出血、口腔尿臭味。呕血或便血可见,多由尿素刺激胃黏膜糜烂或消化性溃疡所致。

2.心血管系统

(1)高血压:主要与水钠潴留有关,部分也与肾素活性增高有关。

(2)心力衰竭:与水钠潴留导致容量负荷过重、高血压导致压力负荷过重有关,可表现为急性心力衰竭或慢性心力衰竭。患者表现为劳力性呼吸困难、夜间阵发性呼吸困难、端坐呼吸,甚至急性肺水肿。它是常见的死亡原因之一。

(3)心包积液:表现为胸痛、心前区可听到心包摩擦音,多与尿毒症毒素沉着有关。尿毒症性心包炎是病情危重的表现之一。还可见于透析患者,透析不充分时可发生。

(4)动脉粥样硬化:CRF 患者血脂升高,动脉粥样硬化进展迅速,冠心病也是 CRF 患者死亡原因之一。

3.呼吸系统

体液过多和酸中毒时可出现气短、气促,严重酸中毒时,呼吸深而长。体液过多、心功能不全可引起肺水肿或胸腔积液。

4.血液系统

(1)贫血:是CRF患者必有的症状,表现为血细胞比容下降,为正色素正细胞性贫血。肾性贫血与促红细胞生成素缺乏或产生相对不足、红细胞生长抑制因子的产生、红细胞寿命缩短、失血、造血原料铁与叶酸的缺乏等有关。

(2)出血倾向:临床上常见的出血倾向表现为紫癜、瘀斑、鼻出血、消化道出血等,与血小板功能障碍及破坏增多、数量减少有关。

(3)白细胞减少:本病患者常出现粒细胞和淋巴细胞的功能受损,因而容易发生感染,临床上常表现为肺部感染和(或)尿路感染,感染是本病患者的主要死亡原因。

5.精神、神经系统

早期常精神萎靡、疲乏、失眠、注意力不集中,逐渐出现精神异常,如出现幻觉、抑郁、淡漠,严重者昏迷。周围神经病变也很常见,以下肢受累最多见。患者有肢体麻木、烧灼或疼痛感,感觉丧失。透析后可消失及改善。

6.骨骼系统

肾性骨营养不良症,又称为肾性骨病,相当常见。主要与高磷低钙、继发甲状旁腺功能亢进症有关,破骨细胞活性增强,骨质溶化并纤维化。另外,由于肾衰竭时 1-α 羟化酶缺乏,合成骨化三醇不足,钙的吸收减少,骨组织钙化障碍。患者表现为骨酸痛、行走不便、骨折等。肾性骨病是 CRF 发生中矫枉失衡学说的一种表现。

7.皮肤表现

皮肤失去光泽、干燥、脱屑,尿素随汗在皮肤排出,可形成尿素霜,刺激皮肤引起瘙痒,有时难以忍受,且不易控制。

8.蛋白质、糖类、脂肪和维生素的代谢紊乱

CRF 患者蛋白质代谢紊乱一般表现为蛋白质代谢产物蓄积(氮质血症),也可有血清白蛋白水平下降、血浆和组织必需氨基酸水平下降等。糖代谢异常主要表现为糖耐量降低和低血糖症两种情况,糖耐量降低主要与胰高血糖素升高、胰岛素受体障碍等因素有关,可表现为空腹血糖水平或餐后血糖水平升高,但一般较少出现自觉症状。慢性肾衰竭患者中高脂血症相当常见,其中多数患者表现为轻到中度高三酰甘油血症。

(二)水电解质和酸碱平衡失调

1.水钠平衡紊乱

水钠平衡紊乱可表现为水钠潴留,也可表现为低钠血症、低血压和脱水。

2.高钾血症及低钾血症

GFR 下降,钾排出减少,易出现高钾血症。有时钾摄入过少,胃肠道丢失过多,应用排钾利尿剂,也可出现低钾血症。

3.代谢性酸中毒

由肾小管泌氢减少、酸性代谢产物在体内潴留所致。

4.低钙与高磷

CRF 患者尿磷排出减少,血磷升高,为维持钙、磷乘积,血钙下降。这是 CRF 患者特征性的电解质紊乱。

三、辅助检查

(一)血液检查

红细胞计数下降,血红蛋白浓度降低,白细胞计数可降低或升高。血钙偏低,血磷升高。血清白蛋白常降低。血钾、钠浓度可正常、偏低或升高。HCO_3^- 降低。

(二)尿常规

夜尿增多,尿渗透压下降,尿蛋白在十～十十十,晚期可为阴性。尿沉渣有管型,蜡样管型对诊断有意义。

(三)肾功能检查

血肌酐、血尿素氮增高。内生肌酐清除率下降,是 CRF 最敏感的指标。

(四)其他检查

B 超检查显示双肾体积小。

四、诊断要点

询问病史和查体,并及时做必要的实验室检查,尽早明确诊断,防止 CRF 的误诊。确诊后,必须积极寻找 CRF 恶化的因素,如感染、脱水、高蛋白饮食、心力衰竭、肾毒性药物、高血压等。

五、治疗

(一)治疗原发病和纠正加重肾衰竭的因素

纠正某些可逆因素,如水电解质紊乱、感染、尿路梗阻、心力衰竭等,是防止肾功能进一步恶化、促使肾功能有不同程度恢复的关键。

(二)合理饮食治疗

低蛋白低磷饮食可减少尿毒症毒素产生,缓解尿毒症症状,应进食低优质蛋白、低磷饮食,或加用必需氨基酸、α-酮酸(EAA/α-KA)。患者必须摄入足量热量,一般为 125.6～146.5kJ/kg [30～35kcal/(kg·d)]。同时应注意补充足够的热量、补充维生素。

(三)对症治疗

1.维持水电解质及酸碱平衡

(1)纠正代谢性中毒:主要为口服碳酸氢钠($NaHCO_3$),必要时可静脉输入。对有明显心力衰竭的患者,要防止 $NaHCO_3$ 输入量过多,输入速度宜慢,以免心脏负荷加重。

(2)防治水钠紊乱:限钠、限水,根据需要应用袢利尿剂,噻嗪类利尿剂及保钾利尿剂对 CRF 患者不宜应用,因此时疗效甚差。

(3)防治高钾血症:首先应积极预防高钾血症的发生,限制钾的摄入。对严重高钾血症(血钾＞6.5mmol/L),且伴有少尿、利尿效果欠佳者,应及时给予血液透析治疗。

(4)低钙、高磷:给予活性维生素 D_3(骨化三醇)、碳酸钙口服。

2.胃肠道症状

饮食疗法和中药可改善食欲,严重者可用甲氧氯普胺或多潘立酮等胃动力药来减轻症状。充分的透析也是改善消化道症状的有效治疗方法。

3.神经精神症状

早期充分透析治疗是改善尿毒症患者周围神经病变、神经系统症状的有效办法。当出现烦躁、失眠、头痛时,可用地西泮或氯氮平等药物治疗;当出现抽搐或癫痫发作时,可选用苯妥英钠或静脉注射地西泮治疗。

4.心血管系统

(1)高血压:限制水钠摄入,选用利尿剂,常用呋塞米 80～200mg/d 治疗,当利尿效果不明显时,可进行透析来脱水。降压药可选用钙通道阻滞剂(如非洛地平)或 ACEI 类药物(如卡托普利)或 β 受体阻滞剂(如普萘洛尔)等。

(2)心力衰竭:同一般心力衰竭的治疗,包括限制水、钠的摄入,使用利尿剂、扩血管药物,应用强心剂洋地黄等,但早期充分透析治疗仍是治疗充血性心力衰竭的合理而有效的办法。

(3)尿毒症性心包炎:透析是治疗尿毒症性心包炎的有效措施。如充分透析后,症状无好转、积液量增多者,可采取穿刺引流及手术治疗。

5.血液系统

血液系统主要是治疗肾性贫血,包括给予充分透析,应用重组人促红细胞生成素,补充铁剂及叶酸,必要时予以输血。

6.血液净化治疗

血液净化治疗是替代部分肾功能的治疗方法。尿毒症患者经药物治疗无效时,应进行血液净化治疗,包括血液透析和腹膜透析。

慢性肾衰竭的透析指征如下。①有尿毒症的临床表现。②血肌酐(Scr)＞707μmol/L,内生肌酐清除率(Ccr)＜10mL/min。③早期透析指征:肾衰竭进展迅速,全身状态明显恶化,严重消化道症状,不能进食,营养不良,并发周围神经病变,血细胞比容在 15% 以下,糖尿病肾病、结缔组织病肾病、高龄患者。④需紧急透析的指征:药物不能控制的高血钾＞6.5mmol/L;水钠潴留、少尿、无尿、高度水肿伴有心力衰竭、肺水肿、高血压;代谢性酸中毒 pH＜7.2;并发尿毒症性心包炎、消化道出血、中枢神经系统症状等。

7.肾移植

CRF 患者可考虑做肾移植,成功的肾移植可使肾功能得以恢复,但血型配型和 HLA 配型较为严格,同时肾移植后患者应长期使用免疫抑制剂。

8.防治感染

平时应注意防止感冒,预防各种病原体的感染。抗生素的选择和应用原则与一般感染相同,剂量要调整。在疗效相近的情况下,应选用肾毒性最小的药物。

六、护理

(一)体液过多

1.相关因素

与肾小球滤过率下降有关。

2.临床表现

患者出现水肿、胸腔积液等,甚至出现呼吸困难、端坐呼吸等症状。

3.护理措施

(1)定期抽血查血电解质情况,观察有无出现稀释性低钠血症的症状,如恶心、呕吐、腹痛、意识不清、抽搐等,及时报告医师进行处理。

(2)严密监测生命体征,尤其是血压的变化,每天定时称体重,如患者出现血压升高、体重增加、心率增快、四肢水肿甚至呼吸困难等情况,应怀疑是体液过多,可及时予以限水钠、利尿,必要时行透析治疗。

(3)有水肿症状的患者,应观察水肿的部位、程度和范围及其消长情况。

(4)限制入液量:入液量一般为前一天显性失水量加500mL,限制钠盐的摄入,一般在3g/d以下。

(二)营养失调:低于机体需要量

1.相关因素

与限制蛋白摄入、消化道功能紊乱、贫血等因素有关。

2.临床表现

患者消瘦明显,出现贫血貌、低蛋白血症。

3.护理措施

(1)坚持饮食疗法:指导患者进食低盐、低蛋白、高钙低磷及低脂饮食。

1)低蛋白饮食:在GFR>60mL/min时,蛋白质摄入量为0.8g/(kg·d);GFR在30~60mL/min时,蛋白质摄入量为0.6g/(kg·d),当GFR<30mL/min时,蛋白质摄入量为0.4g/(kg·d),并且高生物价值蛋白质占60%,避免食用植物蛋白如花生、豆类及其制品,可用部分麦淀粉作主食代替米、面等,低蛋白饮食的同时必须应用必需氨基酸疗法。进行透析的患者,由于透析中蛋白质和氨基酸的丢失,故饮食蛋白质摄入量应为1.2~1.3g/(kg·d)。

2)保证足够能量摄入:低蛋白饮食必须有足够的热量,否则可引起蛋白合成减少和肌蛋白分解,因此摄入热量一般为30~40kcal/(kg·d),主要由糖类和脂肪提供,可食用植物油和食糖。

(2)指导患者及其家属制订合理的饮食计划,如提供色、香、味俱全的食物以提高患者的食欲,适当增加活动量等。

(3)指导患者进行口腔护理,以减少由于氨及其他代谢产物对口腔产生的化学刺激,增强患者食欲,方法包括:经常漱口,早晚刷牙,避免吸烟、饮酒等,避免进食过热、粗糙、加过多调味香料的食物以免刺激口腔黏膜,每天检查口腔是否有感染或溃疡。

（4）定期监测反映患者营养状况的指标，如血清蛋白水平、血红蛋白等。监测患者血清电解质的变化，观察并及时发现患者有无高钾血症的征象，观察患者有无低钙血症症状如手指麻木、抽搐等，如发现应及时通知医师进行处理。对于低钙高磷血症的患者除服用钙剂及活性维生素 D_3 等药物治疗外，饮食上指导进食含钙量较高的食物如牛奶等。

（5）改善贫血：根据医嘱予以补充造血原料，如琥珀酸亚铁，口服或静脉注射铁剂，皮下注射重组人促红细胞生成素。当血红蛋白低于 60g/L 时，遵医嘱予以输注新鲜全血，避免输注库存血以免造成高钾血症，并给予吸氧，以改善机体氧供。

（三）有感染的危险

1.相关因素

与抵抗力下降、进行透析治疗有关。

2.护理措施

（1）注意观察患者有无感染的征象，如体温升高、心率增快、血白细胞异常等，如有，需及时通知医师进行处理。

（2）保持病室空气流通，定期进行消毒，改善患者的营养状况，严格无菌操作，保持全身皮肤、黏膜的完整和清洁。慢性肾衰竭患者到后期，由于毒素的蓄积，大多伴有皮肤瘙痒，采取以下措施可减轻瘙痒程度：保持周围环境的凉爽，室温维持在 20℃ 左右，湿度增加至 30％～40％；穿着轻软棉质内衣；瘙痒局部可用湿毛巾轻拍皮肤；当皮肤干燥时，用润滑油或乳液涂抹；平时用中性肥皂清洁皮肤；洗澡水不宜过热，以免加重瘙痒感等。

（四）活动无耐力

1.相关因素

与贫血、心脏病变、水电解质紊乱有关。

2.临床表现

持续活动时间短，主诉乏力，自理能力下降。

3.护理措施

（1）定期监测血生化，观察电解质情况，保证电解质平衡。

（2）遵医嘱对患者予以补充促红细胞生成素、叶酸、铁等药物治疗，以改善贫血，严重的患者予以少量多次输血，输血时应输新鲜血，避免使用库存血，以防加重高钾血症，同时给予吸氧，以减轻心脏负担。

（3）指导患者进行适当的运动，如有活动后每分钟心率比静止状态增加 20 次以上，和活动停止 3 分钟后心率没有恢复到活动前的水平，则提示活动过量。

（4）保证患者休息，限制探视人数和次数，协助患者做好各种生活护理。

（五）潜在并发症：心力衰竭、骨质疏松、出血等

1.相关因素

与 CRF 引起的肾功能滤过下降、低钙高磷、血小板功能下降有关。

2.护理措施

（1）预防心力衰竭的并发症：同体液过多的护理措施。

（2）骨质疏松的预防和护理：饮食应为高钙低磷；遵医嘱予骨化三醇，促进肠道对钙的吸

收;经常晒太阳,有助于促进钙的吸收;生活上注意避免撞击和摔伤,以防发生病理性骨折。

(3)出血的预防和护理:①保证操作的轻柔,有创操作后按压时间应延长;②注意观察全身皮肤、黏膜有无出血倾向,观察患者意识的情况,以便于及时发现患者有无颅内出血的迹象;③血小板计数低于 $50\times10^9/L$ 时应予以促血小板生成素皮下注射,必要时予以静脉输注血小板。

(六)绝望:与疾病的预后不良有关

(1)告知患者慢性肾衰竭的发展有一定的时间,让患者配合治疗,延缓进入透析的时间,提高生活质量。

(2)慢性肾衰竭尿毒症期患者应进行心理疏导,告知患者慢性肾衰竭不是绝症,可进行腹膜透析、血液透析和肾移植的一体化治疗,并且生存时期可长达20余年。

(3)让进行透析的患者现身说法,给即将进入透析的患者以信心和希望。

(4)指导家属对患者进行精神和家庭支持,改善患者的情绪。

七、健康教育

(一)心理指导

慢性肾衰竭是不可逆性疾病,但不同于绝症,因此应用亲切的语言安慰并指导患者积极面对,配合各项治疗,延缓肾衰竭的进展,延长进入透析期的时间,提高生活质量。

(二)饮食指导

1.低优质蛋白饮食

根据肾小球滤过率的情况限制蛋白的摄入,以高生物价蛋白为主,尤其以牛奶、鸡蛋更佳。在低蛋白饮食的情况下,配合必需氨基酸治疗,减少血肌酐、尿素氮的增加。

2.低盐饮食

指导患者低盐饮食,当尿量处于正常时,盐摄入应在 5g/d 以下,随着尿量的减少,盐分摄入应随之减少,可以用酱油代替,1g 食盐等于 5mL 酱油,勿使用过多味精,因味精含有钠离子,可辅以新鲜辣椒调味,增加患者食欲。

3.低磷饮食

控制含磷高的食物的摄入,如坚果类、干货类、海产品等,蛋白越高,磷含量也相应越高,因此控制总的蛋白的摄入可控制磷的总量摄入。高蛋白食物中以鸡蛋含磷量最少。

4.限制钾的摄入

绝大部分慢性肾衰竭患者存在着高钾血症的倾向,因此应限制一些高钾食物的摄入,如香蕉、橘子、菜汤等,对于蔬菜类食物可在水中烫过之后再进行烹饪。

5.水分摄入

当患者尿量正常时,水分摄入无特殊限制,当尿量少于正常尤其是少尿或者无尿时,应严格限制水分的摄入,若口渴,夏天可以口含冰块,冬天可吃口香糖减轻口渴症状。

(三)用药指导

1.使用重组人促红细胞生成素(rHuEPO)的指导

(1)遵医嘱及患者血红蛋白的情况使用 rHuEPO,血红蛋白应不低于 110g/L,但不宜超过130g/L。

（2）rHuEPO可增加血液黏滞度、升高血压,因此每次使用rHuEPO前应测量血压,当血压大于160/90mmHg时,不宜使用rHuEPO。

（3）rHuEPO应保存于冰箱冷藏室中。

2.使用降压药治疗的观察

（1）降压药应坚持长期服用,不随意改药或减量。

（2）在使用降压药过程中,应监测血压。测血压时应注意四定:定人、定部位、定血压计及定时,及时准确记录血压,必要时遵医嘱增量或减量。

（四）活动与休息指导

慢性肾衰竭患者应注意休息,作息规律,勿从事重体力劳动,活动时以不感到疲劳为主。

（五）出院指导

（1）避免促进肾功能恶化的因素:感冒、劳累、血压血糖控制不稳是肾功能急速恶化的常见原因,因此应注意卫生,预防感染,注意休息,防止劳累。控制血压在135/75mmHg以下,减轻肾小球的高压状态,血糖控制在正常范围。尽可能每天测量体重、尿量,以便对摄入液体量加以控制,减轻心脏负担。

（2）按时服药,定期随访:当有肾功能恶化的迹象时,根据医嘱调整用药,改善肾功能。

（3）当患者出现食欲下降、恶心、呕吐等消化道症状时应高度怀疑肾功能的恶化,应及时随访并及时处理,必要时急诊插管行血液透析治疗。

（4）避免使用肾毒性药物如四环素类、氨基糖苷类、磺胺类及镇痛药等,用药时要认真阅读药物说明书,切勿滥用。

（5）保持愉快心情,从事轻体力工作,积极面对人生,减轻悲观情绪。

（潘紫霄）

第五节　肾小管、肾间质疾病护理

一、肾性尿崩症

尿崩症是指由于肾脏水分重吸收减少出现了尿浓缩功能障碍,排出大量稀释尿液而出现多饮、多尿、烦渴的一组临床综合征。尿崩症可分为:①由于抗利尿激素（ADH）产生不足引起的中枢性尿崩症（CDI）;②由于ADH作用障碍引起的肾性尿崩症（NDI）;③由于过度的水负荷生理性地抑制了ADH释放所致的"原发性烦渴"。其中NDI是指肾脏对ADH作用不敏感而导致的一种持续排出低渗透压尿液的一种多尿状态。

（一）病因与发病机制

NDI可分为原发性肾性尿崩症（即遗传性抗加压素尿崩症）和继发性尿崩症两类;也可分为完全性肾性尿崩症（肾脏对ADH或外源性药物完全没有反应）和部分性肾性尿崩症（肾脏对药理剂量的ADH有部分反应）;根据病因NDI还可分为家族性肾性尿崩症和获得性肾性尿崩症。

其中,家族性 NDI 主要由基因突变致使远端肾小管和集合管对升压素无反应引起。获得性 NDI 是由肾脏或肾外疾病导致 ADH 作用不敏感和(或)肾脏髓质间液的高渗状态受到破坏,尿液浓缩受到影响所致,主要病因有代谢性疾病、肾脏病、系统性疾病、药物毒性作用等。

(二)临床表现

肾性尿崩症的主要症状为多饮、多尿,严重者可达 16～24L/d,患者夜尿增多,烦渴,易干扰日常生活,导致患者疲乏、烦躁、头晕、食欲差、体重下降等。

(三)辅助检查

1.尿液检查

尿量增多,清水样,尿比重仅为 1.001～1.005,尿渗透压为 4～200mOsm/(kg·H_2O)。

2.血液检查

血清钠、氯、尿素氮增高,代谢性酸中毒,ADH 和(或)精氨酸升压素(AVP)浓度测定增高。

3.影像学检查

X 线、CT、B 超等检查发现有无颅内下丘脑-垂体病变,排除中枢性尿崩症可能。

(四)诊断

1.典型病例

根据家族遗传史、辅助检查及临床表现一般即可诊断。

2.非典型病例

幼儿如反复出现失水、烦渴、呕吐、发热、抽搐及发育障碍,尤其在失水的情况下,尿仍呈低张性,对确诊有一定价值。继发性尿崩症患者,常有原发病的临床表现,尿崩症症状较轻,可根据病史进行诊断。

3.诊断性试验

最常用的试验是禁水升压素试验。

(1)方法:尽可能限制患者水的摄入,以刺激 ADH 的分泌,严重尿崩症患者(尿量＞10L/d),禁水试验从清晨开始,症状轻者,可从前一天 22:00 开始限水 12～18 小时。禁水期间每小时测 1 次尿渗透压,直到连续 3 次尿渗透压升高不超过 30mOsm/(kg·H_2O),或患者体重下降超过对照体重的 5％,若此时尿渗透压仍然不超过血浆渗透压,可以给予 ADH 或类似物,观察肾脏对其反应,在用药后 30 分钟、60 分钟和120 分钟分别测定尿渗透压水平,选其中最高值以评价患者对 ADH 的反应。禁水升压素试验应在试验前、注射前、注射后测定血浆的渗透压水平。

(2)注意事项:试验前避免服用影响 ADH 分泌及作用的药物,避免饮用含有咖啡因的饮料,试验前24 小时内不可饮酒吸烟。

(3)结果判定。

1)正常人:尿液渗透压水平升高不超过 10％。

2)完全性尿崩症:尿渗透压不超过血浆渗透压,注射 ADH 后若尿渗透压升高不超过 50％为完全性肾性尿崩症,超过 50％则为中枢性尿崩症。

3)不完全性尿崩症:部分患者尿渗透压超过血浆渗透压,ADH 水平正常或降低。

（五）治疗

基本原则是去除病因,补足水量维持水平衡,纠正电解质紊乱和酸碱失衡,减少糖、盐等溶质摄入。注意改善患者的精神和营养状态。

1.调节入量

供给大量液体,防止脱水,24小时水的入量一般不多于尿量。对急性失水者,应遵医嘱静脉补液(用5％葡萄糖注射液)。如患者血浆呈高渗状态,应考虑输入低张液。限制钠的入量,以减少水的需求。

2.纠正电解质紊乱和酸碱失衡

及时控制患者存在的低钾血症、高钠血症、代谢性酸中毒、代谢性碱中毒等。

3.利钠利尿

噻嗪类利尿剂(氢氯噻嗪)能够降低肾小球的滤过,增加近端肾小管对水钠的重吸收。该类药可与前列腺素合成酶抑制剂(吲哚美辛)合用。

4.对症治疗

如并发低钾血症及其他电解质缺乏,可补给钾盐或相应电解质。继发性者应针对病因治疗原发疾病,多尿严重者也可给予对症治疗。

5.ADH制剂

对于部分NDI及合并中枢性尿崩症的患者可能有一定的疗效。

（六）护理

1.护理评估

询问患者年龄,有无家族遗传史,有无原发病等;评估患者饮食状态、尿量情况、有无畏食、多饮、多尿;评估患者发育状态;评估患者有无发热、头晕等症状;评估患者有无烦躁、抑郁等不良情绪。

2.护理措施

(1)病情观察。

1)准确记录出入量及体重变化,监测电解质、肾功能。

2)观察脱水症状如皮肤干燥、恶心、呕吐、胸闷、虚脱、昏迷。

3)观察患者意识变化,瞳孔有无改变,有无烦躁、头晕、头痛等症状,有无智力障碍、发育迟缓等神经系统损害表现。

4)观察饮食情况,有无食欲缺乏,观察有无便秘、发热、倦怠、乏力、睡眠不佳等症状。

(2)用药护理:使用噻嗪类药物时注意监测血钾、血钠情况,如有血钾降低通知医生及时补充钾剂。

(3)饮食护理:给予清淡、营养丰富、易消化食物,限制钠盐摄入,以减少水的需求。

(4)并发症的预防及护理:严密监测24小时出入量,注意有无烦躁、心悸、脉搏呼吸增快、面色苍白、四肢发冷、尿量减少等休克表现,如出现立刻通知医生,开放静脉通路;如患者出现腰痛、排尿困难等肾盂积水表现,及时遵医嘱给予处理。

(5)对症护理。

1)夜尿多者,在患者身边经常备足温开水,夜间如厕时预防患者跌倒。

2)失眠、疲劳以及精神焦虑者,要保持安静舒适的环境以利于患者休息,并给予心理帮助及生活照顾,必要时给予患者药物治疗。

3)有便秘倾向者及早预防。

(七)健康教育

1.指导患者准确记录出入量

每天观察出入量及体重的变化。

2.用药护理

告知患者噻嗪类利尿剂的作用,准确遵医嘱服药,不得加量减量甚至自行停药,避免使用肾毒性药物。

3.生活指导

指导患者低盐饮食,由于多尿、多饮,要嘱患者在身边备足温开水。告知患者预防感染,尽量休息,适当活动,活动时注意安全,避免跌倒。

4.随访

门诊定期随访。

二、肾小管性酸中毒

肾小管性酸中毒(RTA)是由于各种病因导致肾小管功能障碍引起的代谢性酸中毒,主要表现是血浆阴离子间隙正常的高氯性代谢性酸中毒,其肾小球滤过率相对正常。RTA 的本质是肾小管 HCO_3^- 重吸收障碍或泌氢障碍或两种障碍都存在。

(一)病因与发病机制

RTA 根据疾病发生的原因可有原发性(遗传性)RTA 和继发性 RTA,按是否发生全身性代谢性酸中毒可分为完全性 RTA 和不完全性 RTA,按主要肾小管受累部位可分为近端 RTA 和远端 RTA。目前,多根据临床表现及其生理基础将 RTA 分为四大类。

1.Ⅰ型(远端)RTA

由于远端肾小管泌氢障碍,不能正常酸化尿液,产生代谢性酸中毒而致病。

2.Ⅱ型(近端)RTA

是因近端肾小管重吸收 HCO_3^- 障碍所致,患者远端酸化功能正常。

3.Ⅲ型(混合性)RTA

患者同时具有远端、近端肾小管酸中毒表现。患者尿中大量丢失 HCO_3^-,尿 NH_4^+ 及可滴定酸排出减少,高氯血症性代谢性酸中毒明显,临床症状较重。

4.Ⅳ型(全远端)RTA

又称为高钾血症型远端肾小管性酸中毒,先天遗传者少见,继发性多见。一般因醛固酮分泌减少或肾小管对醛固酮的反应减弱导致肾小管对钠的重吸收、氢、钾的排泄和氨的生成功能损伤,引起酸中毒和高钾血症。

(二)临床表现

1.Ⅰ型 RTA

患者有生长发育迟缓、多尿,可能还有神经性耳聋表现。轻者无症状,严重者可有高氯血症性代谢性酸中毒,表现为深长呼吸、乏力、食欲缺乏和电解质紊乱。其电解质紊乱表现为低钾血症(肌无力、麻痹、多饮、多尿、烦渴、心律失常等),钙磷代谢障碍(高尿钙、低钙血症,并可继发高尿磷、低磷血症),严重的钙磷代谢障碍常引起骨病、肾结石和肾钙化。

2.Ⅱ型 RTA

患者多为男性儿童,均表现为高氯血症性代谢性酸中毒,伴有低钾血症表现。长期患儿多营养不良,生长发育迟缓、智力低下。少数患者可有骨病(骨软化症或骨质疏松),儿童可能出现佝偻病。

3.Ⅲ型 RTA

患者症状同Ⅰ型与Ⅱ型,其高氯血症性代谢性酸中毒症状更严重。

4.Ⅳ型 RTA

患者除高氯血症性代谢性酸中毒症状外,有高钾血症,可有严重的心律失常甚至心搏骤停、动作迟钝、四肢瘫痪、嗜睡等症状。继发性患者可合并钠潴留和高血压表现。一般患者伴有肾功能不全。

(三)辅助检查

1.尿液检查

尿常规中的 pH 变化,24 小时尿离子(钾、钠、钙、磷、氯、HCO_3^-、NH_4^+ 等),尿酸化功能。

2.血液检查

血电解质变化,肾功能进展,基因分析诊断。

(四)诊断

根据患者临床表现,尿中 HCO_3^-、可滴定酸和铵离子的排出情况及尿 pH 变化,并根据患者伴发症状区分本病的类型。遗传性肾小管性酸中毒可用分子生物学技术明确诊断。继发性肾小管性酸中毒根据所怀疑的原发病做有关检查以确诊。

(五)治疗

继发性肾小管性酸中毒首先治疗原发性疾病。如果原发性疾病可得到治愈,肾小管性酸中毒也可随之治愈。对原发性疾病不能根治者,则只能和遗传性肾小管性酸中毒一样采取下列对症治疗。

1.Ⅰ型 RTA

补充碱剂(枸橼酸钠钾或碳酸氢钠)以纠正酸中毒;补充钾盐(氯化钾、枸橼酸钾等)以纠正低钾血症;充分补充枸橼酸盐可纠正高钙血症,从而防治肾结石、肾钙化和骨病。

2.Ⅱ型 RTA

治疗原发病以去除病因;补充碱剂以纠正 HCO_3^- 的流失;限制钠盐摄入促进肾小管对 HCO_3^- 的重吸收;补充活性维生素 D 以控制骨病。

3.Ⅲ型 RTA

治疗同Ⅰ型Ⅱ型。

4.Ⅳ型 RTA

治疗潜在病因,去除药物因素;排钾利尿(口服离子交换树脂和呋塞米等);补充碱剂以纠正酸中毒;高钾血症严重符合急性透析指征者可行血液透析治疗;对缺乏醛固酮者可补充盐皮质激素如氟氢可的松,呋塞米与氟氢可的松联合应用可增强治疗效果。

(六)护理

1.护理评估

(1)健康史。

1)既往史:重点询问药物使用史(如非甾体抗炎药、庆大霉素、四环素等),接触重金属、苯、砷等化工材料工作环境,自身免疫性疾病如干燥综合征等。

2)家族史:儿童病例尤其要注意询问家族史。

3)生活习惯:居住地环境卫生、个人卫生习惯等。有无烟酒嗜好,平时的饮食习惯,如喜欢的食物、进食量和钠盐的摄入量。

(2)身体状况。

1)一般状况:精神萎靡、乏力,如伴有尿路感染可有不同程度的发热;生长发育迟缓。

2)皮肤黏膜:可有不同程度的面色、口唇、睑结膜、甲床等苍白,伴肾小球滤过功能障碍者可有眼睑、双下肢水肿。

3)肺和心脏:无异常,严重酸中毒者可有深大呼吸。

4)腹部:一般未扪及肝脾;肾区可有叩击痛,伴有尿路感染可有输尿管行程压痛。

5)肌肉神经系统:肌力下降、肌张力下降、腱反射减弱或消失,但缺乏神经系统损害的定位体征,病理反射未引出。

6)骨骼系统:近端肾小管酸中毒患者骨病较轻,部分患者可出现软骨病或维生素 D 缺乏症。

(3)心理—社会状况:了解患者的情绪和精神状态,有无紧张、焦虑、抑郁、绝望等负性情绪及其程度。

2.护理诊断

(1)体液不足:与疾病所致的多尿有关。

(2)活动无耐力:与本病造成的肾性骨病、骨折或手足抽搐有关。

(3)潜在并发症:严重电解质紊乱造成的急性或慢性肾功能不全、骨病、肾结石等。

(4)知识缺乏:缺乏与疾病相关的知识。

3.护理措施

(1)病情观察。

1)电解质紊乱表现:密切注意患者血钾变化,观察患者有无低钾血症表现如肌无力、麻痹、多饮、多尿、烦渴、心律失常等症状;有无高钾血症表现,如心律失常甚至心搏骤停、动作迟钝、四肢瘫痪、嗜睡等症状;观察有无钙磷代谢紊乱表现,如抽搐、腰痛、肾结石等。

2)代谢性酸中毒表现:观察患者呼吸频率、节律;观察患者皮肤有无瘙痒,口腔有无异味,黏膜有无溃疡等;观察患者有无烦躁、神志改变。

(2)饮食护理:给予患者高热量、富含维生素的低盐、优质蛋白饮食。高血压者限制钠盐的摄入;钙磷代谢障碍者应限制磷的摄入,适当补充钙剂;低钾血症患者应进食含钾高的食物;高钾血症者应限制钾的摄入。生长发育迟缓者应加强营养,避免营养不良。

(3)用药护理:遵医嘱用药,补充碱剂时观察有无肌无力、多饮、多尿、心律失常等症状,防止补碱过量,加强患者服用碱剂的依从性,可用适量温开水稀释碱剂。患者补充钾盐或使用利尿剂时严密监测血钾变化,注意观察患者有无低钾血症或高钾血症表现。使用盐皮质激素者注意激素不良反应。

(4)并发症的预防及护理:密切观察患者肾功能、尿液变化,预防急性肾损伤;有高血压者监测患者血压,注意观察有无头晕、恶心等血压升高表现,遵医嘱按时按量给予患者药物控制血压,预防高血压脑病。

(5)对症护理:如患者有口臭、口腔溃疡、皮肤瘙痒等表现,应嘱患者避免抓挠皮肤,使用温水清洗皮肤,避免碱性肥皂清洗,每天刷牙及口腔清洁,做好个人卫生。有骨病患者,如有骨痛,应适当给予疼痛护理,可给予热敷、按摩,避免剧烈活动,活动时注意安全,避免意外伤害如跌倒、坠床等。有肾结石患者遵医嘱多饮水。

(七)健康教育

1.病情指导

遗传性RTA通常为永久性疾病,指导患者终身服碱,告知患者补碱治疗能有效改善患儿的生长发育并阻止各年龄段患者肾钙化的进展;继发性RTA去除原发病,坚持服药,病情可缓解。指导患儿家属观察患者意识、发育、营养状况,教会患者测量血压、体温、脉搏、呼吸等;如有疼痛,指导患者评估疼痛部位、程度及告知患者缓解疼痛的方式;告知患者低钾血症、高钾血症、代谢性酸中毒的表现,注意病情变化。

2.自我管理

指导患者遵医嘱按时按量服用碱剂,不擅自增减药量或停药,尤其是避免使用肾毒性药物;少食多餐,避免暴饮暴食;指导患者选择低盐、高热量、高维生素、优质蛋白饮食;嘱患者戒烟戒酒,少食刺激性食物。

3.疾病预防

继发性RTA患者告知其积极治疗原发病,避免接触肾毒性物质;告知患者注意保暖,加强个人卫生,注意体温变化,预防上呼吸道感染或皮肤感染。

4.随访

本病需长期随访,指导患者定期复查尿常规、血压、肾功能、血离子、尿酸化等检查。

三、间质性肾炎

间质性肾炎是由多种病因引起的一组临床病理综合征,患者肾功能受损,损伤主要累及肾间质和肾小管,不伴或仅伴轻微的原发性肾小球或肾血管损伤。目前间质性肾炎又称为肾小管间质病或肾小管间质肾炎(TIN)。广义的TIN包括急性肾小管坏死、梗阻性肾脏病、肾盂肾炎及肾小球疾病伴发的肾小管间质肾炎。TIN可根据发病的急、慢程度不同和病理改变不同分为急性间质性肾炎或慢性间质性肾炎,下面将阐述急性间质性肾炎及慢性间质性肾炎患者的护理。

(一)病因与发病机制

TIN的病因多样,如感染、药物、理化因素或重金属、尿路梗阻代谢异常、免疫异常、血液疾病或其他遗传性疾病引起。临床最常见的原因是感染与药物。

1.感染

病原微生物或其毒素直接侵袭肾脏可引起机体免疫反应,部分病原微生物或其毒素可通过系统性感染经循环途径与肾小管间质相互作用,引起机体免疫反应。患者免疫反应异常可损伤肾小管间质,导致肾小管间质炎症。

2.药物

肾毒性物质可通过直接或间接途径,或通过二者共同作用导致肾小管间质损伤,引起本病。

3.其他

某些疾病如肿瘤、辐射、肾小球功能损伤都有可能导致本病。

(二)临床表现

1.急性间质性肾炎

突出表现为急性发作的少尿或非少尿型急性肾损伤,双侧或单侧腰痛,血尿、轻中度蛋白尿、白细胞尿,不同程度的肾小球功能异常(肾小球滤过率下降、血肌酐及尿素氮升高)。肾小管损伤突出,常有肾性糖尿及低渗透压尿。少数患者有水肿、肾病综合征、肾小管酸中毒等表现。

根据病因的不同急性间质性肾炎又分为以下3种。

(1)药物相关性急性间质性肾炎:全身表现常与药物过敏有关,有发热、药疹、嗜酸性粒细胞增多等表现。

(2)感染相关性急性间质性肾炎:一般都有全身感染症状,如发热、寒战、头痛、恶心、呕吐等,甚至有败血症表现。不同的病原体感染可累及不同脏器,表现为相应器官系统的症状,如肺炎、心肌炎、肝损伤、血液异常等。

(3)特发性急性间质性肾炎:各年龄均可发生。大多数患者有前驱症状,如乏力、食欲缺乏、恶心等,发病时可有疲乏、发热、皮疹、肌痛、淋巴结肿大等全身症状;1/3的患者伴有双眼前房性或全色素膜炎,表现为眼红、眼痛、畏光、视力下降等,眼色素膜炎极易复发。

2.慢性间质性肾炎

起病隐匿,呈亚急性或慢性,表现为纤维组织增生,肾小管萎缩症状。多尿或夜尿增多,轻度蛋白尿、肾小管功能障碍或慢性肾衰竭表现,少数患者伴有肾乳头坏死时可有高热、肉眼血尿、腰痛及尿路刺激症状。

(三)辅助检查

1.尿液检查

尿常规检查:急性间质性肾炎可有蛋白、白细胞、红细胞、管型等;慢性间质性肾炎一般无红细胞及管型,除非患者伴肾乳头坏死。尿比重、渗透压、肾早损检查异常。

2.血液检查

白细胞、嗜酸性粒细胞增多,红细胞沉降率加快,血红蛋白、血肌酐、尿素氮升高,酸碱、电解质紊乱等。

3.影像学检查

急性间质性肾炎 B 超常显示双肾大小正常或轻度增大,慢性间质性肾炎 B 超显示双肾体积缩小。

（四）诊断

根据患者病史、近期感染史、全身反应(发热、皮疹、乏力、恶心、呕吐等)、血尿检查结果、影像学检查结果考虑本病,肾活检病理对本病诊断有重要意义。

（五）治疗

本病的治疗目标是促进轻度受损肾功能恢复,延缓肾功能恶化,保护残存肾功能。

(1)去除病因:感染相关者积极的抗感染及支持治疗;药物相关者去除病因及支持治疗以防止并发症。

(2)应用糖皮质激素及细胞毒性药物:对于部分急性间质性肾炎患者如特发性或免疫疾病引起的本病,使用激素效果得到肯定。

(3)纠正水电解质和酸碱平衡紊乱。

(4)控制高血压,纠正贫血,纠正钙磷代谢紊乱。

(5)对于重症患者,呈少尿或无尿型急性肾损伤表现或伴有多脏器衰竭或已肾衰竭者应按急性肾损伤治疗原则给予肾脏替代诊疗(RRT)。

（六）护理

1.护理评估

(1)评估患者有无感染史、相关用药史及前驱症状等。

(2)评估患者有无发热,及其发热的类型;有无恶心、呕吐等消化道症状;皮肤有无皮疹及皮疹的特点;有无畏光、视力下降等;有无尿液改变,如尿中有泡沫、血尿、尿量增多或减少、夜尿增多等。

(3)评估患者肾功能、电解质、血红蛋白水平。

2.护理措施

(1)病情观察:监测体温变化,监测血、尿检查结果,定期进行尿培养,观察有无尿路感染症状,如高热持续不退或体温进一步升高,注意有无全身败血症表现。注意有无急性肾损伤的表现。

(2)饮食护理:本病应低盐、低脂、优质蛋白饮食。病情轻者进食清淡、富含营养的食物;发热、全身症状明显者,应给予流质或半流质饮食;恶心呕吐症状严重者可遵医嘱给予肠内营养。有尿路刺激症状且肾功能正常者应嘱患者尽量多饮水、勤排尿,以达到不断冲洗尿路的目的,肾功能异常者饮水量应酌情。

(3)用药护理:使用抗生素前,遵医嘱正确地留取尿培养并及时送检,进行药物敏感试验,以便医生根据药敏结果选择敏感药物;使用磺胺类药物时注意多饮水同时口服碳酸氢钠,以增强疗效,减少磺胺结晶的形成;消化道症状明显者遵医嘱静脉补液,必要时遵医嘱给予止吐药物,观察药物疗效,同时做好口腔护理;向患者解释降压药、纠正贫血药物的作用、不良反应及注意事项,嘱患者不可漏服或减量或随意停药,避免使用肾毒性药物。

(4)并发症的护理及预防:AKI 或终末期肾病(ESRD)是病情发展的严重后果,需要适时进行血液透析。

(5)高热的护理。

1)保证休息和睡眠:急性期应注意卧床休息,各项护理操作最好能集中进行,避免过多地干扰患者休息,加重患者的不适。给患者提供安静、舒适的休息环境,加强生活护理,及时更换汗湿的衣服。

2)物理降温:可采用冰敷、乙醇擦浴等物理降温的措施并注意观察和记录降温的效果。

(七)健康教育

1.疾病指导

教会患者正确地留取尿标本、尿培养,说明标本留取的注意事项;教会患者测量血压、体温;观察有无感染征象,做好感染的预防措施(皮肤、呼吸道、尿路);注意尿液及肾功能检查结果;避免药物、感染等损伤肾功能的诱因。

2.生活指导

急性期卧床休息,恢复期嘱患者保持规律生活,避免劳累,坚持体育运动,增强机体免疫力;告知患者多饮水、勤排尿的重要性,注意个人卫生,尤其是会阴部及肛周皮肤的清洁,避免泌尿系统感染。与性生活相关的反复发作者,应注意性生活后立即排尿,清洗外阴。

3.自我管理

指导患者合理饮食;指导患者遵医嘱按时、按量、按疗程服药,告知患者药物不良反应及注意事项,嘱患者勿随意停药,避免使用肾毒性大的抗生素。

4.随访

定期随访,复查血尿检查,尤其是定期复查肾功能。

四、原发性干燥综合征肾损害

干燥综合征(SS)是以侵犯唾液腺、泪腺等外分泌腺体为主的慢性系统性自身免疫性疾病,在血清中存在大量自身抗体,呼吸系统、消化系统、皮肤、阴道等外分泌腺体也有相应的表现,还可表现为腺体外的病变,多见于中年女性。干燥综合征分为原发性和继发性两类。继发性干燥综合征是指与其他结缔组织病如类风湿关节炎、系统性红斑狼疮和系统性硬化症等重叠者,原发性干燥综合征(pSS)是指单纯干燥综合征,不伴任何一种已分类的结缔组织病者。若 pSS 诊断明确同时损害累及到肾脏,则为原发性干燥综合征肾损害。

(一)病因与发病机制

pSS 的病因尚不明确,目前认为主要有以下 4 点。

(1)与外来因素以及患者本身的遗传素质有关。

(2)可能与多种病毒感染有关,如 EB 病毒、丙型肝炎病毒、人类免疫缺陷病毒和疱疹病毒等,尤其是 EB 病毒。

(3)女性患者在发病中占多数,也有学者认为性激素起到了一定作用。

(4)细胞和体液免疫异常在多种因素侵袭下,引起机体免疫反应异常,通过各种细胞因子和炎症介质的作用,造成干燥综合征的组织损伤。

（二）临床表现

1.肾脏表现

可有肾小管间质性损害如肾小管酸中毒症状、肾脏浓缩功能障碍或肾性尿崩症表现、肾小管性蛋白尿(蛋白定量<1.0g/d)等；患者还可出现肾小球功能损害如高血压、镜下血尿，少见肉眼血尿，部分患者可出现肾病综合征；严重者将出现肾功能损害甚至终末期肾脏病。

2.肾外改变

主要表现有口干、吞咽困难；眼干、泪水减少、畏光、眼疲劳；鼻干燥；皮肤干燥、瘙痒；关节疼痛，肌无力、肌炎；萎缩性胃炎，胃酸分泌减少，原发性胆汁性肝硬化；偏瘫、抽搐、运动障碍；少数有白细胞和血小板减少等。

（三）辅助检查

1.血液检查

(1)轻度贫血(多为正细胞正色素性)，也可有白细胞减低和(或)血小板减低。大部分患者红细胞沉降率增快，小部分患者C反应蛋白增高。血生化可有血钾、血钙下降，部分患者血肌酐升高等。

(2)大部分患者血免疫球蛋白增加或丙球蛋白增加，呈多克隆性。

(3)自身抗体中抗核抗体(ANA)和非核抗原抗体阳性率较高。

2.尿液检查

注意尿常规中尿液 pH，检查尿酸化功能，以及尿蛋白定量测定等。

3.活体组织检查

(1)唇黏膜腺组织活检：为干燥综合征诊断条件之一。

(2)肾脏活体组织检查：当患者出现肾小管酸中毒表现时，应警惕肾小球损害，及早行肾脏活体组织检查以明确病理类型。

（四）诊断

pSS 患者出现间质小管病变为主的表现，考虑干燥综合征肾损害，如肾脏活体组织检查发现灶状淋巴细胞浸润及肾小管萎缩及纤维化者更支持干燥综合征肾损害诊断。对于 pSS 诊断明确，临床以肾小球损害为主要表现者，最好及时行肾脏活体组织检查，以明确肾小球损害的病理类型，指导临床治疗。

（五）治疗

1.局部替代治疗

口干、眼干患者可用人工唾液和人工泪液，也可用药物刺激唾液产生。适当饮水、注意口腔卫生，遇有不适如真菌感染、牙周炎时及时找专科医生治疗。鼻干燥、皮肤干燥、阴道干燥，皆应找相应的专科医生进行检查和对症治疗。

2.肾脏损害的治疗

若为单纯的肾小管酸中毒或(和)肾性尿崩，通常主张口服碳酸盐及对症治疗。若以肾小球损害为主，应给予糖皮质激素及免疫抑制剂治疗。在肾功能损害早期给予小剂量的糖皮质激素及环磷酰胺治疗。发生 ESRD 时，可行腹膜透析及血液透析等替代治疗。

（六）护理

1.护理评估

（1）身体评估：评估患者有无多饮多尿、夜尿增多,有无血尿、泡沫尿;评估患者有无低钾血症、低钙血症表现,如肌无力、痉挛、抽搐等。

（2）实验室检查：评估患者肾功能、血红蛋白、白细胞、血小板、血钾、血钙、尿红细胞、尿蛋白等结果。

2.护理措施

对于本病的护理,应在了解患者辅助检查、治疗用药等情况下,根据患者的身心状态及病情发展提出护理问题,制订护理计划。

（1）肾损害的护理。

1）病情观察：观察患者电解质的变化,注意患者有无低钙血症的症状如指甲易脆、抽搐、骨痛等,以及肌无力、心律失常、胃肠道反应等低钾血症的症状。患者夜尿增多,关注患者24小时出入量,以及尿液有无泡沫等情况;观察患者意识、呼吸、血压、肢体活动情况的改变。

2）饮食护理：饮食宜清淡、易消化、营养均衡,每天进餐开始时或进餐中应选择适量流食或半流食,以增加进食的舒适感;多尿者多喝水,避免身体失水,心功能不全的患者可遵医嘱适量饮水;避免食用辛辣、煎炸、油腻等食物;补充优质蛋白,如牛奶、鸡蛋、瘦肉、鱼等动物蛋白;饮食尽量避免选择干性食品,如动物肝脏、饼干等,以免发生吞咽困难;进食宜细嚼慢咽,避免过快过急,如有噎食意外发生,要立即饮用温凉水送服;低钾血症患者补充含钾高的食物,如香蕉、绿叶蔬菜等;低钙血症患者补充含钙高的食物,如牛奶、鱼肝油等。

3）用药护理：患者服用糖皮质激素治疗,有骨质疏松现象,应适当补充钙剂,防止跌倒;使用含钾药物治疗时,注意观察心率及心电图变化;应用免疫抑制剂时,注意观察患者有无中性粒细胞减少;有关节疼痛的患者,服用 NSAID 时应注意对胃黏膜的保护;避免使用抑制唾液腺分泌的抗胆碱能作用的药物(如阿托品、山莨菪碱等),从而加重口干症状。应根据患者用药情况,检测患者血压、血糖、电解质、肝功能及血尿常规等。

4）预防意外事件：对于肌肉无力、软瘫患者加床挡护栏,防止坠床,讲解预防跌倒的注意事项,帮助做好生活护理。

（2）对症护理。

1）口腔护理：口干患者最好的方法是多喝水,还可应用人工唾液,禁烟酒;注意口腔卫生,勤漱口,每天进餐后及睡前、晨起用生理盐水漱口;定期更换牙刷,以减少口腔继发感染及龋齿的发生。

2）眼部护理：可用滴眼液缓解眼干症状;外出戴墨镜,打遮阳伞;睡前使用润滑药膏涂抹眼角;尽量减少看书、看报时间,注意眼的休息。

3）皮肤护理：患者皮肤干燥伴有瘙痒,勤修剪指甲,不可留长指甲;对于汗腺受累引起皮肤干燥者,禁用碱性肥皂,选用中性肥皂;患者在洗澡后不要把身体完全擦干,轻轻吸干身上水分,保持皮肤一定的湿度,然后再涂上一层保湿剂或者护体霜;在冬季,洗手洗脸后可涂抹面霜来补充水分;平时注意防晒;勤换内衣裤、床单、被褥等,保持皮肤的清洁、干净;皮肤损伤者应根据皮损情况予以清创换药,如遇感染可以遵医嘱使用抗生素;女性患者可能会出现外阴干燥,直接影响性生活,可以在性交时局部使用润滑剂(如生理盐水),忌用凡士林一类,以免引起感染。

4)疼痛护理:急性期应多卧床休息,注意保暖,缓解疼痛,避免引起疼痛的各种诱因如寒冷、潮湿、感染、吹风等,注意肢体保暖;听一些轻音乐,分散患者对疼痛的注意力,使其放松,以缓解焦虑和疼痛;可以用热水浸泡关节疼痛部位,以松弛肌肉、改善循环、减轻疼痛。

5)呼吸道护理:保持病室内空气清新,因室温过高,湿度下降,可导致患者呼吸道黏膜干燥,因此,要将室内湿度控制在 $50\%\sim60\%$,温度保持在 $18\sim20℃$;空气干燥时,地面可洒水,并用消毒液拖地,降低呼吸道感染的机会;对痰液黏稠难以咳出的患者,可以做雾化吸入,必要时可加用抗生素,以控制感染和促进排痰;当鼻子干燥不适时,禁止用指抠鼻,以免引起鼻腔出血。

(3)预防感染:长期服用激素和免疫抑制剂的患者免疫功能下降,易合并感染,而使病情复发或加重。应避免到人多的公共场所,勤洗外阴,勤换内裤;防止病毒,尤其是呼吸道和肠道感染;对平时易感冒的患者应注意营养,避免过度劳累,不吃不洁净的食物;病室经常开窗通风,保持空气流通。

(4)唇腺活检前后护理:为明确诊断常需做唇腺活检,术前向患者做好解释工作。活检术后可用冰袋置唇外以减少疼痛;患者因疼痛不敢张口时,可给高热量、高蛋白流质饮食,用吸管吸入,待感觉张口疼痛能忍时可进普通饮食。

(七)健康教育

1.自我管理

患者如有口干,指导其含冰块,多喝水,进食固体食物或干食时用温水送服;眼干时,多闭眼休息,使用滴眼液保护眼,还可毛巾湿敷以缓解症状;不可长时间看书、工作,甚至熬夜,外出戴墨镜;外出注意保暖,避免寒冷、情绪激动、刺激性饮料;指导患者遵医嘱服用药物,不擅自增减药量或停药,不乱服用药物,告知患者激素使用的不良反应;告知患者如症状严重不易缓解或有其他不适,如咽干、呼吸困难,应及时就诊。

2.活动指导

指导患者选择强度不大、灵活的运动方式,如步行、太极拳、关节活动等;如患者有低钙血症或骨痛时,避免外出运动;活动时注意安全,避免跌倒、磕碰等意外伤害。

3.随访

告知患者本病为慢性疾病,需长期门诊复查,定期复查免疫血清、肾功能、血压等检查,如有病情变化随时就诊。

本病在病情得到有效控制的情况下,一般预后良好。但是,因为干燥综合征是慢性系统性自身免疫性疾病,因其特殊的发病机制,需患者作好长期治疗和预防的心理准备。同时,患者的家人也要给予更多的关心和理解,以减轻患者心理负担,积极配合治疗。

五、高尿酸血症肾病

近年来,随着我国居民膳食结构中动物蛋白比例的增加,高尿酸血症(HUA)的发病率呈逐年上升趋势。HUA 本身对肾脏和心血管系统有着直接的损伤作用,是肾脏病和心血管疾病的独立危险因素。高尿酸血症肾病是由于血中尿酸浓度呈过饱和状态,尿酸沉积于肾组织而引发的肾损害。

(一)病因与发病机制

HUA 的病因一般为尿酸产生过多和(或)肾清除尿酸减少。

1.尿酸产生过多

(1)嘌呤代谢增加:多种疾病(如慢性溶血性贫血、横纹肌溶解、红细胞增多症、骨髓增生性疾病等)以及化疗或放疗、过度的运动或处在癫痫状态时,肌肉 ATP 的降解速度加快,均可导致嘌呤代谢增高。

(2)嘌呤摄入过多。

(3)内源性嘌呤产生过多。

2.肾清除尿酸减少

(1)肾小球滤过减少。

(2)肾小管分泌尿酸减少。

(3)肾小管重吸收增多。

3.两种因素同时存在

临床上很多患者尿酸产生增加和排泄减少两种因素同时存在。

HUA 的发生机制主要包括高尿酸血症的直接损伤和间接损伤引起肾脏结构和功能改变,导致 ESRD 的发生。

(二)临床表现

除非患者出现痛风、肾结石,高尿酸血症肾病患者一般并无特异性的临床表现。

1.痛风

急性痛风性关节炎发病前没有任何先兆。轻度外伤、摄入高嘌呤食物过多、酗酒、疲劳、感染等均可诱发痛风急性发作。通常以夜间发作的急性单关节或多关节疼痛为首发症状,疼痛可进行性加重。其体征类似于急性感染,有发红、肿胀、局部发热、明显触痛等症状。以大趾的跖趾关节累及最常见。全身表现为发热、寒战、心悸及白细胞增多等,如不进行预防,随着病情的进展,将出现慢性关节炎,并发生永久性破坏性关节畸形。患者的手、足均可出现增大的痛风石并排出白垩样尿酸盐结晶碎块。

2.肾结石

尿酸在尿路结晶可引起结晶尿、结石和梗阻。患者除有腰痛、排尿困难和血尿以外,尿中可以析出尿酸结晶。

3.无症状高尿酸血症

临床上高尿酸血症肾病不一定会有尿酸结晶在肾脏的沉积。患者往往合并肥胖、高血压病、高脂血症、糖尿病、动脉硬化、冠心病、脑血管疾病、肾结石和尿路感染等多因素共同参与。这些合并的疾病和并发症均会加重肾脏损害。

(三)辅助检查

1.尿液检查

通常会出现尿 pH 低,尿氨排泄减少。大部分患者表现为酸负荷后氨生成异常。尿液中尿酸的测定可以将高尿酸血症分为产生过剩型和排泄不良型。

2.血尿酸测定

男性:180～420μmol/L;女性:120～360μmol/L。但是应注意的是,在肾功能减退、氯仿中毒、四氯化碳中毒、铅中毒、子痫及食用富含核酸的食物等,均可引起血尿酸含量的增高。

3.影像学检查

纯尿酸性结石在X线下不显影,在超声检查中可见回声。痛风受累关节的特征性X线表现是软组织和骨质破坏。

4.肾脏活体组织检查

用于鉴别伴随其他肾脏病出现的高尿酸血症。标本需要用酒精固定或冷冻(防止尿酸在间质和小管内的结晶体丢失),并在偏振光下观察。

(四)诊断

国际上将原发性高尿酸血症诊断定义为正常嘌呤饮食状态下,非同日两次空腹血尿酸水平:男性≥420μmol/L,女性≥360μmol/L;高尿酸血症肾病的诊断需排除其他肾脏损害因素,依靠临床表现、血尿酸水平,并有肾损害表现,即可诊断。

(五)治疗

1.一般治疗

给予低嘌呤、低热量饮食,控制体重,大量饮水,碱化尿液,有利于尿酸盐排出,延缓结石生长。

2.降低血尿酸

降低血尿酸的药物可分为3类。①促进尿酸排泄:主要有苯溴马隆、丙磺舒等。②抑制尿酸产生:别嘌呤醇为治疗高尿酸血症的首选药物。③尿酸酶类药物:静脉注射尿酸酶类药物,可以将尿酸分解为尿囊素。对于严重的痛风、化疗高尿酸血症、器官移植后环孢素导致的高尿酸血症的治疗和预防效果较好。

3.秋水仙碱

当痛风性关节炎发作时,可使用秋水仙碱控制关节炎疼痛。

4.尿路结石

当结石较小时通过大量饮水、碱化尿液等方式促进结石排出,当通过上述方式未能排出结石或结石较大时,可行体外冲击波碎石或手术取石的方法来解除梗阻。当尿路结石并发肾绞痛时,可给予哌替啶或吗啡进行解痉止痛治疗。

5.血液透析治疗

对于因恶性肿瘤使用溶细胞药物治疗而产生的急性高尿酸血症或肾损伤引起的高尿酸血症,必要时可以考虑血液透析治疗。

(六)护理

1.护理评估

(1)疼痛评估:询问关节疼痛的部位、性质、间隔时间、持续时间、诱发与缓解疼痛的因素等。

(2)受累关节评估:评估患者关节周围组织红肿热痛的变化(皮肤颜色、肿胀程度、皮肤温度），以及受累关节有无功能障碍。

2.护理措施

（1）病情观察。

1）询问关节疼痛的部位、性质、间隔时间，夜间是否因剧痛而惊醒等。

2）观察受累关节周围组织红肿热痛的变化（皮肤颜色、肿胀程度、皮肤温度）以及关节是否存在功能障碍。

3）询问有无过度疲劳、受凉、潮湿、饮酒、饱餐、精神紧张、关节扭伤等诱发痛风急性发作的因素。

4）监测血、尿中尿酸值的变化，以及肾功能的变化。

5）询问患者有无排尿困难、血尿的表现。

6）有无腰部或上腹部疼痛。

（2）饮食指导。

1）给予患者低嘌呤、低脂肪、低蛋白饮食。

2）急性期每天大量饮水，便于尿酸排泄；进食碱性食物碱化尿液，促进尿酸排泄。

3）控制摄入热量的总数，同时控制糖类占总热量的60%以下，少食果糖，以免增加嘌呤核苷酸分解而加速尿酸生成。

4）严格戒烟禁酒，禁止暴饮暴食。

5）多食新鲜蔬菜、水果及富含维生素的食物。

6）血压高或水肿时应限制钠的摄入。

7）饮食宜清淡、易消化，忌辛辣、刺激性、酸性食物。

（3）用药护理：指导患者正确用药，观察药物疗效，及时处理不良反应，定期监测肾功能，不使用对肾脏有损害的药物。

1）秋水仙碱可以抑制炎症和止痛。该药多口服，但常有胃肠道反应，若患者开始服药即出现恶心、呕吐、水样腹泻等严重胃肠道反应，可采取静脉用药。静脉使用该药可产生严重的不良反应，如肝损害、骨髓抑制、弥散性血管内出血、肾损伤、癫痫样发作，甚至死亡，外漏可造成组织坏死，因此，应用时应慎重，必须严密观察用药情况，避免外漏，一旦出现不良反应及时停药。骨髓抑制、肝肾功能不全、白细胞减少、孕妇及哺乳期妇女、治疗无效者等禁用。

2）服用丙磺舒、磺吡酮、苯溴马隆等药物时患者可有皮疹、发热、胃肠道反应等不良反应。使用期间，嘱患者多饮水、口服碳酸氢钠等碱性药物。注意观察有无活动性消化性溃疡或消化道出血发生。

（4）疼痛的护理。

1）重视对患者的心理指导，指导患者学会并掌握缓解疼痛的方法如分散注意力、调节呼吸、听音乐、看电视等。

2）将患者安排在安静、舒适的病房中。

3）嘱患者卧床休息，适当抬高患肢，减少受累关节的负重。

4）尽量减少受累关节的活动直至缓解。

5）急性期不能对局部进行冷敷或热疗。

6)遵医嘱使用止痛药,并密切观察止痛效果及不良反应。

(七)健康教育

1.病情指导

指导患者自我观察关节疼痛的部位、性质、间隔时间,午夜是否因剧痛而惊醒,受累关节周围组织红肿热痛的变化,关节是否存在功能障碍等。定时复查尿常规、血常规、肾功能、肝功能、电解质等。指导患者如何辨别关键指标的异常,如有异常及时就诊。

2.自我管理

指导患者养成良好的饮食习惯,避免暴饮暴食,限制高嘌呤食物的摄入、戒烟酒,平时多饮水。指导患者正确用药,观察药物的不良反应以及处理方法,嘱患者避免使用肾毒性药物。

3.活动指导

运动是降低尿酸的重要措施,指导患者根据个人的体力和病情进行适量的运动。

(潘紫霄)

第六节　代谢性肾脏病护理

一、糖尿病肾病

糖尿病肾病(DN)是糖尿病代谢异常引发的肾小球硬化症,是糖尿病患者最主要的微血管病变之一,多见于糖尿病病史超过 10 年者,也是 1 型糖尿病患者的主要死亡原因。糖尿病肾病患者一旦发展为显性肾脏病,则会不断进展,最终成为终末期肾衰竭(ESRD)。在欧美国家,DN 是 ESRD 首要病因,在我国,DN 发病率呈上升趋势,是继肾小球疾病之后 ESRD 的第 2 位常见病因。

(一)病因与发病机制

DN 病因与发病机制十分复杂,有众多因素参与。它是起始于糖代谢障碍所致的血糖过高,在一定遗传背景及一些相关的获得性危险因子参与下,造成全身一些重要脏器的损害。

DN 的病因包括遗传因素、肾脏血流动力学异常[肾小球滤过率(GFR)上升及高滤过、高灌注]、血糖过高导致代谢改变、高血压、血管活性物质(如肾素—血管紧张素系统、内皮素、前列腺素、生长因子)代谢异常。

(二)临床表现

临床表现与分期见表 5-1。

表 5-1　DN 临床表现与分期

分期	临床特征	病理表现
Ⅰ期(肾小球高滤过)	尿蛋白阴性	肾小球肥大
Ⅱ期(一过性白蛋白尿期)	尿中白蛋白排泄<30mg/24h,大多数患者仍出现明显的 GFR 增高	GBM 增厚、系膜基质增多

续表

分期	临床特征	病理表现
Ⅲ期微量白蛋白尿期（早期糖尿病肾病期）	尿白蛋白排泄在 30～300mg/24h，患者 GFR 升高	GBM 增厚，系膜基质增多更明显
Ⅳ期显性 DN（临床糖尿病肾病期）	蛋白尿＞300mg/24h，可为肾病综合征，GFR 下降，血压升高，可出现水肿等首发症状	GBM 及系膜病变更加明显，可见典型结节性肾小球硬化
Ⅴ期终末期（ESRD 期）	GFR 严重下降＜15mL/（min·1.73m^2），血肌酐、尿素氮升高严重者会出现 ESRD 的全身症状	弥散性肾小球硬化

注 GBM 代表肾小球基底膜；GFR 代表肾小球滤过率。

（三）辅助检查

尿微量白蛋白检查是 DN 早期诊断的重要指标。1 型 DM 的患者起病 5 年后要进行微量白蛋白尿（MA）的筛查，如连续 3 次测定，其中两次阳性即可诊断 DN。尿 MA 筛查的方法有 3 种：①任意时间尿标本中白蛋白与肌酐比值的测定；②24 小时尿白蛋白定量测定；③留取一段时间内的尿液（4 小时或过夜），测定尿白蛋白排泄率。不同检查方法微量白蛋白尿的定义见表 5-2。

表 5-2 微量白蛋白尿的定义

微量白蛋白尿	临床蛋白尿
20～200μg/min（收集 4 小时尿）	＞200μg/min
30～300mg/g（点时间尿白蛋白/肌酐）	＞300mg/g
30～300mg/24h	＞300mg/24h

（四）诊断

患者有多年糖尿病病史，有微量白蛋白尿水平以上的蛋白尿，伴有高血压和糖尿病其他合并症（如糖尿病眼底损害），临床能除外其他肾脏病的患者即可诊断 DN。有以下情况推荐必须行肾活检以确诊：①肾炎性尿沉渣（畸形红细胞、多型性细胞管型）；②既往曾有非糖尿病的肾脏病史；③短期内蛋白尿明显增加；④24 小时蛋白尿＞5g；⑤有明显蛋白尿但无视网膜病变。

（五）治疗

DN 的基本治疗分为预防性治疗及 ESRD 时的肾脏替代诊疗（RRT）两部分。预防性治疗包括：一级预防、二级预防和三级预防。一级预防：防止正常无蛋白尿向微量白蛋白尿尿发展；二级预防：防止微量白蛋白尿发展至临床蛋白尿；三级预防：预防临床蛋白尿进展至 ESRD。临床上针对 DN 的治疗应该是综合性的治疗，包括控制血压、降脂治疗、饮食治疗、药物治疗、ESRD 时的 RRT 及肾或胰肾联合移植。

（六）护理

1.护理评估

(1)病史评估：询问患者有无糖尿病家族史，有无病毒感染等，有无烦渴、多食、多饮、多尿、腹胀、便秘、腹泻等症状;对糖尿病原有症状加重,伴食欲缺乏、恶心、呕吐、头痛、嗜睡、烦躁者,应警惕酮症酸中毒的发生;对病程长的患者应注意询问患者有无心悸、胸闷及心前区不适感,有无肢体发凉、麻木或疼痛和间歇性跛行,有无视物模糊,是否经常发生尿频、尿急、尿痛、尿失禁、尿潴留及外阴瘙痒等情况。了解疾病对患者生活的影响,了解患者的生活方式、饮食习惯、食量、妊娠次数等。

(2)身体评估:评估患者生命体征、精神和意识状态、营养状况等;评估患者皮肤黏膜有无破溃,肢体感觉有无异常等,有无颜面和下肢水肿等。

2.护理措施

(1)病情观察。

1)监测血糖变化,DN 患者糖代谢不稳定,易发生高血糖或低血糖。护士应督促患者注射胰岛素后按时进食,防止低血糖的发生。

2)监测血压变化,DN 患者的血压控制在 130/80mmHg 为宜,当血压＞145/95mmHg 时应遵医嘱及时给予降压治疗,但血压不能太低,以免造成肾脏血流灌注不足而加重肾损伤。

3)如有透析管,观察管路伤口处有无渗血及渗液。

4)观察患者有无尿量的改变,避免发生水潴留或水缺乏。

(2)饮食护理:DN 患者饮食热量应根据患者的活动量和理想体重来进行调整,各种营养成分的搭配比例合理。一般来说,碳水化合物供应量占总热量的 65％左右;脂肪约占总入量的 26％,应以植物油为主;蛋白质的供应量应根据患者肾功能及营养状况等而定,应以优质蛋白为主,建议肉类以鱼肉、鸡肉为主,还应重视植物蛋白的摄入。

(3)用药护理:观察各类降糖药的不良反应和注意事项,指导患者正确服用,避免低血糖的发生。

(4)预防糖尿病足:DN 患者发生糖尿病足明显高于未伴发肾脏病的糖尿病患者,是因为DN 患者常伴有末梢神经病变,下肢动脉供血不足,从而引起足部感觉异常、溃疡、肢端坏疽等病变,因此,DN 患者要注意足部保护。①定期检查患者足部,注意是否有包块、红斑及脚部感觉异常等症状。②经常观察患者足背动脉的搏动、皮肤的色泽及弹性,检查足部皮肤有无破损、水疱。③指导患者趾甲不宜过短,以免损伤甲沟引起感染,每天晚上用温水洗脚,不穿太紧的鞋,鞋的透气性要好,一旦出现足部病变应及早治疗。

(5)预防感染:DN 患者由于高血糖和低免疫力等原因,极易并发泌尿系统和皮肤感染,因此,应加强患者的卫生管理,养成良好的卫生习惯。

1)预防皮肤感染:DN 患者因长期低蛋白血症极易发生水肿,加之由本身血管病变引起营养不良,容易导致患者皮肤受损,甚至发生压疮。因此,严重水肿患者需严格卧床休息并抬高患肢,在卧床期间应每 2 小时更换体位 1 次,避免同一部位长期受压;保持床单位的清洁平整,嘱患者穿宽松舒适的衣物及鞋袜;剪短指甲,避免抓挠皮肤,造成皮肤破损。

2)预防泌尿系统感染:注意个人卫生,勤换内衣。内衣裤应采用中性肥皂洗涤,并在太阳下暴晒,杀死病原菌,这样可有效防止泌尿系统感染的发生。

（七）健康教育

1.血糖管理

出院后必须长期坚持血糖的监测与控制,这样才能延缓疾病的进展。指南推荐患者糖化血红蛋白<7%。患者须坚持降糖药物及胰岛素治疗,使用胰岛素治疗时指导患者轮换注射部位,及时更换针头,预防皮肤硬结、瘢痕形成;随身携带糖块或巧克力等食物,以预防低血糖发作。

2.用药指导

遵医嘱按时服用药物,嘱患者不得随意增减药物或停用,嘱患者慎用或禁用肾毒性药物。

3.饮食指导

合理饮食,向患者讲解合理摄入蛋白质、脂肪、碳水化合物等营养物质的重要性,指导患者严格遵从糖尿病肾病的饮食原则,教会患者选择适合自己病情的食物。

4.活动指导

生活规律、戒烟酒,嘱患者运动不宜在空腹时进行,防止低血糖发生,身体不适时应立即停止活动,不可过于劳累,运动时随身携带糖尿病卡,卡上写有本人的姓名、年龄、家庭住址、电话号码和病情以备急需。

5.随访

嘱患者定期门诊随访,了解患者出院后用药、饮食等方面依从性,询问患者有无不适,对于依从性差的患者了解其原因并给予相应的健康指导。指导患者随身携带记录简要病情信息的医疗卡,以应付突发状况。

二、尿酸肾病

尿酸是人类嘌呤化合物分解和代谢的最终产物,其稳态取决于产生和排泄是否平衡,若尿酸合成过多或排泄障碍均可引起高尿酸血症,当高尿酸血症出现时,尿酸沉积于肾脏所产生的病变即为尿酸肾病。随着生活水平的改善,人们饮食结构也在发生着变化,高蛋白和高嘌呤食物的不断摄入,使得高尿酸血症的发生率持续增加。人体每天生成及排泄的尿酸有 $600\sim700mg$,其中 2/3 通过肾脏排泄。血尿酸的正常范围为:男性 $180\sim420\mu mol/L$,女性 $120\sim360\mu mol/L$。尿酸性肾病主要分为 3 类:急性高尿酸肾病、慢性高尿酸肾病和尿酸性肾结石。

（一）病因及流行病学

高尿酸血症常常伴随着肾脏疾病,现在已成为发病的独立危险因素。西方国家的发病率平均为 15% 左右,我国发病率约为 10%,且近年发病率有增高的趋势。

（二）病理

1.急性高尿酸肾病

集合管和输尿管可见大量尿酸盐结晶沉积,管腔堵塞、梗阻,无间质纤维化和痛风结节。

2.慢性高尿酸肾病

肾间质内尿酸钠结晶沉积,结晶周围有巨噬细胞包绕。

3.尿酸性肾结石

尿酸在集合管析出,形成结石。尿酸结石显微镜下成针状或六角形橘红色结晶。

（三）临床表现

1.急性高尿酸肾病

在短时间内生成大量尿酸,远远超出原尿中滤过的正常水平,导致尿酸结晶大量析出,阻塞肾小管,引起急性少尿型肾损伤,几乎全部见于恶性肿瘤患者化疗的 1～2 天。常见的临床症状有恶心、呕吐、嗜睡、抽搐等。若输尿管有大量的尿酸盐结晶,会引起腹痛、腰痛、少尿或无尿,继之出现水肿和心力衰竭症状。部分典型的患者还会伴有溶瘤综合征:乳酸酸中毒、高磷血症、氮质血症、高尿酸血症、高钾血症。

2.慢性高尿酸肾病

通常表现为慢性肾衰竭,合并痛风和尿酸结石,高血压常见。体检可发现痛风石和痛风的关节损害。

3.尿酸性肾结石

可有血尿,结石大者可引起肾绞痛及肉眼血尿。大的结石可致尿路梗阻、尿液不畅、尿路感染。

（四）诊断

(1)男性患者有小至中等量的蛋白尿伴镜下血尿或肉眼血尿、高血压、水肿、低比重尿伴发关节炎症状。

(2)尿液 pH<6.0,血尿酸>390μmol/L,尿酸排出量>4.17mmol/L。

(3)肾脏病和关节炎并存或肾脏病前后出现关节炎者;肾活检为肾间质—肾小管病变,在肾小管内找到尿酸盐结晶可确诊。

(4)患者有反复的痛风发作,病理可见肾小管间质受损,体检时可发现痛风石和痛风的关节损害等。痛风患者如出现一侧腰疼痛或血尿时应高度警惕尿酸结石。

（五）治疗

尿酸肾病防治的重要措施是控制高尿酸血症。值得特别强调的是,尿酸性肾病的非药物治疗,包括生活方式的改变和饮食控制,是长期治疗的基础和重要环节。

1.急性高尿酸肾病

主要以预防为主,发病后若及时治疗,预后较好。口服药物首选别嘌呤醇;机体充分水化,心肾功能正常的患者每天需要补液 4000～5000mL;碱化尿液,以防止尿酸结晶形成;另外,必要时还可进行血液透析治疗。

2.慢性高尿酸肾病

主要是降尿酸治疗,慢性肾脏病合并高尿酸血症和痛风时,按痛风原则进行治疗。对于无症状的高尿酸血症,是否需要治疗,血尿酸应控制在什么范围,尚无统一的意见。

3.尿酸性肾结石

减少尿酸生成,同时提高尿中尿酸的溶解度,预防新结石形成,促进已形成结石排出。

（六）护理

1.护理诊断

(1)舒适的改变:腰部和痛风性关节疼痛与尿酸结晶、沉积在体内引起结石、炎性反应有关。

(2)焦虑:与疾病反复发作有关。

(3)疾病相关知识缺乏:与不当的生活方式有关。

2.护理措施

(1)舒适的改变。

1)休息与活动:痛风发作急性期应绝对卧床休息,抬高受累关节处肢体,避免患处受压及活动,以减轻疼痛。

2)饮食护理。①患者应长期限制食物嘌呤摄入量,禁食高嘌呤食物,如动物内脏、啤酒、浓肉汁、肉汤、蘑菇、干贝等,避免进食过多肉食。急性期应进食低嘌呤食物,每天摄取量应小于150mg,可选用的食物有精白米、玉米、馒头、茄子、萝卜、各种鲜奶等。缓解期可适当增加嘌呤摄入量。同时不食辛辣刺激食物。②多饮水:每天饮水 2000～4000mL,使尿量维持在2000mL 以上,以防止尿酸盐结晶形成及沉积。③控制总热量和蛋白质摄入量,蛋白质含量不超过 1.0g/(kg·d)。④鼓励多进食碱性食品,如新鲜蔬菜、水果和其他富含维生素的食物。⑤避免饮酒。

3)疼痛的护理:尿酸盐结晶、沉积于关节腔,常引起受累关节红肿、针刺样疼痛,结石发作时若疼痛难忍,可遵医嘱给予止痛药,并注意观察用药效果。可对受累关节予以冰六合丹或33%硫酸镁外敷,还可配合远红外线局部照射;对腕部、肘部关节受累可用夹板固定减少活动,以减轻疼痛。同时要注意患处皮肤有无破溃,保持皮肤清洁,以防发生感染。

4)用药护理:指导患者遵医嘱按疗程服药,注意观察药物疗效,及时处理不良反应。①秋水仙碱不良反应较大,常见不良反应有恶心、呕吐、腹泻等消化道症状和肝细胞损害、骨髓抑制、呼吸抑制等,如出现不良反应应及时停药。若静脉输入药物,应避免外漏,以免造成皮下组织坏死。②使用丙磺舒、磺吡酮、苯溴马隆者可出现胃肠道刺激症状、皮疹、发热、急性痛风发作等不良反应,使用时,要嘱患者多饮水,并服用碱性药物碱化尿液。③使用别嘌呤醇者除有胃肠道刺激症状、皮疹、发热、反应外,还有肝损害、骨髓抑制等,在肾功能异常患者,宜减量使用。④使用碳酸氢钠等碱化尿液的药物时,要注意观察 pH 的变化,以防形成磷酸盐结石和碳酸盐结石。⑤高尿酸血症患者还应避免使用呋塞米、噻嗪类利尿剂、依他尼酸等。

(2)焦虑:患者常由于疼痛影响进食及睡眠,又由于痛风反复发作常导致关节畸形、运动障碍、肾功能不全、经济负担加重等情况,患者常有悲观、焦虑、抑郁等不良情绪,护士应适时给予心理支持,向患者及其家属讲解疾病相关知识,讲解科学饮食的重要性及自我保健、自我照顾的措施,鼓励患者积极乐观应对疾病,取得家属积极支持,以达到积极治疗、防范复发的目的。

(3)疾病相关知识缺乏:加强个体化患者教育,适当调整生活方式,改变不良生活习惯,生活要有规律,生活中要尽量避免急性痛风关节炎发作的因素,如避免过度劳累、关节损伤、湿冷刺激、着鞋号码不合适、走路过多、紧张等,同时,应积极治疗其他相关疾病,如高脂血症、高血压、冠心病及糖尿病,防止肥胖等。

三、肾淀粉样变

淀粉样变是由不同病因所致的血浆中正常的可溶性蛋白以不可溶纤维形式在细胞外沉积

引起器官功能障碍的疾病。肾淀粉样变是指淀粉样物质在肾脏沉积导致的肾损害。临床可分为获得性和遗传性,常见的获得性有原发性淀粉样变性、继发性淀粉样变性和透析相关性淀粉样变性。

(一)病因及流行病学

迄今为止已发现20余种可导致淀粉样变性的蛋白。淀粉样变纤维的结构组成有两部分:一部分为各类淀粉样变纤维的共有部分,包括血清淀粉样 P 物质(SAP)、胺聚糖等,另一部分为可导致淀粉样变性的前体蛋白,如免疫球蛋白轻链 N 端片段(AL 蛋白)。本病多见于 50 岁以上人群,国外报道的住院患者发病率为 0.09% 左右,国内曾有报道在肾活检患者中发病率为 0.16%。本病预后不佳,3 年存活率为 40%,心、肾衰竭为主要死因。

(二)病理

淀粉样蛋白在肾脏各个部位均有沉积,最常见的部位是肾小球。

1.大体形态

早期肾脏体积增大,外观苍白、肿胀,表面呈颗粒状。

2.光镜

肾小球基膜增厚,血管腔闭塞,整个肾小球形成无结构的淀粉样蛋白团块,刚果红染色呈砖红色,硫酸钠爱先蓝染色呈绿色。小动脉壁多有淀粉样物质沉积。

3.免疫荧光

抗 AA、抗 κ 或 λ、抗 β_2-微球蛋白血清与其相应的淀粉样蛋白反应可呈阳性,具有鉴别淀粉样蛋白类型的意义。

4.电镜

肾小球系膜区、肾小球基膜、小血管壁和肾间质可见直径为 8～10nm 的细纤维丝、无分支、呈紊乱无规则排列的淀粉样蛋白。

(三)临床表现

1.蛋白尿

是肾淀粉样变最常见的临床表现,尿蛋白量从少量到大量不等。低蛋白血症和水肿往往很严重,且对利尿剂反应差,特别是在 AL 型淀粉样变中。当淀粉样变沉积局限于肾小管间质或者血管时,尿蛋白量较少,肾小球滤过率(GFR)降低则是主要的临床表现,而当血管受累时,多伴有高血压。

2.肾外表现

取决于淀粉样物质沉积的部位:心脏受累可致心脏增大、心律失常和心力衰竭;胃肠道受累可出现便秘、腹泻、吸收不良、巨舌、肝脾大;皮肤受累则出现瘀点、瘀斑、色素沉着及皮肤增厚等表现;侵及神经系统可致感觉异常、肌力减退、腕管综合征等。长期血液透析患者血 β_2-微球蛋白异常增高,与此类患者的骨、关节并发症密切相关,可表现为淀粉样关节炎、病理性骨折。

(四)诊断要点

肾脏病理学检查是诊断的可靠手段,阳性率可达 85% 以上,但有出血的危险。有高度水肿或腹水的患者不宜行肾活检,可考虑行直肠、牙龈、舌、口腔黏膜等活检。腹部脂肪抽吸行刚果红染色。

临床上出现以下表现的患者需要考虑肾淀粉样变的可能：①中老年尤其是男性患者出现原因不明的肾病综合征；②有明确类风湿关节炎或慢性感染性疾病，出现蛋白尿；③多发性骨髓瘤患者出现大量蛋白尿；④长期透析患者出现腕管综合征或溶骨损害。

（五）治疗

1.抑制前体蛋白形成

是目前治疗 AL 型淀粉样变的主要方法。常用的化疗药物有美法仑、泼尼松、秋水仙碱。但仍应根据患者的病情选择合适的治疗方案。

2.抑制原始纤维的形成及聚集

目前已有应用蛋白聚糖（GAGs）的结合物 eprodisate 用于 AA 型肾淀粉样变病患者的RCT 报道，发现其可延缓病情恶化。

3.淀粉样物质沉积附加成分的治疗

通过抑制葡萄球菌蛋白 A 免疫吸附（SPA）与淀粉样纤维结合，促进淀粉样物质清除。CPH-PPC 是一种可抑制淀粉样纤维与 SPA 结合的药物，可在用药数小时内使循环中 SPA 被清除。

4.肾脏替代治疗

尿毒症阶段时，可考虑行透析疗法。肾移植效果不好，多不主张。

（六）护理

1.护理诊断

(1)体液过多：与低蛋白血症所致的血浆胶体渗透压下降等有关。

(2)有感染的危险：与皮肤水肿、使用激素等因素有关。

(3)营养失调：低于机体需要量：与大量蛋白丢失、摄入减少及吸收障碍有关。

(4)情绪焦虑：与身体病痛及疾病预后不良有关。

2.护理措施

(1)体液过多。

1)全身水肿应卧床休息，卧床期间注意肢体适度活动与被动运动，防止血栓形成；水肿消退后，可适当进行力所能及的活动，避免过劳。

2)皮肤护理：保持皮肤清洁干燥，加强其营养和休息，注意防寒保暖。

3)饮食护理。①饮食宜清淡，给予低盐、低脂、高热量、高维生素、适量优质蛋白的食物，避免食用富含饱和脂肪酸的动物脂肪，增加可溶性纤维的食物。注意维生素及微量元素钙等的补充。②水肿患者注意限制水、钠的摄入，每天饮水量遵循"量出为入"的原则，即每天饮水量以前一天尿量加 500mL 作为当天进水量。③三餐合理利用食材，科学烹饪，食物做到色香味美，可以满足并尽量保持患者良好的食欲。④戒烟、戒酒，避免进食辛辣刺激食物。⑤营养的检测：定期测量血清白蛋白、血红蛋白等指标，评估机体的营养状况。定期门诊评估饮食结构是否合理、热量是否充足。

(2)有感染的危险。

1)保持环境清洁：避免受凉；保持病房整洁，减少探访人员，居家患者避免到人多密集的公共场所,避免发生呼吸道交叉感染。

2)预防感染:指导并协助患者做好身体卫生,养成良好的卫生习惯,勤换洗衣物,保持皮肤、口腔、会阴的清洁;注意食品卫生;避免感染发生。

3)尤其注意避免接触易致过敏的物质。

4)注意观察病情,监测生命体征,有异常及时处理。

(3)情绪焦虑。

1)来自家庭的支持与关怀,能有效地减少患者的焦虑情绪,促进情绪稳定。

2)教会患者自我放松的方法,鼓励患者说出自身感受,并适时给予关心、理解及引导。

3)帮助其乐观、积极地面对生活、面对疾病,积极鼓励患者培养兴趣爱好,可转移或减轻患者的不良情绪。

4)坚持规律治疗,积极控制症状,尽可能提高各项生化指标达标率,尽可能提高个人生活质量。

5)注意观察患者精神状态,做好安全防范。

四、脂蛋白肾病

脂蛋白肾病(LPG)是近年来被认识的一种肾小球疾病,1989被正式命名并获得公认。该病的临床表现类似于Ⅲ型高脂蛋白血症,且伴有血浆脂蛋白E(ApoE)显著升高和肾小球内大量脂蛋白“栓子”的形成。本病为慢性进展性疾病,可走向终末期肾衰竭。

(一)病因及流行病学

该病病因尚不明确,目前学者们普遍认为与脂蛋白的代谢紊乱有关,主要包括血浆载脂蛋白E的代谢异常和基因变异。血浆载脂蛋白E对机体的脂类代谢影响很大,在肝脏等组织摄取高密度脂蛋白(HDL)、极低密度脂蛋白(VLDL)、乳糜微粒(CM)残粒时起着重要作用。该病患者中存在ApoE异构体,使其清除减少,而在肾脏局部沉积。发病年龄为4~69岁不等,男女发病比例为2∶1,大多数患者为散发性,个别表现为家族性发病。

(二)病理

1.光镜

肾小球体积明显增大,毛细血管袢高度扩张,袢腔内充满淡染的、无定形的、不嗜银的“栓子”(脂蛋白“栓子”),为层状、网眼样或“指纹状”外观。肾小球可见系膜区增宽,基质增多,呈现分叶状改变。晚期肾小球则呈现局灶节段或球性硬化。系膜细胞及基质呈轻重不同的节段性增生。

2.电镜

肾小球毛细血管袢腔内充满低密度的嗜锇样物质(脂蛋白“栓子”),排列成“指纹状”,内含有许多大小不等的颗粒和空泡,红细胞和内皮细胞被挤压至毛细血管袢边。

3.免疫荧光

油红O染色阳性和苏丹Ⅲ阴性证实袢腔内为脂蛋白“栓子”,特殊免疫荧光染色可发现栓子内有ApoB、ApoE和ApoA沉积。

(三)临床表现

脂蛋白肾病病变主要累及肾脏,以肾小球受损为主。其临床表现如下。

1.蛋白尿和血尿

蛋白尿以中度和重度为主,常常表现为肾病综合征,部分患者可有镜下血尿。

2.血脂蛋白异常

特征性的指标是血清 ApoE 水平显著升高;大多数患者还伴有血三酰甘油升高。

3.肾脏体积增大

肾脏体积增大,肾功能进行性减退。

4.高血压

以轻度和中度高血压为主。

5.贫血

可存在不同程度的贫血。

(四)诊断

1.生化检查

血清 ApoE 异常升高,可高于正常人的 2 倍以上。

2.肾活检

肾小球毛细血管祥内大量脂蛋白"栓子"形成。

(五)治疗

目前为止,该病无可靠的治疗方案。近年来取得较好治疗效果的方法有降脂和免疫吸附治疗。

1.降脂治疗

使用降脂药可以减少尿蛋白,减轻高脂血症,且有逆转肾小球病理变化的可能。主要药物有苯扎贝特、非诺贝特、戊四烟酯、普罗布考、二十碳五烯酸乙酯。

2.免疫吸附治疗

主要包括葡萄球菌蛋白 A 免疫吸附(SPA)和全血脂蛋白直接吸附(DALI)。SPA 首次使用是在 2000 年,患者使用后 ApoE 水平、尿蛋白等明显下降,肾小球内脂蛋白"栓子"明显减少或消失。该治疗对保护肾功能、延缓病情进展、改善预后起着积极的作用。DALI 是一种血脂净化技术,可以通过化学作用直接清除血中的脂蛋白,使局部脂蛋白沉积减少。

尽管如此,脂蛋白肾病治疗仍仅限于个案报道,均缺乏有力的数据支持。脂蛋白肾病致终末期肾脏疾病肾移植也偶有报道,但移植后脂蛋白肾病均复发。

(六)护理

1.护理诊断

(1)营养失调:低于机体需要量与长期蛋白尿致蛋白丢失过多和贫血有关。

(2)活动无耐力:与贫血导致的机体组织缺氧有关。

(3)有感染的危险:与蛋白丢失所致的机体营养不良有关。

2.护理措施

(1)营养失调:低于机体需要量。

1)饮食护理:给予足够热量、低盐、优质适量蛋白饮食,适当补充维生素和微量元素。

2)禁食动物脂肪:日常建议使用油菜籽油进行实物烹调,每天摄入总量小于 20mL。

3)营养监测:记录进食情况,评估饮食结构是否合理,热量是否充足。定期测量血脂、血浆白蛋白、血红蛋白等指标,评估机体的营养状态。

(2)活动无耐力。

1)休息与活动:评估患者活动耐力,根据基础疾病和贫血程度指导其合理休息与活动。轻度贫血无须太多限制,避免过度劳累即可;中度贫血要增加卧床休息时间,可适当活动,以不劳累为度;重度贫血要卧床休息。

2)吸氧:严重贫血者遵医嘱给予鼻塞吸氧,并做好吸氧护理。

(3)有感染的危险。

1)保持环境清洁,温湿度适宜,定期开窗通风和空气消毒。

2)保持皮肤和黏膜的清洁,防止感染。注意保暖、防止受凉。

3)定时监测生命体征,观察患者有无感染征象。

4)加强营养,增强机体抵抗力。

五、代谢综合征性肾损害

代谢综合征(MS)是由遗传基因(胰岛素、胰岛素受体及受体后胰岛素信号传递途径中物质基因突变)和环境不利因素(体力活动减少、营养过度等)综合作用导致机体出现胰岛素抵抗(IR)而诱发。代谢综合征与肾脏疾病的关系密切,微量白蛋白尿(MA)是肾脏受损的早期标志物之一。

(一)病因及流行病学

由于代谢综合征患者具有高血压、高血糖、高脂血症、肥胖等多种代谢紊乱,几项大型流行病学研究显示,这些因素单独或合并存在时均可引起肾损害,甚至肾衰竭,因此对代谢综合征与肾脏疾病的关系更加值得关注。代谢综合征性肾损害发病率日益增加,有研究表明,代谢综合征患者中 MA 的发生率为 22.2%(男性)、26.9%(女性),并且随着代谢综合征患者人数的增加,MA 的发生率可增高至 36%。来自第三次美国国家营养健康调查报告的多因素分析显示,代谢综合征显著增加慢性肾脏病(CKD)和微量白蛋白尿(MA)的危险性(经过调整的相对危险比分别为 2.6 和 1.9);并且随着代谢综合征组分数目的增加,CKD 和 MA 的危险性也相应增加(含有 3、4、5 个组分时,则 CKD 的多变量调整相对危险比分别为 3.38、4.23、5.85;MA 的多变量调整相对危险比分别为 1.62、2.45、3.19)。最近一项流行病学研究表明,代谢综合征患者发生 MA 和 CKD 的危险性分别增加 5.85 倍和 3.1 倍。

(二)病理

早期肾脏病理改变为肾小球体积增大、系膜细胞增生、鲍曼囊腔扩大及肾小球转化生长因子-β表达增加。代谢综合征可致肾小球高灌注、高滤过状态,从而使肾小球肥大增生,如不给予相应的治疗及干预则可引起肾脏组织结构重塑,最终导致肾脏纤维化及肾功能的进行性丧失。

1.肥胖相关性肾病

肾脏病理在光镜下表现为两种形态,单纯性肾小球肥大者称为"肥胖相关性肾小球肥大症"（OB-GM）；肾小球肥大及局灶节段性肾小球硬化者，称为"肥胖相关性局灶节段性肾小球硬化症"（OB-FSGS），还有一部分表现为类糖尿病样改变，如轻度、灶性系膜硬化或轻度系膜增生等。

2.胰岛素抵抗引起的肾损害

病理改变是肾小球毛细血管基膜的增厚，系膜基质增多和肾小球的硬化，典型表现为结节性肾小球硬化和弥漫型肾小球硬化。

3.高脂血症和肾损害

表现为肾小球脂质的沉积、肾小球硬化和上皮细胞的损伤、系膜细胞增多和细胞外基质的聚集及肾脏间质的损伤。

4.高血压肾损害

病理改变主要表现为良性肾血管硬化。表现为动脉玻璃样变和动脉肌内膜增厚、管壁和管腔比值增加、顺应性下降、管腔狭窄，引起某些肾单位的缺血性皱缩至硬化、肾单位功能低下、肾小管萎缩及肾间质纤维化、肾小管功能受损。

5.代谢综合征与尿酸相关性肾损害

尿酸生成增多，尿酸盐析出结晶，沉积于肾小管及间质。

6.慢性炎症反应所致的肾损害

肾小球肥大，高灌注、高滤过、动脉壁炎症，动脉粥样硬化形成，最终导致肾损害。

（三）临床表现

代谢综合征由于其包含的多因素，所导致肾损害的机制可能是相互联系的，肾损害的临床表现也是多种多样的。

1.中心性肥胖导致的肾损害

体重指数（BMI）是诊断肥胖的标准。既往对亚洲人群的肥胖定义为 BMI 在 23.0～24.9 为超重，BMI≥25 为肥胖，目前，我国最新研究资料表明 BMI≥28 为肥胖。肥胖是代谢综合征的核心组成成分，可直接导致肾损害，即肥胖相关性肾病（ORG）。ORG 临床起病隐匿，发病年龄较晚，常出现蛋白尿，多为中等量蛋白尿，也可出现肾病范围的蛋白尿，但一般无低蛋白血症。与原发性局灶节段性肾小球硬化（FSGS）相比，较少出现大量蛋白尿和肾病综合征，血浆白蛋白较高，血浆胆固醇较低，水肿的发生较少。部分患者有镜下血尿，可合并高血压、高尿酸、高脂血症及胰岛素抵抗。OB-GM 患者肾小球滤过率（GFR）常增高或正常，OB-FSGS 患者 GFR 常随肾脏病理改变加重而下降，但肾功能损害进展相对缓慢。以往认为 ORG 预后好，较少进展为终末期肾脏疾病（ESRD），但此后有研究显示 OB-FSGS 的 5 年肾存活率为 77％，10 年肾存活率为 51％。ORG 的具体机制尚不明确。总的来说，肥胖可能通过肾脏血流动力学改变、系膜细胞增生和肥大、脂质的沉积及高瘦素血症等机制加重肾损害。

2.胰岛素抵抗引起的肾损害

临床可表现为蛋白尿、高血压，也可为肾病综合征。

3.高脂血症和肾损害

血脂升高，血、尿 β_2-微球蛋白升高，尿白蛋白排泄率（UAER）增加。

4.高血压肾损害

高血压是肾损害的重要独立危险因素,增加肾脏疾病的发病率及肾衰竭的发生率和致死率。临床上病情进展缓慢,患者常首先出现夜尿多、尿比重低及尿渗透压低等远端肾小管浓缩功能障碍表现,尿改变轻微(轻度蛋白尿、少量镜下血尿及管型尿),而后才逐渐出现肾小球功能损害。

5.尿酸相关性肾损害引起的高尿酸性肾病

表现为间质性肾炎、肾小管功能受损、慢性痛风性肾病及肾脏尿酸结石。

6.慢性炎症反应所致的肾损害

血中炎症标志物升高,如C反应蛋白(CRP)、细胞因子白细胞介素-6(IL-6)、肿瘤坏死因子-α(TNF-α)、瘦素、转化生长因子-β(TGF-β)等。

(四)诊断要点

国际糖尿病联盟(IDF)对代谢综合征的诊断标准:中心性肥胖(定义为欧洲人腰围男性＞94cm,女性＞80cm,中国人、日本人及南亚人有其种族特有的腰围标准),并有以下诸项中的2项。

(1)三酰甘油升高,至少1.7mmol/L(1500mg/L);高密度脂蛋白胆固醇降低[男性＜0.9mmol/L(400mg/L),女性＜1.1mmol/L(500mg/L)]。

(2)血压升高,高于130/85mmHg。

(3)空腹高血糖,定义为血糖＞7mmol/L(1260mg/L)或过去诊断过糖尿病或糖耐量受损。以上这些因素单独或合并存在时均可引起肾损害,甚至肾衰竭,因此对代谢综合征与肾脏疾病的关系更加值得关注。

(五)治疗

由于肾脏的代偿功能强大,代谢综合征引起的肾损害可能是隐匿性的和慢性迁延性的,临床应予以高度重视。对MS各危险因素及时进行综合干预,监测肾损害的早期指标,可有效减轻及延缓肾损害的发生及发展。

1.首选基础治疗

改变不良生活方式及饮食结构,控制饮食、加强运动、控制体重,可改善胰岛素抵抗,降低蛋白尿,最终达到预防及改善糖尿病和心血管疾病的目标。合理的饮食能显著降低肾小球的高压力、高滤过状态及减轻肾小球肥大。研究显示通过控制饮食能减少代谢综合征的流行程度,改善内皮细胞功能,改善血浆三酰甘油、血糖、血压水平。通过改变生活方式逆转体内胰岛素抵抗状态,积极控制血糖、血压、调节脂代谢紊乱,改善机体代谢紊乱对肾脏也具有积极的保护作用。

2.综合性治疗

(1)控制体重,强调饮食和运动,必要时辅以减肥药物如奥利司他及盐酸西布曲明等。有研究发现,通过减轻体重可以减缓高血压,减少MA,减轻肾脏高灌注、高滤过状态。

(2)控制血脂,主要降低三酰甘油(TG)和低密度脂蛋白胆固醇(LDL-C)水平及升高高密度脂蛋白胆固醇(HDL-C)的水平,可选用他汀类或贝特类药物治疗,力争使各项血脂指标趋于正常水平。研究表明积极的降脂治疗可以改善肾小球滤过、减少蛋白尿的排出,并可抑制慢性免疫炎症反应。

（3）控制血压，首选血管紧张素转化酶抑制剂（ACEI）及血管紧张素Ⅱ受体阻滞剂（ARB），必要时联合钙通道阻滞剂、受体阻滞剂等其他降压药治疗，目标血压应控制在 140/90mmHg 以下。糖尿病患者目标血压降至 130/80mmHg，若患者尿蛋白大于 1g/24h 时则需降低至 125/75mmHg。ACEI 和 ARB 类药物尚有对肾脏直接的保护作用。

（4）调节糖代谢异常降低胰岛素抵抗是治疗代谢综合征的中心环节，目前常用药物有 ACEI/ARB、过氧化物酶体增殖物激活受体（PPARγ）激动剂、二甲双胍类降糖药等。

（5）抗炎及抗氧化应激治疗及上调 AMPK 和丙二酰辅助 A（CoA）的表达也可能是有效的干预手段。

（六）护理

1.护理诊断

（1）营养失调：高于机体需要量：与机体代谢紊乱有关。

（2）舒适的改变：与疾病导致的头晕、头痛等身体不适有关。

（3）知识缺乏：缺乏疾病相关知识。

（4）营养失调：低于机体需要量，与不良生活习惯及饮食结构有关。

2.护理措施

（1）营养失调。

1）饮食护理。①评估患者体重增加的原因、时间，每天进食次数和量、进食习惯及饮食结构等情况。②制订减肥计划和目标：应向患者及其家属介绍饮食治疗的目的和重要性，鼓励患者树立减肥的信心，帮助患者制订科学可行的减肥计划，包括运动、饮食计划，降低体重最适宜的目标为 1 年内降低体重的 7%～10%，持续体重减轻直至体重指数（BMI）＜25kg/m²；以获得理想体重。单纯吸脂术也能达到改善腹型肥胖的目的，但并不能改善胰岛素抵抗和心血管危险因素，并有增加感染及心血管事件的风险，故不提倡。③调整饮食结构、改变不良饮食习惯：帮助患者制订饮食方案，进食低盐、低胆固醇、适量优质高蛋白饮食，减少单糖摄入，增加蔬菜、水果、粗粮及高纤维素食物。根据 24 小时尿蛋白丢失情况，酌情给予高生物效价优质蛋白（牛奶、瘦肉、鸡蛋等）饮食 0.6～1.0g/（kg·d），当 GFR 下降时，应严格限制蛋白质的摄入，并适当配合必需氨基酸治疗；同时限制脂肪摄入，脂肪的摄入应以富含多聚不饱和脂肪酸的食物为主，如橄榄油、菜籽油等植物油脂，避免进食动物内脏、动物油脂等；低蛋白饮食的患者需要注意摄入足够的糖类，以免引起负氮平衡，但同时又应控制热量的摄入，以维持血糖正常或接近正常水平，避免进食巧克力、油炸食品等高热量食物，避免睡前进食；还应注意补充钙等微量元素的摄入。④要注意避免过度饮食限制致机体发生低血糖、头晕、眩晕、胸闷、恶心、丧失肌肉控制能力、内分泌失调等不良反应。合理的饮食计划既要达到减轻体重，减少蛋白尿的目的，也要保证机体每天营养需要。⑤病情观察：每天加强对体重的监测，定期评估营养状况，根据结果及时修订及改进饮食计划，以取得患者积极配合并自觉落实。

2）用药护理：遵医嘱用药，对使用减肥药物的患者，用药前应做好知识宣教，用药后加强观察，出现不适反应时及时请示医生进行处理。糖尿病、高血压、高血脂患者应指导患者及其家属掌握所服用降糖、降压、降脂药物的作用及不良反应、注意事项，同时加强实验室检查，注意检测血糖、血压、血脂、血尿酸、尿常规动态变化及有无身体不适等状况。出院后按要求定期门诊复诊。

（2）舒适的改变。

1）患者血压高或水肿明显时，应注意卧床休息，妥善给予生活护理，解决生活所需，加强对跌倒、压疮等不良事件的防范。

2）病情观察：加强生命体征的观察，特别加强对血压、血糖、血脂水平的观察，及时评估患者不适症状、体征、持续时间等，及时请示医生进行处理，并做好相关记录。

3）及时正确按医嘱用药，加强用药后病情观察及记录，注意防范直立性低血压、低血糖等不良事件的发生。

4）定期加强实验室检查，监测尿常规、24小时尿蛋白检测、血糖、血脂、血尿酸等结果。

（3）疾病相关知识缺乏。

1）评估患者现状，对患者进行个体化疾病相关知识宣教，说明减轻体重对肾脏保护的重要性和必要性，使患者树立减肥的信心和恒心，鼓励患者家属也积极参与和指导患者的减肥计划。

2）对患者及其家属加强营养、饮食等知识宣教，嘱其规律生活，适度运动，以逆转体内胰岛素抵抗状态，积极控制血糖、血压，调节脂代谢紊乱，改善机体代谢紊乱有利于对肾脏的保护作用。

3）合理增加运动量，根据患者的年龄、身体状况及病情状况制订合理可行的运动计划。

4）增加体力活动应以实用、规律、适度为原则，推荐标准方案为每周至少5天，每天至少30分钟中等强度运动（如快走）。

5）患者健康教育应多方式、系统化进行。

6）指导患者加强对疾病的自我监测，如每天体重监测、血压监测、小便量及外观观察等；并定期门诊随访进行相关血液生化指标、肾损害早期指标的监测等以减轻和延缓肾脏病变的发生及发展。

（潘紫霄）

第七节　免疫性肾脏病护理

一、系统性红斑狼疮性肾炎

系统性红斑狼疮（SLE）是一种多因素参与的（遗传、性激素、环境、感染、药物、食物等）系统性自身免疫性疾病。患者突出表现有多种自身抗体并通过免疫复合物等途径造成全身多系统受累。狼疮性肾炎（LN），是SLE严重的并发症，多发病于育龄女性。约50%以上的SLE患者临床上有肾脏受累。LN既可与SLE的其他临床表现同时出现，少数情况下也可首先单独累及肾脏。

（一）病因与发病机制

SLE的发生大多是由于遗传因素与环境因素相互作用，使患者免疫反应异常导致的。大量自身抗体的产生是 SLE 的特征，LN 患者血清中与核小体结合的免疫球蛋白具有抗 ds-DNA 抗体的活性。

LN 的病理分型可以分为 6 个类型，见表 5-3。

表 5-3　LN 病理分型及临床表现

类型	病理改变	肾脏表现
Ⅰ型	轻微系膜性 LN	可见单纯血尿和(或)血尿合并蛋白尿
Ⅱ型	系膜增殖性 LN	常见蛋白尿和(或)血尿，少数有肾病综合征
Ⅲ型	局灶性 LN	常见蛋白尿和(或)血尿，少数人有肾病综合征和(或)肾功能减退
Ⅳ型	弥漫节段性(Ⅳ-S)或弥散性球性(Ⅳ-G)LN	多数为血尿合并蛋白尿，常见肾病综合征，部分患者有肾功能减退
Ⅴ型	膜性 LN	常见血尿合并蛋白尿，肾病综合征，肾功能减退
Ⅵ型	晚期的硬化性 LN	多为终末期肾病(ESRD)表现

(二)临床表现

LN 是 SLE 诸多的临床表现之一，可表现为急性肾炎、急进性肾炎、隐匿性肾炎、慢性肾炎和肾病综合征，但以慢性肾炎和肾病综合征较常见。患者早期多无症状，随着病程进展，患者可出现大量蛋白尿、血尿(肉眼或显微镜下)、管型尿、氮质血症、水肿和高血压，乃至 ESRD。大多数 SLE 患者病程中会出现肾损害，LN 对系统性红斑狼疮预后影响甚大，ESRD 是 SLE 的主要死因。

肾外表现多样，常见皮肤黏膜、关节肌肉、血液系统、中枢神经系统和心血管系统等不同程度受累，其中血液系统受累可表现为自身免疫性溶血性贫血、白细胞和血小板减少。

(三)辅助检查

1.实验室检查

(1)尿常规：是发现 SLE 肾脏受累的简单方法。

(2)24 小时尿蛋白定量：对于肾脏病变的严重性及随访观察有重要意义。

(3)血肌酐：监测血肌酐水平用于观察肾脏功能变化，计算肾小球滤过率，并定期复查。

(4)免疫学检查：出现在系统性红斑狼疮(SLE)的抗体有抗核抗体(ANA)、抗 dsDNA(双链 DNA)抗体、抗 ENA(可提取核抗原)抗体等。

1)ANA：几乎见于所有的 SLE 患者，是目前 SLE 首选的筛查项目，但特异性低。

2)抗 dsDNA 抗体：是诊断 SLE 标志性抗体之一，多出现在 SLE 活动期，抗体的含量与疾病活动性密切相关，也与预后有关。

3)抗 ENA 抗体谱：包括抗 Sm 抗体、抗 RNP 抗体、抗 SSA(Ro)及抗 SSB(La)抗体、抗 rRNP 抗体的检查。

2.影像学检查

(1)肾脏 B 超检查：有助于排除部分患者伴发的解剖结构上的改变，并且可以测量肾脏大小和实质厚度，判断可否进行肾脏活体组织检查。

（2）其他检查：计算机断层扫描（CT）、X线检查及超声心动检查分别有利于早期发现出血性脑病、肺部浸润及心血管病变。

（四）诊断

狼疮性肾炎是SLE预后较差的重要预测因素，几乎100％的SLE患者会出现肾脏损伤。诊断LN的主要依据是尿蛋白，评价肾脏损伤的程度除了依据临床资料外，肾脏活体组织检查也很重要。

（五）治疗

治疗的基本原则应包括免疫抑制和针对相关表现和并发症的支持治疗。LN常用的免疫抑制方案包括糖皮质激素联合各种细胞毒性药物或其他免疫抑制剂。糖皮质激素是高效的免疫抑制剂，是治疗LN的基本药物，患者病情严重或激素减量时还需要加用细胞毒性药物或其他免疫抑制剂。

针对LN不同的病理类型有针对性地进行治疗，LN治疗的最终目标是防止其复发，保护肾功能，尽可能减少并发症，促进患者的恢复。

（六）护理

1.护理评估

（1）病因评估：询问患者有无与本病相关的病因及诱因，如病毒感染、日光过敏、妊娠、药物、精神刺激等，以及家族史。

（2）病史评估：向患者了解起病时间、病程及病情变化情况。重点了解患者皮疹出现时间及变化情况，有无关节和肌肉疼痛，评估疼痛的部位、性质、特点等。

（3）身体评估：有无面部蝶形红斑、皮肤丘疹、口腔黏膜溃疡；有无末梢皮肤颜色改变和感觉异常；有无关节畸形和功能障碍，有无肌肉压痛等。

2.护理措施

（1）病情观察：定时监测生命体征、体重，观察患者水肿的程度及尿液情况，监测血清电解质、血肌酐和血尿素氮的动态改变。

（2）饮食指导。

1）对于肾功能不全的患者，应给予患者低盐、低脂、优质蛋白饮食，限制水、钠的摄入。

2）某些含补骨脂素的食物（如芹菜、无花果等）可能增强狼疮患者对紫外线的敏感性；含联胺基因的食物（如烟熏食物、蘑菇等）可诱发狼疮患者发病；菠萝、香蕉、黄花菜、海鲜等易引起皮疹，甚至加重病情，尤其是有皮疹的患者忌食。刺激性食物如辣椒、生姜、生葱、生蒜、芥末、咖啡等少吃或不吃。

（3）用药护理：LN常用的免疫抑制治疗方案包括糖皮质激素（如泼尼松）联合各种细胞毒性药物（如环磷酰胺）或其他免疫抑制剂（如硫唑嘌呤、环孢素、来氟米特）等，其中，糖皮质激素是高效的免疫抑制剂，是治疗LN的基本药物。

1）糖皮质激素：有较强的抗炎、抗过敏和免疫抑制的作用，能迅速缓解症状，但可能引起继发感染，易导致向心性肥胖、血压升高、血糖升高、电解质紊乱、消化性溃疡、骨质疏松，也可诱发神经精神异常。在服药期间，应注意补充钙剂和活性维生素D_3，定期测量血压，检测血糖、尿糖的变化。按时规律服药，不可擅自减量或停服。做好皮肤和口腔黏膜的护理。

2)免疫抑制剂:主要不良反应有白细胞减少,应做好感染的预防工作。也可引起胃肠道反应、黏膜溃疡、皮疹、肝肾功能损害、脱发等。环孢素除可导致免疫力低下、高血压、上肢震颤、牙龈增生、高钾血症、高脂血症等,还具有肾毒性、神经毒性等。环磷酰胺还可有出血性膀胱炎、畸胎、肿瘤发生率增加等不良反应,静脉应用环磷酰胺的患者输液后应鼓励其多饮水,观察尿液颜色。育龄妇女服药期间应避孕。

(4)皮肤护理:保持皮肤清洁,尽量穿柔软宽松的清洁衣裤。勤剪指甲,蚊虫蜇咬时应正确处理,避免抓伤皮肤。叮嘱患者避免日光或紫外线照射,告知患者外出时可戴宽边帽子,穿长衣及长裤。

(5)并发症的预防及护理:预防狼疮脑病。

1)监测病情:狼疮脑病往往出现在急性期或终末期,少数作为首发症状表现,密切观察患者有无躁动、幻觉、猜疑、妄想、强迫等精神异常的表现。中枢神经受累常见表现有颅内压升高,患者表现为头痛、恶心、呕吐、颈强直等。

2)狼疮脑病急性期护理:有间断癫痫发作史者,必要时给予保护性约束,床头备有压舌板,避免癫痫发作时舌咬伤,除家属陪伴外,护士应勤巡视,避免一切不安全因素;癫痫大发作时,患者可出现严重角弓反张、昏迷等状况,病情十分危急,需要多位护士与医师密切配合,合理分工,积极救治。抢救时首先要保证呼吸道通畅,应用开口器和舌钳,防止舌咬伤及舌后坠,并及时吸痰、吸氧,最短时间内开放静脉通道,遵医嘱立即应用镇静剂和脱水剂,20%甘露醇必须快速输注或者静脉推注,以确保疗效。

3)稳定期患者:护士定期巡视,如有异常及时通知医生给予对症处理。

(6)预防感染:LN患者大多应用糖皮质激素加免疫抑制剂治疗,增加了患者感染的风险,因此要加强感染的预防。

(七)健康教育

1.避免诱因

本病的诱因较为特殊,应教会患者及其家属避免一切可能诱发本病的因素,如阳光照射、妊娠、分娩、药物、感染及手术等,育龄妇女应避孕,病情活动伴有心、肺、肾功能不全者属妊娠禁忌。

2.用药指导

嘱患者坚持严格按医嘱治疗,绝不可擅自改变药物剂量或突然停药,保证治疗计划得到落实。向患者及其家属详细介绍所用药物的名称、剂量、给药时间和方法等,并教会其观察药物疗效和不良反应。

3.饮食指导

合理饮食,对于肾功能不全的患者应根据病情给予低盐、低脂、优质蛋白或低蛋白饮食。另外,应告知患者及其家属按照系统性红斑狼疮的饮食原则正确地选择食物,勿食易引起狼疮发病的食物。

4.活动指导

嘱患者急性期应注意卧床休息,缓解期可逐步增加活动,适当参加社会活动和日常工作,劳逸结合,避免过度劳累。

5.随访

嘱患者定期门诊随访,了解患者出院后用药、饮食等方面依从性,询问患者有无不适,对于依从性差的患者了解其原因并给予相应的健康指导。

二、过敏性紫癜性肾炎

过敏性紫癜是一种系统性小血管炎,多为抗中性粒细胞胞质抗体(ANCA)阴性。其主要表现为皮肤瘀点或紫癜,伴有腹痛、血便、关节痛、血尿及血管神经性水肿和荨麻疹等过敏表现。而肾受累为免疫复合物性肾小球肾炎,与皮肤、胃肠道、关节受累的程度无关。

(一)病因及流行病学

病因不明,可能与感染、食物、药物过敏、寒冷刺激、花粉、尘埃、昆虫咬伤、疫苗接种等有关。过敏性紫癜性肾炎好发于10岁以下儿童,大龄儿童或成人肾脏受累较为严重,该病多发于冬季,男女发病比例为(1.4~2):1。大多数患者呈良性、自限性过程,也有反复发作或迁延数月、数年者。一般认为儿童较成年患者预后好,近年来发病率趋势有所上升。

(二)病理

1.光镜检查

典型的肾小球病变为局灶节段性或弥散性系膜增生性肾小球肾炎,并伴不同程度的新月体形成。

2.电镜检查

见系膜细胞增生、基质增加,系膜区内皮细胞下不规则电子致密物沉积。

3.免疫荧光

可见 IgA 在系膜区和毛细血管袢沉积。

国际儿童肾脏病病理研究会将该病病理分为 I 型微小病变、II 型单纯系膜增生、III 型系膜增生伴小于 50% 新月体形成、IV 型系膜增生伴 50%~70% 新月体形成、V 型系膜增生伴大于 75% 新月体形成、VI 型膜增生性肾炎。

(三)诊断

1.临床表现

(1)肾外表现。

1)皮疹:多发于四肢、臀部和下腹部。典型表现为略高于皮肤表面的出血性斑点,可成批出现,也可融合成片,皮肤活检为白细胞破碎性分布,免疫荧光检查可见血管壁上有 IgA 及补体 C3 沉积。

2)关节症状:多发于膝、踝、肘及腕关节。既可为关节肿胀、疼痛、压痛和功能障碍,又表现为关节积液。关节症状一般在数月内消失,无后遗症或关节畸形。

3)胃肠道症状:25%~90%的患者存在胃肠道受累,表现为腹部绞痛,多位于脐周、下腹或全腹,可伴恶心、呕吐、腹泻、黑便和便鲜血,内镜检查可见胃肠道黏膜紫癜样病变。

(2)肾脏表现:是病情最严重的一种临床类型,为肾小球毛细血管袢受累所致,包括血尿、蛋白尿、管型尿、少尿、水肿、高血压及肾功能损害。

（3）其他少数患者还可因病变累及眼部、脑及脑膜血管，出现视神经萎缩、虹膜炎、视网膜出血或水肿等。

2.辅助检查

①实验室检查，尿液分析、血清学指标、血生化。②肾活检。③皮肤活检。

（四）治疗

1.一般治疗

去除诱因、对症处理、积极控制感染。

2.药物治疗

激素、免疫抑制剂、抗组胺类药物、丙种球蛋白、血浆置换、肾移植等。

（五）护理

1.护理诊断

（1）有损伤的危险：出血与血管壁的通透性和脆性增加有关。

（2）舒适的改变：疼痛与局部过敏性血管炎性病变有关。

（3）体液过多：与低蛋白血症致血浆胶体渗透压下降等有关。

（4）有感染的危险：与自身免疫反应、长期使用激素等因素有关。

（5）潜在并发症：慢性肾小球肾炎、肾病综合征、慢性肾衰竭。

（6）知识缺乏：缺乏疾病的健康知识。

2.护理措施

（1）避免诱因：避免接触与本病发病有关的药物或食物。

（2）休息。

1）发作期患者应增加卧床休息，避免过早或过多的行走性活动。

2）疼痛者协助采取舒适卧位，关节肿痛者要注意局部关节制动与保暖。

（3）饮食指导：除了避免过敏性食物的摄取外，还应保证机体所必需的营养物质和热量的供给，补充丰富的维生素。宜进食清淡、少刺激、易消化的食物，少量多餐。若有消化道出血，应避免过热饮食，必要时禁食。

（4）病情观察：密切观察病情的进展与变化，皮肤紫癜的分布有无增多或消退。注意评估疼痛的部位、性质、严重程度、持续时间及伴随症状。观察水肿、尿量、尿色的变化及粪便的性质与颜色等。

（5）感染的预防。

1）保持环境清洁：保持病室及床单位整洁，减少探视人次，每天进行空气消毒，以防交叉感染。

2）预防感染指导：协助患者加强皮肤护理，穿宽松棉质衣服，避免使用碱性肥皂；加强其营养和休息；注意防寒保暖，预防上呼吸道感染，注意无菌操作。

3）监测生命体征，尤其体温、血压的变化；观察有无咳嗽、肺部干/湿啰音等感染征象，如有异常及时报告医生。

（6）健康教育。

1）疾病知识教育：向患者及其家属介绍疾病的性质、原因、临床表现及治疗的主要方法。

解释引发疾病的有关因素及避免再次接触的重要性。

2)注意休息、营养与运动,增强体质,预防呼吸道感染,养成良好的个人卫生习惯,避免接触与发病有关的药物或食物,避免疾病的复发。

3)用药指导:严格观察用药后的不良反应;强调按医嘱服药的必要性,按时、按量服药,不能自行停药或减量;定期监测血压、血糖、肝肾功能及尿量、尿色的变化等。

4)自我监测病情:教会患者对出血情况及其伴随症状体征的自我监测,一旦病情加重或复发,及时就医。

5)重视随访:患者应当尽量避免接触可疑的过敏原(如进食鱼、虾,花粉,接触油漆,使用某些药物),避免感染(呼吸道、肠道)。虽然大多数患者预后良好,但部分病程迁延,少数可发展至慢性肾功能不全,应当注意随访观察,并按规定的疗程服药,不要因尿检好转而停药。

(7)心理护理:因病程治疗时间较长,患者及其家属容易产生悲观、失望、焦虑情绪,应多与患者及其家属沟通,消除其不良心理影响因素,减轻心理负担,保持乐观情绪,积极配合治疗。

3.并发症的处理

(1)休息发作期:应卧床休息,减少体力消耗,保护器官功能,预防并发症的发生。

(2)营养支持:肾功能不全者应给予低盐、优质低蛋白饮食,限制水、钠摄入。必要时遵医嘱给予减免补充足够营养。

(3)病情监测:定时测量生命体征、体重,观察水肿的程度、尿量、尿色、尿液检查结果的变化,监测血清电解质、血肌酐、血尿素氮的改变。关注患者的自觉症状。

三、原发性血管炎肾损害

原发性血管炎是一组病因不清,以血管壁的炎性反应和纤维素样坏死为共同病理变化,以多器官系统受累为主要临床表现的一组疾病。按受累血管大小,原发性血管炎分为大血管炎、中血管炎和小血管炎。大血管炎主要包括 Takayasu 动脉炎和巨细胞动脉炎;中血管炎主要包括结节性多动脉炎;小血管炎主要包括肉芽肿性多血管炎(GPA,原韦格纳肉芽肿)、显微镜下多血管炎(MPA)和嗜酸性肉芽肿性多血管炎(EGPA,原许尔许斯特劳斯综合征)。

三种小血管炎均与抗中性粒细胞胞质抗体(ANCA)紧密相关,因此又称为 ANCA 相关性血管炎(AAV)。

(一)临床表现

1.全身非特异性表现

常有发热(低热或高热)、皮肤紫癜、肌肉痛、关节痛、周围神经病变(麻木或疼痛敏感)及体重减轻等。

2.肾受累表现

出现血尿(变形红细胞血尿)、蛋白尿(可轻可重,重者出现肾病综合征)及管型尿,并常出现水肿及高血压。重症患者肾功能进行性坏转,临床呈现急进性肾炎综合征。

3.其他器官受累表现

体内各器官系统均可能受累,其中最常见肺病变,表现为咳嗽、咳血痰及咯血,乃至致命性大咯血。而 GPA 还常累及上呼吸道,导致鼻窦炎、鼻中隔穿孔和"鞍鼻"。

(二)辅助检查

1.实验室检查

血清 ANCA 阳性,包括胞质型 ANCA(cANCA)合并抗蛋白酶 3 抗体阳性,或环核型 ANCA(pANCA)合并抗髓过氧化物酶抗体阳性等,对诊断本病意义极大。除此而外,还常见贫血、白细胞增多(有时嗜酸性粒细胞也增多)、红细胞沉降率增快、血清 γ 球蛋白增高、C 反应蛋白阳性及类风湿因子阳性等非特异表现。

2.X 线检查

肺出血的患者,胸部 X 线平片或 CT 检查可见广泛肺泡出血影像(从肺门向两侧中肺野分布的阴影,形似蝶翼)。GPA 患者还能见到肺空洞(1 个或数个)。

3.病理检查

(1)免疫荧光检查:检测结果阴性或仅有微量非特异性免疫沉积物,因此,本病又称为"微量免疫性肾炎"。

(2)光镜检查:本病主要呈新月体肾炎,但还是常伴随肾小球纤维素样坏死,韦格纳肉芽肿患者有时还可于肾间质发现肉芽肿。肾小动脉可呈血管炎表现,但也可正常,所以不能因肾小动脉正常而否认本病。

(3)电镜检查:无电子致密物存在。

(4)GPA 还能在受累组织中见到特征性肉芽肿。

(5)EGPA 在肾间质中常可见大量嗜酸性粒细胞浸润。

(三)治疗

1.糖皮质激素及免疫抑制剂治疗

(1)诱导缓解治疗:常用糖皮质激素联合环磷酰胺治疗。

1)糖皮质激素:可口服泼尼松或泼尼松龙,剂量 1mg/(kg·d),共服用 4～6 周,病情控制后逐步减量,6 个月后可减至 10mg/d,再维持 6 个月,也可维持整个疗程,时间达 1.5～2.0 年。

2)环磷酰胺:可以口服,剂量 1～3mg/(kg·d),分两次服用,持续 3～6 个月;或者静脉滴注,剂量 0.75g/m²,每月 1 次,连续应用 6 个月,其后维持治疗为每 2～3 个月 1 次,整个疗程为 1.5～2 年。

3)甲泼尼龙冲击治疗:对肾功能急剧坏转或(和)肺出血的重症患者,在应用激素及环磷酰胺治疗的基础上,还应予甲泼尼龙冲击治疗。每次 0.5～1.0g,每天或隔天 1 次,3 次为 1 个疗程,继以口服泼尼松治疗,方法同前。

(2)维持缓解治疗:治疗目的是维持疾病缓解及减少疾病复发。可采用如下药物:硫唑嘌呤[1～2mg/(kg·d)],或霉酚酸酯 1g/d,或甲氨蝶呤(从每周 0.3mg/kg 开始治疗,最大剂量为每周 20～25mg。肾小球滤过率＜60mL/min 时禁用)。维持治疗至少需持续进行 12～18 个月。

2.大剂量免疫球蛋白治疗

上述糖皮质激素联合免疫抑制剂治疗无效时,或存在感染不宜使用糖皮质激素及免疫抑制剂时,可考虑应用大剂量免疫球蛋白进行诱导缓解治疗,剂量 400mg/(kg·d)静脉滴注,每天1次,5次为1个疗程,必要时可重复治疗。

3.血浆置换或免疫吸附治疗

对严重肺出血、急性肾衰竭或合并抗肾小球基底膜抗体阳性的患者,在应用上述激素及免疫抑制剂治疗的基础上,于诱导缓解初期还应给予强化血浆置换治疗或双重血浆置换治疗,有条件时也可应用免疫吸附治疗。

4.透析治疗

在患者出现急性肾衰竭并达到透析指征时,应及时进行透析,以维持生命,赢得诱导缓解治疗的时间。当患者已进入慢性肾衰竭且已到达透析指征时,也应给予长期维持性透析治疗维持生命。选用血液透析或腹膜透析皆可。

5.复发治疗

目前缺乏循证医学证据。建议在病情出现小的波动时,可以适当增加糖皮质激素和免疫抑制剂的剂量;而病情出现大的反复时,则需要重新开始诱导缓解治疗。

(四)护理

1.护理评估

(1)健康史。

1)既往史:了解患者最近有无细菌与病毒感染史,有无药物过敏或预防注射药物等,有无其他诱发因素,有无长期服用某些药物、接触某些毒物等既往史,有无药物及食物过敏史,有无过度劳累、感染等诱发因素,有无手术、外伤等病史。

2)家族史:家族及近亲中有无类似的疾病及其他肾病病史。

3)生活习惯:了解患者有无烟酒嗜好、平时的饮食习惯,如喜欢的食物,进食量和钠盐的摄入量。有无因环境易发的生活史。

(2)身体状况。

1)一般情况:可有低热,血压升高,对于肺部受累及者,可能有气促、发绀、呼吸加快。

2)皮肤、黏膜:有可触及的紫癜、丘疹、水疱及溃疡形成,伴水肿。

3)头部:评估患者有无结膜炎、角膜炎及视力减退。鼻窦区有无压痛,鼻腔有无脓血性分泌物,有无鼻中隔偏曲。有无听力障碍。

4)肺部:评估有无胸腔积液、肺实质的改变,有无异常呼吸音及啰音。

5)心脏:评估有无心界扩大,有无心音改变,附加心音及杂音,注意评估有无心律失常。

6)四肢、关节:继发于冷球蛋白血症者可有雷诺现象,评估有无关节肿胀畸形。

7)神经系统:评估有无浅感觉异常、麻木、痛觉过敏,有无病理征。

(3)心理—社会状况:了解患者的情绪和精神状态,有无紧张、焦虑、抑郁、绝望等负性情绪及其程度。

2.护理诊断

(1)活动无耐力:与贫血、营养摄入不足有关。

(2)皮肤完整性受损:与系统免疫性疾病、药物(激素、免疫抑制剂)的不良反应有关。

(3)疼痛:与关节的免疫性炎性反应、内脏损害有关。

(4)体温过高:与免疫炎性反应有关。

(5)气体交换受损:与肺部炎性反应、肺泡破裂出血引起气体交换面积减少有关。

(6)焦虑:与病情反复、药物不良反应、外观上的改变及害怕死亡有关。

(7)有感染的危险:与使用免疫抑制剂药物治疗、贫血、机体抵抗力下降有关。

(8)知识缺乏:与患者不了解疾病的过程、治疗及自我保健知识有关。

3.护理措施

(1)一般护理:当患者出现肾功能不全时,应观察意识、瞳孔等生命体征变化,准确记录 24 小时出入量。观察尿量、颜色及比重,监测电解质及肾功能变化。观察水肿部位、程度及消长规律。严重水肿者,补液时控制滴速,以防心力衰竭、肺水肿的发生。做好口腔及皮肤护理,告诉患者养成良好的卫生习惯,注意保暖,避免感染。

(2)饮食护理:饮食宜选用低脂、低盐、优质蛋白、高维生素、低钾的食物。根据患者具体病情制订合理的饮食计划。伴有肾功能不全时,严格限制蛋白质摄入量 $0.6\sim0.8g/(kg \cdot d)$,保证充足热量 $126\sim147kJ/(kg \cdot d)$。如患者已开始行透析治疗,蛋白质摄入量 $1.2\sim1.5g/(kg \cdot d)$,有高血压、水肿、尿量少者,应注意限制盐($<3g/d$)和水的摄入量,以免增加心负荷。尿量在 1000mL/d 以上者,可不限制饮水。

(五)健康教育

(1)指导患者注意避免感染,注意房间通风,嘱患者注意保暖。

(2)加强皮肤护理、口腔护理等生活护理。

(3)注意个人卫生,使用漱口液漱口,并告知患者对于面部痤疮,不可用手搔抓,防止皮肤及口腔炎性反应。

(4)嘱患者保持积极乐观的心态,按医嘱服药,定期复诊。

四、干燥综合征肾损害

干燥综合征也称为舍格伦综合征(SS),是一种以侵犯泪腺、唾液腺等外分泌腺体为主的慢性系统性自身免疫性疾病。其主要表现为干燥性角膜结膜炎、口腔干燥症或伴发类风湿关节炎等其他风湿性疾病,可累及其他系统如呼吸系统、消化系统、泌尿系统、血液系统、神经系统,以及肌肉、关节等,造成多系统、多器官受损。本病可单独存在,称为原发性干燥综合征;也可继发于其他自身免疫疾病如类风湿关节炎及系统性红斑狼疮等,称为继发性干燥综合征。约 1/3 的干燥综合征患者可出现肾损害,以肾小管间质损害为主,临床表现为低钾血症和肾小管酸中毒。

(一)临床表现

1.肾表现

(1)肾小管间质性损害:肾小管酸中毒,肾浓缩功能障碍及肾性尿崩症,范科尼综合征,肾小管性蛋白尿。

(2)肾小球损害:表现为肾小球肾炎者并不少见。临床主要表现为高血压,轻度蛋白尿和镜下血尿,部分患者可出现肾病综合征,很少出现肉眼血尿。

2.肾外表现

(1)唾液腺受累:口干、吞咽困难、常伴牙龈炎及龋齿。

（2）泪腺受累：眼干、泪液分泌下降，泪膜破裂时间缩短；常伴角膜溃疡。

（3）其他外分泌腺受累：鼻干；中耳炎，传导性耳聋；慢性气管、支气管炎性反应；慢性胃炎；慢性胰腺炎；阴道干燥等。

（4）皮肤损害：高球蛋白血症性紫癜样皮疹。

（5）关节与肌肉损害：关节与肌肉表现有轻度、自限性关节疼痛，破坏性关节炎少见，可有肌无力和肌炎。

（6）呼吸系统损害：肺功能下降，表现为小气道阻塞，50%患者有肺泡炎，少数发生弥散性肺间质纤维化。

（7）消化系统损害：萎缩性胃炎、低胃酸和无胃酸分泌；小肠吸收功能低；胰腺外分泌功能异常；肝内胆管的慢性炎性反应，似慢性活动性肝炎的表现；部分患者有原发性胆汁性肝硬化。

（8）神经系统损害：周围知觉或运动神经受累最为多见；中枢神经受累如偏瘫、抽搐、运动障碍、横贯性脊髓炎等；精神分裂。

（9）血液系统表现：白细胞和血小板减少，少数有出血倾向；淋巴组织增生、淋巴结肿大较为突出，淋巴瘤的发生率比正常人高数十倍；血管炎。

（二）辅助检查

1.泪腺分泌试验

希尔默试验（泪腺滤纸条试验）阳性；泪膜破裂时间测定明显缩短（<10秒）。

2.干燥性角膜结膜炎的检查

包括角膜荧光素钠染色、孟加拉玫瑰红染色或结膜印迹细胞学检查等。角膜荧光素钠染色阳性，提示角膜细胞的完整性已被破坏。孟加拉玫瑰红染色特异性较高，结膜或角膜失活的细胞着染为阳性。

3.唾液腺检查

（1）涎液流率：15分钟内收集自然流出的涎液量，正常人>1.5mL（≤1.5mL为阳性）。

（2）唾液腺放射性核素扫描和腮腺碘油造影：干燥综合征时，唾液腺放射性核素扫描可见唾液腺吸收、浓聚、排出放射性核素功能差。

（3）腮腺导管造影：可见腺管不规则狭窄及扩张，腺体末端造影剂外溢，呈点状或球状阴影。

（4）唇黏膜腺组织活检：在4mm^{2}组织内有50个以上淋巴细胞聚集，称为一个病灶，如病灶≥1，称为阳性。

4.血液学检查

（1）血常规：轻度贫血，部分患者有白细胞减低和（或）血小板减少。

（2）高丙球蛋白血症：血免疫球蛋白增加或血丙球蛋白增加。

（3）自身抗体：可有多种抗体，阳性率较高的有抗核抗体（ANA）、抗SS-A（Ro）抗体和抗SS-B（La）抗体、抗平滑肌抗体（anti-SMA）、抗壁细胞（anti-PCA抗体）、抗线粒体抗体（anti-AMA）等。

（4）循环免疫复合物：约有80%的患者循环免疫复合物升高，其中包括冷球蛋白血症。

（5）其他：约2/3的患者红细胞沉降率增快；小部分患者C反应蛋白增高。

（三）治疗

1.对症治疗

（1）干燥性角膜炎：用0.5％甲基纤维素滴眼。

（2）鼻腔干燥：用0.9％氯化钠注射液滴鼻。

（3）口腔干燥：用液体湿润口腔，应注意口腔卫生，尽量避免饮酒、吸烟。

2.肾损害的治疗

（1）肾间质淋巴细胞浸润及肾小管损害：在对症治疗的同时，早期即给予小剂量糖皮质激素治疗。

（2）肾病综合征者：应联合使用糖皮质激素及细胞毒性免疫抑制剂或其他类型的免疫抑制剂。

（3）单纯的肾小管酸中毒和（或）肾性尿崩：发生肾功能损害的可能性较小，通常主张口服碳酸盐及对症治疗。

（4）肾小球损害为主：应给予糖皮质激素及免疫抑制剂治疗。

（四）护理

1.护理评估

（1）健康史。

1）询问患者是否有家族病史。

2）询问患者是否有病毒感染史，如EB病毒、人类免疫缺陷病毒1亚型（HIV-1）、人类嗜T淋巴细胞病毒-1（HTLV-1）。

（2）身体状况。

1）肾表现：中至重度慢性间质性肾炎。

2）肾外表现：唾液腺、泪腺、外分泌腺受累。

（3）心理—社会状况：了解患者的情绪和精神状态，有无紧张、焦虑、抑郁、绝望等负性情绪及其程度。

2.护理诊断

（1）焦虑：与病程长、多器官系统受损、担心疾病预后有关。

（2）知识缺乏：缺乏对疾病的表现、过程、治疗及用药等相关知识的了解。

（3）有感染的危险：与外分泌腺体及多器官系统受损有关。

（4）机体活动受限：与关节与肌肉损害、神经系统损害有关。

（5）营养失调：低于机体需要量：与消化系统损害、食欲减退及胃肠道吸收不良有关。

3.护理措施

（1）眼部护理：使用人造泪液（0.5％羧甲基纤维素钠溶液）滴眼和改善环境（如使用加湿器）可缓解眼干症状，减轻角膜损伤和不适，减少感染机会。

（2）口腔护理：口干患者应禁烟酒，避免使用抑制唾液腺分泌的抗胆碱能作用的药物，如阿托品、山莨菪碱等。唾液腺的残存功能可以用无糖胶母（口香糖）刺激提高其功能。注意口腔卫生和做好口腔护理，餐后一定要用牙签将食物残渣清除，并勤漱口，减少龋齿和口腔继发感染。发生口腔溃疡时，可先用0.9％氯化钠注射液棉球擦洗局部，再用5％甲硝唑涂擦，避免使用甲紫,以免加重口腔干燥症状。对口腔继发感染者,可采用制霉菌素等治疗常见的念珠菌感染;对唾液引流不畅发生化脓性腮腺炎者,应及早使用抗生素,避免脓肿形成。

(3)皮肤护理:对汗腺受累引起皮肤干燥、脱屑和瘙痒等,要少用或不用碱性肥皂,选用中性肥皂。勤换衣裤、被褥,保持皮肤干燥。有皮损者应根据皮损情况予以清创换药,如遇感染可适当使用抗生素。有阴道干燥瘙痒、性交灼痛,应注意阴部卫生,可适当使用润滑剂。

(4)呼吸道护理:将室内湿度控制在50%~60%,温度保持在18~21℃,可以缓解呼吸道黏膜干燥所致的干咳等症状,并可预防感染。对痰黏稠难以咳出的患者可做雾化吸入。必要时可加入抗生素和糜蛋白酶,以控制感染和促进排痰。

(5)饮食护理。

1)饮食应偏于甘凉滋润,多吃滋阴清热生津的食物,如豆豉、丝瓜、芹菜、红梗菜、黄花菜、枸杞头、芹菜、淡菜、藕、甲鱼等清凉食物。水果如西瓜、橙、梨等,也可甘寒生津。

2)口舌干燥者可以常含话梅、藏青果等,或常饮酸梅汁、柠檬汁等生津解渴饮料。

3)应避免进食辛辣火燥的饮料和食物,以防助燥伤津,加重病情。

4)忌食辛辣、香燥、温热之品,如酒、茶、咖啡、各类油炸食物、羊肉、狗肉、鹿肉,以及姜、葱、蒜、辣椒、胡椒、花椒、茴香等,并严禁吸烟。

总之,食物要新鲜,荤素搭配,少食多餐,饮食以适合口味为宜,并保证充足的营养。

(6)心理护理:由于本病病程较长,患者往往情绪低落,因此在做好基础护理的同时做好患者的心理辅导,改善其忧虑情绪,消除悲观心理和精神负担,使其以积极态度对待疾病。此外对患者进行健康教育也十分重要,倡导健康的生活和学习自我护理是提高患者生活质量的重要因素之一。

(五)健康教育

(1)指导患者注意口腔及眼睛的卫生,减少摩擦,避免感染。

(2)注意预防感冒及其他病毒感染。

(3)心情舒畅,做好较长时间治疗的准备。

(4)不吃刺激性及"上火"的食物。

(潘紫霄)

第八节 遗传性肾脏病护理

一、奥尔波特综合征

奥尔波特综合征(AS),又称为遗传性肾炎、眼—耳—肾综合征,是最常见的遗传性肾小球病。本病发病与IV型胶原α链的某些基因突变相关。此病以血尿及肾功能进行性减退为主要特征,而且还伴发感音神经性耳聋和眼部病变。

(一)临床表现

1.肾病变

血尿为本病最突出表现,并常为首发症状。多在10岁前发病,可为肉眼血尿,也可为镜下血尿,但肉眼血尿成年后较少见。血尿间断或持续,多在非特异性上呼吸道感染、劳累及妊娠后加重。相差显微镜检查本病为变形红细胞血尿,并常伴有红细胞管型。蛋白尿一般不严重,病初可仅有镜下血尿而无蛋白尿,但以后尿蛋白可随年龄增加。肾病综合征很少发生。

AS的另一突出表现是肾功能呈慢性、进行性损害。男性尤为突出,常在20～30岁时进入终末肾衰竭。女性绝大多数病变较男性轻,进入肾衰竭时间晚或不发生肾衰竭,但也有少数患者病变进展速度与男性类似。同其他肾病一样,高血压及贫血常伴慢性肾衰竭出现。

2.耳病变

高频性神经性耳聋是本病另一重要特征,30％～50％的患者受累,男性较多见。听力障碍也常在10岁前发生,但早期轻症病例需做电测听才能发现,以后逐渐加重。耳聋多为双侧,多与肾炎并存,但也有单独存在者,而后者之子代仍可出现肾炎。

3.眼部病变

10％～20％的患者具有眼部病变,包括近视、斜视、眼球震颤、圆锥形角膜、角膜色素沉着、球形晶体、白内障及眼底病变。其中,眼底病变又包括脉络膜小疣样斑点、色素上皮变性、视网膜剥离、黄斑异常色素沉着、黄斑中心凹反光消失及黄斑周边微粒,二者常伴随出现。

4.其他器官病变

除肾、耳及眼部病变外,个别奥尔波特综合征家系还可见到如下器官病变。

(1)神经:大脑功能障碍,多神经病,进行性神经性腓骨肌萎缩及红斑性肢痛病。

(2)肌肉:食管肌肥厚,食管、气管、支气管及生殖器平滑肌瘤。

(3)血液:巨血小板病或巨血小板合并粒细胞胞质包涵物。

(4)内分泌:抗甲状腺抗体及甲状旁腺功能低下。

(5)氨基酸代谢障碍:高脯氨酸血症、高羟脯氨酸血症、高甘氨酸血症以及高脯氨酸尿症、高羟脯氨酸尿症、高甘氨酸尿症、高羟赖氨酸糖苷尿症和氨基酸尿症。

(二)辅助检查

1.肾穿刺病理检查

(1)光镜表现:疾病早期肾大致正常,随病变进展,肾小球可从局灶节段系膜增生逐渐发展至肾小球硬化,肾间质可从炎症细胞浸润发展到纤维化,并伴有肾小管萎缩,但这些变化并非AS的特异性改变。约有40％的AS患者可发现肾间质中有泡沫细胞,常出现在皮、髓质交界处,对提示本病具有一定意义。另外,还有10％～25％的AS患者具有胎儿型肾小球,主要见于10岁前患儿。

(2)电镜表现:少数病例在疾病早期电镜检查正常,但随年龄增长疾病进展后,肾小球基膜(GBM)将逐渐出现异常。其主要病变有3种:GBM增厚并劈裂、GBM变薄及两者相间。GBM增厚并劈裂广泛而明显的存在,尤其与变薄的GBM并存时,对AS具有重要提示意义。

(3)免疫荧光表现:通常为阴性,说明无体液免疫参与致病。

2.遗传方式

AS的遗传特征具有异质性,存在不同的遗传方式。目前认为,性连锁显性遗传是本病最主要的遗传方式。其致病基因在X染色体上,故遗传与性别有关。母病传子也传女,子女得病概率均为1/2;父病传女不传子。因此,家系中女性患者多于男性,在病情上却是男性重于女性,因为女性尚有一条正常的 X 染色体(杂合子),而男性却没有(半合子)。除此之外,本病的遗传方式还可见常染色体显性遗传和常染色体隐性遗传等。

(三)治疗原则

(1)目前尚无针对 AS 的特异性治疗,AS 患者平时应避免感染及使用肾毒性药物,对于未进入终末期肾衰竭阶段的患者,可用血管紧张素转换酶抑制剂(ACEI)和血管紧张素受体阻滞剂(ARB)治疗,这两类药物除降低血压之外,还能减轻蛋白尿,保护肾小球滤过功能,延缓肾病变进展。

(2)目前使用环孢素 A(CsA)治疗 AS 应谨慎,严密监测有无肾毒性,同时需增加样本数和治疗期限进行临床试验进一步观察。

(3)基因治疗目前尚未成熟。

(4)慢性肾功能不全非透析治疗应注意饮食控制,提倡优质低蛋白饮食,纠正肾性贫血,水电解质酸碱平衡等。

(5)AS 患者进展至慢性肾功能不全晚期阶段需进行透析和肾移植治疗。

(四)护理

1.护理评估

(1)健康史。

1)既往史:既往有无耳聋及眼部异常的遗传性疾病及其他肾疾病。

2)家族史:家族及近亲中有无类似的肾病病史。

3)生活习惯:有无与放射物、化学毒物和药物密切接触史,居住地有无上述物质污染,了解环境卫生、个人卫生习惯等。有无烟酒嗜好,平时的饮食习惯,如喜欢的食物,进食量和钠盐的摄入量。

(2)身体状况:主要累及肾、耳及眼,表现为血尿、进行性肾功能减退、感音神经性耳聋及眼部病变。

(3)心理—社会状况:由于本病患者大多在青年时期即会发展为终末期肾衰竭,预后较差。一旦患者了解到这一点,即使尚处于疾病早期也会产生巨大的心理压力,应认真评估患者的紧张、焦虑情绪。

2.护理诊断

(1)营养失调:低于机体需要量:与长期限制蛋白质摄入、消化功能紊乱、水电解质紊乱和贫血等因素有关。

(2)体液过多:与肾小球滤过功能降低导致水钠潴留、饮水过多等因素有关。

(3)活动无耐力:与心脏病变、贫血、水电解质和酸碱平衡紊乱有关。

(4)有感染的危险:与白细胞功能降低、透析等有关。

(5)有受伤的危险:与钙磷代谢紊乱、肾性骨病有关。

(6)潜在并发症:出血、心力衰竭、肾性骨病、尿毒症性肺炎等。

(7)绝望:与疾病预后差有关。

3.护理措施

(1)生活护理:在疾病早期,肾病变常在感染、劳累及妊娠之后加重,故应避免感染等诱因,并避免应用肾毒性药物。一旦发生肾功能不全,则应根据患者的情况进行全面护理。

1)饮食方面:要严格限制蛋白及磷的入量,准确记录出入量,限制水、盐摄入,防止体液过多的发生。密切观察下列液体过多的症状和体征:如短期内体重迅速增加,出现水肿或水肿加重、血压升高、意识改变、心率加快、肺底湿啰音、颈静脉怒张等。改善患者食欲。可提供整洁、舒适的进食环境,少量多餐。慢性肾衰竭患者胃肠道症状较明显,口中常有尿味,应加强口腔护理,以增进食欲。提供合理的膳食计划,定期检测营养状况。

2)休息与睡眠方面:保证休息,避免过度劳累。一般情况较好的患者可指导其适当活动,以增强机体抵抗力;对于病情较重、心力衰竭者,应绝对卧床休息。提供安静、舒适的睡眠环境,有助于睡眠。

3)皮肤的护理:尿毒症患者由于体内毒素的作用,常有皮肤瘙痒,可协助患者做好皮肤清洁,穿着干净舒适的衣服,尽量不要用力抓挠皮肤以免皮肤破溃,同时协助透析等治疗以清除体内毒素。

4)排便方面:保持排便通畅,必要时可使用开塞露或缓泻剂。

5)预防感染:注意保暖,不要受寒,尽量少去人多的地方,避免上呼吸道感染。做好会阴部护理,保持清洁,防止泌尿系统感染。

(2)心理护理:由于本病的发病年龄较小且预后不良,故患者比较容易出现突出的心理问题,如焦虑、抑郁、愤怒、失望,甚至绝望,可采用以下方法帮助患者。

1)一般性的心理支持:主要通过支持、解释、疏导、鼓励等方法建立良好的社会支持体系,帮助患者树立生活和治疗的信心,保持乐观的心态。

2)放松疗法:可结合音乐疗法放松精神、稳定情绪,还可辅助性地起到降血压、增加外周血流量、改善微循环的作用,具有一定的治疗效果。

3)集体心理治疗:可将患者集中到一起进行疾病的讲解,鼓励患者之间的探讨、自我病情的介绍和分析,通过交流达到互相鼓励、宣泄不良情绪的作用。

(3)治疗配合。

1)密切观察病情,出现异常及时报告医生。观察的重点包括肾衰竭的各项并发症,如胃肠道症状、心力衰竭的表现,高血压、贫血和出血表现,感染征象,患者的精神状态等。

2)透析的患者要严格记录出入量,并注意观察透析的并发症,血液透析的患者尤其要注意低血压的发生以及发热、出血和失衡综合征等并发症的发生。腹膜透析患者要注意观察透析管是否通畅以及腹膜炎等并发症的表现。

(五)健康教育

(1)疾病相关知识:虽然本病目前尚无根治办法,且预后不良,但透析疗法和肾移植的应用可大大延长患者的寿命,故应积极治疗,使患者了解治疗中的注意事项,尤其是透析患者,观察有无透析并发症的发生。定期复查肾功能、血清电解质等,每天准确记录尿量、血压、体重等。

(2)饮食注意事项:饮食治疗对本病十分重要,合理的饮食结构能够改善患者的营养状况和减轻肾的负担,应特别注意蛋白质的合理摄入。根据患者的 GFR 来调整蛋白质的摄入量:当 GFR<50mL/min 时,就应该开始限制蛋白质的摄入,且要求饮食中 60% 以上的蛋白质为优质蛋白(富含必需氨基酸的蛋白),如鸡蛋、牛奶、瘦肉等,尽量少摄入植物蛋白。GFR 在

10～20mL/min时,每天摄入的蛋白总量约为 40g(0.7g/kg);GFR 在 5～10mL/min 时,每天摄入的蛋白总量约为 25g(0.4g/kg);GFR＜5mL/min 时,每天摄入的蛋白总量约为 20g(0.3g/kg),此时患者需应用必需氨基酸疗法。此外,还要限制含磷食品的摄入,如菌类、动物内脏、干果等,防止低钙血症的发生。限制水钠的摄入,防止高血压。

(3)注意个人卫生,皮肤瘙痒时不要用力抓挠,防止皮肤破溃。

(4)避免感染的发生,如上呼吸道感染、泌尿系统感染等。

二、遗传性多囊肾

遗传性多囊肾(PKD)包括常染色体显性遗传型和常染色体隐性遗传型。常染色体显性遗传型多囊肾(ADPKD)是常见遗传病,发生率为 1/1000～1/400,大多数患者有家族遗传史,少数患者为自身基因突变所致。常染色体隐性遗传性多囊肾(ARPKD)患病率为 1/20 000 存活新生儿,大部分患儿在出生后数小时或数天死于呼吸衰竭或肾衰竭,存活至成人者主要表现为进行性肾功能恶化,同时伴肝内胆管扩张、先天性肝纤维化。因 ARPKD 成人不常见,在此不详细介绍,这里主要介绍 ADPKD 患者的护理。

ADPKD 是一种系统性疾病,除肾囊肿外,还可有肝、胰、脾等器官囊肿,部分患者并发心瓣膜病、脑动脉瘤等,60 岁以上患者大多数将最终发展成 ESRD,占 ESRD 病因的 5%～10%。

(一)病因与发病机制

ADPKD 的发生目前已明确的突变基因有 $adpkd1$ 和 $adpkd2$,其中因 $adpkd1$ 突变致病的患者占85%,其余大多为 $adpkd2$ 突变所致,还可能存在其他尚不明确的突变基因。基因突变除家族遗传外可能还与环境因素有关。

(二)临床表现

ADPKD 病程较长,进展缓慢,临床表现多样,除有腹部肿块、持续性或间歇性腰背痛和腹部胀痛(多数患者会出现)、高血压(少数儿童和大多数的成人)、血尿、白细胞尿和(或)脓尿、夜尿增多、肾浓缩功能减退、肾功能减退等肾脏表现,部分患者合并肾结石;还可有其他器官囊肿(肝囊肿最常见)或血管瘤(颅内动脉瘤最危险)表现。

患者肾囊肿的数量和大小可随年龄增长、疾病发展而增大增多,男性患者增大程度高于女性。女性患者疼痛表现更明显;患者血压与病情发展、年龄、囊肿多少及大小成正比。ADPKD患者若囊肿破裂可能会并发泌尿系统或囊肿感染,有颅内动脉瘤患者要预防动脉瘤破裂,此为患者早期死亡的重要原因。

(三)辅助检查

1.尿常规检查

尿常规检查出现红细胞、白细胞、管型等。

2.影像学检查

B超检查是 ADPKD 诊断首选方法,可见肾脏增大、多个大小不等囊肿,肾实质回声增强。CT 和 MRI 检查结果更精确。

3.基因分析

可发现尚无临床表现的患者直系亲属或胎儿是否患有本病,也可用于遗传咨询。

（四）诊断

ADPKD 临床诊断依靠询问家族史、临床症状和体检，确诊需影像学检查及分子诊断。诊断标准分为主要诊断和次要诊断（表 5-4），符合主要诊断标准和次要标准的任意一项即可诊断本病。

表 5-4　ADPKD 临床诊断标准

主要诊断标准	次要诊断标准
肾皮质、髓质布满多个液性囊肿	多囊肝
明确的 ADPKD 家族史	肾功能损伤
	腹部疝
	心脏瓣膜异常
	胰腺囊肿
	颅内动脉瘤
	精囊囊肿

（五）治疗

本病尚无特效药，治疗以积极对症处理，预防和治疗并发症，延缓肾功能恶化为主，病情进展至 ESRD 时需采取肾脏替代诊疗（RRT）。

（六）护理

1.护理评估

（1）疼痛评估：评估患者有无疼痛症状，疼痛的部位、性质、时间、程度等。

（2）血压评估：评估患者是否有血压升高、目前血压水平、是否使用降压药等。

（3）肾功能评估：评估患者尿液有无改变，如血尿、泡沫尿、夜尿增多、尿量减少等，目前血肌酐、尿素氮水平。

2.护理措施

（1）病情观察：观察患者尿液改变，有无肉眼血尿，是否伴随腰腹疼痛；监测血压变化，有无体温升高、心率加快等感染征象；监测肾功能进展及血红蛋白变化，有无头晕、头痛、恶心、呕吐等不适主诉；观察患者有无门静脉高压或有无心悸、乏力、胸闷等心血管疾病表现等。

（2）饮食护理：戒烟戒酒，忌咖啡、浓茶及巧克力；给予易消化、高维生素、低脂饮食；夜尿增多、尿浓缩功能减退者增加水分摄入；高血压者限制盐的摄入；肾功能恶化者给予优质低蛋白饮食，根据肾功能水平决定每天蛋白质入量。

（3）用药护理：患者感染时避免非甾体抗炎药（NSAID）及其他肾毒性抗生素；避免长期应用镇痛剂；应用降压药者密切观察血压，遵医嘱用药，注意观察药物疗效及不良反应。

（4）并发症的预防及护理。

1）囊肿出血：ADPKD 患者囊肿出血或肉眼血尿多为自限性，一般保守治疗，但也应积极预防大出血或囊肿破裂的发生。预防及护理措施包括：①嘱患者多卧床休息，避免剧烈运动或腹部撞击；②如囊肿破裂、出血，多饮水防止血块堵塞尿路，如出血严重，遵医嘱输血治疗，注意观察有无输血反应;③有疼痛者,遵医嘱为患者止痛治疗;④必要时可遵医嘱行肾动脉栓塞术或肾切除术。

2)高血压:高血压是本病最常见的并发症之一,也是促进肾功能恶化的危险因素之一。血压的高低与肾脏大小、囊肿多少成正比,且随年龄增大不断上升。因此,控制高血压对ADPKD患者保护肾功能、改善预后至关重要。预防及护理措施包括:①严密监测血压变化;②限制钠盐摄入;③适量运动;④遵医嘱给予使用ARB及ACEI药物降压治疗,控制血压在130/80mmHg左右;⑤如有剧烈头痛、恶心、呕吐等高血压脑病症状,立即通知医生处理。

3)感染:泌尿系统及囊肿感染是本病的常见并发症,此感染多以逆行感染为主要途径。预防及护理措施包括:①监测患者体温及尿液变化,定期尿常规检查;②多饮水,多排尿以冲洗尿路;③注意个人卫生尤其是保持外阴清洁;④如有尿路刺激征表现及时通知医生,遵医嘱行尿培养检查。

4)血管瘤破裂:血管瘤尤其是颅内动脉瘤破裂是ADPKD患者早期死亡的重要原因。预防及护理措施包括:①定期检查,控制血压,避免外伤或剧烈运动,如有头痛适当应用镇痛剂,禁用阿司匹林;②患者头痛剧烈、意识改变,甚至昏迷时遵医嘱及时处理,血管瘤较大时应及时手术治疗。

(5)疼痛护理:ADPKD患者疼痛可分为急性和慢性两种,急性疼痛病因有囊肿出血、感染或结石;慢性疼痛病因多为肾脏体积增大所致的结构扭曲。护理措施包括:①监测血常规、尿常规,观察患者生命体征、尿液颜色、疼痛变化;②卧床休息,避免剧烈运动;③安抚患者,转移患者对疼痛的注意力(如与患者交谈、看电视等);④疼痛持续或较重时,遵医嘱给予止痛药物治疗;⑤止痛药不能缓解、疼痛剧烈者可考虑手术治疗(囊肿穿刺硬化治疗、囊肿去顶减压术或肾脏切除术)。

(七)健康教育

1.病情指导

告知患者延缓肾功能进展的措施包括:控制高血压、治疗高脂血症、优质低蛋白饮食、纠正酸中毒、预防高磷血症。指导患者观察血压、尿液变化、有无腰痛及疼痛的程度,观察自身有无头痛、恶心、呕吐等不适症状,有无严重并发症如出血、血管瘤破裂等表现。

2.饮食指导

告知患者选择低盐、优质低蛋白饮食,避免高磷饮食的摄入,指导患者合理饮食;食欲不佳者嘱患者少量多餐,避免过度限制钠盐及蛋白质摄入。

3.用药指导

告知患者降压药物的作用及不良反应,指导患者慎用抗凝剂,避免肾毒性药物,避免长期使用镇痛剂。

4.生活指导

疼痛或病情严重时卧床休息,指导患者适当运动,以免囊肿破裂。指导患者保持个人卫生,告知其预防泌尿系统感染的措施。

5.随访

告知患者定期复查,定期行肾功能及尿液检查,监测血红蛋白变化,如有不适及时就诊。

ADPKD的预后与患者的基因型、性别、年龄、发病时间、高血压、血尿、蛋白尿、尿路感染、肾脏及囊肿大小、妊娠、激素等相关,因此,对于其中的可控因素我们应积极预防、治疗,从而延缓肾功能进展,改善预后。

(潘紫霄)

第九节　肾血管疾病护理

一、高血压性肾损害

高血压的诊断标准为收缩压(SBP)≥140mmHg和(或)舒张压(DBP)≥90mmHg。原发性高血压是指无明确继发原因引起的血压升高,肾脏是高血压最常损害的靶器官之一,高血压性肾损害是指由原发性高血压所导致的肾脏小动脉或肾实质的损害。

(一)病因与发病机制

原发性高血压发病机制尚不完全清楚,据文献报道,主要与神经、体液、内分泌异常相关,部分还可能与遗传及环境因素相关。肾脏在高血压的发生、发展中扮演了重要角色,高血压状态下的肾小球内高压是导致高血压性肾损害的主要病理生理机制。

(二)临床表现

高血压造成的肾脏损害临床主要表现为蛋白尿及肾功能受损。

1.蛋白尿

多数患者表现为微量白蛋白尿,少数表现为非肾病范围的蛋白尿。

2.肾功能受损

轻到中度者肾小球滤过率(GFR)可以正常或升高,严重的高血压性肾损害患者可出现GFR下降以及尿浓缩功能的受损,夜尿增多。

3.其他

心血管方面可见左心室肥厚、心脏增大、心功能下降;神经系统检查时可见脑血管病变;眼底检查视网膜病变时,可见眼底出血、渗出和视神经盘水肿等并发症。

(三)辅助检查

1.实验室检查

尿微量蛋白测定。

2.其他检查

动态血压监测,监测患者24小时血压变化曲线,作为调整降压药物、控制患者血压水平的一个辅助检查。

(四)诊断

高血压性肾损害的诊断主要基于临床表现,通常并不常规行肾脏活体组织检查。当确诊高血压病的患者在疾病过程中出现持续性微量白蛋白尿或轻、中度蛋白尿,或肾小球功能损害等临床表现时,应考虑高血压性肾损害。

(五)治疗

(1)积极有效地控制血压。

(2)分层治疗,针对不同人群调控不同的理想血压标准。

(3)正确的血压监测,定期进行24小时动态血压监测,能更好地评价降压治疗的效果以及优化治疗方案。

(六)护理

1.护理评估

(1)健康史。

1)既往史:询问患者既往有无超重或肥胖及血压升高的病史,以及其他肾病等病史。

2)家族史:询问患者家族及近亲中有无高血压史及类似的肾病病史。

3)生活习惯:询问患者居住地环境卫生、个人卫生习惯等。有无烟酒嗜好,平时的饮食习惯,如喜欢的食物,进食量和钠盐的摄入量。

(2)身体评估。

1)良性小动脉肾硬化症:一般状况较好,可无明显疾病表现。检查可发现高血压;皮肤黏膜无特殊发现,颜面、四肢水肿不常见,若双下肢水肿可能伴发有充血性心力衰竭或少有的大量蛋白尿;注意眼部检查,眼底改变,颅内压升高及脑水肿表现;考虑心脏合并症时应检查心脏大小,心界改变等心、肺表现;腹部一般无明显异常,合并心力衰竭时可注意肝脾大。

2)恶性小动脉肾硬化症:急性病表现,可有精神萎靡、乏力、痛苦面容、血压常剧烈升高,心率加快,此外注意有无神志改变;可有轻度贫血,无黄染表现,颜面、四肢水肿不常见,除非为慢性肾炎所引起。早期患者可出现皮肤干燥、体重下降等血容量相对不足的表现;注意眼部检查,眼底改变,眼底条纹、火焰状出血,视神经盘水肿,颅内压升高及脑水肿的表现;注意心脏大小,心界改变,肺水肿等心、肺表现;腹部一般无明显异常,注意有无腹痛,腹肌紧张的表现,注意有无腹水、肝脾大等体征表现。

(3)心理—社会评估:此病属于慢性病,需要长期服药,有些患者不能坚持治疗或间断服药,对控制饮食的重要性未予重视,会导致多种并发症的发生,也因此部分患者会出现焦虑、情绪低落、对生活丧失信心。

2.护理诊断

(1)焦虑:与病程长、长期服药有关。

(2)知识缺乏:缺乏对疾病与治疗、控制饮食的正确认识。

(3)活动无耐力:与血压高导致的头晕、疲惫有关。

(4)依从性差:与长期的治疗与用药有关。

(5)饮食结构不合理:与患者饮食习惯有关。

3.护理措施

(1)心理护理:长期高血压难以控制,患者常会出现不同程度的紧张悲观情绪,可表现为任性、暴躁,针对不同的情况,责任护士应主动与患者进行沟通交流,多关心他们的生活起居,介绍相关的健康知识,消除患者的顾虑,树立乐观的生活态度,积极配合治疗。

(2)观察血压变化:每天测量血压,并教会患者自己测量,做到固定时间、部位、体位、血压计;如有头痛、头晕、心悸等症状,随时测量血压。目标血压控制在130/80mmHg以下,如尿蛋白>1g/d时,血压应控制在125/75mmHg。

(3)防止便秘:便秘时患者会闭气排便,用力排便时可使血压升高,每天进行适当的运动,如散步、做操、打太极拳等,促进肠蠕动;也可吃些大枣、红薯等粗纤维食物,利于排便,必要时用缓泻剂。

(4)养成良好的生活、饮食习惯:戒烟戒酒,定时蹲便,尿少时应限制水的摄入,过多的水分可增加血容量,导致血压升高。每天钠的摄入量不超过3g,避免食用腌制、熏制食品。减少脂肪的摄入,增加B族维生素的摄入,以改善脂质代谢紊乱。蛋白质的摄入量过高,会增加肾的负担,对肾造成一定的损害;若摄入量不足,会导致患者营养缺乏。患者要根据自身肾功能的水平来决定蛋白质的摄入量。

(5)高血压危象:因紧张、劳累、寒冷、阵发性高血压或停药等诱因,使小动脉发生强烈痉挛,血压急剧上升,影响重要器官血液供应而产生的急危症状。表现为血压突然升高伴剧烈头痛、恶心、呕吐、视力障碍、精神异常、呼吸困难等。应立即取半坐位,高流量吸氧,建立静脉通路,遵医嘱给予降压、脱水、镇静药物等治疗。严密观察生命体征、意识、瞳孔和尿量变化,提供保护性护理措施,防止坠床等意外发生。

(七)健康教育

1.心理指导

耐心解答患者及其家属提出的问题,让他们共同参与护理计划的制订,帮助他们树立乐观的生活态度。

2.饮食指导

指导患者改变饮食习惯、限制钠盐的摄入,每天食盐的摄入量不超过3g;限制食物中的热量;增加钾的摄入,如豆类、根茎类、香菇、柑橘、香蕉、紫菜等;增加钙的摄入,如牛奶、豆类。

3.运动指导

合理安排作息时间,督促患者每天进行适当的运动,如散步、打太极拳,达到控制及减轻体重的目的。

4.用药指导

通过宣教与座谈的方式,使患者了解所服药物的作用、常用剂量、不良反应等。若出现不良反应,需及时向医生反映。

5.出院指导

(1)按时复诊,定期监测相关化验检查。

(2)使患者掌握正确的血压测量方法,每天监测血压并记录。

(3)坚持良好的生活习惯,不吸烟、不酗酒,从事适当的家务劳动和运动。

(4)按时、按剂量服药,勿私自停药、减药。

(5)保持良好心态,拥有积极、乐观的生活态度。

二、缺血性肾病

缺血性肾病(IRD)是指双侧肾动脉或独立肾动脉狭窄或阻塞致肾血流动力学显著改变,引起肾小球滤过率明显下降和肾功能不全的慢性肾疾病。

(一)临床表现

(1)高血压发生率为45％～93％。肾动脉粥样硬化性狭窄(ARAS)可存在于无高血压的患者,狭窄程度＞5.0％的患者中93％有高血压,严重的肾动脉狭窄与高血压的发生相关,部分患者可表现为恶性高血压。某医院(1979年12月至2003年4月)以恶性高血压为首发表现的肾动脉狭窄(RAS)患者23例(其中ARAS占47.8％),占同期恶性高血压的25.8％,占RAS的19.5％。

(2)ARAS缺血性肾病的特点:尿常规改变不明显,74％患者有蛋白尿,尿蛋白量多不超过1g/d,常无明显血尿。有慢性进行性肾功能损害,与病程及病变严重程度有关。双侧ARAS患者每年GFR平均下降8mL/min,在5年以后将有12％肾功能恶化达ESRD。

(3)全身表现:充血性心力衰竭或肺水肿(25％～30％),机制不明了,与高血压或肾衰竭的严重性无关,多发生在双侧肾动脉狭窄患者。血管再通术是唯一有效的治疗。

(4)服用肾素—血管紧张素系统阻滞剂后发生急性肾衰竭:服用ACEI后血肌酐升高幅度超过50％者应疑有双侧RAS。双侧RAS服用ACEI后急性肾衰竭的发生率为17％～23％,孤立肾伴RAS者其发生率为38％。

(二)辅助检查

1.常规检查

血、尿常规,血生化,肾功能,肾B超、肾血管彩超、超声心动,卡托普利肾动态显像、血管造影。

2.肾动脉狭窄诊断的金标准

肾动脉造影可发现不同程度、不同部位的狭窄,是介入或手术治疗的必要准备。但肾动脉造影是一种有创检查,并且有引起造影剂肾病和胆固醇栓塞的可能,不作为ARAS常规筛选性检查。数字减影肾动脉造影能获得高分辨力的图像,又减少了造影剂剂量。缺点是为有创性检查。

3.RAS无创性检查手段

螺旋CT造影、磁共振血管成像、卡托普利肾动态显像、彩色多普勒超声。

(三)治疗

1.介入治疗

球囊扩张术、支架置入术。

2.手术治疗

肾血管旁路移植术、肾动脉内膜剥脱术、肾动脉狭窄段切除术、自体肾移植、肾切除术。

3.药物治疗

降压(＜130/80mmHg)、降糖、降脂(他汀类药物);抗血小板聚集药物的应用;环氧化酶抑制剂阿司匹林 75～150mg/d;nADP 受体阻滞剂噻氯匹定、氯吡格雷及 nGPⅡb/Ⅲa 受体阻滞剂。

4.生活方式的改变

合理膳食、运动。

(四)护理

1.护理评估

(1)健康史。

1)既往史:既往有无冠状动脉粥样硬化性心脏病、动脉狭窄及动脉粥样硬化及栓塞史,血压、血脂、血糖水平等超标或肥胖及血压升高的病史,以及其他肾病等病史。

2)家族史:家族及近亲中有无高血压史及类似的肾病病史。

3)生活习惯:居住地环境卫生、个人卫生习惯等。有无烟酒嗜好,平时的饮食习惯,如喜欢的食物,进食量和钠盐的摄入量。

(2)身体状况。

1)评估患者是否伴有肾血管性高血压。

2)评估患者肾功能减退症状。

3)评估患者腹部或腰部是否闻及血管杂音(高调、粗糙收缩期或双期杂音)。

(3)心理—社会状况:评估患者家庭状况、经济状况、家庭关系、工作情况、人际关系、性格特征、习惯与爱好。

2.护理诊断

(1)体液过多:与肾衰竭引起的调节功能失调有关。

(2)营养失调:低于机体需要量:与食欲下降、进食量过少有关。

(3)组织灌注量改变:与肾缺血有关。

(4)有活动无耐力的危险:由于肾功能减退造成体力下降。

(5)知识缺乏:未学习相关知识。

(6)预感性悲哀:与肾功能下降有关。

(7)焦虑:与不了解疾病和治疗有关。

(8)恐惧:与肾功能逐渐下降或丧失有关。

(9)排尿异常:与肾功能下降有关。

3.护理措施

(1)一般护理:注意劳逸结合,建议患者戒烟、戒酒。适当运动,改变不良饮食习惯。冬季注意保暖。防止感染。避免过度紧张,保持情绪稳定。因过度兴奋可以引起血中胆固醇及三酰甘油含量增高,体育锻炼可消耗热量、减轻体重,也是非药物调脂治疗的措施之一。有资料报道,肾动脉狭窄度 50%～74% 的 ARAS 患者发生肾功能不全的比例为 11.12%,狭窄度≥75% 的 ARAS 患者发生肾功能不全的比例为 35.18%,对有慢性肾功能不全的患者应按慢性肾衰竭护理常规。

(2)心理护理:缺血性疾病可引起慢性肾衰竭,此病病程漫长,患者开始一般不易接受,情绪低落,不愿从事以往的社交活动,悲观失望,对疾病的治疗失去信心。医护人员应耐心指导,多与患者进行沟通,尤其要倾听患者的心声,与患者建立良好的护患关系,讲解疾病的有关知识,让患者了解疾病、认识疾病、配合治疗,讲解以往成功患者的实例,树立患者战胜疾病的信心,使其多与他人进行交流,恢复以前的兴趣和爱好,多参加体育活动。

(3)治疗配合:经皮腔内肾动脉成形术(PTRA)是恢复肾血流量最可行的方法之一。成功的 PTRA 有助于控制肾血管性高血压和阻止缺血性肾病的发生、发展。术前向患者介绍介入治疗的目的、方法,术中如何配合和术后的注意事项,并讲解成功的病例,以消除患者的思想顾虑和恐惧心理,鼓励患者树立信心。据文献报道,冠状动脉支架植入术后 3～6 个月再狭窄的发生率高达 30%～40%。肾动脉狭窄支架植入术后应密切观察病情变化,监测生命体征和尿量,观察穿刺部位有无渗血、包块、血肿、疼痛等,穿刺点应加压包扎 6 小时,术侧下肢制动 24 小时,并观察足背动脉搏动情况及肢体颜色,防止和及时发现血栓形成。做好血压监测。血压变化是观察疗效的重要指标,术后急性低血压是常见而极危险的并发症。肾动脉支架植入术的远期并发症也主要为再狭窄,应加强出院指导,术后 1、3、6 个月及 1 年按时复诊;服用阿司匹林等抗凝药 3～6 个月,服药期间需定期复查血常规,了解白细胞、血小板的情况。

(4)用药护理:服用降脂药物应注意有无胃肠道不适,定期复查肝功能,观察有无不良反应;服用阿司匹林等药物观察有无胃肠道反应及皮肤黏膜出血倾向;指导患者学会自己观察病情。服降压药应指导患者服药前后监测血压并记录,定期门诊复查,根据血压的变化调整降压药的剂量;服用铁剂应在两餐之间服用,降磷药应随餐嚼碎一起服用,服用利尿剂应监测尿量变化。

(五)健康教育

(1)指导患者定期复查肾功能及出、凝血时间,血脂、血和尿常规、24 小时尿蛋白定量、B超、肾血管彩超、超声心动图,必要时复查肾动脉造影、螺旋 CT 造影、磁共振血管成像等。

(2)嘱患者按时服药,监测体重、血压、尿量,学会观察有无水肿,定期由营养师评估营养状态和进行营养指导,根据肾功能发展的不同阶段制订合理的食谱及蛋白质摄入,低盐低胆固醇饮食,根据不同情况适当限制水和高钾食物的摄入,保持水电解质平衡。

(3)指导患者多参加体育活动,增强抵抗力,防止感冒及心、脑血管并发症。

(潘紫霄)

第十节　尿石症护理

一、概述

泌尿系结石是泌尿外科的常见疾病之一,在泌尿外科住院患者中占据首位。欧美国家的流行病学资料显示,5%～6%的人在其一生中至少发生 1 次泌尿系结石,欧洲泌尿系结石年新发病率为(100～400)/10 万。我国泌尿系结石发病率为 1%～5%,南方高达 5%～10%;年新发病率为(150～200)/10 万,其中 25%的患者需住院治疗。近年来,我国泌尿系结石的发病率有增长趋势,是世界上三大结石高发区之一。泌尿系结石按病因分为代谢性、感染性、药物性和特发性结石;按晶体成分可分为含钙和不含钙结石;按部位分为上尿路和下尿路结石。

(一)病因

影响结石形成的因素很多,年龄、性别、种族、遗传、环境因素,饮食习惯和职业对结石的形成影响很大,身体的代谢异常、尿路的梗阻、感染、异物和药物的使用是结石形成的常见病因。

1.流行病学

(1)性别和年龄:尿石症的人群发病率为 2%~3%,好发年龄为 25~40 岁。成年男性比女性更多见,男性患者是女性的 2~3 倍。

(2)种族:有色人种比白种人发病率低。我国肾结石的新发病率随着生活水平的提高、饮食的不合理搭配、蛋白质和糖分摄入的增多也呈增加的趋势。

(3)地理环境和气候:尿石症的发病有明显的地区差异,山区、沙漠、热带和亚热带地区发病率较高,我国南方比北方更为多见。

(4)饮食和营养:营养成分与饮食结构对尿石症的形成有重要影响,营养状况好、动物蛋白摄入过多时,易形成肾结石;营养状况差、动物蛋白摄入过少时,容易形成膀胱结石。

(5)职业:从事高温工作、外勤工作、职业司机等人较易患有结石。主要是因为工作环境的温度较高、排汗量增加。

(6)水分的摄入:流行病学调查发现水质的软硬对结石的发病率没有影响。水分摄入过少或损失过多(如出汗)会促进结石的形成。

2.各种代谢因素

包括尿液酸碱度、高钙血症、高钙尿症、高草酸尿症、高尿酸尿症、高胱氨酸尿症、低枸橼酸尿症和低镁尿症等。

3.局部因素

它包括尿路梗阻(尿液排出不畅造成尿盐沉积)、感染(细菌改变尿液酸碱度,菌落、脓块、坏死组织形成结石核心)、异物(形成结石核心)等。

4.药物相关因素

药物引起的肾结石占所有结石的 1%~2%,药物诱发的结石形成的原因有两类,一类为能够诱发结石形成的药物,包括乙酰唑胺、维生素 D、维生素 C 和皮质激素等,这些药物在代谢的过程中导致了其他成分结石的形成;另一类为溶解度低的药物,在尿液浓缩时析出形成结石,药物本身就是结石成分,包括氨苯蝶啶、治疗 HIV 感染的药物(如硅酸镁和磺胺类药物等)。

(二)临床表现

1.症状

上尿路结石主要症状是与活动有关的疼痛和血尿,也有肾结石长期存在而无明显症状者,特别是有较大的鹿角型结石。

(1)疼痛:肾结石可引起肾区的疼痛,部分患者平时无明显症状,在活动后出现腰部钝痛;较小的肾结石活动范围较大,进入肾盂输尿管连接部时引起输尿管的剧烈蠕动诱发肾绞痛。此外输尿管结石也可刺激输尿管引起肾绞痛,并沿输尿管走行放射至同侧腹股沟、大腿内侧,乃至同侧睾丸或阴唇。若结石位于输尿管膀胱壁段或输尿管口,可伴有膀胱刺激症状以及尿道和龟头部放射痛。肾绞痛一般于活动后突然出现,结石越小症状越明显,患者表现为疼痛剧烈、难以忍受、出大汗,还可伴有恶心和呕吐。

(2)血尿:表现为肉眼或镜下血尿,一般于活动后出现,与结石对尿路黏膜的损伤有关。镜下血尿更为常见。若结石固定不动时也可无血尿。

(3)恶心、呕吐:肾绞痛时,输尿管管腔压力增高,管壁局部扩张、痉挛和缺血,由于输尿管与肠有共同的神经支配因而可引起恶心与呕吐的症状。

(4)膀胱刺激征:当结石伴有感染或结石位于输尿管膀胱壁段时,可出现尿频、尿急和尿痛等膀胱刺激征。

(5)并发症的表现:结石继发感染时可患有急性肾盂肾炎或肾积脓,患者有发热、寒战等全身症状。结石引起一侧或双侧尿路梗阻时,可导致一侧肾功能受损、无尿或尿毒症。

2.体征

肾结石患者肾区可有明显的叩击痛。

(三)辅助检查

1.实验室检查

包括血液分析、尿液分析。尿液分析可见到肉眼或镜下血尿,伴有尿路感染时可为脓尿,尿细菌培养可为阳性。血生化检查中尿素氮、血肌酐结果等可大致反映患者的肾功能状况。

2.结石成分分析

常见结石成分依次为草酸钙类、尿酸类、磷酸钙类、磷酸铵镁和胱氨酸等。

3.影像学检查

(1)B超检查:可发现2mm以上的结石,了解集尿系统有无积水扩张,可作为泌尿系结石的常规检查方法。

(2)肾、输尿管及膀胱平片(KUB平片):尿路平片可以发现90%左右的X线阳性结石,可了解结石的大小、数目、形态和位置。

(3)静脉尿路造影(IVU):确定结石位置,并了解尿路的形态及肾功能。

(4)非增强CT扫描:敏感性高于尿路平片,其中CT值可评估结石的成分。

(四)治疗

临床治疗目的是最大限度地去除结石、控制尿路感染和保护肾功能。

1.肾绞痛的治疗

(1)药物治疗。

1)非甾体抗炎药:有双氯芬酸钠等。

2)阿片类镇痛药:常用药物有吗啡、哌替啶、布桂嗪等。

3)解痉药:M型胆碱受体阻滞剂(如山莨菪碱)、黄体酮、钙通道阻滞剂(硝苯地平)、α受体阻滞剂。

(2)外科治疗。

1)体外冲击波碎石术(ESWL)。

2)输尿管内放置支架,还可以配合ESWL治疗。

3)经输尿管镜碎石取石术(URL)。

4)经皮肾镜碎石取石术(PCNL)。

5)经皮肾造瘘引流术。

2.排石治疗

包括一般疗法、中医药、溶石疗法和中西医结合等方法。

二、上尿路结石

上尿路结石包括肾和输尿管结石。

(一)临床表现

上尿路结石主要表现为与活动有关的疼痛和血尿。其程度与结石部位、大小、活动与否和有无损伤、梗阻、感染等有关。

1.疼痛

肾结石可引起肾区疼痛。肾盂内大结石和肾盏结石可无明显的临床症状,活动后可出现上腹或腰部钝痛。结石活动和刺激引起输尿管平滑肌痉挛或输尿管梗阻时可发生肾绞痛。典型肾绞痛表现为突发剧烈难忍的疼痛,阵发性发作,疼痛位于腰部或上腹部,可沿输尿管行径放射至同侧下腹部、会阴部、大腿内侧,患者常坐卧不安、面色苍白、出冷汗,可伴恶心、呕吐。疼痛持续数分钟至数小时不等。肾区可有叩击痛。

2.血尿

为结石损伤黏膜所致,患者常有肉眼或镜下血尿,以后者常见。有时活动后出现镜下血尿是患者唯一的临床表现。

3.其他

结石继发急性肾盂肾炎或肾积脓时,可有寒战、发热等全身症状;结石引起肾积水时,可在上腹部触到增大的肾脏;双侧上尿路完全性梗阻时可导致无尿,甚至出现尿毒症。

(二)辅助检查

1.实验室检查

(1)尿常规检查:尿液常见红细胞;感染时可见较多的白细胞;有时发现晶体尿。

(2)肾功能测定:测定血肌酐、尿素氮水平。

(3)怀疑尿路结石与代谢状态有关时,应测定血、尿的钙、磷、尿酸、草酸等水平。

2.影像学检查

(1)泌尿系统平片:能发现95%以上的结石。但结石过小、钙化程度不高和纯尿酸结石常不显示。

(2)B超检查:可发现泌尿系统平片不能显示的小结石和X线透光结石,还能显示肾积水和肾实质萎缩等情况。

(3)排泄性尿路造影:可显示结石所致的尿路形态和肾功能改变,X线透光的尿酸结石可显示充盈缺损。

(4)逆行肾盂造影:通常用于其他方法不能确诊时。

(5)CT:能发现X线检查不能显示的或较小的输尿管中、下段结石。

(6)肾图:可用于判断泌尿系统梗阻程度和双侧肾功能。

3.内镜检查

包括肾镜、输尿管镜和膀胱镜检查。适用于其他方法不能确诊或同时进行治疗时。

(三)治疗

1.病因治疗

少数患者能找到形成结石的病因,针对病因进行治疗,如切除甲状旁腺瘤、解除尿路梗阻等。

2.非手术治疗

结石直径<0.6cm,表面光滑,无尿路梗阻、无感染,纯尿酸结石和胱氨酸结石,可先采用非手术治疗。若直径<0.4cm,光滑的结石,90%能自行排出。非手术治疗包括大量饮水、调节饮食、中西医治疗、控制感染以及解痉止痛等。

3.体外冲击波碎石术(ESWL)

原理是通过 X 线或 B 超对结石进行定位,将高能冲击波聚焦后在体表作用于结石部位,使结石粉碎后随尿液排出。此法适用于肾、输尿管上段结石的患者。肾、输尿管上段直径<2.5cm的结石,患者肾功能正常,碎石成功率可达 90%左右,是一种无痛、安全有效的非侵入性治疗。必要时可重复治疗,但间隔时间必须不少于 7 天。伴有结石远端尿路梗阻、严重心脑血管疾病、急性尿路感染、出血性疾病、安置心脏起搏器、妊娠等不宜使用此法。

4.手术治疗

(1)内镜取石或碎石术。

1)经皮肾镜碎石取石术(PCNL):在 X 线或超声定位下,经腰背部细针穿刺直达肾盏或肾盂,扩张并建立皮肤至肾的通道,插入肾镜,在直视下取石或碎石。

2)经输尿管镜碎石取石术(URL):将输尿管镜经尿道和膀胱插入患侧输尿管,在直视下取石或碎石,适用于中、下段输尿管结石。

3)腹腔镜输尿管取石术(LUL):适用于输尿管结石直径>2cm 或经 ESWL、URL 治疗失败者。

(2)开放性手术治疗:手术方式包括肾盂切开取石术、输尿管功开取石术、肾实质切开取石术、肾部分切除术、肾切除术等。由于泌尿外科腔镜手术及 ESWL 技术的普遍开展,大多数上尿路结石已不再需用开放手术。

(四)护理

1.护理评估

(1)术前评估。

1)健康史:了解患者的年龄、性别、职业、生活环境、饮食饮水习惯;既往有无结石病史,有无代谢和遗传性疾病,有无泌尿系统感染、梗阻性疾病,有无长期卧床及用药史等。

2)身体状况。①局部:评估疼痛的部位、性质和程度,血尿的特点;肾绞痛的发作情况;患者的排尿情况及尿石的排出情况。②全身:了解患者营养状态;有无发热等全身感染中毒症状。

3)辅助检查:实验室检查结果是否提示代谢异常或肾功能受损;影像学检查有无异常

发现。

4)心理—社会状况:评估患者及其家属是否了解疾病的治疗和预防方法;是否担心尿石症的预后;对该疾病的认知程度和治疗费用的经济承受能力。

(2)术后评估:了解麻醉与手术的方式,术中的情况;评估引流管是否通畅,引流液的颜色、量、性质;伤口愈合情况和肾功能恢复情况;有无术后感染、"石街"形成等并发症;患者及其家属的心理状态,对术后护理配合和康复知识的认知程度。

2.护理诊断

(1)急性疼痛:与结石刺激引起的损伤、炎症、平滑肌痉挛等有关。

(2)焦虑/恐惧:与担心疾病预后、害怕手术等有关。

(3)知识缺乏:缺乏防治尿石症的知识。

(4)潜在并发症:感染、"石街"形成。

3.护理措施

(1)非手术治疗患者的护理。

1)大量饮水、多活动:鼓励患者多饮水,这是防治各类结石最简单而有效的措施。其作用是增加尿量,稀释尿中形成结石物质的浓度,减少结晶,促进排石,防治感染。每天饮水量可达2500～4000mL,保持每天尿量在2000mL以上。在病情允许的情况下,指导患者适当做一些跳跃运动或经常改变体位,促进结石排出。

2)调节饮食:根据患者的结石成分、代谢状态调节饮食。①含钙结石者:应合理控制摄入钙量,适当减少牛奶、奶制品、豆制品、巧克力、坚果等含钙丰富的食物。②草酸盐结石者:应限制富含草酸的食物,如菠菜、浓茶、番茄、芦笋、土豆等。③尿酸结石者:不宜食用高嘌呤食物,如动物内脏、豆制品、啤酒、花生、海鲜等。④胱氨酸结石者:限制富含蛋氨酸的食物,如蛋、奶、肉等。

3)缓解疼痛:肾绞痛发作时,嘱患者卧床休息,痛区局部热敷;可遵医嘱使用解痉止痛剂,如注射阿托品、哌替啶等,并观察疼痛的缓解情况。

4)病情观察:仔细观察结石排出情况,做结石成分分析,以指导结石的治疗与预防;观察体温及尿液的颜色、性状、尿液检查结果,及早发现感染征象。

5)防治感染:遵医嘱使用抗生素防治感染。

6)心理护理:向患者及其家属解释疾病的治疗方法及目的,消除其焦虑、恐惧情绪。

(2)体外冲击波碎石术的护理。

1)碎石前护理。①术前准备:检查凝血功能;术前3天忌食易产气食物,术前1天口服缓泻剂或灌肠,术日晨禁食禁饮;术日晨行泌尿系统X线平片复查了解结石位置,复查后用平车接送患者,以免结石移位。②心理护理:治疗前向患者说明ESWL的方法、碎石效果、配合的要求,解除患者的恐惧心理;告知患者治疗时不能随意移动体位,以免影响定位。

2)碎石后护理。①休息和饮食:碎石后卧床休息6小时;如患者无不良反应,可正常进食。鼓励患者多饮水,每天3000mL以上,促进结石排出。②采取有效运动和恰当的体位:若患者无不适,鼓励患者多进行跳跃运动,经常变换体位,叩击腰背,促进排石。指导患者采取正确的排石体位：a.头高脚低位，结石位于中肾盏、肾盂、输尿管上段者，碎石后取头高脚低位；b.头低位，肾下盏结石可采用头低卧位，并叩击背部加速排石；c.健侧卧位，肾结石碎石后，一般取健侧卧位，同时叩击患侧肾区，利于碎石由肾盏排入肾盂、输尿管；d.患侧卧位，巨大肾结石碎石后，为预防大量碎石短时间内积聚于输尿管发生堵塞，引起"石街"和继发感染，应采用患侧卧位，以利于结石随尿液缓慢排出。③病情观察：严密观察和记录碎石后排尿及排石情况；用纱布或过滤网过滤尿液，收集碎石做成分分析；定期做腹部平片或 B 超检查，以观察结石排出情况。④协助处理并发症：a.血尿，碎石后大多数患者都会出现不同程度的血尿，一般可自行消失，无须特殊处理，嘱患者多饮水，必要时用止血药；b.肾绞痛，结石排出引起肾绞痛时，可遵医嘱使 ESWL 止痛剂缓解症状；c.发热，遵医嘱使用抗生素，高热者采用降温措施；d."石街"形成，ESWL 后过多碎石积聚于输尿管内，可引起"石街"，患者有腰痛不适，可继发感染和脏器受损等，需立即经输尿管镜取石或碎石。

（3）内镜碎石术的护理。

1）术前护理。①心理护理：向患者及其家属解释内镜碎石术的方法与优点，术中的配合要求及注意事项，解除患者的顾虑。②术前准备：a.做好术前检查，术前检查重要脏器功能和凝血功能，如近期服用阿司匹林、华法林等抗凝药物者应停药，待凝血功能正常后再行碎石术；b.体位训练，术中患者需取截石位或俯卧位，术前指导患者进行俯卧位练习，从俯卧 30 分钟开始，逐渐延长至 2 小时，以提高患者术中体位的耐受性；c.术前 1 天备皮、配血，术前晚行肠道清洁。

2）术后护理。①病情观察：密切观察患者的生命体征，尿液的颜色、量、性状等，及早发现出血、感染等并发症。②做好引流管的护理。a.肾盂造瘘管护理：经皮肾镜取石术后常规放置肾盂造瘘管，目的是引流尿液和残余结石。ⅰ.妥善固定：肾盂造瘘管及集尿袋应妥善固定，避免翻身、活动时管道被压迫、扭折或脱落。ⅱ.保持引流通畅：肾盂造瘘管一般不必常规冲洗，以免引起感染。如造瘘管发生堵塞，挤捏无效时，可协助医生在无菌操作下行造瘘管冲洗，用注射器吸取 5～10mL 生理盐水，缓慢注入造瘘管内再缓慢吸出，反复冲洗，直至管道通畅。在操作过程中不可过度用力，以免压力过大造成肾损伤。ⅲ.观察并记录引流情况：如引流液的颜色、量、性状。ⅳ.防感染：引流管的位置不得高于造瘘口，以防引流液逆流引起感染；保持造瘘口周围皮肤清洁干燥。ⅴ.拔管：术后 3～5 天，引流尿液转清、体温正常，可考虑拔管。拔管前先夹闭造瘘管 24～48 小时，注意观察有无排尿困难、发热、腰腹痛等表现，并经造瘘管做肾盂造影，证实尿路通畅后再拔管。拔管后造瘘口加盖无菌敷料，患者取健侧卧位，防止漏尿，约 1 周瘘口可愈合。b.双"J"管护理：碎石术后于输尿管内常规放置双"J"管，可起到内引流、内支架的作用，还可扩张输尿管、排出小结石以及防止输尿管内"石街"形成。ⅰ.体位：术后患者取半卧位。ⅱ.防尿液反流：指导患者多饮水、勤排尿；勿憋尿，以防膀胱过度充盈引起尿液反流。ⅲ.防止滑脱：鼓励患者早期下床活动，但应避免剧烈运动、过度弯腰、突然下蹲等引起双"J"管滑脱或移位。ⅳ.拔管时间：双"J"管一般留置 4～6 周，经 B 超或腹部摄片复查确定无结石残留后，在膀胱镜下取出双"J"管。③并发症的观察与护理。a.出血：PCNL 术后早期，肾盂造瘘管引流液一般为血性，如 1～3 天颜色转清，无须处理。如术后短时间内造瘘管引出大量鲜红色血性液体,可能为大出血,应立即报告医生处理,遵医嘱使用止血药、抗生素,夹闭造瘘管1～3小时,增加肾盂内压力,起到压迫止血的目的。出血停止,患者生命体征平稳后再重新开放肾盂造瘘管。b.感染:观察患者的体温变化;遵医嘱使用抗生素;指导患者多饮水、勤排尿;留置尿管者应每天2次清洁消毒尿道口与会阴部。

(4)开放手术患者的护理。

1)肾实质切开取石及肾部分切除的患者应绝对卧床休息2周,以减轻肾的损伤,防止术后出血。

2)术后肠蠕动功能恢复或肛门排气后可进食,由流质、半流质饮食逐渐过渡到正常饮食。输液并鼓励患者多饮水,每日3000～4000mL。血压稳定者,可应用利尿剂,以增加尿量,达到冲洗尿路和改善肾功能的目的。

3)严密观察和记录尿液的颜色、量及患侧肾功能情况。

4)做好伤口及引流管的护理,积极防治出血及感染。

(五)健康教育

1.预防指导

告知患者结石的发病率和复发率都较高,采取适宜的预防措施具有重要的意义。

(1)大量饮水:可有效预防结石的发生,常规每天需饮水3000mL以上,可以减少尿中晶体形成。

(2)调节饮食:根据患者的结石成分、代谢状态调节相应的饮食结构,减少结石的产生或复发。

(3)药物预防:告知患者应用影响代谢的药物,碱化或酸化尿液可预防结石。如:①维生素B_6,有助于减少草酸盐排出;②氯化镁,增加尿中草酸溶解度;③别嘌呤醇,减少尿酸形成,从而抑制尿酸结石形成;④枸橼酸钾、碳酸氢钠,碱化尿液,可预防尿酸和胱氨酸结石;⑤氯化铵,使尿液酸化,有利于防止感染性结石生长。

(4)特殊预防:告知患者伴有甲状旁腺功能亢进必须摘除腺瘤或增生组织;长期卧床者应多在床上活动,防止骨质脱钙,减少尿钙排出;尽早解除尿路梗阻、感染、异物等因素。

2.复查指导

指导患者按时复诊,观察有无残余结石或结石复发;若出现腰痛、血尿、发热等症状,及时就诊;部分患者带双"J"管出院,嘱患者术后4周回院复查并拔除双"J"管。

三、下尿路结石

下尿路结石包括膀胱结石和尿道结石。

(一)病因

1.膀胱结石

原发性膀胱结石多发于男童,与营养不良和低蛋白饮食有关;继发性膀胱结石常见于良性前列腺增生、膀胱憩室、神经源性膀胱、异物或肾、输尿管结石排入膀胱。

2.尿道结石

绝大多数来自肾和膀胱,见于男性,多位于前尿道。

（二）临床表现

1.膀胱结石

典型症状为排尿突然中断,疼痛常放射至远端尿道及阴茎头部,伴排尿困难和膀胱刺激征。小儿常用手搓拉阴茎,变换体位后又能继续排尿。常有终末血尿,合并感染者可有脓尿。

2.尿道结石

典型症状为排尿困难,点滴状排尿,伴尿痛,重者发生急性尿潴留。前尿道结石可沿尿道扪及;后尿道结石经直肠指检可触及。

（三）辅助检查

X线平片能显示绝大多数结石。B超检查能显示结石声影。膀胱镜检查能直接见到结石,并发现膀胱病变。

（四）治疗

1.膀胱结石

大多数结石可经膀胱镜采用机械、液电、超声、激光或气压弹道碎石,并将碎石取出;结石过大、过硬或有膀胱憩室时,应施行耻骨上膀胱切开取石。

2.尿道结石

前尿道结石,在麻醉下经尿道口注入无菌液体石蜡,然后用手挤出或钩取、钳出结石;后尿道结石,在麻醉下用尿道探条将结石推入膀胱,然后按膀胱结石处理。尽量不做尿道切开取石,以免尿道狭窄。

（五）护理

1.护理诊断

(1)急性疼痛:与结石刺激引起损伤、炎症、平滑肌痉挛等有关。

(2)焦虑/恐惧:与担心疾病预后、害怕手术等有关。

(3)知识缺乏:缺乏防治尿石症的知识。

(4)潜在并发症:尿潴留、感染。

2.护理措施

(1)非手术治疗患者的护理。

1)病情观察:碎石术后密切观察和记录排尿及排石情况;膀胱和尿道进行机械性操作后,注意观察有无出血、局部水肿,尿液的颜色、量、性状等;并观察下腹部情况,注意有无膀胱穿孔症状。

2)防治感染:鼓励患者多饮水,勤排尿,遵医嘱使用抗生素。

(2)耻骨上膀胱切开取石术后的护理。

1)疼痛护理:遵医嘱使用止痛药,观察疼痛的缓解情况。

2)防治感染:指导患者多饮水,勤排尿,遵医嘱使用抗生素。

3)伤口护理:保持伤口敷料清洁干燥,敷料浸湿或污染时及时通知医生换药。

4)引流管护理:术后一般留置膀胱造瘘管、尿管及膀胱侧间隙引流管,做好引流管的常规护理。

（潘紫霄）

第十一节 泌尿外科肿瘤护理

一、肾脏肿瘤

肾脏是红褐色成对的器官,外形似蚕豆状,位于腹膜后紧贴腹后壁腰部脊柱两侧,垂直长度为 10～12cm,左右横径为 5～7cm,前后径为 3cm,重 135～150g,男性略重于女性。肾脏是泌尿器官,主要生理功能为生成尿液,排泄某些代谢产物;调节水、电解质及酸碱平衡,维持内环境的稳定。肾脏也有内分泌功能,可分泌、活化及代谢多种激素。

肾脏肿瘤在我国泌尿外科肿瘤中居第 2 位,仅次于膀胱肿瘤,约占成人全身肿瘤的 2%。但在小儿恶性肿瘤中达 20%,是儿科常见的恶性肿瘤之一。肾脏肿瘤中肾癌占 80% 左右,发病率男女比例约为 2∶1,发病随年龄增长而增加。肾母细胞瘤 95% 以上为小儿肿瘤,男女发病率相似。

(一)病因

肾脏肿瘤病因至今尚不清楚,流行病学家曾进行过大量的调查,发现可能与以下因素有关,如吸烟、肥胖、职业、经济文化背景、高血压、输血史、糖尿病、放射、药物、饮酒、食物、家族史等。

(二)病理

肾脏肿瘤的病理类型复杂,种类繁多,2004 年世界卫生组织(WHO)依据肾脏肿瘤组织形态学、免疫表型、遗传学的特点,结合临床表现及影像学改变,将肾脏肿瘤分为以下 9 类。

1.肾细胞肿瘤

有透明细胞肾细胞癌、乳头状腺瘤、肾髓质癌等。

2.后肾肿瘤

有后肾腺瘤、后肾腺纤维瘤、后肾间质肿瘤。

3.肾母细胞肿瘤

有肾母细胞瘤(维尔姆斯瘤),肾源性残件。

4.间叶肿瘤

有透明细胞肉瘤、婴儿骨化性肾肿瘤、血管肉瘤、骨肉瘤、淋巴管瘤、孤立性纤维性肿瘤等。

5.混合性间叶上皮肿瘤

有囊性肾瘤、混合性上皮和间质肿瘤、滑膜肉瘤。

6.神经内分泌肿瘤

有类癌、神经母细胞瘤、嗜铬细胞瘤等。

7.造血和淋巴肿瘤

有淋巴瘤、白血病、浆细胞瘤。

8.生殖细胞肿瘤

有畸胎瘤、绒癌。

9.转移性肿瘤

肾癌播散转移有3种途径：直接播散、淋巴转移与血行转移。其中，肺和骨骼是常见的转移部位。

（三）临床表现

肾癌早期一般无明显症状，出现症状时已近晚期。

1.肾癌三联征

血尿、疼痛、肿块。

2.副肿瘤综合征

高血压、贫血、体重减轻、恶病质、发热、红细胞增多症、肝功能异常、高钙血症、高血糖、红细胞沉降率增快、神经肌肉病变、淀粉样变性、溢乳症、凝血机制异常等改变。

3.转移灶症状

骨痛、骨折、咳嗽、咯血等。

（四）辅助检查

1.B超检查

是简单无创伤的影像学方法，能查出直径1cm以上的肿瘤，因此大多数无症状的肾癌可由B超发现。B超能准确地鉴别肾肿块是囊性还是实质性的，还可鉴别诊断肾癌和肾血管平滑肌脂肪瘤。

2.X线检查

可见肾外形增大，轮廓改变，肿瘤内偶见钙化。如肿瘤较大挤压肾盏、肾盂，通过静脉肾盂造影检查可发现肾盏、肾盂不规则变形、狭窄拉长或充盈缺损。静脉尿路造影尚可了解双侧肾功能情况。

3.CT检查

对肾癌的诊断有重要价值，可发现较小的肾癌并准确分期。CT检查表现为肾实质内圆形、类圆形或分叶状肿块，平扫时密度不均匀。也可鉴别其他肾实质疾病，如肾血管平滑肌脂肪瘤和肾囊肿。

4.MRI检查

能了解肾癌侵犯的范围，明确肾静脉、下腔静脉内癌栓和淋巴结转移。

5.血管造影

主要用于疑难病例的诊断。肾癌在动脉期表现为多血管性占位性病变，可见增粗、增多和紊乱的肿瘤血管，或由于动静脉瘘伴有肾静脉早期显影。

（五）治疗

1.肾根治性切除术

适应证为局限于肾周筋膜以内的肿瘤。手术前必须系统检查以除外骨转移灶。如已发现有转移，一般不考虑根治性肾切除术。肾癌有肾静脉或下腔静脉癌栓不是根治性肾切除术的禁忌证，但必须术前了解静脉内癌栓的情况，以便手术切除。

2.保留肾单位手术

（1）适应证：肾癌发生于解剖性或功能性的孤肾，根治性肾切除术将会导致肾功能不全或尿毒症的患者,如先天性孤立肾、对侧肾功能不全或无功能者、遗传性肾癌患者以及双侧肾癌等。

(2)相对适应证:肾癌对侧肾存在某些良性疾病,如肾结石、慢性肾盂肾炎或其他可能导致肾功能恶化的疾病(如高血压、糖尿病、肾动脉狭窄等)患者。

(3)可选择适应证:对侧肾功能正常,临床分期 T1A 期(肿瘤直径≤4cm),肿瘤位于肾脏周边,单发的无症状肾癌患者,临床分期 T1A 期(肿瘤最大直径 4~7cm)也可选择。

3.其他治疗

由于肾细胞癌对细胞毒性药物有多重耐药性,因此化疗效果较差。肾细胞癌对放疗不敏感,但可作为术前和术后的辅助治疗,尤其对于骨转移可进行姑息性放疗。射频消融技术或冷冻消融术可用于无法切除的肾细胞癌治疗。此外,晚期肾癌可用靶向治疗。

(六)护理

(1)腹腔镜根治性肾切除术或肾部分切除术的护理。

1)术前护理:①按泌尿外科一般护理常规护理;②心理护理,向患者说明一侧肾切除不会影响工作和生活,以解除患者的思想负担,使其更好地配合手术;③完善术前各项检查,做好健康教育。

2)术后护理。①按泌尿外科术后一般护理常规护理。②病情观察:严密监测生命体征的变化。③管路护理。a.导尿管护理:保持尿管通畅,并妥善固定,避免打折,每天记录尿量,保持会阴部清洁,预防泌尿系感染。按要求定期更换引流袋,更换时应注意无菌操作。b.伤口引流管护理:保持引流管通畅,并妥善固定,避免打折。密切观察引流液的颜色、性质和量的变化,并做好记录。观察伤口渗出情况,保持伤口敷料清洁干燥。如有异常及时通知医生给予处理。在无菌操作下,定时更换引流袋。④一般情况护理:胃肠道功能恢复前禁食、禁饮,恢复后遵医嘱进食清淡、易消化饮食,禁食辛辣食物,保持大便通畅,便秘时可遵医嘱口服缓泻剂。⑤活动指导。a.根治性肾切除术:术后 6 小时,指导患者床上适当活动。术后第 2 天,鼓励患者下床活动,注意先慢慢坐起,在床边稍休息,未出现头晕等不适症状后再在床边站立,之后可以在床边行走。下地活动时将引流袋置于低于引流管置管处。适当的活动有助于肠蠕动,促进胃肠功能恢复,预防下肢静脉血栓。b.保留肾单位手术:由于保留部分肾脏,有出血的危险,根据肿瘤大小及术中情况,遵医嘱指导患者活动。卧床期间指导床上活动,可做抬臀运动,双下肢屈伸、足背背伸运动,协助患者翻身。术后第 1 天,患者可坐起,将床头先摇至 30°,患者适应后,再慢慢摇至患者舒适高度。下地活动时,妥善固定引流袋,协助患者活动,活动量适中,活动引起患者不适时,立即停止活动。⑥并发症的观察。a.术后出血:密切观察伤口引流液的颜色、性质和量的变化并做好记录,如有异常及时通知医生。b.皮下气肿(腹腔镜手术引起):持续低流量吸氧 24~48 小时,有利于腹腔镜术中维持气腹时二氧化碳(CO_2)的排出。少量皮下气肿可自行吸收。c.高碳酸血症(由腹腔镜手术引起):由于高碳酸血症可引起交感神经兴奋,导致心动过速、高血压。因此,遵医嘱给予患者持续低流量吸氧,同时严密监测患者的生命体征。d.肺部感染:观察患者痰液情况,嘱患者有痰液时,尽量咳出,如痰液黏稠,遵医嘱进行雾化吸入。e.下肢静脉血栓形成:观察双下肢有无肿胀、疼痛感,腿围是否有变化。

3)健康教育。①生活规律,劳逸结合;不宜提重物,避免弯腰、扭腰动作,避免腰部碰撞,若出现腰酸、胀痛、血尿,应及时就诊。②指导患者进食优质蛋白,蛋白摄入量不宜过多,避免增加肾脏负担,选择粗纤维易消化食物,保持大便通畅。鼓励患者多饮水,每天饮水量要大于2000mL,注意尿量及尿色的变化。③遵医嘱按时服药,慎用或禁用损伤肾功能的药物。注意服药后有无不良反应,如有不适,请及时到门诊就诊。④每3~6个月门诊检查尿常规、肾功能、胸片、B超;如遇造影剂检查应和医生声明自己的肾脏情况。遵医嘱定期做影像学检查和评估;双肾肾癌术后患者应适当缩短随访时间,以了解肾功能情况、有无肿瘤复发和转移,以便及时采取治疗措施,提高患者的生存率和生活质量。

(2)根治性肾切除合并体外循环瘤栓取出术的护理。

1)术前护理。①皮肤准备:须扩大备皮范围。②指导患者避免剧烈活动,保持大便通畅,防止瘤栓脱落栓塞心、脑、肺等重要器官。③需动脉栓塞的患者,栓塞后严密监测足背动脉搏动、局部皮肤温度及生命体征,伤口敷料给予加压包扎,患肢制动。④心理护理:由于手术难度大,风险高,并发症多,患者对自己的身体状况能否耐受手术以及手术的安全性、疗效及预后产生不确定感,表现出焦虑、恐惧心理。对此,护士一方面要根据患者年龄、文化程度等的差异,采用通俗易懂的方式讲解体外循环相关知识以及手术的方法和效果,帮助其树立战胜疾病的信心;另一方面要加强与患者的沟通,针对敏感问题给予耐心细致的解答,减轻其心理负担。⑤其他:见根治性肾切除术前护理。

2)术后护理。①按全麻术后护理常规护理。②病情观察:术后患者转入重症监护继续治疗,给予动态心电图、有创血压、中心静脉压、意识等监测,注意观察尿量、尿色等指标,以评估心、肾等功能。补充血容量,必要时使用血管活性药物以增加心排血量,防止术后低心排综合征。监测体温变化,将室温控制在22~25℃。③呼吸道护理:术后气管插管接呼吸机辅助呼吸。体外循环后肺部分泌物增多会使患者痰量增多,因此要加强气道温、湿度的控制,防止分泌物黏稠及形成痰痂,并给予正确有效的吸痰,预防肺部感染。④管路护理。a.胃管护理:保持胃管接负压持续吸引,定期用生理盐水冲洗胃管,保持通畅,观察引流液的颜色及量的变化。b.腹腔引流管护理:保持引流管通畅,并妥善固定,避免打折。密切观察引流液的颜色、性质和量的变化,并做好记录,如有异常,及时通知医生给予处理。在无菌操作下,定时更换引流袋。c.胸腔引流管及心包引流管的护理。保持管路的密闭和无菌:妥善固定引流管,防止接头松动及脱管。一旦发现引流管从胸腔脱出,立即用手捏闭伤口皮肤,经消毒处理后用凡士林纱布封闭伤口,再协助医师进一步处理。保持引流通畅:每1~2小时挤压引流管1次,观察胸腔引流管水柱波动(一般为4~10cmH$_2$O),防止堵塞。体位:生命体征平稳后患者取半卧位,有利于呼吸和引流。患者取患侧卧位时,注意勿压迫引流管。观察与记录:评估胸腔引流液的颜色、性质和量并记录。一般情况下,24小时引流量应<50mL。如引流量>100mL/h、呈浓鲜血,持续4小时以上,应考虑出血的可能,应立即报告医师处理。⑤活动:卧床期间指导床上活动,可做抬臀运动,双下肢屈伸、足背背伸运动。协助患者翻身。生命体征平稳后,患者可取半坐卧位,将床头先摇至30°,患者适应后,再慢慢摇至患者舒适高度。可下床活动时,先坐床边,然后于床边站立,逐步过渡到床边步行,再到病房内行走,最后室外走廊行走,循序渐进,以不引起心悸、气短为宜。起床时需要护士或护理员协助,预防跌倒的发生。⑥饮食护理:待患者胃肠功能恢复后,遵医嘱先进食流食、半流食,逐渐过渡到普食,以清淡易消化饮食为主,少量多餐,循序渐进。⑦并发症的观察。a.出血:密切监测生命体征,观察伤口敷料有无渗出,观察引流液的颜色、性状及量,准确记录。如有异常及时通知医生。b.肺栓塞:密切观察患者呼吸频率和深度,如出现呼吸困难、气短,应考虑肺栓塞的可能,及时通知医生给予处理。

二、输尿管肿瘤

输尿管肿瘤为尿路上皮肿瘤,临床较为少见,分为原发性与继发性两种。其发病率占整个上尿路肿瘤的 1%~3%,其中 95% 为单侧发生,左右输尿管发病率无明显差异。发病年龄为20~90岁,男性比女性多见,约为 4∶1。原发性输尿管肿瘤起源于输尿管组织本身,继发性则来自肾脏、膀胱肿瘤的输尿管种植,以恶性肿瘤居多,其中大多数(90%)为移行细胞癌。良性输尿管肿瘤见于息肉、乳头状瘤、炎性假瘤等,恶性输尿管肿瘤多见于移行细胞癌,鳞状细胞癌少见,腺癌更少见。

(一)临床表现

输尿管肿瘤 40~70 岁发病者占 80%,平均发病年龄为 55 岁。血尿为最常见的初发症状,肉眼血尿、腰痛及腹部包块是输尿管肿瘤常见的三大症状,但均为非特异性表现,极易同肾、膀胱肿瘤,输尿管结石,肾积水等疾病相混淆。

1.血尿

为主要症状,多为无痛肉眼血尿或镜下血尿,常间歇性反复出现,有时尿中可见条索状血块,活动和劳累后可加重。

2.疼痛

疼痛可以是轻微的,少数患者由于血尿通过输尿管而引起严重的肾绞痛或排出条状血块。如扩散至盆腔部或腹部器官,可引起相应部位疼痛,常是广泛而恒定的刀割样痛,这样的疼痛一旦发生,往往是晚期症状。

3.肿块

输尿管肿瘤可扪及肿块者占 25%~30%,输尿管肿瘤本身能扪及肿块是罕见的。为癌肿阻塞输尿管所致者,可发生肾积水而触及包块。临床上肿瘤本身难以触及。

4.其他

10%~15%的患者被诊断时无任何症状。少见症状有尿频、尿痛、体重减轻、厌食和乏力等。如有反复发作的无痛性肉眼血尿伴有右侧精索静脉曲张者,要高度怀疑右侧输尿管肿瘤的可能。

(二)辅助检查

1.影像学检查

(1)静脉肾盂输尿管造影(IVP):典型表现为肾盂充盈缺损及扩张积水,充盈缺损外形毛糙、不规则。

(2)逆行肾盂输尿管造影:IVP 患侧肾、输尿管未显影或显影质量不佳时,可选用逆行造影,当出现充盈缺损远端继发扩张时,对诊断有意义,而结石等良性梗阻的远端输尿管不扩张。

（3）CT、MRI检查：对其他影像学检查可疑的部位进行3mm薄层扫描，常可发现输尿管肿瘤，并了解肿瘤浸润范围进行分期。在输尿管出现梗阻积水时，MRI可显示梗阻的部位。

2.内腔镜检查

（1）膀胱镜检查：可发现患侧输尿管口向外喷血，并可观察到下段输尿管肿瘤向膀胱内突出及伴发的膀胱肿瘤等。

（2）输尿管镜检查：可直接观察到肿瘤的形态、位置及大小，并可取活组织做病理检查。

3.尿液细胞学检查

可以敏感地发现肿瘤细胞，但不能确定肿瘤部位。

4.B超

一般只能发现肾盂积水和较大的转移灶。有时可见肿瘤为中等回声或稍低回声。

（三）治疗

输尿管肿瘤的治疗应根据肿瘤的分级、分期、部位和数目来进行，同时应考虑肾功能的情况。

1.手术治疗

（1）根治性手术：绝大多数输尿管肿瘤为恶性，即使良性的乳头状瘤，也有较多恶变的机会，所以对于对侧肾功能良好的病例，一般主张根治性手术切除，切除范围包括该侧肾、全长输尿管及输尿管开口周围的一小部分膀胱壁，尤其强调输尿管开口部位膀胱壁的切除。

（2）保守性手术治疗。①保守性手术的绝对指征：伴有肾衰竭；孤立肾；双侧输尿管肿瘤。②保守性手术的相对指征：肿瘤很小，无周围浸润；肿瘤有狭小的蒂或基底很小；年龄较大的患者；确定为良性输尿管肿瘤的患者。③双侧输尿管肿瘤的处理：如果是双侧下1/3段输尿管肿瘤，可采取一次性手术方法，切除双侧病变，分别行输尿管膀胱再植术；双侧上1/3段输尿管肿瘤，采取双侧输尿管切除，双侧肾盏肠袢吻合术或双侧自体肾移植；一侧上段输尿管肿瘤，另一侧为下段输尿管肿瘤，视病变情况，根治病情严重的一侧，或做上段一侧的肾、输尿管及部分膀胱切除，另一侧做肠代输尿管或自体肾移植术。

2.放疗

输尿管癌浸润周围组织时可行放疗，使病变缩小，有可能切除者再行手术切除。

3.化疗

晚期的输尿管肿瘤可考虑化疗。手术后辅以化疗也可提高5年生存率。

（四）护理

1.护理评估

（1）健康史：了解患者一般情况，包括家族中有无输尿管系列癌发病者，初步判断输尿管肿瘤的发生时间，了解患者有无血尿、血尿程度，有无排尿型态改变和经常性疼痛，对生活质量的影响及发病特点。

（2）身体状况：了解肿块位置、大小、数量，肿块有无触痛、活动度情况，重要脏器功能状况，有无转移灶的表现及恶病质。

2.护理诊断

（1）疼痛：与血块、肿瘤引起梗阻或手术切口有关。

（2）有感染的危险：与尿路梗阻造成引流不畅有关。

（3）排尿型态改变：与留置尿管有关。

（4）恐惧/焦虑：与担心预后不良、害怕手术有关。

（5）知识缺乏：与缺乏输尿管肿瘤疾病的相关知识有关。

（6）自理能力缺陷：与术后卧床、疼痛、各种管道限制有关。

（7）潜在并发症：出血、气胸、尿瘘等。

3.护理措施

（1）术前护理。

1）心理护理：多数患者确诊为肿瘤后可出现焦虑、悲观、绝望等负面情绪，或担心预后等出现厌食、睡眠不佳从而影响生活质量。对患者应给予同情、理解、关心、帮助，告知患者不良的心理状态会降低机体的抵抗力，不利于疾病的康复。解除患者的紧张情绪，以利于更好地配合治疗和护理。部分血尿患者可出现紧张和焦虑情绪，应给予疏导。

2）注意观察患者的血尿程度，可嘱患者多饮水，以起到稀释尿液、防止血块堵塞的目的。当血尿严重，血块堵塞输尿管出现绞痛时，应报告医生给予解痉镇痛处理。

3）饮食护理：指导患者多进食富有营养、易消化、口味清淡的膳食，以加强营养，增进机体抵抗力，纠正贫血，改善一般状态，必要时给予输血、补液。

4）协助患者做好术前相关检查工作：如影像学检查、心电图检查、X线胸片、血液检查、尿便检查等。

5）术前准备：备皮，给患者口服泻药，术前1天中午嘱患者口服50%硫酸镁40mL，30分钟内饮温开水1000～1500mL。如果在晚19时前大便尚未排干净，应于睡前进行清洁灌肠。

6）术前指导：嘱患者保持情绪稳定，避免过度紧张焦虑，备皮后洗头、洗澡、更衣，准备好术后需要的各种物品如一次性尿垫、痰杯等，术前晚21时以后禁食、水，术晨取下义齿，贵重物品交由家属保管等。

（2）术后护理。

1）麻醉术后护理常规：了解麻醉和手术方式、术中情况、切口和引流情况；持续氧气吸入；持续心电监护；床挡保护防坠床；严密监测生命体征。

2）仔细观察术后伤口有无渗血及漏尿情况，保持切口敷料干燥，若有浸湿，及时报告医生，及时更换。

3）观察引流液及尿液的颜色、性质、量的变化。保持引流通畅，防止引流管受压、扭曲或堵塞，每天及时倾倒尿液，防止逆行感染。定期更换引流袋，1次/天。

4）鼓励患者多饮水，每天不少于2500mL，均匀饮用，增加利尿，起到冲洗尿路的作用。

5）男性患者留置导尿时应用聚维酮碘棉签消毒尿道口，2次/天。女性患者留置导尿时应给予会阴冲洗，1次/天。

6）鼓励患者进食高蛋白、高维生素、高热量饮食，增强患者抵抗力。

7）监测血、尿常规及尿培养结果，及时送检尿标本。

8）出院后留置双"J"管患者，置管期间注意休息，保持大便通畅，勤排尿，积极治疗内科疾病，减少引起腹压升高的因素，并告知患者双"J"管脱出的应对措施。1～3个月内来院拔管及不按时拔管的后果,对有肾积水及肾功能不良的患者,应定期复查肾功能。

9)基础护理:患者术后清醒后,可改为半卧位,以利于伤口引流及减轻腹压,减轻疼痛。患者卧床期间,定时翻身,按摩骨突处,防止皮肤发生压疮。满足患者生活上的合理需求,给予晨晚间护理,雾化吸入,2次/天。

10)增进患者的舒适度:术后会出现疼痛、恶心、呕吐、腹胀等不适,及时通知医生,对症处理,减少患者的不适感。

11)术后活动:一般术后24~48小时即可在床上活动,有利于排气和下肢血液循环,并防止静脉血栓形成。

12)心理护理:根据患者的社会背景、个性及不同手术类型,对每个患者提供个体化心理支持,并给予心理疏导和安慰,以增强战胜疾病的信心。

(3)并发症的处理及护理。

1)出血。①临床表现:引流液颜色由暗变红,或量由少变多;伤口敷料持续有新鲜血液渗出;患者脉搏增快,血压下降,面色苍白、尿量减少。②处理:密切监测生命体征尤其是脉搏、血压的变化;保持伤口引流管引流通畅,观察引流液的颜色及量。发现异常,及时告知医生,遵医嘱应用止血药并评估效果,必要时遵医嘱给予输血,应用升压药。保守治疗无效时,手术止血,做好术前准备监测血常规的变化。

2)尿瘘。①临床表现:伤口引流量增多、进出量有明显差异;伤口敷料可有淡黄色液渗出,创腔引流在术后早期有大量淡血性液,2~3天后仍然有淡黄色液体流出。且患者主诉腹胀、腹痛或腰部胀痛。②处理:密切观察引流情况,准确记录出入量,发现尿瘘症状,及时告知医生。

3)气胸。①临床表现:呼吸困难、胸痛、胸闷、血氧饱和度低。②处理:行腹腔镜手术的患者,注意观察有无呼吸困难、胸痛、胸闷等主诉,若有则考虑气胸的可能。应及时告知医生并行X线检查。

4)腹腔脏器损伤。①临床表现:腹痛伴压痛、反跳痛。②处理:注意观察患者的腹部体征,观察患者有无腹痛伴反跳痛等主诉。如有则及时告知医生进行处理,严重者行手术修补。

5)双"J"管并发症。①临床表现:血尿,膀胱刺激症状,腰痛,双"J"管移位。②处理:指导患者减少活动,可适当卧床休息,多饮水,出血严重时遵医嘱给予止血药物;出现膀胱刺激症状时告知患者放松精神,适当改变体位并减少活动,症状明显者给予解痉治疗;腰痛症状可能与尿液反流有关。指导患者减少引起腹压增高的因素,预防便秘;为防止双"J"管移位,应指导患者不做四肢及腰部同时伸展的运动、不做突然下蹲动作及用力扭腰动作。若发生移位,告知患者多饮水,同时给予止血药解痉治疗,必要时调整双"J"管的位置。

6)膀胱灌注不良反应。①临床表现:灌注化疗后出现坠胀、烧灼、排尿困难、血尿。②处理:灌注完毕后嘱患者卧床休息2小时,注意变化体位,2小时后可自行排出尿液,嘱患者多饮水以加速尿液生成,起到内冲洗的作用,降低药物的浓度,减少对尿道黏膜的刺激。出现排尿困难时可指导患者听流水声、热敷下腹部等促进排尿。告知患者如有少量血尿,可卧床休息以减少血尿,并注意观察尿色,如血尿明显应报告医生,以便进行对症处理。

(五)健康教育

(1)出院前向患者及其家属详细介绍出院后有关事项,并将有关资料交给患者或家属,告知患者出院后 1 个月来院复诊。

(2)嘱患者遵医嘱继续免疫治疗。

(3)嘱患者术后尽量慎用肾毒性药物。

(4)告知患者术后注意劳逸结合,避免过度劳累,适当进行户外活动及轻度体育锻炼,以增强体质,防止感冒及其他并发症,戒烟、禁酒。

(5)保持心情舒畅和充足的睡眠,每晚持续睡眠应达到 6～8 小时。

(6)饮食指导:多吃富含维生素的食品以及新鲜蔬菜与水果,少吃含草酸丰富食物。

(7)告知患者,如有异常情况应及时来院就诊。定期复查胸片、B 超、肾功能,必要时复查膀胱镜。

(8)行膀胱灌注化疗的患者,讲解膀胱灌注的重要性和必要性,告知膀胱灌注的流程安排,确保患者能够坚持膀胱灌注化疗。

(9)留置双"J"管的患者 1 个月后拔除双"J"管,在此期间,应指导患者做好双"J"管的相关护理。

三、膀胱癌

世界范围内,膀胱癌发病率居恶性肿瘤的第 11 位。在我国,膀胱癌是泌尿外科临床上最常见的肿瘤,男性膀胱癌发病率居全身恶性肿瘤的第 7 位,女性排在第 10 位之后。男性发病率是女性的 3.3 倍,城市地区发病率是农村地区的 2 倍以上。

(一)病因

膀胱癌的发生是复杂的、多因素的,分为内因和外因。

1.遗传因素

有家族史者发生膀胱癌的危险性明显增加。

2.吸烟

是目前最为肯定的膀胱癌致病因素,吸烟可使膀胱癌危险率增加 2～4 倍。

3.长期接触工业化学产品

包括从事纺织、染料制造,橡胶化学、药物制剂、杀虫剂、油漆生产等职业。

4.其他因素

包括慢性尿路感染、应用化疗药物如环磷酰胺、近期及远期的盆腔放疗、长期异物刺激(留置导尿管、结石)等均可引起膀胱癌发病率增加。

(二)临床表现

1.血尿

间歇性全程无痛肉眼血尿是膀胱癌最常见的症状。血尿分为肉眼血尿、镜下血尿。血尿出现的时间及严重程度与肿瘤严重程度并不成正比。

2.膀胱刺激征

膀胱癌患者也有以尿频、尿急为首发表现的,可能为原位癌刺激膀胱所致。

3.其他症状

若有体重减轻、肾功能不全、下肢水肿、尿潴留、腰部疼痛、腹痛或骨痛,极有可能为晚期症状。

(三)辅助检查

1.影像学检查

不仅可以发现膀胱癌,还有助于膀胱癌的分期,检查肿瘤是否有周围浸润、淋巴结转移以及骨转移等情况。

(1)B超检查:超声作为一线检查方法,在诊断泌尿系统疾病方面应用越来越广泛。

(2)泌尿系统平片和静脉尿路造影(IVU):可以发现并存的上尿路肿瘤。

(3)CT检查:在诊断膀胱肿瘤和评估膀胱癌浸润范围方面有一定价值。

(4)MRI检查:有助于检查肿瘤是否有周围浸润、淋巴结转移以及骨转移情况,以便肿瘤分期。

(5)胸部X线检查:了解有无肺部转移。

(6)骨扫描:了解有无骨转移病灶。

(7)正电子发射计算机断层扫描显像。

2.尿细胞学检查

尿细胞学阳性意味着泌尿系统存在尿路上皮癌的可能。

3.膀胱镜检查和活检

是诊断膀胱癌最可靠的方法。

4.诊断性经尿道电切术(TUR)

可以达到两个目的:切除肿瘤及明确肿瘤的病理诊断和分级、分期,为进一步治疗及预后提供依据。

(四)治疗

根据肿瘤的浸润深度,膀胱癌分为非肌层浸润性膀胱癌(Tis、Ta、T_1)和肌层浸润性膀胱癌($T_2 \sim T_4$)。膀胱肿瘤的治疗方法包括外科手术治疗、放疗、全身化疗、膀胱灌注化疗和介入治疗等,其中以外科手术治疗为主。

1.非肌层浸润性膀胱肿瘤的治疗

(1)经尿道膀胱肿瘤电切术(TURBT):为首选术式。术后配合膀胱灌注化疗药物。膀胱肿瘤的确切病理分级、分期都需要根据首次经尿道膀胱肿瘤电切术后的病理结果确定。

(2)经尿道激光手术:术前需进行肿瘤活检以便进行病理诊断。

(3)光动力学治疗:肿瘤细胞摄取光敏剂后,在激光作用下,使肿瘤细胞变性坏死。

2.肌层浸润性膀胱肿瘤的治疗

(1)根治性膀胱切除术:适用于反复复发、多发或侵犯膀胱颈、三角区的膀胱肿瘤;对于复发的TIG3膀胱肿瘤患者以及合并原位癌、卡介苗(BCG)灌注失败的患者,也推荐早期行膀胱全切。

(2)尿流改道术:常用的不可控尿流改道方式包括输尿管皮肤造口术、回肠膀胱术,其中回肠膀胱术目前仍是一种经典的可选择的术式。可控尿流改道方式包括经皮可控尿流改道术、利用肛门控尿术式及原位新膀胱术等,其中原位新膀胱术式,能使患者主动控制排尿,有较好的生活质量,近年来受到重视。在欧美发达地区,回肠原位新膀胱术式目前应用比例很高。

3.保留膀胱的综合治疗

对于不能行根治性膀胱切除术或不愿接受根治性膀胱切除术的肌层浸润性膀胱癌患者,在保留膀胱的同时辅助化学和放疗。术后需进行密切随访。

(五)护理

(1)经尿道膀胱肿瘤电切术的护理。

1)术前护理。①按泌尿外科一般护理常规护理。②心理护理:由于患者对疾病认识的程度不深,术前容易产生各种顾虑。同时,膀胱肿瘤容易复发,大多数患者经尿道电切术后需要长时间地进行膀胱灌注化疗药物治疗。因此,术前应详细讲解疾病相关知识,告知治疗目的,以缓解患者的焦虑情绪。③完善术前各项检查,做好健康教育。

2)术后护理。①按泌尿外科术后一般护理常规护理。②病情观察:密切监测生命体征及意识变化。③膀胱冲洗的护理:保持膀胱冲洗通畅,注意引流液的颜色变化,根据引流液颜色调节膀胱冲洗的速度。一般术后第 1 天,停止膀胱冲洗。④尿管护理:妥善固定导尿管,防止脱落;保持引流管的通畅及会阴部清洁。⑤膀胱灌注的护理:非肌层浸润性膀胱癌 TURBT 术后有很高的术后复发率,小部分患者甚至会进展为肌层浸润性膀胱癌。所有非肌层浸润性膀胱癌患者需进行术后辅助性膀胱灌注治疗,现改良为术后即刻膀胱灌注治疗。术后即刻膀胱灌注能够显著降低非肌层浸润性膀胱癌的复发率,其原理是术后即刻灌注化疗能够杀灭术中播散的肿瘤细胞和创面残留的肿瘤细胞。为了预防肿瘤细胞复发,TURBT 术后 24 小时内首次完成膀胱灌注化疗。a.化疗药物防护:有条件的医院,在生物安全柜内配制化疗药物,可有效防止化疗药物的扩散和环境污染。没有特殊配制化疗药物室的医院,须在空气流通、人流少的环境内进行。配制化疗药物注意事项:配制化疗药物之前,洗手,穿长袖的一次性防护服,佩戴一次性口罩、帽子、戴双层手套,先戴聚乙烯手套后加戴乳胶手套,戴护目镜。室内保持通风,工作台应覆盖防护垫,防护垫一旦污染或操作完成,应及时更换。为了防止粉末逸出,在打开安瓿前应轻弹其颈部,使附着在瓶口或瓶壁的粉末处于瓶底部,溶解药物的溶酶应慢慢地注入,并使其沿瓶壁流入药瓶底部,待到溶酶浸透药粉后再摇动药液。抽取药液后,在瓶内进行排气和排液后再拔除针头,不要让液体进入空气。配制中药物若溢出,应用纱布吸除液体。化疗废弃物管理需要与其他废弃物分开,单独管理,必须使用有特殊标识的厚包装袋和防漏容器存储,使用中容器必须加盖封闭。护士处理化疗患者的分泌物时应须戴手套,以免沾染皮肤。灌注后的引流液,倒入医院专用排污处。医生进行膀胱灌注过程中,若有药液残留在患者的衣服、床单或尿垫时,应及时更换。b.化疗药物灌注:嘱患者取舒适体位,将配制好的灌注液从导尿管缓慢注入膀胱内,再注入 10mL 左右的空气,以免药液残留在尿管内,然后夹闭导尿管。灌注完毕后,嘱患者采取平卧位、左侧卧位、右侧卧位各 5~10 分钟,以利于药液与膀胱黏膜充分接触,使药效充分发挥,20~30 分钟打开夹闭的导尿管,排出灌注液。灌注期间,注意观察患者有无膀胱刺激症状,有无发热、腹痛、血压降低等不适,一旦患者出现药物过敏、强烈的刺激性憋尿感,并无法忍受时,应立即打开导尿管进行引流,并通知医生进行相应的处理。⑥活动指导:术后 6 小时,协助患者取半卧位,指导患者床上活动,可进普食。一般情况下,术后第

1天,患者可下床活动。⑦并发症的观察。a.出血:注意观察患者的膀胱冲洗引流液,是否持续为红色或鲜红色,或者伴大量的血凝块,如有上述症状的发生及时通知医生并给予处理。b.尿外渗或穿孔:观察患者有无出现明显的腹胀、腹痛、腹部异常饱满,一旦发生,应立即停止膀胱冲洗并通知医生。c.TUR综合征:注意观察患者的生命体征,有无胸痛、心动过缓、低血压、视物模糊、恶心、呕吐、意识淡漠、头痛等不适,以便及时发现TUR综合征的发生。

3)健康教育。①告知患者注意观察排尿情况,如出现血尿等异常,及时到门诊就诊。②生活习惯与饮食指导:嘱患者多饮水,每天饮水量要大于1500mL;注意保持会阴部的清洁与干燥,勤换内衣裤;养成良好的排尿习惯,预防泌尿系统感染;注意休息,适当运动;应多进食当季新鲜蔬菜水果以及含粗纤维多的食物,避免进食辛辣刺激性食物,保持大便通畅。③出院时仍留置导尿管者,教会患者正确护理尿管并将患者信息进行登记。出院后定期电话随访患者的排尿情况。④膀胱灌注:根据术后的病理结果,遵医嘱定期到门诊行膀胱灌注,告知患者膀胱灌注的有关事项。a.膀胱灌注前需要排空膀胱。b.膀胱灌注方法:插入导尿管后向膀胱注入药物,让患者采取不同姿势保留药物在膀胱内20～30分钟,然后任其自然排出。c.灌注期间主要的不良反应是化学性膀胱炎,停止灌注后可自行改善。d.常用药物:阿霉素、表柔比星、丝裂霉素、吡柔比星、羟喜树碱等。e.疗程:建议每周1次,共4～8周;之后每月1次,共6～12个月。⑤定期复查:每隔3个月复查膀胱镜。

(2)回肠膀胱术的护理。

1)术前护理。①按泌尿外科一般护理常规护理。②心理护理:膀胱全切的患者由于正常生理结构及排尿方式的改变,多数患者不能勇敢面对,会产生焦虑、紧张、恐惧、不安、抑郁、消极、悲观等不良心理,尤其接近手术日期时患者的忧虑达到高峰,对施行手术非常不利。因此,术前应评估其紧张焦虑程度和原因,是否影响到饮食与睡眠,并针对性进行心理疏导,以解除其紧张焦虑的心理,使其以最佳状态接受手术,为保证手术顺利进行创造条件。另外,术前应进行详尽的健康教育,说明手术治疗的必要性和重要性,告知麻醉、手术过程以及手术后注意事项等,让患者完全了解手术的过程,了解造口护理的一般方法,接触造口用品,消除对造口护理的恐惧心理,有条件的可安排接受相同手术成功的患者与之认识,使其树立战胜疾病的信心。③皮肤的准备:备皮范围上至双侧乳头,下至双侧大腿上外1/3处,包括会阴部,两侧至腋中线,并清洁脐部。术前1天,患者沐浴。④肠道准备:术前3天,进食少渣半流质饮食;术前2天,进食流质饮食;术前1天,禁食,遵医嘱口服无渣营养液。患者于手术当天留置胃管。女性患者术前1天及术日晨需要行阴道冲洗。⑤造口定位:根据患者实际情况,护士告知患者造口定位时的配合方式,以确定造口位置。帮助患者试佩戴造口装置。a.理想造口位置应具备以下特点:患者能自己看见,便于自己护理;有足够平坦的位置粘贴造口袋;不易渗漏;不影响生活习惯及正常活动;造口位于腹直肌内;回肠造口应避开手术切口、陈旧的瘢痕、肚脐、皮肤皱褶、腰部、髂骨、腹直肌外、现有疝气的部位。术前1～2天,为患者进行造口定位。b.定位方法:首先,嘱患者平躺,充分暴露患者腹部皮肤、找到体表标志(肚脐、左右髂前上棘、耻骨)、预计造口定位(右侧腹直肌内、髂前上棘连线中上1/3处,避开腰带和瘢痕)。其次,将造口底盘放于定好的造口处,嘱患者进行坐位、站位等动作,判断造口底盘位置是否影响患者活动(造口位置最好定在腹部脂肪最高点,这样便于患者今后可自行更换)。然后,试佩戴造口袋,让患者尽快适应造口产品的佩戴。最后,标注造口标志(用记号笔在造口处做标记,用防水透明敷料保护),利于医生术中定位。

2)术后护理。①按泌尿外科术后一般护理常规护理。②病情观察:监测生命体征的变化。③管路护理:通常术后留置胃管、左右输尿管支架管、回肠膀胱引流管、伤口引流管。有序排放、妥善固定各种管路并标明名称及时间,将引流袋置于低于引流处,固定于床边,做好引流袋的标识。患者翻身、活动时,避免牵拉、打折,以免脱出和引流不畅。严格准确记录各引流管的引流量和引流液的颜色,并保持各个引流管的通畅。a.双侧输尿管支架管护理:如果双侧输尿管支架管分别接引流袋,应妥善固定,防止脱出。观察引流液的性质和量,出现情况及时通知医生处理。当双侧输尿管支架管置于造口袋内,注意防止管路打折、盘曲,影响引流通畅,同时清理造口袋内的肠黏液,以防阻塞输尿管支架管出口的引流。b.胃管护理:患者术后行持续胃肠减压,注意保持其通畅,同时向患者耐心讲解禁食禁饮的意义。定时用生理盐水冲洗胃管,防止牵拉打折。密切观察引流液的颜色、性质、量,并做好记录,如有异常及时通知医生。同时做好口腔护理。④饮食护理:待胃肠功能恢复,遵医嘱停止胃肠减压,让患者少量饮水,每次饮水量不超过 100mL,每 2 小时饮水 1 次,日后逐步过渡到流食、半流食、普食。⑤活动指导:为患者讲解术后早期活动的意义,即防止肺部感染及深静脉血栓的发生。术后 6 小时可以取半卧位休息,双下肢做主动的屈伸活动。术后第 1 天,可以下床活动,以患者步行 50～100 米为宜,每次活动 30 分钟左右,一天 3 次。早上进行晨间护理时,协助患者下地活动(根据患者情况,先在床边坐起,无头晕等症状时,在病房活动 10m 左右)。晚间护理时,可再次协助患者进行活动。⑥造口护理:造口护理是一个持续的过程,患者从手术到出院大概 1 周左右的时间,每天都需要密切观察造口周围的皮肤以及分泌物的情况,造口引流液的量、色、质情况,以及造口的颜色、形态、血运情况,造口袋的周围有无渗尿等。耐心解答患者及其家属的疑问。a.造口观察。造口的活力:肠造口的活力是根据颜色来判断的。正常造口的颜色为粉红色,表面平滑且湿润。如果造口颜色苍白,可能是由患者的血红蛋白低引起的;造口暗红色或淡紫色可能是术后早期缺血的表现;若外观改变局限或完全变黑,表示肠管发生了缺血性坏死。造口水肿是术后的正常现象,一般会逐渐消退至正常。造口的高度:回肠造口理想的高度为 1～2cm,高于皮肤的造口在粘贴造口用品时能较好地保护肠造口周围皮肤,防止排泄物对肠造口边缘皮肤的不良刺激。造口的形状及大小:造口的形状可以为圆形、椭圆形或不规则形。造口周围皮肤:正常的造口周围的皮肤是健康和完整的,与相邻的皮肤表面没有区别。造口功能恢复的评估:泌尿造口术后即会有尿液流出,最初 2～3 天尿液呈淡红色,之后会恢复正常的淡黄色或黄色。造口同时会伴有黏液排出,这是由肠道黏膜的杯状细胞分泌黏液所致。b.造口袋的佩戴(两件式造口用品)步骤。备齐所需物品(造口产品、剪刀、卡尺、温水、小毛巾)。除去原有的底盘(撕离时要用另一只手按着皮肤,以免损伤皮肤)。将小毛巾用温水浸湿,清洁造口及周围皮肤,然后擦干。用造口卡尺测量造口的大小,一般开口要比造口本身大 2mm。用剪刀将造口底盘中心孔剪至合适大小。撕去造口底盘背面的纸,贴在造口的位置上,轻按底盘使其紧贴于皮肤之上。关闭造口袋的活塞,将造口袋与造口底盘扣好。c.造口常见问题的处理:若造口底盘渗漏,及时更换造口底盘及床单位,保持床单位的整洁及干爽。同时,观察伤口敷料是否干燥,若被渗漏液浸湿,及时更换。造口黏膜如果有破损、出血,可使用护肤粉处理,并通知医生。

及时清理造口袋内的分泌的黏液,保持引流通畅,便于观察。观察造口周围皮肤情况,如有皮疹或过敏现象时,可更换造口产品,给予护肤粉、保护膜进行处理。d.造口护理知识的健康宣教:术后第1天,若患者已经佩戴造口袋,需要让患者及其家属对造口及造口袋有直观的认识,耐心讲解回肠造口正常的颜色和周围皮肤情况等知识;若患者术后返回时,未佩戴造口袋,仍需要为患者及其家属耐心讲解造口方面的知识。术后第3天,为患者及其家属深入讲解如何更换造口袋、清理分泌物及观察造口状况、周围皮肤情况的知识。如发现造口黏膜色泽暗红,说明血运不佳,应及时通知医生。术后第4天,为造口患者更换造口袋并耐心讲解更换流程,指导家属如何清理分泌物和更换造口袋。同时,指导患者及其家属注意观察造口周围皮肤有无出现不同程度的潮红、破损、红疹,必要时给予相应的处理。术后第5天,为患者清理造口周围的分泌物,并再次指导患者如何清理分泌物和更换造口袋。患者出院前至少指导家属或患者本人自行更换一次造口袋,要求其基本掌握造口袋的佩戴方法。⑦心理护理。a.术后心理反应及干预。防御性退缩阶段:退缩是对出现的危机采取的回避态度。虽然术前已经有了一定的心理准备,但患者在最初面对造口时,对于自己身体上所出现的外翻红色黏膜往往仍会产生一种厌恶、抵触情绪,并试图躲避现实,自暴自弃。不少患者认为要检查及注视自己的造口是一件惊恐的事,常表现出对治疗及护理不理不睬,对造口极度排斥。大部分患者可能会拒绝承担处理造口的责任而变得依赖,自己能动手却让护士或家属去做,听不进别人的劝说。如果鼓励患者自己护理,便认为是被嫌弃,感情上表现出极度脆弱和敏感,同时也会有哭泣、言辞激烈等反应。有些患者在接受自己前,会长期地否认和不肯接受现实。这个时期是患者术后最艰难,也是最需要帮助的时期,对以后的康复和自我护理非常关键。护士应采取积极的态度,帮助患者克服消极情绪。可采取强化的办法,如鼓励患者多看造口,告诉其困难只是暂时的,所有人都会给他提供帮助,重新唤起患者的自信和自尊。另外,要及时评价患者的心理状态,采取鼓励的方法,与之进行沟通,同时试图创造宣泄的机会,鼓励患者把内心的痛苦、疑虑讲出来。通过对有关知识的宣教进行积极干预,让患者正视现实,当患者逐渐熟悉自我护理方法时,防御性退缩会被积极应对的态度所代替。认知阶段:当患者逐步接受现实,开始对护理造口感兴趣、有参与的愿望、主动寻求医务人员帮助时,说明已到了认知阶段。此阶段患者心理状况趋于稳定、理智,能主动谈论自己的造口,并主动配合护理。此时是护理人员进行干预的最好时机,也是患者接受最快的时期。护理人员要详细向患者讲解造口护理知识,给予示范和协助,根据患者自理程度最大限度发挥其主动性,使患者在自我护理中恢复自信。在其遇到困难(如造口泄漏、个人处理不当)时,不能表现出鄙视和回避,要积极地协助解决,避免人为的打击。另外,要鼓励家属逐步介入,做好家属工作,使其给予患者必要的宽容、忍耐和关心,不让患者有负疚感,使患者在亲情和关爱中重拾自信。适应阶段:当患者能成功护理造口时,便已逐步进入适应阶段。患者能熟练护理造口,并能不断摸索适合自己的一些护理方法。如饮食、运动、娱乐能自行安排,并已能形成自己的规律,能主动帮助其他造口患者。此时,造口对患者生活质量的影响已达到最小程度。患者可以参与社会活动,互相交流经验,寻求更高的生活质量。b.家庭及社会支持:由于造口的存在,患者会产生很大的心理压力,在自我护理的过程中,患者会面对许多困难,仅有医务人员的关心指导尚不够,家属、亲友、朋友的支持、鼓励、关心至关重要。患者一部分压力来自担心被亲友冷落、被社会遗弃,所以,家庭及社会支持系统要发挥其独特的作用,对患者的术后心理康复至关重要。医护人员不应忽视患者社会支持系统的作用,应向患者积极了解支持系统的成员,适时做好宣教工作,使患者家属共同参与康复计划的实施,学会对患者提供支持。有的家人为了表示对患者无微不至的照顾,不让患者做任何事情,实际上反而会增加患者依赖性,使其丧失自信心,认为自己无用,成了家庭的拖累。应培养患者自理能力,使患者在自我护理过程中,体会到个人生存的价值,在心理上达到相应的平衡状态。造口患者在心理和日常生活方面的困惑与问题,更需要来自与自己有相似经历、已在各方面调整较好的患者的现身说法,并得到他们的理解、支持、帮助,他们的帮助对造口患者重建自信,努力克服康复中的一些困难,无疑是十分有益的。

3)健康教育。①饮食及活动指导:鼓励患者多进食高营养、多粗纤维、易消化的饮食,多吃水果和蔬菜,禁烟,保持大便通畅;多饮水,每天大于2000mL;注意休息,适当运动,避免重体力劳动。嘱患者对康复建立信心,保持精神愉快,生活有规律,减少不良刺激。②日常生活指导:伤口愈合后,造口者就能沐浴,避免盆浴,沐浴时用防水膜覆盖造口袋,也可在要更换造口袋时,除去造口袋洗澡,最好使用中性沐浴液,洗净后擦干,尤其是造口周围的皮肤,然后换上新造口袋。术后半年逐步恢复正常生活和工作。旅行时随身行李中带足造口用品,不要托运,造口用品应提前裁剪好,以便随时更换。③养成随身携带一瓶矿泉水的习惯,既可以清理造口,也可以饮用。夜间必须接床旁引流袋。④建立造口患者登记本,登记患者病情诊断、手术名称、手术时间、出入院时间、出院时带管情况、随访资料、随访结果和患者特殊情况等。在患者出院后第2周及1个月时,让其反馈更换造口袋有无困难、造口周围皮肤情况,及时给予造口知识的相关指导,持续到患者完全回归社会。了解患者及其家属对造口护理知识的掌握情况以及造口产品的购买方式,并进行登记。推荐患者参加社会组织的造口患者交流会,介绍医院造口门诊相关情况,便于患者术后复诊。⑤嘱患者注意双侧输尿管支架管的护理一般情况下,如病情允许,患者需术后1个月或遵医嘱到门诊拔除双侧输尿管支架管,若是1个月之内脱落则需立即到门、急诊根据医嘱重新置管。⑥如有不适,门诊随诊,定期复查。

(3)原位新膀胱术的护理。

1)术前护理。①按泌尿外科一般护理常规护理。②心理护理:原位新膀胱术对患者术后的生活影响很大,术前需向患者说明手术的重要性、手术方式以及术后会发生的变化,以减少患者的焦虑情绪,使其增强信心,从而提高其依从性。③皮肤准备。④肠道准备:同回肠膀胱术。

2)术后护理。①按泌尿外科术后一般护理常规护理。②病情观察:严密监测生命体征,注意保持伤口敷料清洁干燥,如伤口有渗液及时通知医生更换。③引流管的护理:同回肠膀胱术。④胃管护理:同回肠膀胱术。⑤冲洗原位新膀胱的护理:由于新膀胱分泌大量肠黏液致使尿液黏稠,可使尿液引流不畅,甚至引起堵塞,导致漏尿以及新膀胱破裂的发生。因此,要遵医嘱指导患者早期定时冲洗膀胱。每次冲洗时压力不可过大,冲洗量也不能过多,以防止吻合口裂开。冲洗时通过三腔尿管或新膀胱造瘘管向新膀胱内灌注(或滴注)生理盐水,每天2~4次(每隔6~12小时),每次60~120mL。如果尿量较少或者疑有黏液栓时,可增加冲洗频率。a.具体方法:清洗双手或者戴一次性手套。应用50mL注射器,抽取40~60mL生理盐水。也可以将注射器与导尿管主通道头端直接连接,向新膀胱内注入60~120mL生理盐水,进行较快速的冲洗,然后用注射器抽出,有助于去除黏液栓。b.注意事项:用注射器从导尿管内抽出液体时,注意观察抽出液的性质和量。重复数次冲洗与抽吸,直到抽不出来黏液。患者每天液体入量(饮水)要超过 2000mL,冲洗时或冲洗结束后可能偶尔会有一些出血,临床意义不大,护士注意观察。⑥新膀胱功能训练。a.定时排尿:拔除尿管后,因新膀胱没有原来膀胱的感觉功能,需要养成定时排尿的习惯。值得注意的是长时间不排尿是原位新膀胱术后严重并发症产生的原因。患者需要记录排尿日记,根据排尿日记的情况,确定定期排尿的间隔。早期白天 2 小时排尿 1 次,若血气分析结果显示机体代偿功能良好,可逐渐延长排尿间隔,例如每次延长 1 小时,由 2 小时逐渐延长至3〜4小时,但通常白天不超过 3 小时,夜间最长不超过 4 小时。夜间排尿,需要设定闹钟提醒。患者必须锻炼延长排尿间隔,从而使膀胱容积逐渐增加到 400〜500mL 的理想容量,即使出现尿失禁也应该坚持。若出现代谢方面的问题,需要缩短排尿时间,以减少新膀胱对尿中毒素的吸收并降低感染的风险。b.排尿姿势:患者自行排尿的早期可以采取增加腹压的方法(如蹲位或坐位,或用手按压下腹部)来排尿,如果排尿通畅,可以试行站立排尿。告知患者排尿时一定要先放松盆底肌,然后稍微增加腹压,可以通过手压下腹和向前弯腰协助排尿。无论哪种排尿方式,一定要排空膀胱。因此,需要定期监测残余尿量。

3)健康教育。①饮食及活动指导:鼓励患者多进食高营养、多粗纤维、易消化的饮食,多吃水果和蔬菜;多饮水,每天大于 2000mL;由于新膀胱会引起盐丢失综合征,程度较重时会引起低血容量、脱水和体重下降,因此术后要有足够的液体入量(包括饮水、饮料、汤等流质饮食),同时还要增加患者饮食中盐的摄取。建议经常监测体重,注意休息,适当运动,避免重体力劳动。②指导患者每天坚持进行盆底肌的训练,直到获得较为满意的控尿能力。③双侧输尿管内支架管的护理:根据患者的情况鼓励其多饮水,注意排尿间隔和尿量,多变换体位,防止新膀胱分泌的黏液阻塞输尿管支架管出口,以及输尿管支架管与输尿管内壁粘连。避免剧烈运动,不要做四肢及腰部同时伸展的活动,以免引起支架管移位和滑脱。多吃水果,预防便秘、咳嗽等增加腹压的因素,避免因腹压升高而导致尿液反流。④定期复查:早期发现不良反应,是保证膀胱功能和避免严重并发症的关键。a.静脉血气分析:新膀胱患者术后有出现代谢性酸中毒的风险,如果出现酸中毒,可表现为嗜睡、疲劳、恶心、呕吐、厌食和腹部烧灼感等症状。通过静脉血气分析监测碱剩余,可以了解酸中毒情况。b.超声检查:监测残余尿量、肾脏形态。c.膀胱尿道造影、逆行造影:了解新膀胱形态、容量,有无尿道狭窄,有无尿液反流。d.静脉尿路造影:了解有无肾积水。e.尿动力学检查:了解新膀胱压力、容量、顺应性。f.膀胱尿道镜:了解有无尿道肿瘤复发。⑤建立新膀胱患者登记本,登记患者病情诊断、手术名称、手术时间、出入院时间、出院时带管情况、随访资料、随访结果和患者特殊情况等。在患者出院后 2 周及 1 个月时用电话了解患者的管路情况,是否定时冲洗膀胱,排尿情况如何,有无不适主诉等。在病情允许的情况下,告知患者术后大约 1 个月或遵医嘱到门诊拔除导尿管及输尿管支架管,最后再拔除新膀胱造瘘管。⑥不适随诊:如果出现尿线细、排尿困难、下腹膨隆、腰痛、发热等症状要及时就诊。

四、前列腺癌

前列腺癌是男性生殖系统最常见的恶性肿瘤,多发生在 50 岁以上,其发病率随年龄增加而增高,81～90岁为最高。前列腺癌的发病率有明显的地理和种族差异。欧美国家发病率极高,亚洲前列腺癌的发病率远远低于欧美国家,但是近年来逐年呈上升趋势。前列腺癌病因尚未完全查明,可能与种族、遗传、性激素、食物、环境有关。有前列腺癌家族史的人群有较高的前列腺患病危险性。前列腺癌常从腺体外周带发生,很少单纯发生于中心区域。约95％的前列腺癌为腺癌,其余5％中,90％是移行细胞癌,10％为神经内分泌癌和肉瘤。

(一)临床表现

1.排尿功能障碍症状

排尿功能障碍一般呈渐进性或短时间内迅速加重,表现为尿频、排尿困难、尿线变细、排尿不尽感、夜尿增多、尿潴留、疼痛、血尿或尿失禁。

2.局部浸润性症状

膀胱直肠间隙常被最先累及,这个间隙内包括前列腺精囊、输精管、输尿管下端等脏器结构,如肿瘤侵犯并压迫输精管会引起患者腰痛以及患侧睾丸疼痛,部分患者还诉说射精痛。

3.其他转移症状

前列腺癌容易发生骨转移,开始可无病状,也有因骨转移引起神经压迫或病理骨折。

4.体征

直肠指检可触及前列腺结节。淋巴结转移时,患者可出现下肢水肿。脊髓受压可出现下肢痛、无力。

(二)辅助检查

1.直肠指检

应在抽血检查前列腺特异性抗原(PSA)后进行,可触及前列腺结节。

2.影像学检查

(1)经直肠超声检查(TRUS):在TRUS上典型的前列腺癌的征象是在外周带的低回声结节。目前TRUS的最主要的作用是引导进行前列腺的系统性穿刺活检。

(2)CT检查:目的主要是协助肿瘤的临床分期。

(3)MRI检查:可以显示前列腺包膜的完整性、是否侵犯前列腺周围组织及器官,还可以显示盆腔淋巴结受侵犯的情况及骨转移的病灶,在临床分期中具有重要作用。

(4)全身核素骨显像检查(ECT):显示骨转移情况。

3.实验室检查

血清前列腺特异性抗原(PSA)作为前列腺癌的标志物在临床上有很重要的作用。可作为前列腺癌的筛选检查方法。正常情况下,血清:PSA＜4ng/mL,前列腺癌常伴有血清PSA升高,极度升高者多数有转移病灶。

4.病理检查

前列腺穿刺活检取病理学检查是诊断前列腺癌最可靠的检查。

(三)治疗

1.非手术治疗

即观察等待,指主动监测前列腺癌的进程,在出现肿瘤进展或临床症状明显时给予治疗。

2.根治性前列腺切除术

是局限在包膜以内（T_{1b}、T_2 期）的前列腺癌最佳治疗方法，但仅适于年龄较轻、能耐受手术的患者。

3.前列腺癌内分泌治疗

T_3、T_4 期的前列腺癌，可行手术去势，抗雄激素内分泌治疗。

（1）手术去势：包括双侧睾丸切除术与包膜下睾丸切除术。

（2）药物去势。

1）人工合成的促黄体生成素释放激素类似物（LHRH-A）：能反馈性抑制垂体释放促性腺激素，使体内雄激素浓度处于去势水平，起到治疗前列腺癌的目的。常用药物如有醋酸割舍瑞林、醋酸亮丙瑞林等。

2）雄激素受体阻滞剂：能阻止双氢睾酮与雄激素受体结合，在中枢有对抗雄激素负反馈的作用。有甾体类药物，如环丙孕酮（CPA）、醋酸甲地孕酮和醋酸甲羟孕酮；非甾体类药物，如尼鲁米特、比卡鲁胺和氟他胺。

4.试验性前列腺癌局部治疗

包括前列腺癌的冷冻治疗、前列腺癌的高能聚焦超声、组织内肿瘤射频消融。

5.放疗

有内放射和外放射两种。内放射适用放射性核素粒子（如^{125}I）植入治疗主要适用于 T_2 期以内的前列腺癌。外放射适用于内分泌治疗无效者。

6.化疗

主要用于内分泌治疗失败者，常用药物有环磷酰胺（CTX）、氟尿嘧啶（5-FU），阿霉素（ADM）、卡铂、长春碱及紫杉醇（PTX）等。

（四）护理

1.护理评估

（1）健康史：包括患者一般情况，家族中有无前列腺癌发病者，初步判断前列腺癌的发生时间，患者有无排尿困难、尿潴留、刺激症状，有无骨痛、排便失禁，本次发病是体检时无意发现还是出现排尿困难、尿潴留而就医，不适是否影响患者的生活质量。

（2）身体状况：肿块位置、大小、是否局限在前列腺内，有无骨转移、肿瘤是否侵及周围器官。

2.护理诊断

（1）营养失调：低于机体需要量：与癌肿消耗、手术创伤有关。

（2）恐惧与焦虑：与对癌症的恐惧、害怕手术及手术引起性功能障碍等有关。

（3）潜在并发症：术后出血、感染、尿失禁、勃起功能障碍及内分泌治疗不良反应等。

3.护理措施

（1）术前护理。

1）按泌尿外科疾病术前护理常规。

2）全面评估患者：包括健康史及其相关因素、身体状况、生命体征，以及意识、精神状态、行动能力等。

3）心理护理：前列腺癌患者早期多无症状，多数是体检时无意发现，患者多数难以接受，要多与患者沟通,解释病情,对患者给予同情、理解、关心、帮助,告诉患者前列腺癌恶性程度属中等,经有效治疗后疗效尚可,5 年生存率较高。减轻患者思想压力,稳定情绪,使之更好地配合治疗和护理。

4)饮食护理:由于前列腺癌患者多为年老体弱者,且患者就医时多属中晚期,多有不同程度的机体消耗。对这类患者在有效治疗的同时,需给予营养支持,告知患者保持丰富的膳食营养,尤其多食富含多种维生素的食物,多饮绿茶。必要时给予肠外营养支持。

5)协助患者做好术前相关检查工作:如影像学检查、心电图检查、血液检查、尿便检查等。

6)肠道准备:为避免术中损伤直肠,需作肠道准备,术前 3 天进少渣半流质饮食,术前1～2天起进无渣流质饮食,口服肠道不吸收抗生素,术前晚及术晨进行肠道清洁。

(2)术后护理。

1)严密观察并记录患者生命体征的变化,包括体温、血压、脉搏、呼吸。

2)休息与饮食:患者术后卧床 3～4 天后可下床活动。待肛门排气后可进流食,逐渐过渡到普食。

3)切口引流管的护理。①引流期间保持引流通畅,定时挤压引流管,避免因引流不畅而造成感染、积液等并发症。活动、翻身时要避免引流管打折、受压、扭曲、脱出等。②维持引流装置无菌状态,防止污染,每天定时更换引流袋。③每天准确记录和观察引流液的颜色、性质和量,如在短时间内引流出大量血性液体(一般>200mL/h),应警惕发生继发性大出血的可能,同时密切观察血压和脉搏的变化,发现异常及时报告医师给予处理。前列腺癌根治术后患者会出现漏尿现象,表现为引流液突然增多,颜色为清亮的尿液颜色,此为正常现象,随术后恢复,会逐渐消失。

4)尿管的护理。①术后患者留置尿管时间较长,留置尿管期间每天用 0.05% 复合碘消毒尿道外口,保持会阴部清洁,更换尿袋每周 2 次。②给予妥善固定尿管,活动、翻身时要避免引流管打折、受压、扭曲、脱出等。③要及时排空尿液,并观察尿液的颜色。行前列腺癌根治术后患者尿色初为淡红色,数日后恢复为清亮。若尿色突然转为鲜红色,应警惕出血,需及时报告医师,并密切观察生命体征。

5)胃管的护理:行机器人辅助腹腔镜下前列腺癌根治术后患者需胃肠减压 1～3 天,直到胃肠蠕动恢复,持续胃肠减压期间要保持胃管通畅,每日记录胃液的量、颜色、性质。

6)心理护理:告知患者术后体温可略升高,属于外科吸收热,2 天后逐渐恢复正常。麻醉作用消失后,患者开始感觉切口疼痛,告知患者 24 小时内疼痛最剧烈,3 天后会逐渐减轻。根据患者的文化程度、个性,给予患者关于疾病恢复的知识,解答患者恢复过程中的疑问,给予心理疏导,增强患者战胜疾病的信心。

(3)并发症的观察与护理。

1)尿失禁:为术后常见的并发症,大部分患者在 1 年内可改善,部分患者 1 年后仍会存在不同程度的尿失禁。指导患者积极处理尿失禁,坚持盆底肌肉训练及电刺、生物反馈治疗等措施进行改善。

2)感染:密切监测体温变化,保持切口清洁,敷料渗湿及时更换,保持引流管通畅。遵医嘱应用广谱抗生素预防感染。发现感染征象时及时报告医师处理。

3) 勃起功能障碍:也是术后常见的并发症。遵医嘱使用西地那非治疗,期间注意观察有无心血管并发症。

4) 下肢静脉血栓:行机器人辅助腹腔镜前列腺癌根治术的患者术后需穿抗血栓压力袜,预防下肢静脉血栓形成。

(4) 去势治疗的护理。

1) 心理护理:去势术后患者可能情绪低落;用药后将逐渐出现性欲下降、勃起功能障碍、乳房增大等难堪情况,容易造成自卑,甚至是丧失生存意志,特别是年轻患者。充分地尊重与理解患者,帮助患者调整不良心理,并积极争取家属的支持。

2) 不良反应的观察与护理:常见的不良反应有潮热、心血管并发症、高脂血症、肝功能损害、骨质疏松、贫血等。用药后定时检查肝功能、血常规等,做好患者活动安全的护理,避免跌倒;并遵医嘱使用药物对症处理。

(五)健康教育

1. 出院前指导

出院前向患者及其家属详细介绍出院后有关事项,并将有关资料交给患者或家属,告知患者出院后 1 个月来院复诊。

2. 活动与休息指导

告知患者术后注意劳逸结合,避免过度劳累,适当进行户外活动及轻度体育锻炼,以增强体质,防止感冒及其他疾病。

3. 饮食指导

避免进食高脂肪饮食,特别是动物脂肪、红色肉类;豆类、谷物、蔬菜、水果等富含纤维素的食物以及维生素 E、雌激素等有预防前列腺癌的作用,可增加摄入。

4. 定期随诊复查

根治术后定期检测 PSA、直肠指检以判断预后、复发情况。去势治疗者,每月返院进行药物治疗,并复查 PSA、前列腺 B 超、肝功能及血常规。

五、阴茎癌

阴茎癌是一种少见的恶性肿瘤,占男性恶性肿瘤的 7%。其发病率因地区、卫生习惯等的不同而差异显著。欧美国家发病率较低,美国的发病率不足 1/10 万,巴西为 8.3/10 万,乌干达等非洲国家发病率较高。20 世纪 50 年代之前,阴茎癌曾是我国男性泌尿生殖系统常见的恶性肿瘤,新中国成立后,随着人民生活水平的提高以及卫生条件的改善,阴茎癌的发病率迅速下降。第十八届美国国家综合癌症网络(NCCN)年会推出了新的阴茎癌治疗指南,其原因为,2010 年,美国确诊阴茎癌新发病例大约为 1250 例,相关疾病死亡人数却约为 310 例;在美国和欧洲,阴茎癌患者占恶性肿瘤的 0.4%～0.6%。因此,阴茎癌这个罕见的疾病应该得到越来越多的重视。

(一)病因

阴茎癌的病因目前仍不明确。阴茎癌多数发生于包茎或包皮过长的患者,新生儿行包皮环切术能有效防止此病。人乳头状瘤病毒(HPV16型及18型)与阴茎癌发病密切相关。除此之外,吸烟、外生殖器疣、阴茎皮疹、阴茎裂伤、性伴侣多及卫生状况不良与阴茎癌的发病可能也有一定的关系。

(二)临床表现

阴茎癌早期常隐藏在包皮内而被忽略。初起为丘疹、疣、溃疡或菜花状肿瘤,继而糜烂,边缘硬,不规则,有出血,分泌物有恶臭。疼痛不明显,一般无排尿障碍。虚弱、体重减轻、全身不适通常继发于慢性化脓性感染。极少数的阴茎病变和淋巴结转移会引起大量失血。

(三)检查

1.查体

以此了解病变或可疑病变的范围、肿瘤的位置、肿瘤的数目、病变形态、病变侵犯的程度、病变与尿道海绵体和阴茎海绵体的关系、病变的颜色和边界、阴茎长度。阴茎癌常见腹股沟淋巴结转移。查体时需要重点注意腹股沟淋巴结的大小、数量,是否活动、融合,表面是否有坏死、溃烂。腹股沟淋巴结切除及病理切片是判断有无淋巴结转移的金标准。

2.人工勃起下超声

可提供肿瘤浸润程度的信息。

3.MRI和CT检查

可提供肿瘤浸润程度的信息以及用于评估体重过高患者腹股沟区域情况,并且有助于判断是否合并有盆腔淋巴结转移。

4.X线胸片

用于怀疑是否有骨转移的患者。

(四)治疗

阴茎癌治疗前应进行准确的肿瘤分期和分级,明确肿瘤的浸润范围和所属淋巴结是否转移,然后针对原发病灶、区域淋巴结以及转移性疾病,选择适宜的治疗方法。

1.原发病灶的治疗

(1)包皮环切术:对于局限于包皮或阴茎头的早期阴茎癌或深部没有浸润、没有淋巴结转移的Ⅰ期或T_1期以前的肿瘤可行包皮环切术或局部切除术。

(2)阴茎部分切除术:对于Ⅰ期或Ⅱ期肿瘤、局限于阴茎头或阴茎前段,无淋巴结转移者,可行阴茎局部切除术。

(3)阴茎全切术:对于浸润性阴茎癌,肿瘤累及阴茎1/2以上,若行阴茎部分切除术后不能保留有功能的阴茎残端,则应行阴茎全切除和会阴部尿道重建。对于阴茎部分切除术后复发、原发阴茎体恶性程度高的阴茎癌也应行阴茎全切除术。

2.区域淋巴结的处理

腹股沟区有无淋巴结转移及其范围是影响阴茎癌患者预后的最重要的因素。该检查结果比肿瘤分级、大体观和原发肿瘤的形态和显微镜的结构更能影响疾病的预后。不同于泌尿系统的其他疾病,阴茎癌的淋巴结转移仅行淋巴结清扫就可以治愈。由于临床发现多数腹股沟肿大淋巴结为炎性,故阴茎癌原发病灶切除后是否行区域淋巴结清扫术仍存在一定争议。

(1)腹股沟淋巴结清扫术:包括标准腹股沟淋巴结清扫术和改良式腹股沟淋巴结清扫术两

种常见术式。其手术适应证：①阴茎癌原发病灶去除后连续应用抗生素 4 周，腹股沟肿大淋巴结无明显改善。②腹股沟淋巴结活检组织学或细胞学证实为转移淋巴结。③原发病灶浸润海绵体，肿瘤细胞分化差。④Ⅱ期以上肿瘤，影像学检查怀疑淋巴结转移。

（2）髂血管淋巴结清扫术：当腹股沟淋巴结转移时须行髂血管淋巴结清扫术，若证实髂血管淋巴结已转移，则不必行本术式，只行姑息性治疗。切除范围包括主动脉分叉、盆筋膜、髂总动脉和髂外血管鞘及周围淋巴脂肪组织。

3.其他疗法

（1）放疗：用于局部切除的辅助治疗，也可用于晚期肿瘤的姑息性治疗。

（2）化疗：阴茎癌对化疗不太敏感，多用于辅助治疗和联合治疗。

（五）护理

（1）包皮环切术的护理。

1）术前护理。①按泌尿外科一般护理常规护理。②皮肤准备。

2）术后护理。①按泌尿外科术后一般护理常规护理。②按局部麻醉护理常规护理。③术后即可进食。④保持伤口敷料干燥，避免交叉感染。⑤保持舒适卧位。

3）健康教育。①注意休息，保持心情舒畅，避免疲劳，术后半年避免过度活动。②1 个月内避免性生活。③禁烟、酒，忌刺激性食物。多饮水，多吃新鲜蔬菜、水果。④注意会阴部清洁卫生，勤换内衣裤，防止逆行感染。⑤包皮环切术后 2～3 天，遵医嘱口服己烯雌酚，防止阴茎勃起，影响伤口愈合。

（2）阴茎部分切除术或阴茎全切术的护理。

1）术前护理。①按泌尿外科一般护理常规护理。②肠道及皮肤准备。③心理护理：保护患者隐私。④术前训练患者床上大小便，以免术后频繁下床而引起伤口疼痛和出血。术后3～5 天，尽可能在床上平卧，以减轻阴茎水肿。

2）术后护理。①按泌尿外科术后一般护理常规护理。②局部护理。a.以棉垫托起阴茎并使之固定于中立位，或用胶皮手套装上 2/3 容积的水，上面垫上棉垫，使患者感觉舒适，以减轻阴茎水肿引起的疼痛。b.使用床上支架，防止盖被压迫阴茎引起疼痛。c.水肿消退前禁止下床活动，术后平卧或平侧卧 3～5 天，以利于阴茎水肿消退。d.术后过于紧张，经常主诉伤口疼痛的患者，必要时遵医嘱给予镇痛剂。e.保持伤口敷料干燥，避免交叉感染。③心理护理：手术后患者生殖器的完整性遭到破坏，给身心健康带来很大的影响。术后护理过程中应加强沟通，注意保护患者的自尊心，营造良好的休养环境。加强家庭的干预，让家属了解阴茎癌的相关知识，明确负性情绪对机体免疫功能的影响，以正确的态度对待患者，让其感到亲人的关心和照顾。④活动指导：患者卧床期间，指导患者床上翻身活动，防止压疮；双下肢做足背背伸动作，防止深静脉血栓。⑤并发症的防治。a.出血：严密观察有无皮肤瘀斑、皮下血肿或皮肤缝合处有无渗血。b.感染：密切观察患者创口有无渗血、积血以及尿液感染伤口的情况。遵医嘱定期监测血常规、体温的变化，注意倾听患者主诉。若有不适，给予及时处理。c.排尿困难或排尿不畅：可能为尿道外口狭窄，须定期行尿道扩张，严重狭窄可施行尿道外口切开或成形术。

3）健康教育。①注意休息，保持心情舒畅，避免疲劳，术后半年避免过度活动。②3 个月内避免性生活。③禁烟、酒，忌刺激性食物。多饮水，多吃新鲜蔬菜、水果。④注意会阴部清洁卫生,勤换内衣裤,防止逆行性感染。⑤指导患者观察伤口局部情况和腹股沟有无不断增大的淋巴结,嘱患者定期复查。

(3)阴茎全切加腹股沟淋巴结清扫术后护理。

1)术前护理。①按泌尿外科一般护理常规护理。②肠道及皮肤准备。③心理护理保护患者隐私。

2)术后护理。①按泌尿外科术后一般护理常规护理。②管路护理。a.导尿管:留置尿管期间(保留尿道者),保持尿管通畅,并妥善固定,避免打折,每天记录尿量,保持会阴部清洁,预防泌尿系统感染。定期更换尿袋。b.膀胱造瘘管的护理(尿道切除者):保持通畅,妥善固定,避免打折,定期更换尿袋。c.负压引流球的护理:保持引流通畅,并保持负压状态,妥善固定,避免打折,每天记录引流量。注意无菌操作,预防感染。d.盆腔引流管的护理:保持引流管通畅,并妥善固定,避免打折,每天记录引流量。定期更换引流袋。注意无菌操作,防止感染。③局部护理。a.以棉垫托起阴囊并使之固定于中立位,或用胶皮手套装入 2/3 容积的水,上面垫上棉垫,使患者感觉舒适,以减轻阴囊水肿引起的疼痛。b.使用床上支架,防止盖被压迫伤口引起疼痛。④活动指导:患者绝对卧床 3~7 天,禁止髋关节外展、内收等活动,以防皮瓣滑动漂浮。协助患者床上轴线翻身,防止压疮;鼓励患者做足背的背伸动作,防止深静脉血栓。⑤排尿观察:拔除尿管后,观察有无排尿困难,若排尿不畅,可能为尿道外口狭窄,须定期行尿道扩张,严重狭窄可施行尿道外口切开或成形术。⑥并发症的防治。a.皮瓣坏死:严密观察加压包扎伤口处的皮肤颜色、温度,如发现颜色深紫,皮温低,及时通知医生处理。b.阴囊及下肢水肿:卧床期间,抬高双下肢,促进静脉回流,下肢制动时,家属可帮助患者按摩双腿。c.伤口感染:注意观察切口有无红肿,皮瓣温度、血运情况。伤口有渗液时及时换药,换药时严格执行无菌操作原则,防止切口感染。注意体温变化,如有发热,及时通知医生。d.深静脉血栓:患者卧床时间较长,并且由于伤口位于腹股沟区域,行动不方便,因此容易引起深静脉血栓,可遵医嘱给予抗凝治疗,并指导患者多适量活动。

3)健康教育。①注意休息,保持心情舒畅,避免疲劳,术后半年避免过度活动。②禁烟、酒,忌刺激性食物。多饮水,多吃新鲜蔬菜、水果。③注意会阴部清洁卫生,勤换内衣裤,防止逆行感染。④定期复查,不适随诊。

(李　静)

参考文献

[1]陈旻湖,张澍田.消化内科学高级教程[M].北京:中华医学电子音像出版社,2019.

[2]段志军.消化内科学[M].2 版.北京:中国协和医科大学出版社,2020.

[3]田德安.消化疾病诊疗指南[M].3 版.北京:科学出版社,2021.

[4]王莉慧,刘梅娟,王箭.消化内科护理健康教育[M].北京:科学出版社,2019.

[5]何文英,侯冬藏.实用消化内科护理手册[M].北京:化学工业出版社,2019.

[6]张荣,李钟峰.急危重症护理[M].2 版.北京:中国医药科技出版社,2019.

[7]张波.急危重症护理学[M].北京:人民卫生出版社,2017.

[8]王朝晖.消化内科急危重症救治手册[M].郑州:河南科学技术出版社,2019.

[9]史铁英.急危重症护理救治手册[M].郑州:河南科学技术出版社,2019.

[10]王海燕.肾脏病临床概览[M].北京:北京大学医学出版社,2020.

[11]杨建芬,蔡烯.外科护理学笔记[M].4 版.北京:科学出版社,2021.

[12]陆静波,蔡恩丽.外科护理学[M].北京:中国中医药出版社,2021.

[13]韩雅玲.哈里森心血管病学[M].北京:科学出版社,2019.

[14]曾和松,汪道文.心血管内科疾病诊疗指南[M].3 版.北京:科学出版社,2019.

[15]艾略特,安特曼,高润霖.心血管病治疗学[M].4 版.北京:科学出版社,2019.

[16]翟晓波,李晓蕾.心血管疾病用药相关问题[M].北京:世界图书出版社,2019.

[17]徐钢.肾脏病诊疗指南[M].3 版.北京:科学出版社,2020.

[18]梅长林.肾病综合征[M].北京:科学出版社,2020.

[19]缪丽燕,卢国元.实用临床药物治疗学·肾脏疾病(翻译版)[M].北京:人民卫生出版社,2020.

[20]孙世澜.血液净化新理论新技术[M].郑州:河南科学技术出版社,2020.

[21]张蕲蕲.肾脏疾病临床诊疗进展与实践[M].昆明:云南科技出版社,2020.

[22]俞森洋,孙宝君.呼吸内科临床诊治精要[M].北京:中国协和医科大学出版社,2020.

[23]王辰.呼吸危重症实践与临床思维[M].北京:人民卫生出版社,2020.

[24]康健.呼吸内科疾病临床诊疗思维[M].北京:人民卫生出版社,2020.

[25]李风森,张建.呼吸系统疑难疾病解析[M].北京:科学出版社,2020.